DIE PATHOLOGISCHE ANATOMIE DER FAMILIE

VON

PROF. DR. ROBERT ROESSLE

PATHOLOGISCHES INSTITUT DER UNIVERSITÄT BERLIN

MIT 96 ABBILDUNGEN

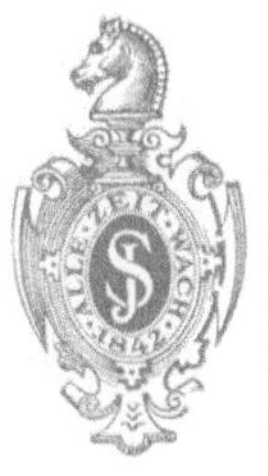

SPRINGER-VERLAG BERLIN HEIDELBERG GMBH

1940

ISBN 978-3-642-90308-3   ISBN 978-3-642-92165-0 (eBook)
DOI 10.1007/978-3-642-92165-0

Dein Los ist gefallen, verfolge die Weise
Der Weg ist begonnen, vollende die Reise.

GOETHE (Divan).

Die Übung kann fast das Gepräge der
Natur verändern.

SHAKESPEARE (Hamlet).

Vorwort.

Im Jahre 1905 sezierte ich als Assistent des pathologischen Instituts in Kiel am gleichen Tage die Leichen einer 72jährigen Mutter und ihres 38jährigen Sohnes; beide waren an Bronchiektasen und beiderseitiger chronischer Pleuritis gestorben. Dieses Erlebnis hat mir einen tiefen Eindruck gemacht und ich beschloß, solchen Vorkommnissen systematisch durch Aufspürung von Sektionsbefunden von Blutsverwandten nachzugehen; aber die dortigen Verhältnisse waren einem solchen Plan nicht günstig; besonders durch die Beschränkung der Sektionsprotokolle auf kurze Diagnosen. Auch in meiner Münchener Stellung scheiterte die Ausführung, diesmal aus einem anderen Grunde: durch die Ungunst der großstädtischen Verhältnisse. Von der Münchener Polizeidirektion war zwar die Erlaubnis zur Benützung der Einwohnerlisten gegeben worden, mit deren Hilfe nachgeforscht werden sollte, ob bereits vor dem Tode einer von uns sezierten Person Angehörige ihrer Familie in München gestorben waren, worauf nach Ermittlung ihrer Todestage untersucht wurde, ob sie in einem Krankenhause gestorben und seziert worden waren; im Vergleich zu der Mühseligkeit einer solchen Nachforschung, bei der mir der damalige Medizinalpraktikant HERMANN BÖHM aus München, heute Honorarprofessor für menschliche Erbbiologie an der Universität Rostock und Leiter des erbbiologischen Instituts in Alt-Rhese, aufopfernd behilflich war, war aber der Ertrag zahlenmäßig zu gering; die meisten zur Sektion gekommenen Personen waren nicht alteingesessene Münchener, sondern — wie es bei dem damals so raschen Wachstum Münchens begreiflich ist — Zugezogene. Länger einheimische Familien gehörten auch meistens Bevölkerungsschichten an, die nicht in Krankenhäusern starben oder wenn es der Fall war, die Sektion ihrer toten Angehörigen zu verweigern pflegten. Dazu kam, daß es mehrere große Krankenhäuser gab und es ein seltener Zufall war, daß ein Elter oder Geschwister früher einmal durch unser Institut seziert worden waren. So kommt es, daß in den folgenden Ausführungen nur hier und da einmal eine so ausfindig gemachte Münchener Beobachtung miterwähnt werden kann.

Da hatte ich das Glück, durch meine Berufung nach Jena an einen Ort zu kommen, wo ein Vorgänger — allerdings mit einem ganz anderen Ziel — eine langjährige Vorarbeit geleistet hatte. Dieser Vorgänger war

Wilhelm Müller, von 1864—1909 Professor der pathologischen Anatomie in Jena, der während rund 40 Jahren mit fanatischem Eifer seinem Berufe oblag. Er hat es fertig gebracht, in manchem Jahre bis zu 90% aller Verstorbenen in der damals kleinen Stadt und ihrem nächsten Umkreis zur Sektion zu bringen. Mit minutiöser Sorgfalt hat er die Befunde zu Papier gebracht, aber seine Diagnosen verschwiegen; sie sind erst, und zwar vollständig, in seinem Nachlaß gefunden und von seinem Nachfolger, Hermann Dürck, meinem unmittelbaren Vorgänger (1909—1911) den Originalprotokollen des Instituts hinzugefügt worden. Über die Gründe jener Geheimhaltung, sowie über die Absichten, welche Müller mit seinen heute größtenteils nicht mehr entzifferbaren Messungen aller möglichen Körperteile verfolgte, habe ich nie etwas Sicheres erfahren können. Es heißt, daß er eine Anthropologie des thüringischen Volkes schreiben wollte. Wie dem auch sei, ihm verdanke ich es, daß ich an die Ausführung meines alten Planes gehen konnte, *die pathologische Anatomie in den Dienst der menschlichen Erbforschung zu stellen.*

Aber es bedurfte zu seiner Verwirklichung bei der Schwierigkeit der Beschaffung der familiengeschichtlichen Unterlagen der aufopfernden Hilfe von Mitarbeitern, da ich neben meinem Amt unmöglich persönlich hätte die genealogischen Vorarbeiten leisten können; einen solchen fand ich in der Person des Sanitätsrates Dr. Chr. Reinhardt; dieser wollte sich aus Gesundheitsgründen eine Zeitlang von seiner großen Stadtpraxis zurückziehen; als eingesessener Arzt kannte er viele Jenaer Familien und ihre verwandtschaftlichen Beziehungen. Er hat sich mit Geschick und Geduld der mühseligen Arbeit unterzogen, die Totenlisten des Standesamtes und des evangelischen Kirchenamtes nach Aufstellung einer von uns durchgeführten Namenskartothek der Sezierten daraufhin zu prüfen, ob und wann Verwandte dieser früher gestorben waren; zutreffenden Falles ergab dann unsere Kartothek, ob sie seziert und das Sektionsprotokoll in unserem Institutsarchiv vorhanden war. Die zu den Reinhardtschen Stammbäumen gehörigen Protokolle habe ich selbst ausgezogen und nach verschiedenen Gesichtspunkten bearbeitet. Leider verzog Dr. Reinhardt noch vor dem Kriege nach *Graal* (Mecklenburg) und leider hat er die Vollendung dieser Arbeit, an deren Zustandekommen er ein großes Verdienst hat, nicht mehr erlebt.

Auch ich verließ Jena nach dem Kriege, als noch lange nicht alle familienpathologischen Schätze seines Institutsarchivs gehoben waren und setzte die Arbeit an meinem neuen Wirkungsorte Basel fort. Wenn nun auch dortselbst die Voraussetzungen hierfür zahlenmäßig nicht so günstig waren wie in Jena, so hat sich doch die Wiederaufnahme der Arbeit, bei der mir Dr. Gsell, jetzt Winterthur und Frl. Zellweger, spätere Frau Professor Roulet, getreulich geholfen haben, gelohnt. Es sind in Basel immerhin durchschnittlich zwischen 45 und 50 vom Hundert aller Verstorbenen seziert worden und dabei war im Gegensatz etwa zu München und zu den meisten anderen deutschen Instituten die Zusammensetzung der sezierten Personen soziologisch nicht einseitig; in Basel lebte zu meiner Zeit eine durchaus nicht konfessionell gehemmte und sektionsfeindliche Bevölkerung; im Gegenteil bestand auch in den alteingesessenen und vornehmen Geschlechtern der Stadt, vielfach unter dem Einfluß hochgebildeter Ärzte, die Gepflogenheit, ihre verstorbenen Angehörigen sezieren zu lassen. Hierdurch, wie durch das Verdienst von W. Müller in Jena, haftet meinem Beobachtungsgut nicht die soziale Einseitigkeit an, unter der sonst das Sektionsmaterial der meisten pathologischen Institute leidet.

Durch meine Berufung nach Berlin wurde diese familienpathologische Arbeit nochmals unterbrochen und ihre Herausgabe verzögert. Ich erwartete hier keine Bereicherung derselben nach den Erfahrungen, die ich bei ihren Anfängen in München gemacht hatte. Und doch ist mir eine solche in doppelter Hinsicht zugeströmt: erstens in der großen Zahl von Zwillingssektionen, die ich in Jena und Basel nur spärlich habe sammeln können; zur Zeit verfüge ich über mehr als 100 Sektionen von Zwillingspaaren; zweitens durch die Sektionen bei Massentod in Familien, wie sie in der beobachteten Zahl natürlich nur die Kriminalität einer Großstadt wie Berlin darbieten kann. Ich verdanke sie dem freundlichen Entgegenkommen meines Fakultätskollegen Prof. Müller-Hess, Direktor des gerichtlich-medizinischen Instituts der Universität, der mir in liberalster Weise dieses so wertvolle Sektionsgut überließ. Der besondere Wert dieser „simultanen" Sektionen von Blutsverwandten liegt auf der Hand: der unmittelbare Vergleich der Befunde ist selbstverständlich ein großer Vorteil gegenüber der Verwertung noch so guter Befundberichte verschiedener Beobachter zu verschiedenen Zeiten.

Der Titel, den ich für die vorliegende Arbeit gewählt habe, lautet: „Die pathologische Anatomie der Familie." Mit voller Absicht ist nicht von Vererbung allein die Rede. Der ganze Lebenskreis der Familie sollte Gegenstand der Betrachtung sein, auch die Ehegatten miteinander verglichen werden; mit anderen Worten: das Ziel war, einen Beitrag zur Kenntnis der überindividuellen Krankheit zu geben, wie sie nicht allein durch die Blutsverwandtschaft, sondern durch die familiäre Verbundenheit überhaupt mitbedingt wird. Erst indem wir lernen, welche Wiederholungen von Gesundheitsstörungen überhaupt im Schoße der Familie vorkommen, wird es uns besser als bisher möglich werden, die erblichen unter ihnen aus der Gesamtheit herauszulösen und zu erkennen, welche Bedingungen außerdem zu der Verwirklichung erblicher Anlagen beitragen. Zwischen jenen Formen der überindividuellen Krankheit, wie sie in den Seuchen gegeben sind und wo die familiäre Disposition die geringste Rolle gegenüber der Übermacht der ansteckenden Krankheitsursache ausmacht und den Formen, wo die Umwelt an Bedeutung im Vergleich zur Veranlagung ganz zurücktritt, steht im heutigen Kulturleben jene Hauptmasse von Krankheiten, bei deren Entstehung innere und äußere Ursachen zusammenwirken, wo aber die Grenzen der beidseitigen Bedingungen um so unsichtbarer werden, je mehr im Lebenskreis der Familie auch Erziehung, Gewohnheit, Nachahmung, Lebenshaltung zu pathogenetischen Faktoren werden und vererbliche Anlagen vortäuschen können. Wenngleich mein Beobachtungsgut nicht groß genug ist, um statistisch verwertet zu werden, kann es doch vielleicht als ein Anfang zur Unterscheidung von Erbe und Umwelt auf pathologisch-anatomischer Grundlage angesehen werden. Ich bin mir freilich auch in diesem Punkte der Grenzen der anatomischen Betrachtungsweise wohl bewußt. Wenn wir die erblichen Krankheiten als den Ausfluß pathologischer Dispositionen ansehen, so müssen wir diese letzten Endes als regelwidrige Konstitutionen von Chromosomenbeständen betrachten und somit als Folge von Anomalien gestaltlicher und chemischer Art. In diesem Sinne wird der Nachweis auch kleiner erblicher Varianten und Mißbildungen der inneren Gestalt des menschlichen Körpers wichtig, von denen dieses Buch eine Anzahl noch unbekannter Beispiele bringt. Die menschliche Vererbungslehre kann nur langsam und nur empirisch zur Feststellung von Gesetzmäßigkeiten fortschreiten. Durch die erstmalige systematische Verwendung der Archive von pathologischen Instituten zu familienpathologischen Zwecken befindet sich der Verfasser gewissermaßen in der Rolle eines Hausarztes, der länger als die ihm anvertrauten Familien gelebt hat; da schon wieder nahezu 15—25 Jahre, also bald ein Lebensalter verflossen sind, seit er diese Sammlung durchführte, so hofft er, mit günstigem Geschick sie später um eine Generation weiter vervollständigen zu können. Sollte ihm dies nicht beschieden sein, so empfiehlt er das folgende Buch seinen Nachfolgern zum Nachdenken und widmet es seinen Vorgängern dankbar zum Andenken.

Herrn Dr. Ferdinand Springer danke ich für seine Bereitwilligkeit, dieses Buch in dieser Zeit in die Obhut seines Verlages zu übernehmen und in der bekannten schönen Ausstattung seiner Verlagswerke herauszubringen.

Berlin, im Februar 1940.

R. Roessle.

Inhaltsverzeichnis.

Plan der Arbeit.

Das höchste Ziel biologischer Forschung ist die Entdeckung von Regelhaftigkeiten, welche eine Ordnung von Beobachtungen erlauben. Die tierische und pflanzliche Vererbungslehre konnte auf Grund des Experiments von der einfachen Beobachtung und Beschreibung zur Aufstellung von Gesetzmäßigkeiten fortschreiten und befindet sich noch weiter auf dem Wege dieser Entwicklung. Die Anwendung der so gewonnenen Vererbungsregeln auf den Menschen hat aus wohlbekannten Gründen damit nicht Schritt gehalten. Es ist hier nicht der Ort, nochmals alle Hindernisse aufzuzählen, die sich der Übertragung der Erkenntnisse an Pflanze und Tier auf die Vererbung beim Menschen entgegenstellen. Wir müssen schon froh sein, daß sich, wo ein Vergleich möglich war, immer nur Bestätigungen jener Erkenntnisse ergaben; dagegen ist vom Menschen aus noch keine für die allgemeine Vererbungslehre grundlegende Erfahrung gemacht worden. Sowohl die Erbkunde des gesunden als auch die des kranken Menschen fügt sich in den Rahmen des bei den anderen Lebewesen Beobachteten.

Für den kranken Menschen besteht noch die besondere Schwierigkeit, daß erbliche Krankheit nur als die Äußerung einer krankhaften Anlage anzusehen ist, mag die Auslösung des pathologischen Geschehens leicht oder schwer sein. Erbliche Dispositionen sind in gewissem Sinne immer als Varietäten und Mißbildungen der ererbten Konstitution anzusehen. Somit sind erbliche Krankheiten die Folgen erblicher Mißbildungen. Es ist selbstverständlich dabei gleichgültig, ob es sich um eine nur chemisch erfaßbare oder um eine morphologische Mißbildung handelt. Die meisten chemischen Mißbildungen sind uns heute in ihrem Wesen noch dunkel, wie die Hämophilie, die erblichen Abnormitäten der Harnzusammensetzung, die erblichen Stoffwechselkrankheiten wie Diabetes, Gicht.

Es liegt in der Natur der Sache, daß gestaltliche Fehler der Entwicklung, wenn sie auch durchaus nicht bis in ihre Gründe verfolgt werden können, leichter festzustellen sind. Die Grenze zwischen chemischen und morphologischen Mißbildungen ist oft schwer zu ziehen.

Eine in den Dienst der menschlichen Erbkunde gestellte pathologische Anatomie wird, entsprechend den ihr gesetzten Erkenntnisgrenzen, sich mit der Auffindung erblicher Abweichungen der Form und der gestaltlichen Äußerungen und Folgen erblicher Krankheitsanlagen begnügen müssen. Sie muß eine Ergänzung unserer Kenntnisse über die Vererbung der äußeren Form — von Wuchs, Habitus, Schädelbau bis zu den Papillarmustern der Fingerbeeren — durch Vergleich der inneren normalen und pathologischen Formen anstreben; sie hat mithin eine überwiegend beschreibende Aufgabe und befindet sich so noch in einem ersten Grade der Entwicklung. Die weiteren Grade der Entwicklung sind Ziele der Zukunft und können hier erst angedeutet werden: die Aufklärung der Grenzen zwischen den Kräften der erblichen Anlagen und der Umwelt, die Frage der Entstehung neuer pathologischer Auswirkungen in den Erbfolgen, die Verwandtschaft von Anomalien und Krankheiten auf Grund gemeinsamer genetischer Abhängigkeiten.

Die Lehre von den erblichen Krankheiten des Menschen hat meistens noch mit einer großen Schwierigkeit zu kämpfen; sie ist im besten Falle an die Güte schriftlicher Überlieferung, wie Krankengeschichten, Totenscheine u. dgl. Dokumente gebunden, vielfach sogar auf mündliche Aussagen überlebender Familienangehöriger angewiesen. Kein Wunder, daß die wenigen ganz guten, über eine Reihe von Generationen reichenden pathologischen Stammbäume nur ganz schwere Mißbildungen, wie Spalthand-Spaltfuß, Zwergwuchs, Bluterkrankheit, erbliche Blindheit oder auffällige andere Sinnesfehler, wie Farbenblindheit, betreffen und überwiegend Leiden mit ausgesprochen dominantem Erbgang.

Über die Erblichkeit von Baubesonderheiten der inneren Organe, Varietäten und Mißbildungen der Eingeweide ist fast nichts bekannt. In der folgenden Schrift ist meines Wissens zum erstenmal der Versuch gemacht, diese Lücke auch durch unmittelbaren Vergleich des anatomischen Befundes bei Blutsverwandten gelegentlich der Sektionen bei Massen- oder Mehrfachtod in Familien auszufüllen; dazu gibt das gerichtsärztliche Beobachtungsgut in Großstädten Gelegenheit. Außerdem habe ich durch eine weitausholende Sammlung von Sektionsprotokollen blutsverwandter Personen an zwei Orten meiner Tätigkeit, nämlich in Jena und Basel, das Archiv der dortigen pathologischen Institute für die Zwecke einer auf pathologisch-anatomischer Grundlage angestrebten Erbforschung nutzbar zu machen versucht.

Dank dem wohl fast einzigartigen Umstand, daß in beiden Orten das einzige dort befindliche pathologische Institut einen sehr hohen Hundertsatz von Verstorbenen aus Stadt und Land zu sezieren Gelegenheit hatte, war die Nachforschung nach Familien, aus denen schon wiederholt Angehörige seziert worden waren, von Erfolg.

In der folgenden Tabelle ist, ohne die eigenen früheren, ziemlich vergeblichen Versuche in München und das später in Berlin hinzugekommene Material (s. Vorwort) zu berücksichtigen, folgendes Beobachtungsgut zusammengekommen.

Die Tabelle gibt die Zahl der verwerteten Sektionsbefunde und die Stellung der betreffenden Personen in den Familienstammbäumen an, wobei ein und dieselbe Person mehrfach, z. B. als Vater oder (unter den Geschwistern) als Bruder gezählt sein kann. Es sollte damit nur eine Übersicht über die Häufigkeit des beobachteten Verwandtschaftsverhältnisses

Tabelle 1. Zusammensetzung des bearbeiteten Sektionsgutes von Jena und Basel nach Verwandtschaftsgraden.

„Kinder" bedeutet nicht „Nicht-Erwachsene", sondern Fil. Gen. I. „Geschwister": als solche gezählt alle Kinder gleicher Eltern. Bei einigen Personen war das Alter nicht angegeben.

	Zahl der Personen	Zahl der Erwachsenen (ab 20 Jahren)	Männer	Frauen	Kinder	Eltern			Großeltern			Urgroßeltern			Kinder	Geschwister	Zwillinge	Drillinge
						$\male$	$\female$	$\male+\female$	$\male$	$\female$	$\male+\female$	$\male$	$\female$	$\male+\female$				
Jena . . .	1321	831	487	346	483	157	98	76	30	23	26	3	3	—	471	559	4	—
Basel . .	1174	923	505	394	206	105	105	39	18	17	7	2	4	2	308	332	7	1
Summe .	2495	1754	992	740	689	262	203	115	48	40	33	5	7	2	779	891	11	1

gegeben sein. Da Sektionsprotokolle im besten Falle in die 60er und 70er Jahre des vorigen Jahrhunderts zurückreichten, so kann es nicht wunder nehmen, daß „Großeltern" selten, „Geschwister" am häufigsten vertreten sind. Stammbäume mit sezierten Personen aus drei oder gar vier Generationen waren demnach auch eine Ausnahme und wenn es eine solche gab, waren die Gestorbenen aus der jüngsten Generation natürlich Kinder.

Je jünger die Kinder aber waren, desto ertragsärmer war der Befund. Nicht nur pflegen Sektionsbefunde von Kindern oberflächlicher zu sein als die von Erwachsenen, sondern der Befund ist an sich mehr schematisch, typisch, weniger individuell. Ich besitze Geschwisterreihen bis zu 6 oder 9 frühgestorbenen Geschwistern, deren Sektionsbefunde nichts weiter boten als das erstaunliche Beispiel von Kindersterblichkeit in gewissen Familien.

Aber auch der Ertrag aus Protokollen von Erwachsenen brachte manche Enttäuschung; infolge der wechselnden Sorgfalt, des wechselnden wissenschaftlichen Interesses, der wechselnden Aktualität wissenschaftlicher Probleme kann man nicht erwarten, erschöpfende und gleichwertige Dokumente zur Verfügung zu haben. Da und dort erkannte man die Flüchtigkeit eines Assistenten, und es kommt auch vor, daß HOMER schläft. Wie wertvoll wäre es oft gewesen, mit Bestimmtheit diesen oder jenen Befund ausschließen oder sich darauf verlassen zu können, daß z. B. die Bruchpforten nachgesehen, das Gehirn seziert, die Halsorgane berücksichtigt wurden. Eine Mahnung an alle Obduzenten, daß man nicht wissen kann, was künftig einmal eine Bedeutung erlangt. Freilich steht auch das fest: eine vollständige Beschreibung des Befundes an einem Toten kann es nicht geben. Bewundernswert bleibt die minutiöse und pflichtgetreue, nie erlahmende Arbeit WILHELM MÜLLERs in Jena, der selten Ferien gemacht zu haben scheint.

Aber über *einen* Mangel konnte auch der gewissenhafteste Obduzent nicht hinauskommen, den jeweils beschränkten Stand der Forschung. Es gibt infolgedessen gewisse heute sehr gepflegte und geförderte Gebiete, die ich aus diesen natürlichen Gründen aus der Bearbeitung ganz ausschalten mußte, nämlich die Pathologie der inneren Sekretion und der Blutkrankheiten. In manchen Fällen war es möglich, sich nicht an die alten Diagnosen zu halten, sondern sie auf Grund guter ausführlicher Beschreibung nach dem heutigen Stande unserer Kenntnisse zu verbessern, wie etwa bei der Mesaortitis luica und ihren Folgen, der Arteriosklerose, dem Lungenkrebs, den Splenomegalien.

Was über den beschränkten Wert der Protokolle von Kindersektionen gesagt ist, gilt bis zu einem gewissen Grade auch für die Erwachsenen. Es liegt hier ein Problem vor, von dem ich zweifle, ob es in seiner ganzen Tragweite für die menschliche Erbkunde schon erörtert worden ist. Kinder sind unausgereifte Menschen; wann aber, so müssen wir uns fragen, erschöpft ein Erwachsener die in ihm schlummernden Anlagen und Entwicklungsmöglichkeiten? Würden ein Sohn und eine Tochter, die mit 40 und 50 Jahren sterben, nicht noch ganz andere Bindungen an ihre Sippe verraten, wenn sie 70 und 80 Jahre geworden wären?

Für eine etwaige künftige Ergänzung oder Neubearbeitung der für eine solche Sammelforschung nach dem vorliegenden ersten Versuch so günstigen Archive der pathologischen Universitätsinstitute von Jena und Basel bemerke ich, daß von mir nur ein Teil der ausschöpfbaren Bestände verwertet wurde; in Basel wurden in den Jahren 1872—1927 27899 Personen seziert.

In Ergänzung der obigen Tabelle, in der die Stellung der Einzelperson in der Familie gezählt war, gebe ich noch eine Übersicht über die Zahl der Fälle an, in denen andere Verwandtschaftsverhältnisse durch Sektionsprotokolle belegt und untersucht werden konnten.

	Jena	Basel	Zusammen
Onkel-Neffe	88[1]	50[1]	138
Tante-Neffe	44[1]	26[1]	70
Tante-Nichte	22[1]	3[1]	25
Onkel-Nichte	48[1]	35[1]	83
Vettern-Basen	129[1]	24[1]	153
Großonkel (Tante)-Großneffen-Nichten	36[1]	10[1]	46
Ehegatten	126[2]	208[2]	334

Die Sammlung von Sektionsprotokollen verwandter Personen, einschließlich von Ehegatten, umfaßt im ganzen in Jena aus den Jahren 1864—1922 1379 Sektionen (davon verwertet laut Tabelle 1 1321 Befundberichte) aus 386 Familien, in Basel aus den Jahren 1882 bis 1929 1337 Sektionen (davon verwertet 1174 Befundberichte) aus 449 Familien. Der Vergleich der Befunde umfaßt für eine einzelne Familie mindestens 2 Personen; es liegt auf der Hand, daß es oft nicht möglich war, mehr als 2 Angehörige aufzufinden, die seziert worden waren; denn bei dem raschen Wachstum der Städte in den rund 50 Jahren der zur Verfügung stehenden Beobachtungszeit, dem Zuzug neuer, dem Wegzug eingeborener Bewohner kann dies nicht wunder nehmen. Dazu kommt, daß mit der sozialen

---

[1] Dieses Verhältnis kam in einzelnen Familien mehrmals vor, jedes Vorkommen wurde gezählt.   [2] Auch zuweilen mehrere Gatten!

Hebung die am Ort verbleibenden Familiennachkommen der in Kranken-
haus und Klinik Gestorbenen, welche weitaus den größten Teil der Sezierten ausmachen, seltener werden, wie umgekehrt mit dem Niedergang
von Familien zwar die jüngere Generation, nicht aber die vorhergehende
in den Archiven der Pathologischen Institute vertreten ist. Endlich
spielt für eine Untersuchung wie die vorliegende der Umstand eine große
Rolle, daß ein erheblicher Teil der in den Kliniken kleiner Universitäts-
städte Verstorbenen aus dem umgebenden Lande stammt und es von
vielen Umständen abhängig ist, ob aus demselben Bauernhaus oder seiner
Verwandtschaft früher oder später noch mal eine Leichenöffnung geschehen
wird. Es ist wiederum das Verdienst von WILHELM MÜLLER in Jena,
wenn erstens die soziale Einseitigkeit des Sektionsgutes in Jena fast
nicht ins Gewicht fällt (vgl. die Berufsangaben über die Toten der Jenaer
Fälle aus der folgenden Arbeit), wenn weiter auch die sonst wenig erfaßte
Landbevölkerung vertreten ist, da MÜLLER auch den Toten in der Umgebung Jenas vielfach nachgegangen ist, und wenn endlich aus dem
Jenaer Archiv nicht weniger als 30 Familien zusammengestellt werden
konnten, von denen nicht weniger als 6 Personen seziert worden sind;
von 5 Familien besitze ich die Sektionsbefunde von je 7 Angehörigen,
von 6 Familien je 8, von 4 Familien je 9, von je 1 Familie 10, 12, 14,
15 Sektionsbefunde, zweimal je 13, einmal 24, und einmal 27 Sektions·
befunde. Demgegenüber war die Ausbeute unserer Nachforschungen in
Basel bescheidener; nur für 11 Familien wurde die Zahl von 6 sezierten
Angehörigen erreicht und nur 1 Fall erreichte die Zahl von 14 Sezierten.

Gleichartige Nachforschungen in meinem jetzigen Wirkungskreise
(Berlin) anzustellen, wäre sicherlich vergeblich gewesen, wie sich schon
aus den im Vorwort berichteten vergeblichen Bemühungen in München
ergibt. Dagegen brachte das Berliner Sektionsgut den Vorteil, die früher
begonnenen Untersuchungen an den Leichen von Zwillingen zahlenmäßig
in überraschendem Maße zu ergänzen und wenn es sich auch hier nicht um
den Vergleich von Krankheiten, sondern da es fast ausschließlich Neugeborene
sind — nur um Organformen und ihre Varietäten handelt, so darf dies
doch als eine gewisse Bereicherung der menschlichen Erblehre in anatomischer Hinsicht angesehen werden.

In ähnlicher Weise überwiegt der Vergleich der inneren Form gegenüber
dem Vergleich der Krankheiten bei den gerichtsärztlichen Sektionen
von blutsverwandten Personen, da diese in der Mehrzahl der Fälle durch
Selbstmord oder Mord in gesunden Tagen und oft in frühen Lebensaltern
umkommen.

In Jena habe ich den Versuch gemacht, zur Ergänzung der Sektionsbefunde die Krankengeschichten der Kliniken herauszuziehen. An sich
wäre deren Berücksichtigung wegen der Anamnese des Verstorbenen
und seiner Familie, wegen der früher durchgemachten Krankheiten,
Unfälle und Eingriffe, sowie wegen der pathologisch-anatomisch nicht

faßbaren Dinge (psychisches Verhalten, Anfälligkeiten, Stoffwechsel, Blutbild) sehr wertvoll gewesen. Aber meist waren die Krankengeschichten früherer Jahre nicht mehr greifbar oder hätten nur mit Mitteln zugängig gemacht werden können, die mir nicht zur Verfügung standen.

Wie schon im Vorwort bemerkt, liegt es in der Absicht dieser Schrift nicht allein, den Versuch zu machen, auf der Basis der pathologischen Anatomie unsere Kenntnisse von der Vererbung der Form im Bereich des Normalen und des Krankhaften zu ergänzen, sondern einen Beitrag zur besseren Erkennung der Grenzen des Einflusses von Erbe und Umwelt zu geben. Infolge der Beschränktheit der Methodik der menschlichen Erbkunde sind wir hier immer noch auf den Vergleich oft einzelner Individuen und auf die Feststellung von Wiederholung besonderer Gestaltung, Verhaltungsweisen, Erkrankungsformen angewiesen. Aber die Feststellung von Wiederholung allein im Blutverwandtenkreise ist eine dürftige Handhabe, wenn es sich um die Frage der Erblichkeit jener Erscheinungen handelt. Darin liegt ja mit die große Bedeutung der Zwillingsforschung, daß sie uns Wert und Unwert von Wiederholungen schärfer gezeichnet hat. Es gibt „überindividuelle Krankheit" im Familienkreise, die nichts mit Erblichkeit zu tun hat. Aus diesem Grunde habe ich die Krankheiten der Ehegatten in diese Schrift mit einbezogen. Ich wollte durch die Mitberücksichtigung der Sektionsbefunde der in die Familie eingeheirateten Männer und Frauen ein Urteil über Vorkommen und Häufung von Krankheiten gewinnen, denen man heute gerne einen erblichen Charakter beilegt. Dazu gehören z. B. Arteriosklerose, Tuberkulose, Endokarditis, Krebs. Solche Studien machen sehr vorsichtig. Die Anwendung statistischer Methoden, welche imstande sind, Regel und Zufall auseinanderzuhalten, war für mein Beobachtungsgut nicht allein wegen des immerhin geringen zahlenmäßigen Umfangs nicht anwendbar. Ich muß mich in meinen Schlußfolgerungen wesentlich auf das beschränken, was man ärztliche Empirie nennt. Dies ist gewiß etwas sehr Subjektives. Wenn ich aber, um ein Beispiel zu nennen, bei der Prüfung von Familienprotokollen auf Krebs auf Fälle stoße, wie etwa dem, daß ein Schwiegervater und seine beiden Schwiegersöhne an Magenkrebs gestorben sind, so wird man in anderen Fällen mehrfachen Krebses in der Familie bezüglich der Erblichkeit skeptisch.

Der Begriff der überindividuellen Krankheit erschöpft sich mit der Wiederholung derselben Krankheit bei verschiedenen Familienmitgliedern nicht. So wie es eine gesetzmäßige Kombination von Gesundheitsstörungen bei ein und derselben Person gibt, so können sich dieselben sonst in einem Individuum vereinigten pathologischen Abweichungen auf verschiedene untereinander blutsverwandte Personen auf Grund der gleichen erblichen Anlage verteilen. Die Erbpathologie hat in den letzten Jahren immer mehr solche auf die verschiedensten Körpergebiete sich erstreckenden Fehler aus einheitlicher Veranlagung gefunden; ich erinnere nur an die wechselnden Äußerungen des Status dysraphicus, die tuberöse Sklerose und anderes. Es wird zwar der pathologischen Anatomie, sofern sie nicht bis in die Dysontogenese früher Keimlinge vordringt, kaum beschieden sein, die gemeinsamen Wurzeln dieser polyvalenten Störungen aufzudecken; aber es wird schon ein großer Fortschritt sein, wenn einzelne entwicklungsmechanische Aufklärungen über die Abhängigkeit der einen Störung von einer anderen gegeben werden. Vorläufig werden wir schon zufrieden sein müssen, die Zusammengehörigkeit verschiedenartiger Krankheiten und Krankheitsanlagen durch den empirischen oder statistischen Nachweis ihres häufigen Zusammentreffens zu erfassen.

Besonders auf dem Gebiete der endokrinen Krankheiten, der Stoffwechselkrankheiten, der Krankheiten des Blutes und des Zentralnervensystems wird eine weitergeführte „Pathologische Anatomie der Familie" das Ihrige zu einer künftigen, besseren Systematik der Krankheiten beitragen können. Im Interesse der Gemeinschaft muß dem einzelnen von seiten des Staates manche unangenehme Forderung auferlegt werden. Die Sachverständigen werden nicht aufhören dürfen, die Forderung nach der obligatorischen Leichenöffnung zum mindesten in allen Fällen, wo Fragen erblicher Belastung vorliegen, zu erheben. Denn so begreiflich die Abneigung gegen eine gesetzliche Festlegung solcher zur Zeit noch ist, wo wir sogar auf die Einführung der sog. Verwaltungssektionen noch warten, so sicher ist es, daß ein Fortschritt auf manchem Gebiet der menschlichen Erbpathologie nur auf pathologisch-anatomischer Grundlage möglich sein wird.

Die Untersuchungen, über die hier im folgenden berichtet werden wird, können nur ein Anfang sein. Es kam dabei nicht in Betracht, auch das einschlägige Schrifttum wiederzugeben, über das von klinischer und erbbiologischer Seite schon Zusammenfassungen vorliegen, sondern ich habe mich damit begnügt, Hinweise auf fremde Beobachtungen dort zu geben, wo solche wegen des Vergleichs oder des Widerspruchs mit den eigenen angeführt werden mußten.

Auch das Schriftenverzeichnis am Schluß des Buches gibt nur die Arbeiten an, auf die dabei Bezug genommen worden ist. Um Wiederholungen zu vermeiden, ist auch nicht jede Beobachtung sowohl im genealogischen Teil (Kapitel III, 2 u. 3) als im zusammenfassenden Teil berücksichtigt. Es sei deshalb ausdrücklich, wenn man nach Belegen für etwaige Vererblichkeit einer krankhaften Erscheinung sucht, auf die Angaben des Sachverzeichnisses am Schluß des Buches verwiesen.

Erster Teil

Die pathologische Anatomie der Zwillinge.

Unter meinen Beobachtungen findet sich mit einer Ausnahme (s. S. 38) kein Fall von erwachsenen Zwillingen; sie betreffen nur Neugeborene, zum größeren Teil unreife Früchte, selten Säuglinge und Kinder. Daraus ergibt sich schon die Beschränkung der Befunde: es kann sich nicht um den Vergleich von Krankheiten bei ihnen handeln, sondern nur um einen Vergleich der Körperbildung. Somit kann ich zu der bedeutendsten Seite der Zwillingsforschung in ärztlicher Hinsicht, der Bewertung von Krankheitsdispositionen aus ererbter Grundlage, hier keinen Beitrag liefern. Ich muß mich im wesentlichen auf den Vergleich der Gestaltung der Körperorgane beschränken, zumal dieser noch eine Lücke in der bisherigen Zwillingsforschung bedeutet. In morphologischer Beziehung hat diese letztere sich bisher auf die Feststellung äußerlicher Ähnlichkeiten beschränken müssen, soweit nicht Röntgenbilder eingesprungen sind, die freilich nur beschränkte Ausschnitte aus der Mannigfaltigkeit des inneren Körperbaues wiedergeben können (CURTIUS, v. VERSCHUER und ZIPPERLEN, WEITZ, F. BUSCHKE)[1].

Es ist meines Wissens nie behauptet worden, daß Zwillinge als solche, gleichgültig ob erbgleiche oder erbverschiedene, im späteren Leben Zeichen geringerer Lebenskraft, etwa besondere Anfälligkeit gegen Krankheiten, besitzen. Sie sterben daher auch nicht früher als andere Menschen und nicht an besonderen Krankheiten, wohl aber oft an den gleichen Krankheiten — dieses bei identischer Veranlagung — aber zu verschiedenen Zeiten. Würden sie etwa gleichzeitig eines natürlichen Todes sterben, in dem nur hypothetisch möglichen Falle, daß nicht nur ihre Veranlagung, sondern auch ihre Umwelt eine völlig gleiche gewesen wäre, so gäbe es wohl im Schrifttum schon Beschreibungen nicht bloß der gleichen Todesursachen, sondern auch über die Ähnlichkeiten ihres inneren Habitus.

Daß eine Sammlung von Sektionsbefunden *neugeborener* Zwillinge eher möglich ist, ergibt sich aus der bekannten Tatsache, daß Zwillingsfrüchte eine größere Sterblichkeit intrauterin und bei der Geburt haben, da die Mehrlingsschwangerschaft mit größeren Gefahren für die Leibesfrucht besonders während der Entbindung verknüpft ist. Nur knapp $^3/_4$ aller Zwillingsschwangerschaften erreichen den 10. Monat der Gravidität (v. VERSCHUER). Man hat allerdings auch angenommen, daß die Mehrlings-

---

[1] Ich verweise wegen des Folgenden besonders auf die Befunde von v. VERSCHUER und ZIPPERLEN (1929), wonach bei eineiigen Zwillingen eine größere Übereinstimmung in bezug auf Größe des Herzens (Tropfenherz!) vorliegt sowie auf die röntgenologischen Skeletstudien von FR. BUSCHKE (1934).

bildung als solche ein degeneratives Stigma sei und daß schon wegen einer gewissen konstitutionellen Minderwertigkeit die Lebenserwartung gemindert, die Gefährdung selbst durch physiologische Belastungen erhöht sei. Dafür sprächen auch die verhältnismäßig großen Unterschiede in Gewicht und Länge zwischen neugeborenen Zwillingen (WAALER), sofern man diese Unterschiede als einen Ausdruck gesteigerter Variabilität ansehen will. Sie sind sogar bei EZ größer als bei ZZ[1] gefunden worden (E. ESSEN-MÖLLER u. a.), gleichen sich aber bei letzteren bemerkenswerterweise im Laufe des zweiten Lebensjahres und später aus (L. BRAUNS). v. VERSCHUER fand auch die Maße des Hirnschädels bei EZ von auffallender Schwankungsbreite, legt aber dabei den größeren Nachdruck auf peristatische Einwirkungen. DIEHL und v. VERSCHUER geben übrigens an, daß nach den Erfahrungen der Gynäkologen Mißbildungen bei Zwillingen nicht häufiger als bei Einlingen gefunden werden, wohl aber sollen sie bei EZ häufiger sein (FISCHEL). Nach meinen Beobachtungen, welche in anatomischer Hinsicht bisher wohl das größte Zwillingsmaterial umfassen (s. unten), kann ich dies nicht bestätigen; wiewohl es sich zahlenmäßig nicht mit den großen Serien von Zwillingspaaren messen kann, welche den klinischen Erbforschern, vor allem dem Kaiser Wilhelm-Institut für Erbkunde in Berlin zur Verfügung gestanden haben, glaube ich sagen zu können, daß die Variabilität des Körpers bei Zwillingen überhaupt nicht wesentlich stärker ist als bei Einlingen. Wären bei den umfangreichen klinischen Zwillingsbeobachtungen auffällige Häufungen von Abnormitäten äußerlich festzustellen gewesen, so wäre dies der Aufmerksamkeit sicherlich nicht entgangen. Einzelvorkommnisse bei Zwillingen mit übereinstimmenden Mißbildungen erregen natürlich ein größeres Aufsehen als dieselbe Erscheinung bei einem Einzelkinde. Gleiche *äußere* Mißbildungen sind bei Zwillingen schon oft beobachtet und beschrieben. Ich begnüge mich mit einigen wenigen Hinweisen. Eine der ältesten Beobachtungen ist die von MATTHES (1836, zit. nach NEUGEBAUER), wonach eine Frau 2 gleicherweise mißgestaltete Zwillinge zur Welt brachte, mit Meningocele occipitalis, Hasenscharte, Wolfsrachen, Polydaktylie aller Glieder, gespaltenem Scrotum, doppelseitigem Kryptorchismus, Uterus bicornis, Atresia urethrae, offenem Urachus, Situs partim inversus viscerum. RUMPEL sah bei $2^1/_4$jährigen Zwillingsbrüdern Hypospadie der Eichel (bemerkenswerterweise verschiedenen Grades!) und gibt das Schrifttum über analoge Mißbildungen der Genitalien, wie sie AHLFELD gesammelt hatte, wieder. Bei zweieiigen Zwillingen wurden angeblich identische Mißbildungen nicht beobachtet[2]. CORNING demonstrierte eineiige Zwillinge mit gleichen Mißbildungen in Form von Spina bifida, Klumpfüßen und Bauchspalte (Eventratio).

---

[1] EZ = eineiige Zwillinge, ZZ = zweieiige Zwillinge, PZ = Pärchen-Zwillinge (ungleich geschlechtlich), EE = Eineiigkeit.

[2] Weiter unten wird aus eigener Beobachtung ein Fall von Akranie (Anencephalie) bei PZ mitgeteilt werden.

Angaben über anatomische Vergleiche der Eingeweide von Zwillingen sind bisher im Schrifttum sehr spärlich. In seiner „Morphologie der Mißbildungen" führt E. Schwalbe (II. Teil, S. 132, 1907) einen Bericht von Ahlfeld über die Beobachtung einer großen rechtsseitigen angeborenen Hydrocele bei eineiigen Zwillingen an, die dann nach auffällig gleichartigem Krankheitsverlauf im Alter von 4 Wochen am gleichen Tage starben, worauf Thierfelder bei der Sektion „eine wunderbare Gleichheit der inneren Organe fand". Laubmann und Poll demonstrierten auf der anatomischen Gesellschaft 1928 die Befunde an zwei eineiigen Zwillingspaaren: in dem einen Fall fanden sie eine verschiedene Ausbildung eines Musculus sternalis, bei dem anderen Paar (Frühgeburten von 34 cm) eine gleiche Verdoppelung der rechten Nierenarterie, sowie gleichartige Abweichungen an Muskeln (Pectoralis, Subclavius, Latissimus dorsi und Rhomboides). Sie erwähnen, daß Boström bei Thorakopagen in beiden Individualteilen eine Azygosfurche der Lunge und Carbonell rechtsseitige Cystennieren in zweieigen Zwillingsfeten gesehen hat. W. Laubmann (1929) teilte Untersuchungen über Variationen am Halssympathicus auf Grund der Präparation von EZ und ZZ sowie einen Fall von Drillingen mit; er gab Einzelheiten über die topographische und variationsmäßige Übereinstimmung bei den EZ im Gegensatz zu dem überwiegenden Vorkommen verschiedenartiger Sympathicustypen bei ZZ. F. Wagenseil (1930) beschrieb einen Fall von chinesischen Drillingen (Schwestern) mit übereinstimmenden Abweichungen an der Wirbelsäule und in der Lungenlappung, sowie in bezug auf das Verhalten der Mammaria interna und auf Muskelanomalien. Trotz anderer nicht unbeträchtlicher Unterschiede nahm er Eineiigkeit wenigstens für zwei unter den Schwestern an und vermutet, daß peristatische Faktoren schon in sehr frühen Entwicklungsstufen maßgebend gewesen seien.

Über meine eigenen Beobachtungen, die seit bald 20 Jahren gesammelt wurden, habe ich zuerst 1930 in einer Diskussionsbemerkung zu Vorträgen von Diehl und v. Verschuer (Berl. Med. Ges.) und sodann 1932 in einer Aussprache zu Vorträgen von Kronacher und v. Verschuer in der ärztlichen Gesellschaft für Sexualwissenschaft und Konstitutionsforschung (19. 2. 32) Mitteilung auf Grund der Untersuchung von damals 24 Zwillingspaaren gemacht. Ich beschrieb damals die auffällige Übereinstimmung in den Variationen der inneren Organe, besonders ihrer Oberflächengestaltung, der Skeletbeschaffenheit und des Situs der Eingeweide und hob den gradweisen Unterschied hinsichtlich dieser Übereinstimmung zwischen genisch identischen und nichtidentischen Zwillingen hervor, betonte auch die Tatsache, daß doch auch bei ersteren quantitative Unterschiede, z. B. in den Organgewichten und in bezug auf einzelne Sonderformen an Organen nicht selten sind. Auf der 29. Tagung der Deutschen Pathologischen Gesellschaft (1937) habe ich dann über einen weiteren Teil meiner Untersuchungen berichtet.

Es hat dann H. Becher, ohne Kenntnis von meinen Untersuchungen zu haben, über gleichartige Studien und ganz übereinstimmende Ergebnisse berichtet. In dem Bericht über seinen Vortrag heißt es: „Um das Maß der Ähnlichkeit der Partner und auch vorhandene Diskordanzen bezüglich der inneren Organe festzustellen, wurden eine Anzahl eineiiger Zwillingsfeten im Alter von 5—9 Monaten anatomisch durchuntersucht. Die Eineiigkeit der Paare war an den Eihautverhältnissen, sowie an den überwiegenden Konkordanzmerkmalen sichergestellt. Es konnte gezeigt werden, daß auch bei den inneren Organen, Muskelsystem, Eingeweide, Zentralnervensystem eine überraschende Konkordanz in Ausbildung und Lagerung der Organe besteht. Daneben ließen sich aber auch überaus interessante Differenzen und Asymmetrien auffinden. Fehlen und Vorhandensein des M. palm. long. am gleichseitigen Unterarm der Partner, Fehlen und Vorhandensein des M. peroneus tert. am gleichseitigen Unterschenkel zweier Partner, Variation in der Zahl der Ursprungszacken des M. serratus ant., des Gefäßbildes der Hautvenen der Ellenbeuge (Vena cubitalis), der Lappung der Lunge, der Leber, der Niere, der Milzränder, der Lage und Ausbildung des Proc. vermiformis, des ganzen Dickdarms und der Mesenterien." (Näheres darüber Verh. Anat. Ges. Jena 1935).

Diese Mitteilungen sind dann von Bechers Schüler E. O. Siebert (1937)· noch ergänzt worden. Der Umfang seines Materiales ist nach seiner eigenen Aussage „verhältnismäßig klein", aber es ist sehr sorgfältig durchgearbeitet. Ich verweise auch auf seine Abbildungen, z. B. über die konkordanten und diskordanten Lappungen der Lungen bei EZ und auf die Beispiele von Diskordanz bei solchen überhaupt (Mesenterium, Nebenmilzen, Form von Thymus und Schilddrüse), da ich auf diese Frage in meinem Breslauer Vortrage näher eingegangen bin.

Mein Beobachtungsgut umfaßt zur Zeit rund 100 Zwillingspaare, einige wenige Fälle aus Jena, eine größere Anzahl aus Basel, die meisten aus Berlin[1]. Darunter sind 74 gleichgeschlechtliche Zwillingspaare, 45 männliche, 29 weibliche und 30 ungleichgeschlechtliche Paare. Nur bei $^1/_3$ der gleichgeschlechtlichen Paare, wo überhaupt ein Eihautbefund angegeben war, war nach diesem Eineiigkeit anzunehmen, der Eihautbefund ist aber von beschränktem Wert. Bekanntlich haben Curtius und Lassen festgestellt, daß unter Zuhilfenahme der Ähnlichkeitsdiagnose der Eineiigkeit im Sinne von Siemens von 14 danach als identisch bestimmten EZ nur 9 den erwarteten monochorischen, die übrigen 5 dagegen einen dichorischen Eihautbefund aufwiesen.

Da es uns bei den aus der Stadt eingelieferten Zwillingspaaren trotz Rückfragen an Hebammen und Ärzte oft nicht gelang, über die Nachgeburt

---

[1] Dazu kamen mehrere von auswärtigen Fachgenossen überlassene Zwillingspaare und eine Anzahl von Beobachtungen über Sektionen von solchen durch die Leiter anderer pathologischer Institute. Derartige Mitteilungen verdanke ich den Herren Beitzke, Dietrich, Feyrter, Froböse und Letterer. Soweit ich sie noch verwendet habe, sind sie im einzelnen angeführt.

etwas zu erfahren, so ist es mir nicht möglich, die Serie der beobachteten gleichgeschlechtlichen Zwillinge nach den Eihautbefunden in vermutlich ein- und zweieiige Pärchen zu teilen. Auch die Gefahr der fehlerhaften Angaben über die Eihautbefunde war nicht gering! Der Fehler wäre ja überdies nach den Angaben von Curtius und v. Verschuer auch bei Kenntnis der wahren Eihautverhältnisse zu groß. Grosser sagt übrigens mit Recht, daß körperliche Ähnlichkeit überhaupt wichtiger sei als der Eihautbefund.

Selbstverständlich haben wir uns bemüht, auch diejenigen äußeren Merkmale zu berücksichtigen, die bei der Ähnlichkeitsdiagnose der älteren Zwillinge bewährt sind. Führend wurden mir dabei die Gesichtszüge, die oft schon bei Embryonen und Feten ganz überraschende Gleichheit aufweisen und die Ohrbeschaffenheit. Dagegen versagten für unsere Proben natürlich alle später reifenden Kennzeichen. Curtius bemerkt daher ganz richtig, daß bei Neugeborenen — und für die Feten würde dies erst recht gelten — die Ähnlichkeitsdiagnose nach Siemens versagt, die endgültige Ausbildung der wichtigsten Merkmale erfolge erst im Laufe der ersten Monate. Er beruft sich auf die Untersuchung der Eiigkeitsdiagnose aus der Ähnlichkeit bei neugeborenen Zwillingen durch Dora Rohlfs (1928); sie kommt — mit Recht — zu dem Schluß, daß der Vergleich von Auge und Hautfarbe wertlos ist, desgleichen Kopfform, Nägel, Zunge, Hände, Lanugo, letzteres weil auch bei ZZ zu viel Übereinstimmung darin vorkäme. In der Ablehnung von Ohr und Gesicht kann ich ihr nicht beistimmen, ebensowenig in der Schlußfolgerung, daß von allen „dermatologischen Zeichen" die Haarfarbe noch am wertvollsten sei. Für mich überraschend ist nach dem oben Gesagten besonders die Hinzurechnung der *Ohrform* als unbrauchbar beim Neugeborenen, da sie meines Erachtens trotz der durch den Geburtsmechanismus nicht selten verursachten Verdrückungen der Form überraschend oft und überraschend stark Gleichheit aufweist. Die Blutgruppengleichheit habe ich, obwohl ich mich von der Möglichkeit der Ausführung dieses Mittels bei toten Neugeborenen überzeugt habe, nicht systematisch verwendet, da die Übereinstimmung im Einzelfall allein doch über Erbgleichheit nichts besagt, und zudem mit voller Reifung des Blutes selbst bei Neugeborenen, geschweige denn bei den vielen vorliegenden Frühgeburten nicht zu rechnen ist (Thomsen). Die Empfindlichkeit der Blutgruppendiagnose wird von Björnum und Kemp auf etwa $^1/_3$ der späteren Reaktion geschätzt. Daß Leichenblut an sich verwertbar zu Gruppendiagnose ist, haben schon Oppenheim und R. Voigt (1926) gezeigt, ich kann dies bestätigen. Die Untersuchung auf Finger-, Hand- und Fußsohlenleisten verbot sich wegen mangelnder Beherrschung und zeitraubender Umständlichkeit des Verfahrens. Nach Bonnevie (1929) sind die Papillarlinien der Fingerspitzen, der Hände und der Fußflächen schon im 4.—5. Embryonalmonat festgelegt.

Von den rund 100 Zwillingspaaren, welche wir Gelegenheit hatten zu untersuchen, waren nur 11 Paare reife Neugeborene oder wenige Tage alt.

Die meisten waren Frühgeburten und wurden bei einer Größe von 26 cm ab verwendet; macerierte Früchte waren nur ganz ausnahmsweise wegen irgend eines Teilbefundes brauchbar. Da uns das biologische Alter (vermutlicher Konzeptionstermin) nie bekannt war, läßt sich zur Frage, ob das Wachstum zeitgerecht oder verringert war, nichts aussagen, desgleichen nicht, ob, wie FISCHEL meint, eineiige Zwillinge zumeist schlechter entwickelt seien als zweieiige. Was den *Unterschied der Körperlängen* anbelangt, so betrug die Differenz derselben bei 60 Paaren bei den Gleichgeschlechtlichen 13mal über 2 cm, 8mal zwischen 1 und 2 cm, 7mal bis 1 cm, 9mal waren die beiden Zwillinge gleich lang; unter 11 Ungleichgeschlechtlichen betrug der Längenunterschied 3mal über 2 cm, 4mal zwischen 1 und 2 cm, 3mal zwischen 1 und 2 cm, 1mal waren Schwester und Bruder gleich lang. Der Größenunterschied erreichte aber bei der ersteren Gruppe gelegentlich auch 4 oder gar 6 cm.

Die *Unterschiede im Körpergewicht* der Zwillingsfrüchte sind auch bei Gleichgeschlechtlichen und schon bei sehr unreifen Frühgeburten oft erstaunlich große. Macerierte Früchte wurden nicht berücksichtigt; bei ihnen sprachen gewisse Fälle dafür, daß die Gewichtsunterschiede davon herrührten, daß sie zu sehr verschiedenen Zeiten abgestorben waren. Ganz gleiche Schwere wurde nur zufällig, auch bei ZZ beobachtet, was nicht wunder nehmen kann, da schon der verschiedene Zeitpunkt der Abnabelung und die dadurch bedingte Verschiedenheit der Blutfülle des Körpers viel am Körpergewicht ausmacht; eine solche Verschiedenheit fällt ja schon bei einfacher Betrachtung von außen und erst recht bei der Sektion ins Auge. Somit sagt das Körpergewicht bei unseren Zwillingen viel weniger über wirkliche Unterschiede der Reife aus als die Körperlänge. Ich habe mich daher auf die Ausrechnung von Durchschnittszahlen ohne Rücksicht auf den Geburtstermin (biolog. Alter) beschränkt. Darnach betrug der Gewichtsunterschied zwischen gleichgeschlechtlichen männlichen Zwillingen aus dem 7. und 10. Schwangerschaftsmonat 165 g (bei 23 brauchbaren Fällen), bei gleichgeschlechtlichen weiblichen Zwillingen (10 Fälle) 254 g, bei ungleichgeschlechtlichen Zwillingen 171 g (9 Fälle), wovon 8 Fälle den Bruder schwerer als die Schwester zeigten.

Wie sonst bei unseren Sektionen haben wir auch bei den untersuchten Zwillingen genaue Wägungen der hauptsächlichen inneren Organe vorgenommen, in den letzten Jahren dazu auch anthropometrische Notizen über äußere Proportionen gemacht. Es ergibt sich bei einer Durchsicht dieser Zahlen, daß natürlich den äußeren Ähnlichkeiten innere solche auch in bezug auf die Größe der Organe entsprechen und umgekehrt bei großer äußerlicher Unähnlichkeit der Proportionen, vor allem der Körperlänge und des Körpergewichts stärkere Unterschiede in den Größen homologer Organe obwalten. Aber es kommt auch vor, daß das Verhältnis der inneren Organe zueinander bei gleichgeschlechtlichen und gleich großen Zwillingen schwankt, wobei freilich bei diesen kleinen Organen, vor allem den Drüsen

Tabelle 2. Maße und Organgewichte von Zwil-

	1	2	3	4	5	6	7	8
	EZ 1025/26 1930	EZ? 820/60 1935	EZ 593/644 1935	EZ? 52/53 1936	EZ? 1052/53 1934	EZ? 417/18 1931	EZ? 625/26 1934	EZ 1648/49 1936
Länge	51 51	48 52	46 46	44 41	42 43,5	41 41	40,8 39,4	40 40
Gewicht . . .	2855 2420	1950 2280	1815 1550	1350 1300	1535 1600	1365 1280	1210 1110	1305 1300
Herz	12 12	13 19	11 12	12 9	12 13	7 9	14 7	9 7
Lunge	28+18 20+14	45+38 34+37	23+17 34+25	28+22 18+14	18+15 23+21	23+18 25+19	20+15 13+11	18,5+15 19 +15
Milz	6 4	4,5 6	10 7	5 3,5	4 4	4 4	4 3	2,5 2,5
Leber	68 84	79 105	83 61	58 52	61 75	56 50	56 47	59 67
Nieren		17,5 26	24 17	10 10	12 12	9 10		11 12
Thymus . . .		3 5		7 6	6 6	7 7	5,4 7	4,8 4
Schilddrüse . .				3 2	1,5 1,8		1,2 1,3	1 1
Brustumfang .				24,5 22			21,5 19,9	23 22,5
Kopfumfang .				29,4 29,2	30 30		27,9 27,2	28 28

Nr. 1—11 sind männliche Paare, 12—15

mit innerer Sekretion (Schilddrüse!), der zufällig wechselnde Blutgehalt
auf Grund der Geburtslage und der Geburtsdauer und anderes mehr eine
große Rolle spielen kann. Besonders bei kleineren Feten kann die verschiedene Blutfülle große Gewichtsunterschiede nicht nur für die einzelnen
Organe, sondern auch für das Körpergewicht bedingen.

In der Tabelle 2 gebe ich eine kleine Auswahl von Fällen aus den
drei Kategorien der gleichgeschlechtlichen männlichen, der entsprechenden
weiblichen und der ungleichgeschlechtlichen Zwillinge wieder. Das Gehirn
ist absichtlich weggelassen, da hierüber eine eigene Untersuchung vorliegt
und die Gehirne in den meisten Fällen vor der Herausnahme aus dem
Schädel in situ mit Formol fixiert wurden. Die Fälle 1—11 der Tabelle
sind männliche, 12—15 weibliche, die übrigen ungleichgeschlechtliche
Zwillingspaare. Fall 1 ist ausnahmsweise trotz allerdings gleicher Maceration der Früchte verwertet, weil er bei starker äußerlicher Ähnlichkeit
zeigt, wie bei der gleichen Körperlänge die Herzgewichte aufs Haar über-
einstimmen. Auch in Fall 11 waren die Zwillinge in Übereinstimmung

lingen verschiedener Entwicklungsstufen.

9	10	11	12	13	14	15	16	17	18
ZZ 1490/91 1935	ZZ? 784/85 1934	EZ 1079/81 1930	EZ 369/70 1936	ZZ 1404/05 1934	EZ 707/08 1937	ZZ 1936	PZ 1423/22 1934	PZ 274/73 1933	PZ 615 1932
40	39,6	39,5	49	38	38	30	44,5	38,5	37
38	37,2	38	49	38	37	30,5	40,0	37,0	37
1145	1220	1255	1910	1125	1015	550	1730	1120	810
1090	1045	1200	1895	1100	980	545	1165	1295	801
8	8,6	12	14	8	7	4,5	12,4	9	7
6	6,3	10	14	6,5	7,5	4,5	9,5	10	8
17 + 13	19 + 15	19 + 15	18 + 14	17 + 13	23 + 18		25 + 19	12,5 + 10	
14,5 + 10,5	14 + 12	20 + 18	19 + 14	16 + 13	23 + 19,5		15 + 11	14,5 + 11,5	
2	2,4	3	7,5	2	4	1	3,1	2	
1,5	2,8	3	9	2	4	1	2,3	2	
45	65	54	71	45	44	33	77	46,5	34
46	69	42	89	41	47	30	43	59	40
13			18	9,5	9	10,5	16,6	14	3,6
14			25	7,5	8,5	8	11,7	14	5,5
4,5	4,3		14	5	2,5	0,58	7,2	5,5	2,3
4	2,2		12,5	3	2	0,61	4,6	7,5	2,8
1,5			1,5	5	0,5	0,6	1,3	1,5	0,6
1			1	5,5	0,5	0,37	1,0	1	0,65
21	22,2			23,7			26,2	21,6	
22	20,9			23			21,9	23	
26	27,7		30	27,9		21	30,2	25,2	
25,8	25,9		30	28,2		20	27,6	28,0	

weibliche, 16—18 ungleich geschlechtliche.

mit dem Eihautbefund (Universitäts-Frauenklinik) nach dem Äußeren eineiig; die inneren formalen Übereinstimmungen waren sehr auffällig, auch die Organgewichte differieren nicht stark, wiewohl der erste Zwilling nur 50 Minuten, der Bruder 22 Stunden gelebt hat, also der Kreislauf schon umgeschaltet war; es sei besonders auf dieselbe Milzgröße aufmerksam gemacht und dabei auf die sonstigen Übereinstimmungen, gerade der Milzgewichte in der Tabelle 2, hingewiesen; erst gegen das Ende der Fetalzeit kommen merkliche Unterschiede zutage. Bei Fall 8 blieb die Eineiigkeit fraglich, desgleichen bei Fall 7, hier handelt es sich um einen totgeborenen und einen nach 13 Stunden gestorbenen Knaben, der eine an einem Tentoriumriß, der andere an Fruchtwasseraspiration gestorben; auffallend ist die verschiedene Größe des Herzens. Die Zwillingsbrüder Nr. 3 dürften bei starker äußerer, weniger innerer morphologischer Ähnlichkeit eher eineiig gewesen sein, auch die Gewichtszahlen der Organe sind sich sehr gleich, wiewohl der eine 9, der andere 17 Tage gelebt hat; die Placenta war gemeinsam, es bestand ein Chorion, die Amnien waren getrennt. Der Fall 4 ist ausgewählt, weil bei großer formaler Ähnlichkeit nur gleichmäßige Größenunterschiede der inneren und äußeren Maße vorlagen. Bei einem Bruderpaar Nr. 9 entsprach der äußerlich klaren Unähnlichkeit eine wechselnde innere solche, so daß es wohl — ohne Kenntnis der Eihautverhältnisse — angebracht war, es als nicht erbgleich anzusehen.

Von den Zwillingsschwesterpaaren sind vier in der Tabelle 2 wiedergegeben: Nr. 13, weil es sich sicher um erbungleiche Zwillinge gehandelt hat (zwei Mutterkuchen); Nr. 15 sind ebenfalls ZZ aus einem frühen Schwangerschaftsmonat mit sehr ähnlichen Maßen und einigen auffälligen inneren Gleichheiten (Nebenmilzen) und Nr. 12 ausgetragene Zwillinge mit einem für Eineiigkeit sprechenden Eihautbefund, großer äußerer und innerer Ähnlichkeit, auch wie man sieht, in bezug auf die Organgrößen.

Aus den ungleichgeschlechtlichen Zwillingspaaren sind drei Fälle ausgewählt worden, alle drei von unreifen Früchten, da ich reife PZ nicht beobachtet habe. Der Knabe ist immer zuerst mit seinen Zahlen angeführt. Man sieht vor allem, wie bei einer starken Unreife die Zahlen nahe beieinander liegen, so daß für alle Zwillingspaare überhaupt wohl vorsichtig behauptet werden muß, daß Übereinstimmung in bezug auf Organgrößen um so weniger als Ähnlichkeit bewertet werden darf, je unreifer die Früchte sind. Andererseits ist auf die starken Unterschiede zwischen Bruder und Schwester bei PZ schon oben hingewiesen worden; dafür bringt Nr. 16 einen zahlenmäßigen Beweis, dieses Paar ist in Abb. 1 abgebildet. Auch WAALER bemerkte die größere Länge und das schwerere Gewicht der Knaben bei PZ.

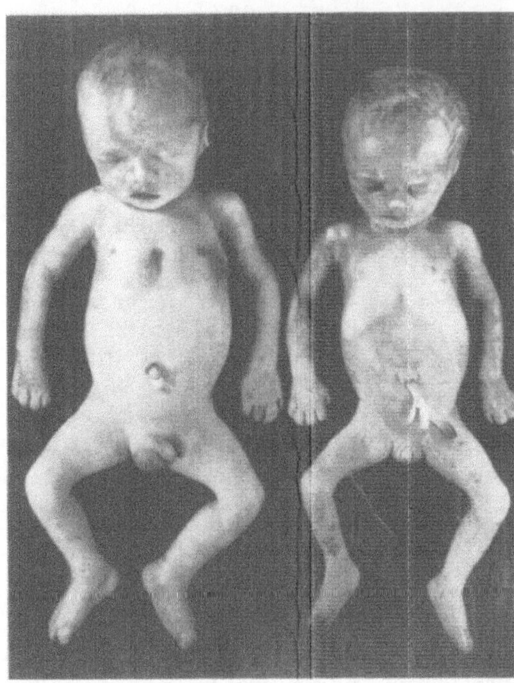

Abb.1. Pärchenzwillinge mit starkem Größenunterschied ($\male > \female$). Der Knabe mit Trichterbrust.

Wie genau vor uns schon W. MÜLLER in Jena Zwillinge ausgemessen hat, möge folgendes Beispiel zeigen:

Von den Zwillingsschwestern Be (S.-Nr. 461 und 463/1904) ist die eine totgeboren, die andere hat 1 Tag gelebt; Haarfarbe blond, Iris blau. Die Messungen ergaben:

	Zwilling I	Zwilling II		Zwilling I	Zwilling II
Körperlänge	39,4 cm	39,6 cm	Leber	5,4+5,7 g	56 g
Körpergewicht . . .	382 g	1290 g	Milz	55 g	1,5 g
Kopfumfang	1288 cm	272 cm	Nieren	2 g	5,45+5,9 g
Brustumfang	240 cm	240 cm	Nebennieren. . .	3,8 g	1,6 g
Abstand der Schultern	109 cm	113 cm	Ovarien	0,65 g	0,55 g
Dist. crist.	67 cm	65 cm	Gehirn	215 g	209 g
Schilddrüse.	1,55 g	1,8 g	Deltoideus . . .	3,6 g	3,7 g
Thymus	4,7 g	4,34 g	Humerus (Länge)	65,2 cm	62,6 cm

v. VERSCHUER hat bemerkt, daß die Maße des Hirnschädels bei EZ von auffallender Variabilität sind. Dies trifft nach meinen Erfahrungen zu; die beiden folgenden von mir in Basel beobachteten sollen zum Vergleich dienen.

	a		b	
	Zwilling I S.-Nr. 115/26	Zwilling II S.-Nr. 116/26	Zwilling I S.-Nr. 109/23	Zwilling II S.-Nr. 110/23
Größe	40,5 cm	40 cm	37,5 cm	37 cm
Gewicht	1490 g	1255 g	1100 g	910 g
Herz	7 g	7 g	5,6 g	5,4 g
Milz	2,5 g	4 g	1,6 g	2 g
Leber	83,5 g	84,5 g	42 g	29 g
Nieren	7,5 g	10 g	8,8 g	7 g
Hirn	181 g	195 g	155 g	160 g
Schädel	73/94 mm	72/94 mm	68/81 mm	66/84 mm
Schilddrüse . .	4 g	3 g	1,6 g	1,2 g
Thymus	3 g	2 g	2,6 g	3,2 g
Nebenniere . .			1,7 g	1,8 g
Eierstock . . .			0,2 g	0,2 g

Zu diesen Fällen ist noch zu bemerken, daß der Fall a sicher ZZ betrifft; dafür sprach außer dem Eihautbefund der Klinik die außerordentliche innere Unähnlichkeit (nur bei dem einen ein angeborener schwerer Herzfehler in Form einer Transposition der großen Gefäße, eine abnorme Form der rechten Niere, eine Spaltung des Schwertfortsatzes, abnorme Lappung des rechten L.U.L., tiefer Sitz der Gallenblase). Daß beide eine leichte Struma congenita hatten, weist bekanntlich (EUGSTER) darauf hin, daß diese von äußeren Einflüssen im gleichen Sinne bei beiden Zwillingen gestaltet wurde (konvergierender Einfluß des mütterlichen Milieus in utero!). Die sehr ähnlichen Körperproportionen zeigen aber wohl auch an, daß ihre Gestaltung von der Eiigkeit unabhängig ist; somit darf, nachdem in dieser Beziehung solche Ähnlichkeit bei sicher ZZ vorliegen kann, aus den ähnlichen Proportionen an sich kein Schluß auf Identität gezogen werden.

Bei dem Beispiel b blieb es fraglich, ob es sich um EZ oder ZZ gehandelt hat. Beide waren mit Sklerödem der Haut behaftet, aber wir wissen nicht, ob dies aus konstitutioneller Ursache entsteht; der eine

Zwilling hatte ein MECKELsches Divertikel und eine unvollkommene Absetzung des R.M.L. der Lunge.

Ich gebe anschließend in Ergänzung der Fälle auf Tabelle 2 noch einige Beispiele über Schädelmessungen an Zwillingen:.

	Länge cm	Rumpf-länge cm	Dist. mento occip.	Dist. fronto occip.	Dist. biparietalis	Schulter-breite cm
Berlin 625 und 626/34	40,8	14,5	10,6	9,0	6,5	9,5
13 Std. und totgeboren ♂♂	39,5	12,2	10,6	9,4	8,6	8,5
Berlin 784 und 785/34 ♂♂	39,6	13,0	10,1	8,9	7,4	9,3
	37,2	12,5	9,6	8,7	6,9	9,2
Berlin 369 und 370/36 ♀ EZ	49		11,0	10,2	9,0	
	49		11,0	10,3	8,4	
Berlin 1422 und 1423/34 ♂ + ♀	44		8,3	9,4	7,5	10,6
	40,0		7,4	8,2	7,6	9,0

Da meine Beobachtungsreihen für die einzelnen Zwillingskategorien zu klein sind, um statistische Unterlagen zu bieten, so muß ich darauf verzichten, zu den Angaben WAALERs über die Größen- und Gewichtsverhältnisse bei neugeborenen Zwillingen Stellung zu nehmen und muß mich im folgenden darauf beschränken, einfach beschreibend die Befunde wiederzugeben, die sich als auffällig gleich oder auffällig verschieden bei dem *Vergleich der inneren Beschaffenheit der Zwillinge* ergaben. Es ist oben schon gesagt worden, aus welchen Gründen ich im Falle der Gleichgeschlechtlichkeit darauf verzichten muß, eine bindende Aussage über die Erbgleichheit der Paarlinge abzugeben. Ich möchte, da es sich um die Beobachtung von Varietäten und Anomalien handelt, auch nicht etwa aus der Wiederholung solcher den Schluß ziehen, es müßten die Kinder in solchem Falle *deshalb* identisch sein, auch nicht dann, wenn es sich um auffällige oder seltene Abweichungen handelt. Vielmehr ist große Vorsicht geboten, weil ich solche Wiederholung bei sicher erbungleichen Zwillingen gesehen habe (s. unten) und andererseits Nichtwiederholung (Diskordanz) bei sicher erbgleichen Zwillingen feststellbar ist.

Es ist ja auch sonst bekannt, daß erbgleiche Zwillinge selbst in sonst erblichen Merkmalen diskordant sein können; ORGLER hat dies auch für Zwillinge im Säuglingsalter betont, wiewohl da die Umwelt im Vergleich zu später noch am ähnlichsten gestaltet ist. Ich möchte mich auch dagegen wenden, Unterschiede zwischen erbgleichen Individuen überhaupt immer ohne weiteres auf peristatische Einflüsse zu beziehen; es ist leicht zu sagen, daß solche auch für die formale Entwicklung der Gewebe schon im Mutterleibe maßgebend sein können, und ohne Grund entsteht natürlich nicht die geringste Abweichung; aber man kann sich fragen, ob es außer den genischen Entwicklungsbedingungen einerseits und den Umwelteinflüssen andererseits nicht noch etwas Drittes gibt, das weder genau jenem noch diesem entspricht und vielleicht vorläufig dem alten Begriff des „Lusus naturae", dem Spieltrieb der Natur, entspricht. Lenz hat es Entwicklungslabilität, ich selbst in meinem Breslauer Vortrag ohne Kenntnis seines Vorschlags „Entwicklungsfreiheit" eines Merkmals genannt.

Wenn wir, wie im folgenden berichtet werden wird, mit Staunen festgestellt haben, bis in welche Einzelheiten der Formgebung im Inneren des Körpers das Gesetz der Vererbung waltet, in der Gestaltung kleiner Kerben der Organoberflächen, der Wiederholung geradezu physiognomischer Züge an Lunge, Herz, Leber, Milz usw., so drängt sich andererseits immer wieder die Frage nach dem Fehlen oder dem Hinzufügen von Zügen in dem Normbilde auf. Jedenfalls habe ich den Eindruck erhalten, daß gewisse Variationen mit Vorliebe bei Zwillingen jeder Art isoliert vorkommen, z. B. überzählige Sehnenfäden des Herzens. Bei diesen angeborenen Befunden läßt sich im Gegensatz zu den Differenzen hinsichtlich erblicher Krankheiten auch nicht der Einwand machen, daß diejenigen, bei denen das Merkmal fehlt, seine Entwicklung nicht erlebt haben, weil sie zu früh gestorben sind. Die Dinge, um die es sich hier handelt, entscheiden sich alle schon in frühen Embryonalmonaten.

Übrigens sind auch im Schrifttum Fälle bekannt, wo eine schwerere Mißbildung, wie eine Dextrokardie (M. Ostertag und D. Spaich) nur bei dem einen von zwei eineiigen Zwillingen aufgetreten ist. Grosser warnt ausdrücklich davor, aus dem Eihautbefund die Eineiigkeit feststellen zu wollen und verweist auf Arey, nach welchem ein gemeinsames Chorion die Folge der Verschmelzung ursprünglich getrennter Keime sein kann. Selbst bei guter Erhaltung der Nachgeburt sei aus dieser die Entscheidung, ob ein- oder zweieiige Zwillinge vorliegen, nicht mit absoluter Sicherheit, sondern nur mit hoher Wahrscheinlichkeit zu erbringen. Von auseinandergehenden Variationen sonst zur Ähnlichkeitsdiagnose verwertbarer Merkmale, wie der Fingerleisten bei EZ ist mehr bekannt (G. Meyer).

Da auch die Eingeweidemerkmale für die Ähnlichkeitsdiagnose nicht einzeln, sondern nur in ihrer Häufung und Gleichzeitigkeit brauchbar sind, da sie weiterhin nicht von der Feinheit sind, wie etwa gerade die Palmar- oder Fingerleisten, so waren wir darauf angewiesen, die innere zusammen mit der äußeren Physiognomie zu berücksichtigen. Wie schon gesagt wurde, erwies sich das Einfachste am brauchbarsten, nämlich der Vergleich der Gesichtszüge, der Kopfform (trotz der vorkommenden Verunstaltungen bei Neugeborenen) und der Ohrgestalt. Wegen der letzteren sei auf die ausführlichen Arbeiten von Th. Quelprud über Zwillingsohren hingewiesen.

Zwei Beispiele sollen das Gesagte erläutern und gleichzeitig die Häufung der Anomalien veranschaulichen.

Sektion eines eineiigen männlichen Zwillingspaares und seiner Mutter (Basel 475, 476 und 477/1924 Basel).

Vorgeschichte: Die jüngste Schwester des Vaters hat ungleich-geschlechtliche Zwillinge geboren, ferner eine Base der Mutter bei ihrer 10. Entbindung weibliche Zwillinge, ferner hat eine Bruderstochter der Mutter der verstorbenen Mutter bei einer Zwillingsschwangerschaft den Abort der einen Frucht durchgemacht und die andere ausgetragen.

Die *Maße* der Zwillingsknaben waren:

	Zwilling I 476/24	Zwilling II 477/24		Zwilling I 476/24	Zwilling II 477/24
Länge	49 cm	51 cm	Schädel	87/115	87/115
Gewicht	2710 g	2876 g	Kopfumfang	34 cm	34 cm
Herz	32 g	25 g	Schilddrüse	16! g	18,5! g
Milz	9 g	8,5 g	Thymus	14,5 g	16,5 g
Nieren	22,5 g	20 g	Hoden	1 g	1,5 g
Leber	121 g	163 g	Nebennieren	8,5 g	8,5 g
Linke Lunge	17 g	20 g	Pankreas	4 g	3,5 g
Rechte Lunge . . .	21 g	26,5 g	Appendix	6 cm	5,5 cm
Gehirn	326 g				

Die Ähnlichkeit der Gesichtszüge der Zwillinge war eine sehr große, die Ohren zeigten eigenartig stark ausgebildete Darwinsche Höcker (Abb. 2), die Art der Lungenlappung mit

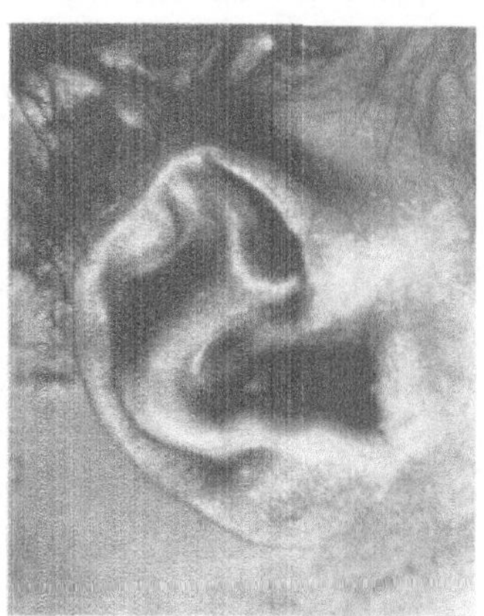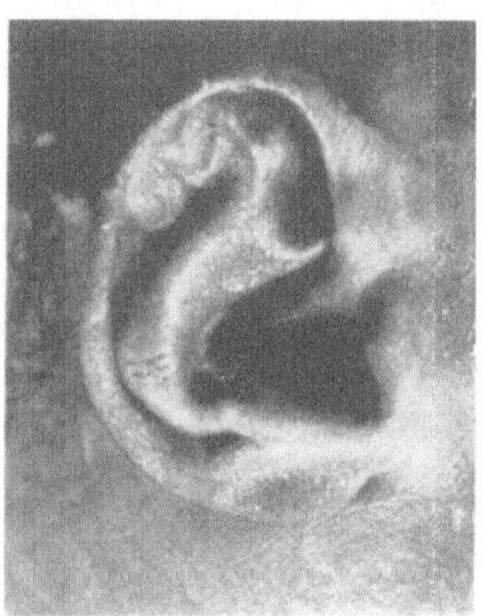

a   b

Abb. 2 a und b. Übereinstimmung der Ohrform bei totgeborenen EZ ♂♂ (49 und 51 cm).

einer Kerbe des R.U.L. und einer besonderen Absetzung des Lingulus des L.O.L. war die gleiche. Die Cava inf. im Leberbett war durch eine breite Gewebsbrücke — hier wie dort — überdacht. Beiden war eine Struma congenita von 16 und 18,5 g, eine Nebenmilz und ein Meckelsches Divertikel des Dünndarmes eigen. Die Renculifurchung war deutlich und alle 4 Nieren hatten eine Andeutung von „Kuchenniere".

Unterschiedlich war die etwas verschiedene Gestalt der Nebenmilz und daß das Dünndarmdivertikel bei II mit dem Nabel verbunden war!

Die Mutter (S.-Nr. 475/1924), 39 Jahre, hatte wiederholt bei früheren Entbindungen an Atonie der Gebärmutter gelitten und war bei dieser ihrer 10. Entbindung während einer Narkose shockartig bei Vornahme einer manuellen Placentarlösung gestorben. Die Sektion ergab eine starke Erweiterung und Erschlaffung des Herzens, eine Hypoplasie der Nebennieren (6,7 statt zusammen 14 g). Verblutungsmilz. Sie hatte übrigens ein Coecum mobile, das bei den Zwillingen nicht vorhanden war. *Ein* Corpus luteum im rechten Eierstock!

Zwischen Mutter und Zwillingen bestand keine Ähnlichkeit, weder äußerlich (auch nicht am Ohr) noch in bezug auf die Organe. Sie war von gedrungenem Körperbau. Sie hatte keine abnorme Lungenlappung, keine Nebenmilz, kein Meckelsches Divertikel, keine Anomalie der Leberunterfläche. Die Schilddrüse zeigte geringe Hypoplasie mit kleinen

Gallertknötchen. Die Hypophyse war klein (nur 0,36 g!) und wies mikroskopisch keinen Schwangerschaftsumbau auf.

Die Zwillinge sahen dem Vater, den ich mir kommen ließ, sicher ähnlich, nur waren seine Ohren auch anders geformt!

Ein zweites Beispiel betrifft **männliche identische Zwillinge aus dem 5.—6. Schwangerschaftsmonat**; es soll die frühe Erkennbarkeit gleichartiger

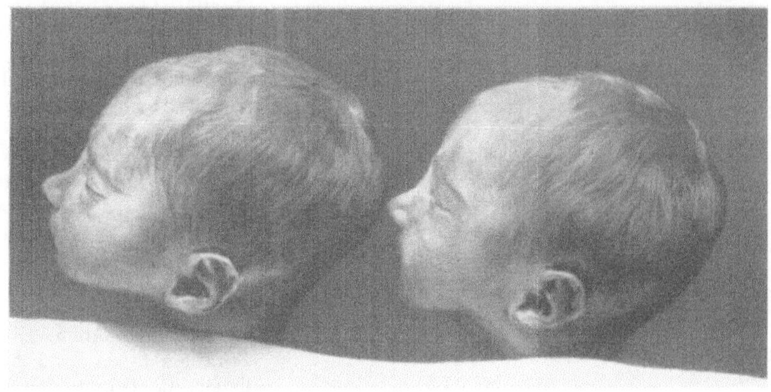

a

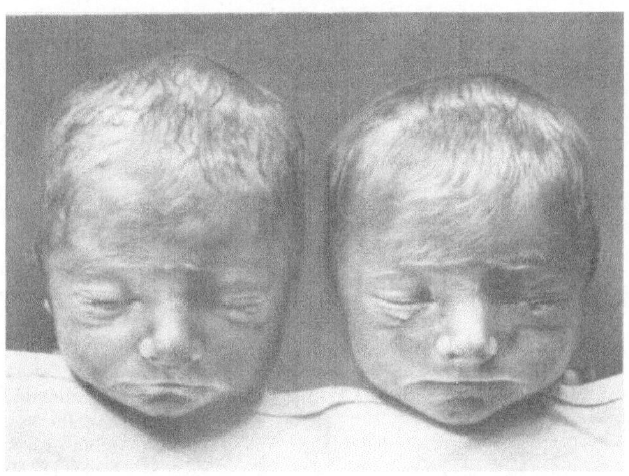

b

Abb. 3 a und b. E-Zwillinge je 25 cm. Ähnlichkeit auch früher Schwangerschaftmonate.
a Seitenansicht, b Gesicht von vorn.

Abweichungen und das Zusammentreffen von Ähnlichkeiten und Unterschieden der Körpergestaltung zeigen (S.-Nr. 988—89/1930 Berlin).

	Zwilling I (18 Std. alt)	Zwilling II (17 Std. alt)		Zwilling I (18 Std. alt)	Zwilling II (17 Std. alt)
Länge	25 cm	25 cm	Leber	29 g	28 g
Gewicht	950 g	895 g	Nieren	8 g	10 g
Herz	6 g	6 g	Thymus	3 g	4 g
Milz	3 g	3 g			

Die Ähnlichkeit der Gesichtszüge und der Schädelform ist groß (vgl. Abb. 3, 4 und 5). Die Behaarung ist gleich, die Ohren ebenso. Zwerchfellstand gleich, Leber überragt in gleicher Weise den Rippenbogen. Das Coecum ist in Höhe der Mitte der rechten Niere bei beiden befestigt; die Wurmfortsätze sind nach außen gebogen und reichen bis unter den Leberrand. Länge des Mesosigmoids 3,9 und 3,4 cm. Der Schwertfortsatz des Brustbeins ist etwas knollig, bei II etwas kürzer und breiter (Abb. 4). Rippenverlauf und Verbindungen, sowie epigastrischer Winkel gleich. Im Brustbein von I 4 Knochenkerne, bei II sind nur der 1. und 3. erkennbar und kleiner als bei I. Lage, Form und Größe des Herzens, sowie Verlauf der Kranzgefäße gleich, letzterer mit geringen Unterschieden. Die Mitralklappe von I bezieht vom R. Papillarmuskel 12, bei II 14 Sehnenfäden. Größe des Foramen ovale bei I beträchtlicher, die Teilung der Papillar-

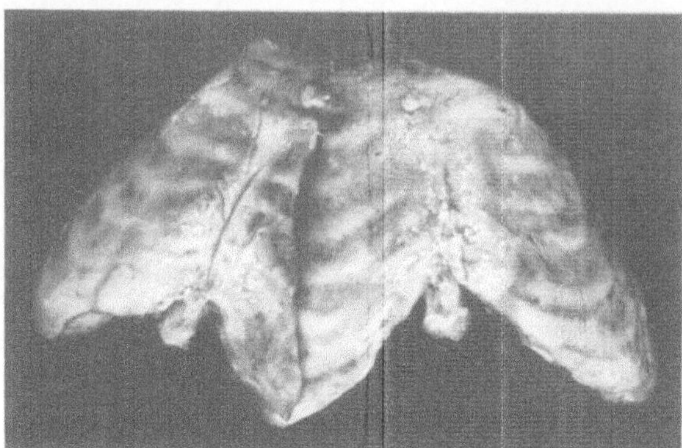

Abb. 4. Form des Schwertfortsatzes derselben EZ.

muskeln verschieden. Der Lingulus des linken Lungenoberlappens ist hakenförmig bei beiden Zwillingen vergrößert (Abb. 5). Unvollkommene Absetzung der L.U.L. von den L.O.L.; übereinstimmende Kerbe der R.O.L., auch sonst die Spalten zwischen den rechten Lappen dieselben. Eine bürzelartige Bildung des unteren Poles des rechten Schilddrüsenlappens bei I, fehlt bei II. Thymuslappung zeigt geringfügige Differenzen, auch die Halsfortsätze verschieden. An der Milz grobe Form und die Randkerben verschieden, ein bürzelartiger Fortsatz des äußeren Randes liegt hier wie dort vor. Lebervorderfläche gleich, Unterfläche und Gallenblasenbett verschieden; bei II eine Parenchymbrücke vom Lobus quadratus zum linken Leberlappen; aber die Gesamtgestalt der Leber auf-

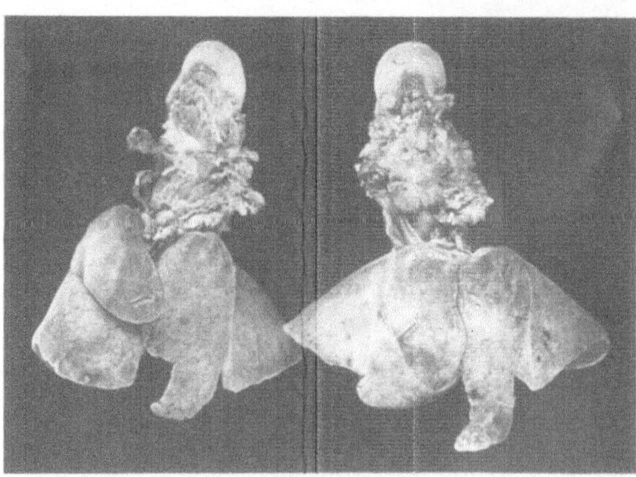

Abb. 5. Form der Lungen derselben EZ.

fallend ähnlich. Nebennieren ebenso. Renkuli der Nieren zum Teil verschieden. Hoden nur bei II im Hodensack.

Es würde zu weit führen, von sämtlichen untersuchten Zwillingspaaren die ausführlichen Befundprotokolle nebst Messungen und Organwägungen wiederzugeben. Deshalb seien im folgenden die wichtigsten Fälle nur kurz skizziert und dabei in folgende Gruppen eingeteilt:

a) nach der Nachgeburtsdiagnose und dem Äußeren uns schon als EZ angegebene Paare,

b) nach dem anatomischen Befund als EZ vermutbare Paare,

c) sichere ZZ-Paare,

d) wegen anatomischer Verschiedenheit als ZZ zu deutende Paare,

e) fragliche Paare.

a) Eineiige Zwillinge.

1. Männliche Zwillinge aus dem 7. Monate, beide an Blutungen der Vena terminalis gestorben. S.-Nr. 1079 und 1081/1930.

Die Maße sind auf der Tabelle 2, S. 15 unter Nr. 11 bereits angegeben. Äußerlich große Ähnlichkeit. Situs: Lage des Blinddarms und Länge des Wurmfortsatzes verschieden. Schwertfortsatz und Anordnung der Rippen gleich. Herz: Verschiedene Größe des eirunden Loches, gleicher waagerechter Balkenverlauf eines Reizleitungsbündels vom Septum ventr. links. Unvollkommene Trennung beider linker Lungenlappen. Starke Übereinstimmung der nicht ganz regelrechten Lappung der rechten Lunge mit kleinen Verschiedenheiten. Thymus- und Schilddrüsenform gleich. Schilddrüse dabei kragenförmig. Völlige Gleichheit eines Teiles der Milzkerben und der Milzform. Auch an der Leber ist im Vergleich zu den vorhandenen Differenzen der Leberunterfläche die Ähnlichkeit in der Gesamtgestaltung eine sehr große. Ungleiche Deutlichkeit der Renkulifurchung. Phimose hier wie dort. Wirbelsäulen normal.

2. Männliche Zwillinge (S.-Nr. 444 und 443/1934) **vom 9. Schwangerschaftsmonat,** totgeboren, in bezug auf Länge, Gewichte, Organ- und Schädelmaße, Gesichtszüge, Behaarung, Nabelschnur sehr ähnlich, ebenso Thoraxform, Rippen, Schwertfortsatz; letzterer bei Zwilling I etwas spitzer. Wurmfortsatz, Blinddarm, Flex. sigm. gleich. Bei I rechtsseitiger Bauchhoden. Gekröse im Bereich der Flex. duod.-jejun., am rechten Colonknie und Duodenum etwas verschieden, Gallenblase gleich gelagert. Thymusform etwas verschieden; Größe und Form der Schilddrüse fast gleich. Auffallende Übereinstimmung in der Anordnung der Fettläppchen an der Rückfläche des Sternums. Gleiche Abweichung in der Absetzung des R.M.L. der Lunge. Herzgröße, Form und Kranzgefäßverlauf bis in Einzelheiten dieselben; desgleichen Aorta und Äste, Azygos, Hiatus oesophagei, For. ovale, Herzklappen. Dann Uvula, Zunge, Bronchialverzweigungen, Milzgröße, Kerbung, Leberform und -größe nahezu dieselben; der linke Leberlappen bei I etwas größer; Lobus quadratus und Spigelii nahezu gleich, bei beiden mit einer quergestellten Kerbe. Gallenblase hier wie dort eher groß, ihre Kuppe erreicht eben den Leberrand. Nieren, Nebennieren, Ureteren, Gefäße, desgleichen die Spermaticae gleich. Kein Knochenkern in den distalen Femurepiphysen.

3. Männliche Zwillinge von 33,5 und 34,5 cm (S.-Nr. 1229 und 1230/1935). Haare, Ohrform gleich. Beide haben Nebenmilzen, falsche Sehnenfäden des Herzens zwischen hinterem Papillarmuskel der Mitralis und Herzwand, an den Lungen gleichartige abnorme Kerben und unvollkommene Absetzung der R.M.L. Leber: Oberfläche gleich, Unterfläche mit Varianten der Spalten. Gallenblase bei beiden tief eingebettet. Lage des Wurmfortsatzes und Verlauf des Colons gleich.

4. Weibliche Zwillinge (S.-Nr. 369 und 370/1936), nach der Mitteilung des Geburtshelfers eineiig. Äußerlich ähnlich, die Ohrform fast gleich, die Maße sehr ähnlich (zum Teil schon in Tabelle S. 15 angegeben).

	Zwilling I	Zwilling II		Zwilling I	Zwilling II
Länge	49 cm	49 cm	Schilddrüse	1,5 g	1 g
Gewicht	1910 g	1895 g	Kopfumfang	30,0 cm	30,0 cm
Herz	14 g	14 g	D. fronto occ. . . .	10,2 cm	10,3 cm
Rechte Lunge . . .	18 g	19 g	D. fronto subocc. . .	9,0 cm	9,0 cm
Linke Lunge	14 g	14 g	D. mento-occ. . . .	11,0 cm	11,0 cm
Milz	7,5 g	9 g	D. mento-subocc. . .	8,0 cm	9,3 cm
Leber	71 g	89 g	D. bifront.	6,3 cm	6,1 cm
Nieren	18 g	25 g	D. bipariet.	9,0 cm	8,4 cm
Thymus	14 g	12,5 g			

Fetale Kreislaufwege, Sternum, Leber, Wurmfortsatz, Nieren gleich, Lungen-, Milz-, Herz- und Schilddrüsengestalt etwas ungleich. Zwilling I hat kleines seichtes Harnblasendivertikel und wahrscheinlich versprengte Thymuskeime.

5. Eineiige männliche Zwillinge (S.-Nr. 314 und 315/1937). Die Körper wurden mir freundlichst von Herrn LETTERER in Dresden überlassen.

Die Maße und Gewichte waren folgende:

	Zwilling I (S.-Nr. 314/37)	Zwilling II (315/37)		Zwilling I (S.-Nr. 314/37)	Zwilling II (315/37)
Gesamtlänge	51 cm	51 cm	D. bifrontalis	9 cm	9 cm
Prot. occip. ext.-Steißspitze	28 cm	28 cm	D. biparietalis	10 cm	9,5 cm
			Gesamtgewicht	2795 g	2930 g
Brustumfang (Mamillen)	27,5 cm	28,5 cm	Herz	15 g	17 g
Schulterumfang	33 cm	35 cm	Rechte Lunge	29 g	33 g
Bauchumfang (Nabel)	25 cm	27 cm	Linke Lunge	25 g	23 g
Kopfumfang, größter	35 cm	34 cm	Milz	6,5 g	6 g
D. fronto-occipit.	11 cm	11 cm	Leber	125 g	130 g
D. fronto-suboccipit.	10 cm	10 cm	Nieren	18 g	20 g
D. mento-occipit.	12 cm	12,5 cm	Nebennieren	6,5 g	10 g
D. mento-suboccipit.	10,5 cm	11 cm	Thymus	10 g	11,5 g

Äußerlich bestand eine überwiegende Ähnlichkeit. Von den Ohren allerdings waren nur die rechten gleich gestaltet. Der Mund war besonders groß, der Körperbau kräftig, der Schwertfortsatz etwas verschieden, bei beiden gegabelt (Abb. 6). Ein Coecum mobile fand sich

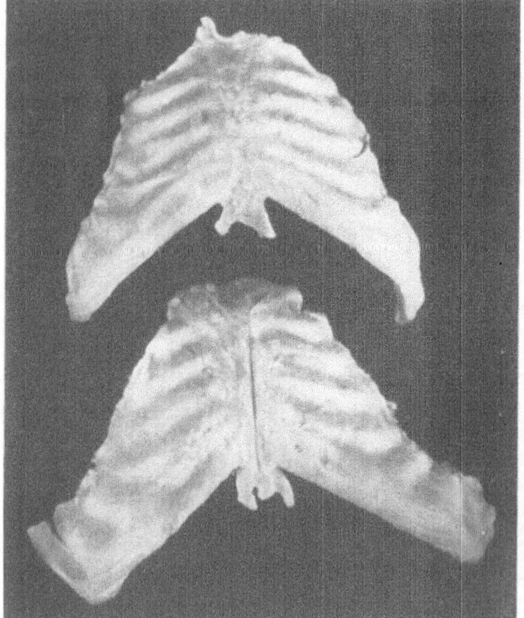

Abb. 6. Variation des Schwertfortsatzes bei EZ ♂♂.

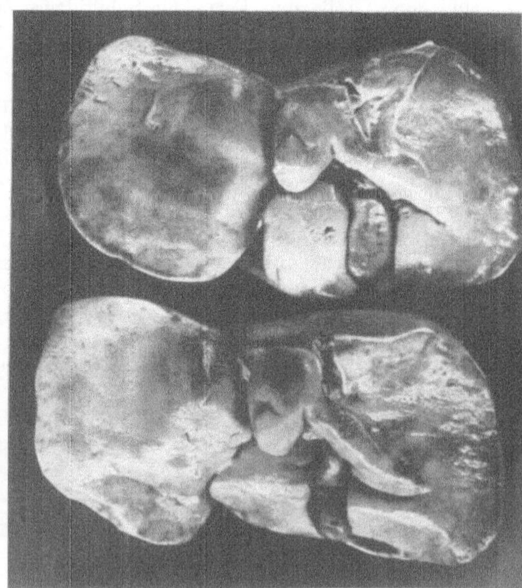

Abb. 7. Ähnlichkeit der Leberunterfläche bei EZ.

nur bei Zw. II. Der Wurmfortsatz war in bezug auf Form, Lage und Länge und trichterförmigen Ausgang ganz gleich. Das Mesosigmoid bei beiden lang. Der Leistenkanal bei Zw. I rechts teilweise offen, links geschlossen, bei Zw. II beiderseits offen, bis in den Hodensack. Die Thymusgestalt war gleich. Herz o. B. und gleich. Der Spalt zwischen Ober- und Mittellappen der rechten Lunge bei beiden gleich, unvollkommen, eine Kerbe des medialen Randes des rechten Oberlappens fand sich nur bei Zw. I. Die linke Lunge war etwas verschieden gelappt. Die Schilddrüse sehr ähnlich, mit langem strangförmigen Processus pyramidalis, sein Abgang und der Isthmus aber etwas verschieden. Die Furchung der Leberunterfläche größtenteils gleich (Abb. 7), ebenso die Kerbung der Milzränder. Besonders ausgesprochene große Renkulifurchung der Nieren bei beiden.

b) Ähnliche Zwillinge ohne bekannten Eihautbefund.

6. Männliche Zwillinge (S.-Nr. 1025 und 1026/1930), beide 51 cm lang, die übrigen Zahlen sind in Tabelle 2 unter Nr. 1 angegeben. Trotz gewisser Maceration waren sehr viele Ähnlichkeiten festzustellen: Gesicht und Ohr (sowohl nach Anblick als auch nach Messung) Eingeweidelage (mit Ausnahme des Wurmfortsatzes) Mesosigmoid, Schwertfortsatz, epigastrischer Winkel, Anordnung der Rippen mit kleinen Abweichungen, Zahl der Knochenkerne im Sternum, Fixierung der 10. Rippe, fetale Kreislaufwege, Herzklappen, Lungenlappung, einschließlich einer nur durch Kerbe angedeuteten Absetzung des R.M.L., Schilddrüse, Milz (samt einziger Kerbe des unteren Randes und zweier seichter Furchen am oberen Pol und oberen Rand; ihre Form im ganzen bei geringem Größenunterschied auffallend übereinstimmend). Über die Leber folgende Einzelheiten (als Beispiel unter vielen): Gesamtbild völlig gleich. Bei beiden Zwillingen: starkes Zurückliegen der Gallenblase hinter dem Leberrande. Vorderseite ohne Besonderheiten. Verhältnis von rechtem zu linkem Lappen gleich.

Zwilling I	Zwilling II
Zwischen Gallenblase und unterem Leberrand kleinfingerbreite Lebergewebsbrücke	Ebenso
Ein wenig rechts vom unteren Gallenblasenpol eine nach oben offen gebogene Kerbe nach rechts	Ebenso
Lobus quadratus nicht vorhanden. Breite Parenchymbrücke des linken Lappens	Ebenso
Lobus caudatus mit dem R. Lappen durch breite Brücke verbunden	Ebenso
Gallenblase klein	Ebenso
Am oberen Gallenblasenrande eine nach rechts ziehende Gewebskerbe	Ebenso

Die rechten Nieren haben bei I und II 6 Kelche, Anordnung etwas verschieden, Renkulifurchung ebenfalls etwas verschieden. Hoden, Nebennieren, Beckenorgane bieten keine Differenzen.

Unterschiede: Lage des Wurmfortsatzes; bei I retrocoecal, bei II frei, geschlungen, lateral vom Blinddarm; feinerer Kranzgefäßverlauf, Einzelheiten der Thymusform.

7. Männliche Zwillinge (S.-Nr. 417 und 418/1931) aus dem 8. Schwangerschaftsmonat, beide 6 Stunden alt, 41 cm lang (übrige Maße s. Tabelle S. 14 unter Nr. 6). Eihautbefund nicht zu erfahren. Gesicht, Behaarung, Ohren sehr ähnlich. Situs, abgesehen von den Hoden (linker Hoden von I bereits im Hodensack), übereinstimmend, auch in bezug auf die retroperitoneale (bei I gleichzeitig retrocoecale) Lage des Wurmfortsatzes. Beide Brustbeine haben 3 Knochenkerne. Am Herzen ein falscher Sehnenfaden vom Septum zum med. Papillarmuskel (bei I mit Abzweigung zum anderen Papillarmuskel); akzessorisches rechtes Kranzgefäß nur bei II. Lungenlappung zum Teil gleich (kleine Einziehung unterhalb der rechten O.L.-Spitze; zwei kleine Gewebshöcker am medialen Rand des lk. O.L.), zum Teil verschieden (ungleiche Absetzung des R.M.L. vom R.O.L.), im ganzen aber verblüffend gleich. Zahl der Zungenpapillen verschieden (6 und 7); kleinste Nebenmilz bei I (vielleicht bei II übersehen!), Leberform bis in Einzelheiten gleich (ohne Anomalien). Eintrittsstelle der Nabelvene ins Leberbett etwas verschieden. Bei beiden rechten Nieren Andeutung von Doppelniere.

In diesem Fall wurde auch eine Präparation von Muskeln der Gliedmaßen und teilweise des Rumpfes vorgenommen, ohne daß Unterschiede oder Übereinstimmungen in bezug auf Varietäten gefunden wurden.

8. Männliche Zwillinge (S.-Nr. 885 und 886/1931), 39 und 33 cm lang, 1470 und 1335 g schwer. Eihautbefund unbekannt. Äußerlich, abgesehen von der Größe, sehr ähnlich, besonders die Formen des Obergesichts (in Einzelheiten gemessen), der Ohren, der Behaarung des Kopfes. Gleich sind ferner u. a. die Lage des Wurmfortsatzes (nach oben außen), die angedeutete Verdoppelung der Herzspitze, die Kranzarterien, der epigastrische Winkel, das Innenrelief der linken Kammer, Lungenlappung (mangelhafte Absetzung des R.M.L., Form des Lingulus), die Knochenkerne des Sternums (4), Schilddrüsenform (bandartig dünner Isthmus), Thymusfortsatz nach oben und die übrige Thymusform (abgesehen von Einzelheiten), Leberunterfläche und -form (ausgezogener linker Lappen, Fehlen einer Parenchymbrücke über der Teresfurche, Kerben), Ansatz des Lig. suspensorium hepatis und Gallenblasenlage, Länge des Wurmfortsatzes (39 mm), Pankreas 3,7 mm.

Ungleich waren die Renkulifurchungen der Nieren, die Milzform, die Hodenlage, der Proc. xiphoideus.

Beide Zwillinge zeigten ungewöhnlich starke Ekchymosen der Thymuskapsel, keine der Pleuren oder des Epikards.

9. Männliche Zwillinge von 31,5 und 30 cm Länge, 685 und 590 g schwer (S.-Nr. 858 und 859/1934). Übrige Gewichte:

	Zwilling I	Zwilling II		Zwilling I	Zwilling II
Herz	6,5 g	4 g	Nieren	6 g	4 g
Milz	0,94 g	0,7 g	Nebennieren	2,75 g	1,95 g
Leber	44 g	30 g	Thymus	1,2 g	1 g

Mutterkuchenbefund nicht bekannt. Äußerlich starke Ähnlichkeit (Gesicht und Ohrform). Übereinstimmung: Coecum mobile, langes Mesenteriolum des Wurmfortsatzes. Thymusform, Form des Schwertfortsatzes, unvollkommene Absetzung des R.M.L. der Lunge, Gestalt der Leberunterfläche, Magenfalten, Milzform.

Verschiedenheiten: Kranzgefäße (bei I hoher Abgang der rechten Coronararterie, bei II akzessorische rechte solche), bei I falscher Sehnenfaden; Form der linken Lunge (Fehlen des Lingulus des L.O.L. bei I); Form der Schilddrüse (bei I Lobus pyramidalis, bei II statt seiner zweigeteilter schmaler Isthmus).

10. Männliche Zwillinge (S.-Nr. 52 und 53/1936) von 44 und 41 cm Länge. Übrige Maße siehe Tabelle S. 14 unter Nr. 4. Große äußere Ähnlichkeit, auch völlig gleiche Ohrformen, Nase, Hände und Füße und Haaransatz („Hofratsecken" entsprechend dem Typus cerebralis). Gleich sind: Colon, Flex. sigmoidea, Milzform, Schilddrüse, atypische Sehnenfäden, Schwertfortsatz (kleiner Unterschied). Verschieden ist die Gestaltung der Leberunterfläche und die Lungenlappung bezüglich des R.M.L.

11. Männliche Zwillinge von 33,5 und 35 cm Länge (S.-Nr. 168 und 169/1936); übrige Maße:

	Zwilling I	Zwilling II		Zwilling I	Zwilling II
Gewicht	860 g	920 g	Brustumfang	20,1 cm	20 cm
Herz	5 g	6 g	Kopfumfang	24,7 cm	25,5 cm
Rechte Lunge	12 g	19 g	D. fronto-occip.	8,1 cm	8,3 cm
Linke Lunge	11 g	14 g	D. fronto-suboccip.	7,3 cm	7,5 cm
Milz	1,5 g	1 g	D. mento-occip.	9,1 cm	9,6 cm
Leber	36 g	49 g	D. mento-suboccip.	6,7 cm	7,1 cm
Nieren	6 g	6 g	D. bifront.	5,2 cm	5,0 cm
Thymus	2 g	2 g	D. bipariet.	6,5 cm	6,1 cm
Schilddrüse	0,7 g	0,9 g			

Äußerlich große Ähnlichkeit, besonders auch der Ohrform, Nase, Augenbrauen und besonders auffällig des gedrungenen Nackens. Übereinstimmungen: Abnorme Schilddrüsenform (Asymmetrie der Seitenlappen und Kerbung des oberen Isthmusrandes), überzähliger Sehnenfaden der linken Herzkammer, unvollkommene Trennung des R.M.L. vom R.O.L. der Lunge und atypische Kerbe des Unterlappens. *Verschiedenheiten:* Coecum mobile bei II,

Kerben der Leberunterfläche bei I, Kerben des äußeren Milzrandes bei II (kerbenlose Ränder bei I), verschiedene Form des Schwertfortsatzes.

12. Weibliche Zwillinge (23. 11. 32), äußerlich ähnlich (Augen, Ohr, Nase):

	Zwilling I	Zwilling II		Zwilling I	Zwilling II
Länge	27,2 cm	27,7 cm	Brustumfang	5,7 cm	5,7 cm
Rumpflänge	9,8 cm	9,1 cm	Schulterbreite . . .	6,7 cm	7,0 cm
Beinlänge	10,5 cm	10,3 cm	Kopfumfang	18,8 cm	18,8 cm

Besondere Ähnlichkeiten: Knorpelbrücken zwischen 6. und 7. Rippe beiderseits, Thymusform, Gestalt des Foramen ovale der Vorhofscheidewand. Schilddrüsenform (Kragenform ohne Lobus pyramidalis), Spaltung des Zäpfchens. Verschiedenheiten: Verlauf des Quercolons, Windung des Wurmfortsatzes, Form des Proc. xiphoideus.

c) Zweieiige Zwillinge.

13. Zweieiige Zwillingsschwestern (S.-Nr. 115 und 116/1926 Basel) von 40,5 und 40 cm, beide mit Kernikterus und Harnsäureinfarkten der Nieren; nur die eine zeigte eine Transposition der großen Gefäßstämme. Die Organgewichte waren, wohl im Zusammenhang mit dem angeborenen Herzfehler, ziemlich verschieden.

14. Männliche Zwillinge (S.-Nr. 116 und 170/1927), 8. Schwangerschaft der Mutter, Schwangerschaftsdauer $7^1/_2$ Monate. Eihautbefund: Monochoriaten, Diamnioten. Der erste lebte 20 Stunden, der zweite 25 Tage.

	Zwilling I	Zwilling II		Zwilling I	Zwilling II
Länge	42 cm	42 cm	Gehirn	210 g	264 g
Gewicht	1600 g	1280 g	Schilddrüse	7 g	3 g
(Geburtsgewicht		1500 g)	Nebennieren	4,5 g	4,5 g
Herz	19,5 g	10 g	Nieren	15 g	14 g
Lungen	30 g	36,5 g	Milz	5,5 g	5,5 g
Leber	73 g	57 g			

Ungleichheiten: Nur bei I unvollständige Trennung von R.O.L. und R.M.L. Nur bei II Nebenmilzen vorhanden. Appendix bei I frei, ziemlich lang, bei II unter dem Mesenterium des Dünndarms hinaufgeschlagen. Da die Tatsache der Zwillingsschaft erst bei der Sektion von II bekannt wurde, ist dem Sektionsprotokoll von I nicht mehr zu entnehmen. Der Fall bleibt fraglich, nicht nur wegen der Eihautverhältnisse, sondern auch weil die Unterschiede der Gewichte von der längeren Erkrankung von II herrühren können.

15. Männliche Zwillinge mit getrennten Chorien und Amnien, die Placenten berührten sich in 5 cm Länge (S.-Nr. 600 und 601/1993). Körperlänge 29 und 28, Gewicht 550 und 470 g, Herz 3 und 3, Milz 0,4 und 0,6, Leber 22,5 und 19. Gesicht im ganzen und in Einzelheiten (Nase, Unterkiefer sowie Ohren) un-

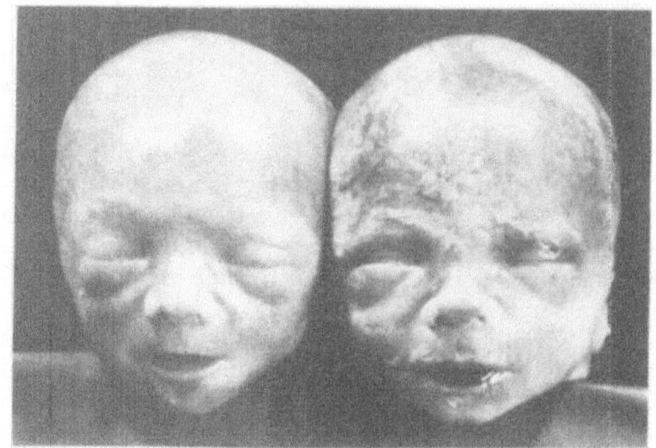
Abb. 8. Unähnlichkeit der Gesichtszüge bei ZZ von vorn (6. Schwangerschaftsmonat).

ähnlich (Abb. 8 und 9). Epigastrischer Winkel bei I stumpf, bei II spitz. Schwertfortsatz verschieden. Ungleiche Lappung sowohl der linken als auch der rechten Lunge. Schilddrüsen- und Thymusform verschieden, desgleichen das Verhältnis vom rechten zum linken

Leberlappen, die Form und die Furchung beider, desgleichen diejenige der Milz (bei I medial fast ohne Lappung, bei II am Margo crenatus 7 kleine Läppchen; der stumpfe laterale Rand bei I ohne Kerbung, bei II zum Teil tiefer gekerbt). Übereinstimmung in der (normalen!)

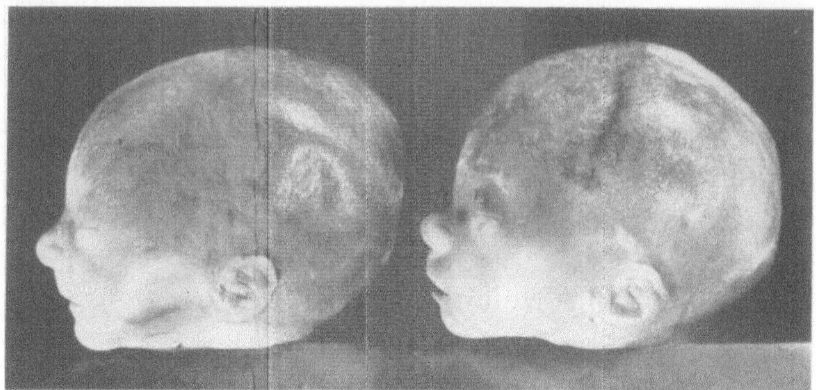

Abb. 9. Unähnlichkeit der Gesichtszüge bei ZZ Seitenansicht. Dieselben wie Abb. 8.

Lage des Wurmfortsatzes und in der Art der Renkulifurchung der Nieren sowie im Bau des Herzens.

16. Weibliche Zwillinge (S.-Nr. 1107 und 1108/1935). Beide in Schädellage geboren. Die Placenten waren getrennt und es bestanden keine Gefäßanastomosen. Die erste Schwester lebte 3, die zweite 2 Tage. Tod an Tentoriumblutungen, beide hatten Kernikterus und frische Nabelentzündung.

	Zwilling I	Zwilling II		Zwilling I	Zwilling II
Länge	49 cm	45 cm	Schiddrüse	2,5 g	2,5 g
Gewicht	2350 g	2145 g	Brustumfang	30,5 cm	28,5 cm
Herz	17 g	16 g	Kopfumfang	32 cm	32,2 cm
Lungen	54 g	56 g	D. fronto-occip. . . .	14,5 cm	10,9 cm
Milz	9 g	9 g	D. fronto-suboccip. . .	9,8 cm	10,4 cm
Leber	140 g	110 g	D. mento-occip. . . .	16,9 cm	12,1 cm
Nieren	20,5 g	22 g′	D. mento-suboccip. . .	13,0 cm	8,7 cm
Nebennieren . . .	5 g	5 g	D. bifront.	7,7 cm	7,4 cm
Thymus	6 g	8,5 g	D. bipariet.	9,3 cm	8,6 cm

Ohren und Haar gleich, Ansätze des Sternokleido verschieden, desgleichen Schwertfortsatz, Thymusform, Herzform, Lage des Wurmfortsatzes, Öffnung des Foramen ovale, Kante des L.O.L., der bei II unvollständig abgesetzt ist; dazu bei II eine Kerbe im untersten Teil des R.U.L.; Schilddrüse (kragenförmig), Leberunterfläche (in bezug auf Furchen), Milzkerbung gleich. Nur bei II eine überzählige Kranzarterie und falsche Sehnenfäden der linken Kammer.

17. Zwillingsknaben aus dem 6. Schwangerschaftsmonat mit Placenta (E.-Nr. 1817 und 1818/1937). Nach der Präparation und der mikroskopischen Untersuchung der Eihäute handelt es sich um dichoriotische Zwillinge.

	Zwilling I	Zwilling II		Zwilling I	Zwilling II
Gesamtlänge	29 cm	29,5 cm	Herz	4,5 g	4,2 g
Gesamtgewicht	500 g	530 g	Milz	0,6 g	1 g
Brustumfang (Mamillen) .	17,5 cm	18,5 cm	Leber	27,5 g	29 g
Bauchumfang (Nabel) . .	14 cm	14,5 cm	Thymus	0,5 g	1 g
Kopfumfang	20,5 cm	21 cm	Schilddrüse . .	0,3 g	0,4 g

Der *Schwertfortsatz* ist zweigeteilt, ziemlich ähnlich. *Coecum* bei Zw. I frei beweglich, bei Zw. II befestigt. Bei Zw. I fehlt die linke *Nabelarterie*, die rechte ist fast stricknadeldick und im Nabelabschnitt deutlich gewunden. Bei Zw. II liegen die Nabelarterien regelrecht und sind von kleinerem Kaliber. Die *Bauchhoden* sind bei beiden Zwillingen gleich gelagert. Die rechte *Niere* ist bei Zw. I in die Mitte an den Beckeneingang verschoben und hat dabei wie gewöhnlich einen nach vorn gelagerten Hilus, die linke Niere ist bei beiden Zwillingen durch die Nebenniere im oberen Pol etwas von der Wirbelsäule abgedrängt, der Ureter leicht geschlängelt (Abb. 10). Die Thymusgestalt, die Lappung der rechten und der linken Lunge, die Schilddrüsenform und die Furchung der Leberunterfläche sind bei beiden Zwillingen verschieden.

Ergebnis: Entsprechend dem Eihautbefund sind die Zwillinge auch nach dem anatomisch weitgehend diskordanten Befund als zweieiige anzusehen.

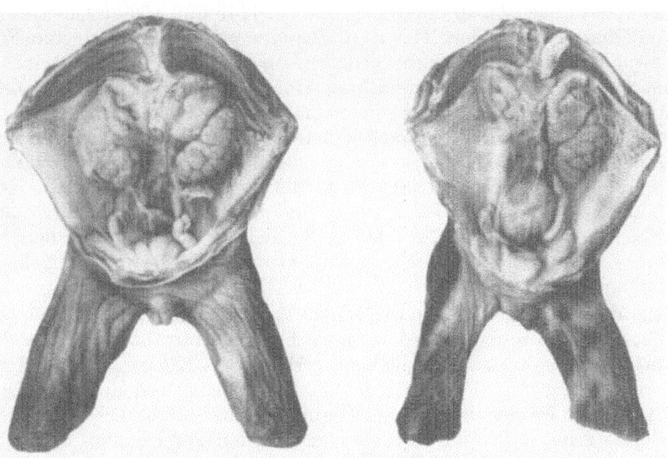

Abb. 10. Diskordantes Vorkommen von Beckenniere (B) bei ZZ.

18. Zweieiige weibliche Zwillinge (zwei Placenten, zwei Chorien); Frühgeburten von ungleicher Größe (33 und 40 cm, S.-Nr. 918 und 919/1936); die kleinere Schwester mit vielfachen Mißbildungen: Atresie des Anus und der Vagina, Hypertrophie der Klitoris, leichte Klumpfüße, Mündung der linken Vena jugularis in den linken Vorhof, Mangel der Venenverbindung durch Anonyma, abnorme Lungenlappung. Die Formen von Milz, Leber, Thymus und Uterus unicornis verschieden bei den Schwestern. Übereinstimmendes: Mangel des Isthmus der Schilddrüse bzw. Cystenniere, Persistenz des Urachus, Keilwirbel (L. III).

d) Wegen anatomischer Verschiedenheit als ZZ
zu deutende Paare.

Die Mehrzahl dieser Fälle sind *unähnliche Zwillinge mit unbekanntem Eihautbefund.*

19. Männliche Zwillinge (S.-Nr. 209 und 210/1932), beide 2 Tage alt, äußerlich in bezug auf Haare, Iris verschieden, Nase und Ohrform gleich. Länge 44 und 41,5 cm. Gewicht 1900 und 1490 g. Kopfumfang 29 und 28, Brustumfang 12 und 11 cm. An der Muskulatur, die präpariert wurde, keine Besonderheiten. Schilddrüse, Thymus, Herzform, Lingulus des L.O.L., Milzform, Appendixlage, der Sulcus venae umbilicalis hepatis und Schwertfortsatz verschieden. Rippenkorb fast gleich.

20. Männliche Zwillinge von 32 und 27,5 cm Körperlänge (3. 1. 33); auch die übrigen Maße und Gewichte sind entsprechend ungleich. Über die Placenta konnte nur in Erfahrung gebracht werden, daß sie zum Teil vereinigt war. Gesichtszüge und Ohren waren unähnlich (z. B. Nase und Oberlippe). Herzform, Gestalt von Thymus und Schilddrüse verschieden. Langer Proc. pyramidalis thyr. nur bei I. Lungenlappung normal, bis auf eine bei I vorhandene, bei II fehlende Kerbe des R.O.L. Milzgestalt ganz, Leber ziemlich übereinstimmend, aber ohne Besonderheiten; Einbettung der Gallenblase verschieden, desgleichen die Renkulifurchung der Nieren; bei II zeigt die linke Niere andeutungsweise eine Verlagerung des Nierenbeckens nach vorn (schwache Kuchenniere).

21. Männliche Zwillinge von 26 und 28 cm, bzw. 300 und 445 g Gewicht (S.-Nr. 139 und 140/1934). Wie bei dem vorigen Paar neben äußerer Unähnlichkeit mannigfache Unterschiede der inneren Gestaltung: Form der Ohren, des Brustkorbes, des Schwertfortsatzes, der Wurmfortsatzlage, der Gallenblaseneinbettung, der Herzform (bei II Verdoppelung der Herzspitze), der Kranzgefäße (bei I akzessorische r. Arterie). Mehrfache abnorme Kerben der Lungenlappen, aber bei I und II verschieden gelagert. Milz bei I mit ausgeprägtem Margo crenatus und Nebenmilz, fehlt bei II. Das Relief der Leberunterfläche und die Form der Harnblase (bei I nach oben zipfelig auslaufend) verschieden. Schilddrüsenform bei beiden kragenförmig.

22. Männliche Zwillinge von 40 und 38 cm Länge, 1145 und 1090 g Gewicht (S.-Nr. 1490 und 1491/1935); I hat $2^1/_2$ Stunden, II hat 16 Stunden gelebt; beide zeigten Fruchtwasseraspiration. Soweit Formbesonderheiten vorliegen, überwiegen auch hier weitaus die Unterschiede. Schon äußerlich bestanden greifbare Unähnlichkeiten (Schädel, Ohren, Hände, Füße); Proportionen und Statur im allgemeinen hingegen übereinstimmend. Innere Verschiedenheiten betrafen Form des Schwertfortsatzes, Verlauf der Vena anonyma sin. (bei I regelrecht hinter dem Thymus, bei II vor demselben); Thymusform trotzdem in bezug auf Lappung eher ähnlich. Bei I Andeutung von Verdoppelung der Herzspitze. Bei I schmaler Isthmus der Schilddrüse, bei II breit und unsymmetrisch, kleiner linker Seitenlappen. Bei beiden unvollkommene Absetzung des R.M.L. und (im einzelnen) verschiedene Kerbung des R.O.L. Die Form der Leber und die Gestaltung ihrer Unterfläche verschieden, besonders Form und Einbettung der Gallenblase.

23. Weibliche Zwillinge (S.-Nr. 70 und 71/1929 Basel). Gemeinsame Placenta, zur Hälfte infarciert, 1 Chorion, 2 Amnien. Totgeburten: I durch intrauterine Erstickung infolge Nabelschnurvorfall, II maceriert. Körperlängen 51 und 49, Körpergewichte 3210 und 2210. Nur bei I bestanden sagittale Furchen der Leberoberfläche und abnorme Lappung ihrer Basis, ferner Cysten der Eierstöcke; nur bei II eine Hufeisenniere. Die anatomischen Unterschiede sind hier so groß, daß es trotz des für Eineiigkeit sprechenden Eihautbefundes unwahrscheinlich ist, daß es sich um EZ handelt.

Vergleichen wir die bisherigen Gruppen, so kann wohl kaum zweifelhaft sein, daß unsere Gruppe b) der einander ähnlichen gleichgeschlechtlichen Zwillinge der Gruppe a) mit dem bekannten für EE sprechenden Eihautbefund nahesteht, während die letztbesprochene Gruppe d) der durch zahlreiche äußere *und innere* Unähnlichkeiten ausgezeichneten Paare sich davon deutlich abhebt. Wir kommen bei der zusammenfassenden Begründung weiter unten nochmals darauf zurück. Es bleibt nun aber noch eine Reihe von Fällen, in denen die genotypische Identität der Zwillinge viel fraglicher bleibt. Leider fehlen uns auch bei diesen Fällen meist die Angaben über Eihautbefunde. Da ihre Kenntnis nicht entscheidend wäre, ergibt sich, daß ohne eine noch eingehendere Feststellung vom Grad bzw. der Häufung der Ähnlichkeiten als wir sie vorgenommen haben, auch bei Berücksichtigung der inneren anatomischen Beschaffenheit die Art der Zwillingsschaft fraglich bleiben kann.

e) Fragliche Fälle.

24. Männliche Zwillinge von 31 und 33 cm, 655 und 710 g (S.-Nr. 1197 und 1198/1931); Kopfform, Gesicht, Ohrform, Schwertfortsatz, Schilddrüsengestalt verschieden; eine bei I vorhandene zungenförmige Ausziehung des L.O.L. fehlt bei II, während der Lingulus gleich ist und bei beiden rechten Lungen der Mittellappen fehlt. Leberform und Unterflächenrelief derselben sehr ähnlich, desgleichen Gallenblasenlage; Thymuslappung unterschiedlich. Es stehen sich also Ähnlichkeiten und Unterschiede gegenüber.

25. Männliche Zwillinge von 40,8 und 39,5 cm (S.-Nr. 625 und 626/1934); I hat 13 Stunden gelebt, II ist totgeboren. Die genaue anthropometrische Untersuchung ergab große Übereinstimmung in den Proportionen. Die übrigen Zahlen sind folgende:

	Zwilling I	Zwilling II		Zwilling I	Zwilling II
Gewicht	1210 g	1110 g	Leber	56 g	47 g
Herz	14 g	7 g	Thymus	5,4 g	7 g
Lungen	20 + 15 g	13 + 11 g	Schilddrüse . . .	1,2 g	1,3 g
Milz	4 g	3 g			

Gleich waren: Verbindungen der Rippen, Form des Schwertfortsatzes, Lungenlappung (unvollkommene Absetzung des R.M.L., Kerben des R.U.L.), Relief der Leberunter- und oberfläche.

Ungleich waren: Lage des Wurmfortsatzes, Thymusform, Ausbildung der Lingula des L.O.L., Form der Schilddrüse, Milzkerbung, akzessorische r. Coronararterie (nur bei II).

26. Männliche Zwillinge von 46 und 46 cm, der erste hat 17 Tage, der zweite 9 Tage gelebt; letzterer ist an Bronchopneumonie und Soor, ersterer an „Lebensschwäche" gestorben. Sie besaßen eine gemeinsame Placenta, ein Chorion, zwei Amnien (S.-Nr. 644 und 593/1935 Berlin).

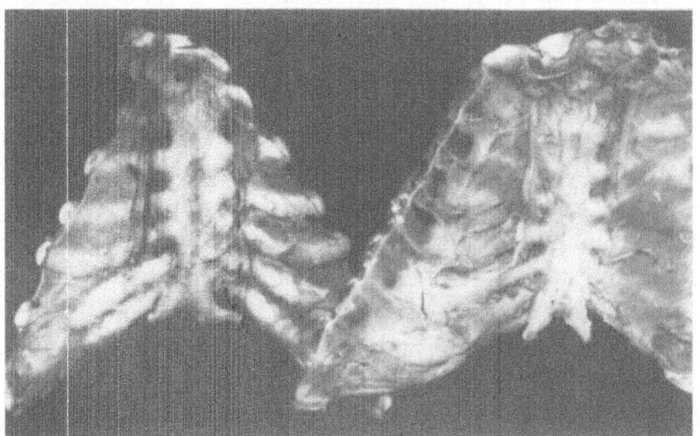

Abb. 11. Ähnlichkeit des Schwertfortsatzes bei wahrscheinlich E-Zwillingen (46 cm).

	Zwilling I	Zwilling II		Zwilling I	Zwilling II
Länge	46 cm	46 cm	Milz	7 g	10 g
Gewicht	1580 g	1815 g	Leber	61 g	83 g
Herz	12 g	11 g	Nieren	17 g	24 g

Wegen des verschiedenen erreichten Lebensalters und der Krankheit des II. Zwillings haben diese Zahlen nur beschränkten Wert. Ähnlichkeiten: Ohren und Gesichtszüge, Form des Schwertfortsatzes (vgl. Abb. 11).

Unterschiede: Thymusform (bei II sehr breit), Schilddrüse (bei I ohne Isthmus), Lungenlappung (bei II unvollständige Absetzung des R.M.L., ausgeprägter Sulcus subclavius des L.O.L., bei I Kerben des R.U.L., zahlreiche Randkerben der linken Lunge). Vorhandensein einer akzessorischen Kranzschlagader bei I, starke Kerbung des vorderen Milzrandes bei II (während Milz von I ganz kerbenfrei ist); schwache Renkulifurchung der Nieren bei II, starke bei I; starke Differenzen in der Leberunterfläche.

27. Männliche Zwillinge von 10 und 19 Tagen (S.-Nr. 820 und 860/1935) (Maße s. Tabelle S. 14, Nr. 2). Tod an Bronchopneumonie und Brechdurchfall.

Ähnlichkeiten: Schwertfortsatz, akzessorisches Kranzgefäß und falscher Sehnenfaden der linken Kammer bei I und II, Form der Lungen einschließlich abnormer Kerben, Leberunterfläche.

Unterschiede: Form des Brustkorbes, Form des Thymus, Nebenmilz bei II.

28. Weibliche Zwillinge, angeblich nach dem Eihautbefund eineiig, doch boten sie anatomisch zahlreiche Verschiedenheiten, weshalb sie in die Gruppe der fraglichen Fälle aufgenommen wurden (S.-Nr. 975 und 976/1932 Berlin). Beide haben etwas über 1 Stunde gelebt.

	Zwilling I	Zwilling II		Zwilling I	Zwilling II
Länge	30 cm	41 cm	Milz	2 g	1,5 g
Gewicht	1050 g	1240 g	Leber	48 g	65 g
Gehirn	120 g	136 g	Nieren.	10 g	10,5 g
Herz	7 g	8 g	Thymus	6,5 g	6,5 g
Lungen	16 + 11 g	21 + 16 g			

Übereinstimmungen: Herzform, Fehlen des R.M.L., Gestalt des Foramen ovale, Milzkerben, Leberfurchen.

Verschiedenheiten: Spaltung der Uvula bei I, Fehlen des Isthmus der Schilddrüse bei I, Thymusform, Lage des Wurmfortsatzes (bei I retrocoecal), Form der Lingula des L.O.L. und Kerben des L.O.L. (nur bei I), Lage der Gallenblase, Relief des Uterusinneren (bei II Leiste der Hinterwand des Fundus).

f) Pärchenzwillinge.

Zum Vergleich sei noch eine Gruppe ausgewählter *Fälle ungleichgeschlechtlicher Zwillinge* angeschlossen. Bei einer tabellarischen Aufstellung, in der diese Fälle (wie auch die übrigen) zusammengestellt wurden, wobei mit besonderen Zeichen übereinstimmende und abweichende Befunde in den Kolonnen der verschiedenen Organe markiert wurden, überwiegen hier wieder die Differenzzeichen deutlich. Es würde aber zu weit führen, die Tabelle der 30 Fälle wiederzugeben; es sei statt dessen wiederum nur eine kleine Auswahl skizziert. Daß auch gelegentlich bei Pärchen auffällige Wiederholungen gefunden wurden, wie etwa ein Megacolon sigmoideum (Jena, Nr. 2), kann, da auch sonst bei Bruder und Schwester vorkommend, nicht überraschen. Wenig ist natürlich darauf zu geben, wenn die betreffende Anomalie an sich nichts Seltenes ist, wie etwa abnorme Lungenlappung. Zuweilen waren auch hier Varietäten verschieden stark ausgeprägt, wie etwa die Verdoppelung der Herzspitze. Wieder andere Ähnlichkeiten sind eher Konvergenzen durch gleichartige intrauterine Beeinflussungen, wie etwa eine Struma congenita (im Falle S.-Nr. 752 und 751/1935 Berlin, übrigens verschiedenen Grades!).

29. Ungleichgeschlechtliche Zwillinge, der Knabe totgeboren, das Mädchen 3 Stunden alt.

	♂	♀		♂	♀
Länge	37 cm	37 cm	Nieren (mit Kapsel)	14 g	14 g
Gewicht . . .	1120 g	1295 g	Thymus	5,5 g	7,5 g
Herz	9 g	10 g	Schilddrüse	1,5 g	1 g
Lungen	12,5 + 10 g	14,5 + 11,5 g	Kopfumfang . . .	25,2 cm	28 cm
Milz	2 g	2 g	Brustumfang . . .	21,6 cm	23 cm
Leber	46,5 g	59 g			

Der Bruder war von schmächtigem, die Schwester von kräftigerem Körperbau mit abgerundeten Formen.

Unterschiede: Lage des Wurmfortsatzes, Form des Proc. xiphoideus (♂ gespalten, ♀ gefenstert, breit), Form des Foramen ovale, unvollständige Absetzung des R.M.L. bei ♂, Milzkerbung, Leberunterfläche, Renkulifurchung, Andeutung von Kuchenniere bei ♂.

Ähnlichkeiten: Kerbe des R.U.L. und L.O.L., Schilddrüsenform (kragenförmig, aber bei ♀ ohne Andeutung von Lob. pyramidalis; dieser bei ♂ schwach ausgebildet).

30. Ungleichgeschlechtliches Zwillingspaar (S.-Nr. 429 und 428/1933 Berlin), Mädchen 1 Tag, 40,7 cm, 800 g, Knabe 1½ Tage, 40,4 cm, 1280 g. Aus den ausführlichen Notizen seien nur hervorgehoben die Verschiedenheiten der Thoraxform, der Wurmfortsatzlage, des Schwertfortsatzes, akzessorischer Kranzarterien (nur bei ♀), der Lungenform, der Leberunterfläche, der Thymus- und Schilddrüsenform. Nebenmilzen nur bei ♀.

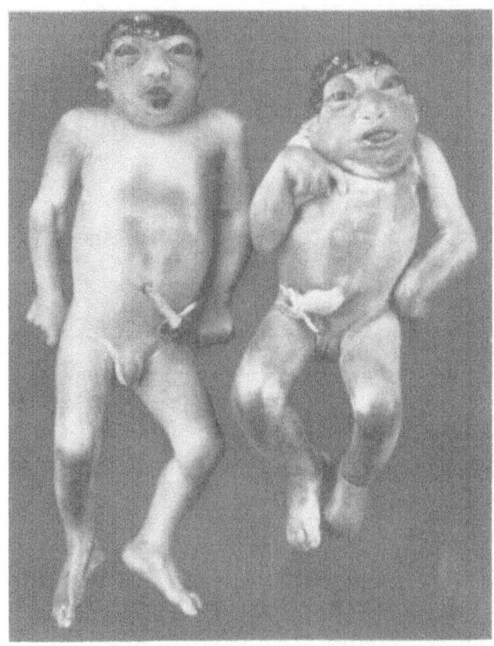

Abb. 12. Anencephalie bei Pärchenzwillingen.

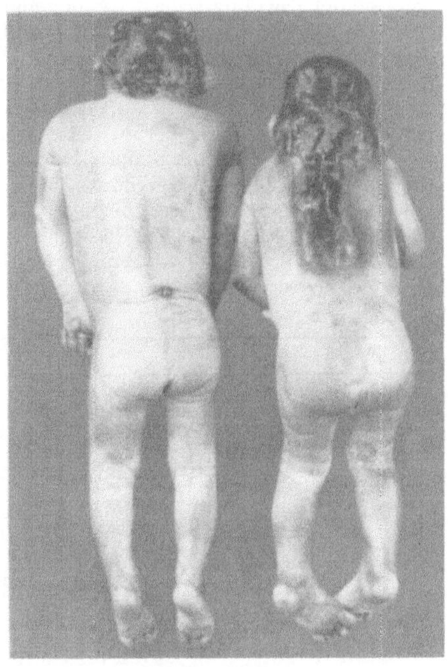

Abb. 13. Dieselben PZ vom Rücken.

31. Ungleichgeschlechtliche Zwillinge (S.-Nr. 1170 und 1171/1934 Berlin), Länge 41,5 und 41 cm, Gewicht 1306 und 1280 g. Verschiedenes Kopfhaar, gleiche Ohrform, verschiedene Lage des Wurmfortsatzes, des Schwertfortsatzes, der Thymuslappung.

Ähnlichkeit in den Mesenterialverhältnissen, in der ungekerbten Milzform, der Schilddrüse (bei beiden ganz schmaler Isthmus), in der Gestaltung der Leberunterfläche.

In einem Fall, wie dem vorliegenden, wo in bezug auf Lage und Bau der Organe normale Befunde vorliegen, ist natürlich über den Grad der Ähnlichkeit weniger als bei Häufung von Abweichungen vom Regelrechten zu sagen.

32. Ungleichgeschlechtliche Zwillinge (S.-Nr. 1423 und 1422/1934 Berlin). Im ganzen sehr ähnlich, trotz verschiedener Entwicklung (vgl. Abb. 1, S. 16).

Die Ähnlichkeit beruht wieder im wesentlichen darauf, daß Bruder wie Schwester völlig normal sind. Die äußere Unähnlichkeit der Gestalt bzw. des Reifegrades besagt also nichts. Von den gemessenen Werten seien für Bruder und Schwester nur folgende angeführt: Länge 44,5 und 40,0, Gewicht 1780 und 1165 g, Kopfumfang 30,2 und 27,6 cm, Brustumfang 23,8 und 20,6 cm, Herz 12,4 und 9,5 g, Leber 77 und 43 g. Haare und Ohrform, Gekröse-

Verhältnisse, Art der Milzkerbung waren gleich; ungleich waren Leberunterfläche, Thymusform, Lungenlappung, fast gleich das Brustbein mit Schwertfortsatz. Wie die Abbildung zeigt, besteht beim Knaben eine Andeutung einer Trichterbrust.

33. Ungleichgeschlechtliche Zwillinge (S.-Nr. 1469 und 1470/1934 Berlin). Diese stellen einen Fall zahlreicher und starker Verschiedenheiten dar. Die stärkste besteht in der Anencephalie des Mädchens, während der 42,8 cm lange Knabe wohlgestaltet ist. Sonst bestanden nur Varietäten, keine Mißbildungen. Der Dickdarm war bei ♀ infolge größerer Länge stärker gewunden, die Thymusdrüse bei ♀ asymmetrisch, Schilddrüse verschieden. Leberunterfläche sehr verschieden, weiter der Schwertfortsatz, die Milz in bezug auf Kerbung (fehlte bei ♀). Gemeinsam war beiden ein falscher Sehnenfaden der linken Herzkammer.

34. Pärchenzwillinge mit Anencephalie (S.-Nr. 844 und 845/1937). Der weibliche Froschkopf (Zwilling I) hat, wie der männliche Zwilling II, 15 Minuten gelebt. Außer der Akranie zeigt er noch eine Spaltung und Hypoplasie des 2.—6. Brustwirbels und eine Andeutung einer Spaltung im Atlas und Epistropheus nach dem Röntgenbild. Es fand sich noch eine Hypoplasie der Nebennieren, eine solche der Lungen, eine Verlagerung der Lungen nach oben und des Herzens nach rechts. Die linke Lunge war nach hinten verlagert bei gleichzeitiger Atrophie der vorderen Teile des Oberlappens.

Der männliche Froschkopf (Zwilling II) zeigte ebenfalls eine Hypoplasie der Nebennieren, ferner eine Bürzelbildung über dem Kreuzbein. Die rechte Nabelarterie fehlte. Der Urachus kreuzte auf die linke Körperseite. Linksseitiger Leistenhoden bei offenem Leistenkanal, rechtsseitiger Bauchhoden bei geschlossenem rechtsseitigem Leistenkanal.

Der Schwertfortsatz war von verschiedener Gestalt, desgleichen zum Teil die Beschaffenheit der Leberunterfläche.

Die *Maße* waren:

	Zwilling I	Zwilling II		Zwilling I	Zwilling II
Gesamtlänge	31 cm	34 cm	Milz	2 g	2,5 g
Kopf-Steißlänge . . .	18 cm	20 cm	Leber	58 g	47 g
Brustumfang (Mamillen)	21 cm	21 cm	Nieren	10,5 g	12 g
Bauchumfang (Nabel) .	21 cm	19 cm	Nebennieren . . .	2 g	1 g
Gesamtgewicht	805 g	820 g	Thymus	4,5 g	3,5 g
Herz	6 g	6 g			

Fälle, die wie der vorstehende, gleichsinnige Mißbildungen bei sicher erbungleichen Zwillingen darbieten, mahnen zur Vorsicht, wenn identische Mißbildungen bei gleichgeschlechtlichen Zwillingen vorkommen und zur Deutung der Erbgleichheit verführen. In diesem Zusammenhang möchte ich überhaupt auf das Zusammentreffen von Mißbildungen bei beiden erbungleichen Zwillingen hinweisen. Einen besonders ausgeprägten Fall verdanke ich der Mitteilung von Herrn Kollegen FR. FEYRTER in Danzig (Beob. in Wien 1930): Pärchenzwillinge, von ihnen hatte der Knabe eine Polydaktylie beider Hände, eine Spaltung des weichen Gaumens, sowie Defekt des Vorhofseptums und der Pars membr. septi ventriculorum, *Cysten beider Nieren*, Polyp des oberen Jejunums; die Schwester war mit einer *Hufeisenniere* behaftet.

Wie wenig die Übereinstimmung der Körper- und Organgewichte bei Zwillingen besagt, zeigt noch folgender Fall:

35. Bei einem **Zwillingspärchen** (S.-Nr. 49 und 54/1937) von 48 (♂) und 44 (♀) cm, fand sich eine auffallende Übereinstimmung der Gewichte der Organe, obwohl das Mädchen erst $3^1/_2$ Tage nach dem totgeborenen Bruder gestorben war — z. B. hatten Leber (62 g) und Herz (13 g) genau dasselbe Gewicht — und obwohl die Körperlänge unterschiedlich war. Die innere und äußere Ähnlichkeit war sonst gering; bemerkenswert war der Befund weißer

Galle in der erweiterten Gallenblase allein bei der Schwester; dabei waren die Gallenwege offen; die Galle enthielt weder Gallenfarbstoff noch Gallensäuren.

Während in der Pathologie der erwachsenen Zwillinge die Frage der ähnlichen Todesursachen und Krankheitsverläufe eine große Rolle spielt, kommen für uns, da es sich um Frühgeburten oder gestorbene Neugeborene handelt, die Feststellungen der Todesursachen um so weniger in Betracht, als Angaben wie Lebensschwäche zu unbestimmt, Befunde wie Bronchopneumonie und Enteritis (s. oben) vielleicht belanglos (weil nicht die wahre Todesursache darstellend), mögliche wirkliche erbliche Bedingungen für Frühtod wie Letalfaktoren dagegen nicht faßbar sind. Dazu kommt, daß — wie schon gesagt — die Gefahren für Zwillinge durch den Geburtsvorgang selbst erhöht sind, somit also häufigerer Befund etwa von Fruchtwasseraspiration oder Vena terminalis-Blutung bzw. Tentoriumrissen (letztere angesichts des bei Zwillingen ohnedies häufigeren früheren Abschlusses des intrauterinen Lebens) ohne Bedeutung ist. So fand ich bei eineiigem männlichen Zwillingspaar von 39,5 und 38 cm (S.-Nr. 1079 und 1081/1931 Berlin) eine Vena terminalis-Blutung, zweimal bei beiden Zwillingen Kernikterus, beide Male bei Schwester-Zwillingen. Im einen Fall handelte es sich nach dem Eihautbefund um ZZ, wobei die eine Schwester noch eine Transposition der großen Gefäße und eine Kuchenniere aufwies. Im zweiten Falle (weibliche, wahrscheinlich zweieiige Zwillinge von 49 und 45 cm) von 3 und 2 Tagen Lebensdauer bestand Kernikterus neben einer Anzahl Differenzen (vgl. S. 28). Da die Ursache des Kernikterus nicht bekannt ist (exogene oder endogene ?), läßt sich nichts über die Bedeutung seines Vorkommens bei Zwillingen aussagen. Gleiches gilt von dem Vorkommnis fetaler Wassersucht bei Zwillingen; einen solchen Fall sah ich bei eineiigen männlichen Zwillingen (S.-Nr. 458 und 459/1926 Basel); der eine zeigte nebenbei einen Mangel des Isthmus der Schilddrüse, sonst fehlten bei beiden jegliche Anomalien.

Daß natürlich ebensogut wie bei Geschwistern auch schon bei neugeborenen ZZ gleiche Krankheitsanlagen von früher Ausprägung sich äußern können, kann schließlich nicht wunder nehmen. So hatte ich Gelegenheit zwei Zwillingsknaben aus den ersten Lebenswochen zu sezieren, die klinisch die Zeichen von Pylorospasmus dargeboten hatten; nach dem Eihautbefund mußten sie zweieiig sein. Sie waren äußerlich einander sehr ähnlich, zeigten aber durchweg an den inneren Organen Verschiedenheiten (Coecum mobile, abnorme Sehnenfäden, verschiedene Leber-, Lungen- und Milzlappung). Der größere der beiden Knaben (55 cm, 2980 g) zeigte auch anatomisch eine leichte Pylorushypertrophie; beim kleineren (50 cm, 2610 g) war ein den Magenkrämpfen entsprechender Befund am Pylorus nicht zu erheben. Pylorospasmus ist von SOMMER (zit. nach v. VERSCHUER) konkordant bei EZ von $1^1/_2$ Wochen Alter beobachtet worden.

Die Frage gleichartiger, sicher fetal erworbener Krankheit kam für neugeborene Zwillinge bei Lues congenita in Betracht. Ich besitze leider

außer einem an anderer Stelle erwähnten Jenaer Fall W. Müllers (Blü.:
4 Kinder mit Lues congenita, darunter ein totgeborenes Pärchen mit
Osteochondritis syphilitica nur beim Knaben) nur einen selbstbeobachteten
Fall bei männlichen Zwillingen (S.-Nr. 888 und 889/1933), die nach dem
Eihautbefund eineiig waren (nach Aussage der Hebamme zwei zusammenhängende Mutterkuchen mit einer Blase), der eine war totgeboren 40,5 cm,
der andere lebte 3 Stunden, hatte 42,5 cm; es bestanden bei äußerer Ähnlichkeit kleine innere Form-verschiedenheiten (Lungenlappung, Leberrelief, Kranzgefäße); bemerkenswert war aber, daß beide nur eine Osteochondritis syphilitica und keine weiteren makroskopisch erkennbaren luischen Organveränderungen zeigten; dazu war die Milz in gleichem Verhältnis zur Körper-länge vergrößert, 15 und 12 g schwer. In diesem Fall wurde noch eine genaue mikroskopische Untersuchung der Organe angeschlossen, um den makroskopischen Vergleich zu ergänzen. Es ergab sich weder in der Reife der Organe, noch in der Stärke und Ausbreitung der Krankheit ein merklicher Unterschied; ein solcher war nur in bezug auf den Grad der bestehenden Maceration vorhanden;

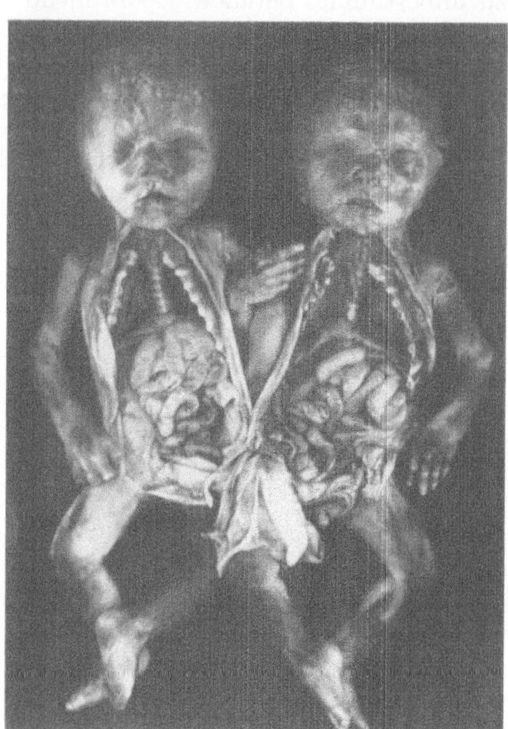

Abb. 14. Omphalopagus. Verbindung des Ileums der zusammengewachsenen Zwillinge.

außerdem fand sich bei beiden Zwillingen noch eine weiße Pneumonie.

Daß ältere Zwillinge in seltenen Fällen gleichzeitig und an gleichen
Krankheiten sterben können, ist genügend bekannt; daher führe ich aus
meinem Jenaer Material nur kurz einen Fall von wahrscheinlich eineiigen
Zwillingsschwestern an, die im Abstand von 2 Tagen an Masernpneumonie
im 6. Monat starben (was auch bei verschieden alten Geschwistern geschehen könnte); beide hatten Nabelbrüche und eine Rachitis.

Ein weiterer ungewöhnlicher Fall stammt ebenfalls aus Jena. Ein
Zwillingspärchen erlag einer in der Familie stark verbreiteten Tuberkulose
schon im frühesten Alter; der Knabe mit 16 Wochen einer Miliartuberkulose mit tuberkulöser Meningitis, die Schwester mit 10 Wochen starb
an der gleichen Tuberkulose. Beide hatten verkäste Bronchialdrüsen.
Die Sektion des Vaters, 1 Jahr später, ergab Lungen-, Kehlkopf- und

Darmtuberkulose; eine ältere Schwester der Zwillinge starb mit 4 Jahren an Lungen- und Darmtuberkulose, 17 Jahre später ein älterer Bruder mit 22 Jahren ebenfalls an chronischer Lungen-, Kehlkopf- und Darmtuberkulose.

Anschließend sei kurz **ein Fall von zusammengewachsenen männlichen Zwillingen — Omphalopagus —** beschrieben, nicht etwa wegen der an sich bemerkenswerten Form der damit verbundenen Darmmißbildung, sondern vielmehr um zu zeigen, daß selbst bei einem so unzweifelhaften Fall von Eineiigkeit da und dort im Körper kleine Unterschiede vorhanden

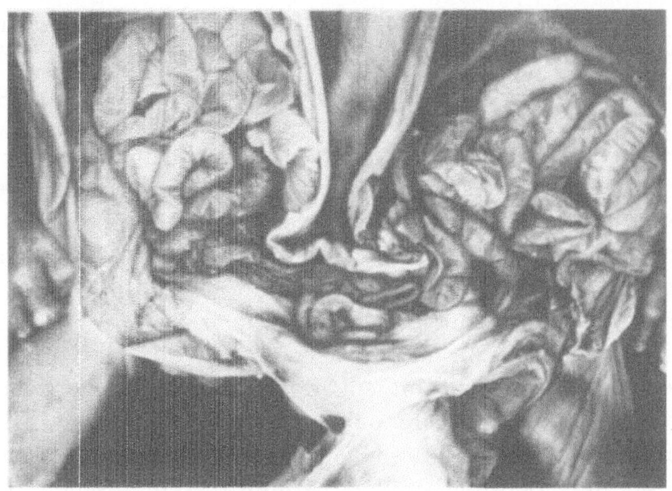

Abb. 14a. Omphalopagus. Ausschnitt aus der vorigen Abbildung.

sind. Sie weisen uns darauf hin, von der anatomischen Ähnlichkeit auch identischer Zwillinge nicht zu viel zu verlangen.

Die beiden Zwillinge waren am Nabel durch eine Gewebsbrücke verbunden; in diese münden beide Nabelschnüre aus der gemeinsamen Placenta etwa 4 cm von der eigentlichen Bauchwand entfernt. Beiden Zwillingen fehlen Coecum, Wurmfortsatz und übriger Dickdarm; es besteht innerhalb der (wie bei parabiotischen Versuchstieren) offenen Verbindung beider Bauchhöhlen im Bereich des einen Hautschlauch darstellenden gemeinsamen Bauchwand- bzw. Nabelbruches eine Kommunikation der Lichtung der unteren Dünndarmabschnitte, so daß vom Ileum des einen Zwillings das Ileum des anderen gefüllt werden konnte. Magen, Bursa omentalis, Duodenum und Dünndarm waren bei beiden samt ihrer Gefäßversorgung regelrecht. Der unterste vorhandene Dünndarmabschnitt ist bei beiden Zwillingen gedreht und verläuft dann geradewegs in die Gewebsbrücke hinein. In dieser bildet der gemeinsame Darmabschnitt auch einige Schlingen (Abb. 14a); er ist etwa 2,5 cm lang und gibt in seiner Mitte einen kleinen divertikelartigen mit Meconium gefüllten 4 mm langen Fortsatz ab, der an der Vorderwand der Gewebsbrücke haftet; an der entgegengesetzten Seite ist ebenfalls ein verkümmertes, gerolltes Darmstück mit weiterer Lichtung und verschlossenem wurmfortsatzähnlichem Ende erkennbar.

Im Schrifttum habe ich keinen gleichen Fall von *Omphalopagus* mit Aplasie des Dickdarms finden können. Bei Xipho- und Thorakopagen sieht man bekanntlich oft streckenweise Einheitlichkeit von Dünndarmabschnitten; aber der gemeinsame Darmabschnitt pflegt sich vor dem untersten Ileum wieder zu gabeln. Es ist zu vermuten, daß die Verwachsung in unserem Fall im Bereich des Abgangs des Ductus omphalo mesentericus stattfand und daß die kleinen Darmauswüchse im Verbindungsstück verkümmerte untere Ileen und nicht Dickdarmanlagen oder gar Wurmfortsätze sind.

Daß die beiden Zwillinge in bezug auf Entwicklungsgrad und äußere Formen sehr ähnlich sind, ergibt die Abb. 14; wir maßen 31 bzw. 30 cm Länge, 23,8 und 23,2 cm Kopfumfang, 18,5 und 18,6 Brustumfang und völlig übereinstimmende Schädelmaße. Die Ohren waren ganz gleich. Schwerere innere Mißbildungen bestanden außer der genannten nicht, mit Ausnahme einer, bei beiden sich nur durch die Größe unterscheidenden vorderen (substernalen) Zwerchfellslücke. Beide besaßen ein gespaltenes Gaumenzäpfchen (Uvula bifida). Urogenitalorgane in Ordnung, Hoden in der Bauchhöhle.

Die Verschiedenheiten waren nicht groß, sind nur von der gleichen Art, wie wir sie auch sonst bei EZ oft angetroffen haben: Unähnliche Schilddrüsengestalt (in unserem Fall bei gleichartiger Lappung der Thymusdrüse), Verschiedenheit der Lungenlappung, der Form des Schwertfortsatzes (lang und schmal gegen kurz und breit), endlich zeigte der eine Zwilling einen falschen Sehnenfaden im Herzen.

In der Frage der Beschränkung der Ähnlichkeit im Körperbau (und in der Psyche) selbst bei zusammengewachsenen Zwillingen verweise ich auf die Beschreibung einer sirenoiden Doppelbildung mit diskordanten weiteren Mißbildungen bei Thorakopagen (H. HEINS, Inaug.-Diss. Göttingen 1938) und auf den Befund bei den berühmten böhmischen Schwestern BLAZEK (Pygopagen), der oft zitiert ist.

g) Sektion zweier erwachsener Zwillinge.

Durch das Entgegenkommen des Direktors des gerichtlich-medizinischen Instituts der Universität Berlin, Prof. MÜLLER-HESS, hatte ich die seltene Gelegenheit, die Sektion von erwachsenen männlichen, zweifellos eineiigen Zwillingen auszuführen, die sich am gleichen Tage erhängt hatten. Meines Wissens gibt es im medizinischen Schrifttum keinen gleichen Fall, wenn ich von einem durch HAMMAR erwähnten erwachsenen Zwillingspaar absehe, das ebenfalls durch Freitod geendigt hatte; HAMMAR hat den Fall nur kurz erwähnt und im wesentlichen nur zu einem Vergleich der beiden Thymen verwertet; er berichtet, daß diese in ihrem Bau eine erstaunliche Ähnlichkeit besaßen.

In meinem Falle handelte es sich um die Zwillingsbrüder Oskar und Lothar B., 32jährig, beide von Beruf Friseur. Sie waren leider erst rund 3 Wochen nach dem offenbar gleichzeitig ausgeführten Selbstmord aufgefunden worden, so daß gewisse feinere Untersuchungen, wie diejenigen des Zentralnervensystems nicht mehr möglich waren.

Die äußere und innere Ähnlichkeit war erstaunlich groß (Abb. 15a und b). Die nebenstehenden Abbildungen von Körper, Gesicht (Abb. 16a und b),

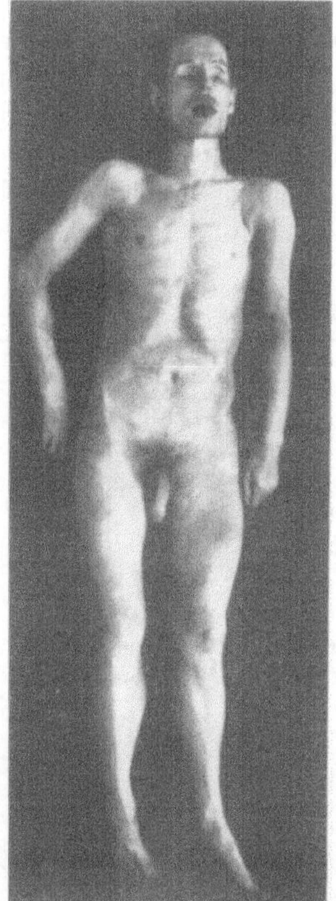
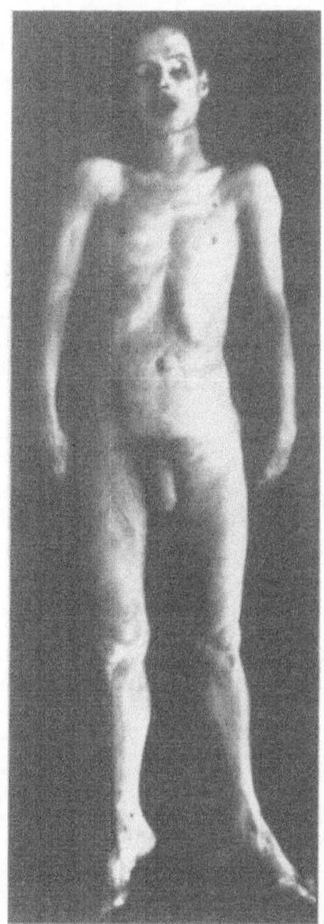

a b
Abb. 15 a und b. Eineiige Zwillinge (gleichzeitiger Selbstmord). Die Gebrüder B., 32 Jahre.

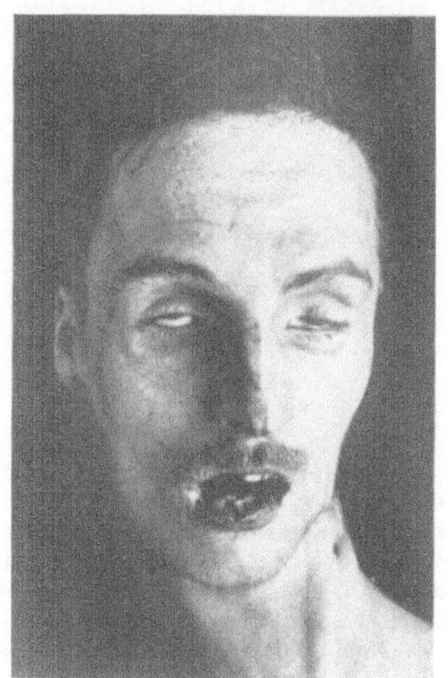
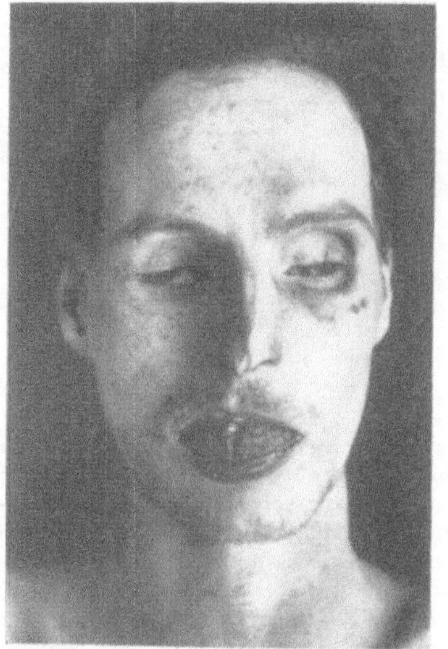

a b
Abb. 16 a und b. Gesichter der erhängten Zwillinge B.

Ohrform zeigen vielleicht noch nicht einmal in dem Maße, wie es der Augenschein bot, daß ihr Aussehen zum Verwechseln ähnlich war. Der Körperbau konnte als muskulös mit asthenischem Einschlag bezeichnet werden, der Hals war lang und eher schmächtig, Rumpf und Glieder mager, der Brustkorb schmal und flach, der epigastrische Winkel ziemlich spitz (s. unten).

Sektionsbefund.

Maße und Gewichte.

	Zwilling I	Zwilling II		Zwilling I	Zwilling II
Länge	165 cm	168 cm	Linke Lunge	365 g	305 g
Gesamtgewicht . . .	53 kg	52 kg	Milz	160 g	145 g
Gehirn	1400 g	1410 g	Leber	1385 g	1435 g
Herz	285 g	270 g	Nieren	280 g	285 g
Rechte Lunge . . .	400 g	350 g	Schilddrüse	28 g	26,5 g

Äußere Besichtigung.

Kopf: Kopfform (Abb. 17a und b) und Gesichtsbildung bei beiden ganz übereinstimmend. Köpfe lang und schmal. Haar I mittellang, braun, bei II ganz wenig heller, ebenso

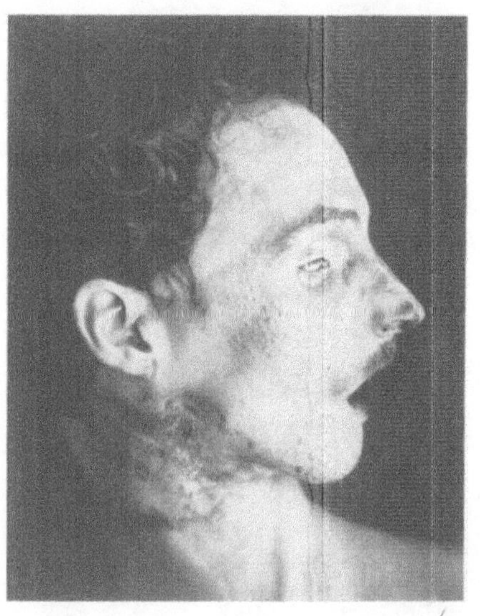
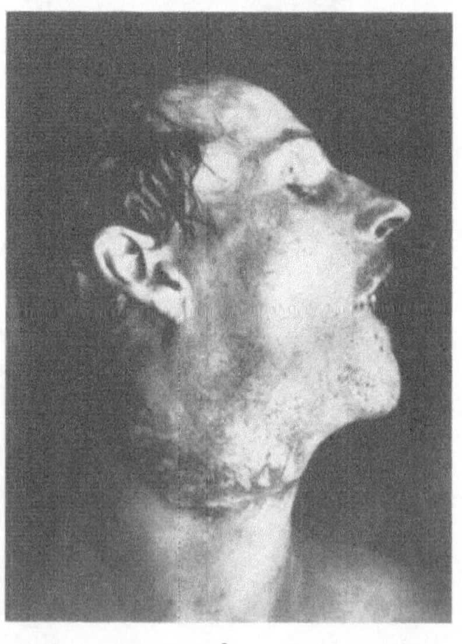

a   b

Abb. 17 a und b. Seitenansicht der Gesichter.

die bei II etwas weniger dichten Augenbrauen; bei beiden leichte Behaarung der Nasenwurzel. Haaransätze etwa 4 Querfinger über der Nasenwurzel; bei beiden der gleiche, median mit ganz schwachem Bogen vorspringende Haaransatz. Bärte: rotblonder Oberlippenbart; spärliche, auf den Hals übergreifende Kinnbehaarung; fast fehlende Behaarung der seitlichen Gesichtsteile; bei II Oberlippenbart etwas spärlicher und eine Spur heller. Irisfarbe nicht mehr zu beurteilen. Nasen lang und spitz, gerade Nasenrücken, kaum eingezogene Nasenwurzeln. Nase I im ganzen etwas nach links abweichend, II etwas nach rechts. Jochbeingegend zeigt bei beiden Comedonen. Mund bei beiden gerade, Lippen wenig fleischig. Kinn- und Unterkieferpartie bei beiden schwach entwickelt, geringe

Andeutung von Vogelkinn. Ohrmuscheln: bei I fehlt das rechte Läppchen, das linke ist angedeutet; bei II ebenso, nur ist das linke Läppchen noch etwas stärker ausgebildet; die Muscheln selbst bei beiden annähernd gleich (Abb. 18 a und b). Mundhöhle und Gebiß (Befund Dr. König, Univ.-Zahnklinik): hohe Gaumen, schmale Kiefer, Formen gleich. Zahnform bei beiden gleich: schmal — lang. Schmelzfarbe weißlich.

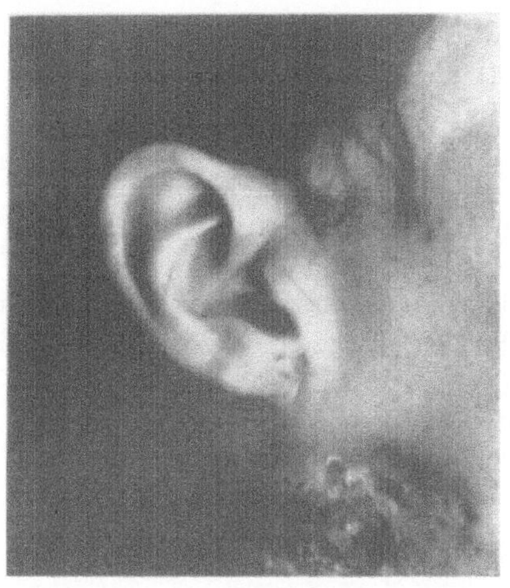
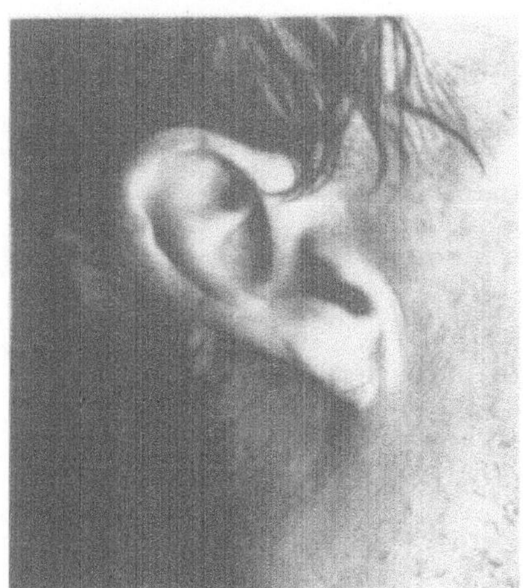

a   b
Abb. 18 a und b. Rechte Ohren der Zwillinge B.

Zwilling I	Zwilling II
Mittlerer Überbiß, nicht so tief wie II.	Biß tiefer.

Zwilling I:

```
                   Wurzel
 8 7          3 | 1 2 3⌈4 5 6⌉7
     6 5 4 3 2 1 | 1 2 3 4 5   7
```

Zwilling II:

```
                 W
 7   5 4 3⌈2 1⌉| 1   3 4 5   7
  ⌊7 6⌋5⌊4⌋3 2 1 | 1 2 3 4 5   7
    W     W
```

Zwilling I	Zwilling II
Unterkieferzähne etwas nach innen invertiert. Unterkieferfront: starker Engstand, ⊓ nach lingual verdrängt. Schmelzhypoplasien an	Inversion wie I, Engstand geringer.

Zwilling I:

```
 3  1 | 1  3
 3 2 1 | 1 2 3
```

	Zwilling II
	Hypoplasien fehlen

Atrophie des Alveolarfortsatzes des Unterkiefers bei beiden, bei I infolge der begünstigenden Zahnstellung etwas weiter fortgeschritten

Füße und Hände einschließlich der Nagelform sehr ähnlich. Spärliche, rotblonde Achselbehaarung, rotblonde Schambehaarung von angedeutet weiblichem Typ. Bei beiden großer Penis, Tiefstand des linken Hodens

Bauchsitus.

Zwilling I	Zwilling II
Zwerchfellstand:	
Rechts oberer Rand der 5. Rippe, links oberer Rand der 6. Rippe	Ebenso
Leber:	
Abstand des unteren Leberrandes vom Rippenwinkel in der Medianlinie bei Anpressung der Leber an die vordere Rumpfwand 12 cm	Ebenso

Fortsetzung der Tabelle.

Zwilling I	Zwilling II

Gallenblase:

Fundus am unteren Leberrand in Daumen- nagelgröße sichtbar	Ebenso

Magen:

Verschwindet unter dem linken Leber- lappen	Gebläht, liegt größtenteils frei (auch der Darm von II stärker gebläht)

Netz:

Fettarm, klein, nach links verschoben	Etwas fettreicher, größer, symmetrisch, schürzenförmig über den Dünndärmen

Transversum:

Verwachsungsstrang vom Gallenblasenfundus über das Duodenum auf die Vorderfläche der rechten Hälfte des Transversums, kleinerer solcher etwa von der Pylorusgegend aus, vereinigt sich mit dem ersten. Dadurch das Transversum stark nach oben an das Duodenum gezogen und abgeknickt, so auch Verhalten des Netzes erklärlich	Keine Verwachsungsstränge, Transversum im ganzen symmetrisch, leicht nach unten durchhängend

Sigma:

Einige kleine laterale Verwachsungsstränge	Etwas größere solche

Appendix:

Liegt mit dem Coecum dem Psoas am Beckeneingang auf; kleiner Verwachsungsstrang an der Vorderfläche, aboral davon frei beweglich, im ganzen leicht gewunden. Länge gestreckt 9,5 cm	Lage ebenso, keine Verwachsung. Im ganzen frei beweglich, nicht gewunden, Länge gestreckt 10 cm

Leistenkanäle:

Rechter für Fingerkuppe eingängig, linker etwas weniger offen	Ebenso, aber linker etwas weiter offen als bei I

Organe.

Thymus:

Thymusreste im vorderen Mediastinum nicht feststellbar

Schilddrüse:

Starke Ähnlichkeit, beide kragenförmig, mit breitem Isthmus, ohne Lobus pyramidalis, annähernd symmetrisch

Herz:

Form der Herzohren übereinstimmend, das linke bei beiden lang und schmal, im Endteil gebogen. Herzgefäße und Verteilung des epikardialen Fettes weitgehend ähnlich. Foramen ovale bei beiden am vorderen Rand für Hohlsonde durchgängig. Einmündung des Sinus venosus bei beiden nur mit kleiner Falte versehen. Bei I falscher Sehnenfaden vom großen Papillarmuskel zur linken Kammerscheidewand, fehlt bei II. Ansatz der Sehnenfäden am Mitralsegel bei beiden recht ähnlich, Abgang der Kranzgefäße bei beiden regelrecht

Aorta:

Bei beiden sehr ähnliche feine Lipoidfleckung der Aorta über den Klappen. Übrige Aorta glatt. Bei I bohnengroßer, atheromatöser Herd an der Aorta-Teilungsstelle, fehlt bei II. Abgänge der großen Gefäße am Bogen und Bauchteil bei beiden regelrecht, Abgänge der beiderseitigen Arteriae lumbalis bei beiden anscheinend näher zur Medianlinie gelegen als gehörig

Fortsetzung der Tabelle.

Zwilling I	Zwilling II

Rechte Lunge:

Bei beiden kleiner Mittellappen, Spalt zwischen Ober- und Mittellappen medial unvollständig

Kleine horizontale Kerbe paravertebral am Unterlappen in Fortsetzung der Richtung des Interlobärspaltes zwischen Ober- und Mittellappen. Kerbe des Mittellappens von II fehlt	Kerbe des Unterlappens von I fehlt. Am Mittellappen vom Interlobärspalt zwischen Ober- und Mittellappen ausgehend ungewöhnliche vertikale Kerbe

Linke Lunge:

Bei beiden die gleiche ungewöhnliche kleine Kerbe im oberen Teil des Unterlappens, vom
Interlobärspalt ausgehend. Lingulae etwa gleich, ziemlich kurz und plump. Linker Oberlappen II siehe Sektionsprotokoll

Leber:

Umrißform sehr ähnlich. Relief der Unterfläche furchenarm, manche Einzelheiten genau
die gleichen, manche verschieden; im ganzen recht ähnlich

Milz:

Oben etwas zugespitzt, unten plump. 5 auf der Rückseite deutlichere Kerben des Margo crenatus. Am entgegengesetzten Rande oben eine flache Kerbe auf der Vorderseite, die nicht bis zur Rückseite reicht	Form weniger eckig. Zweiteilung des unteren Poles. Am Margo crenatus nur 3 sehr flache Kerben, die wie bei I auf der Rückseite deutlicher sind. Am entgegengesetzten Rand oben eine etwa der Kerbe von I entsprechende Kerbe, die aber hier wesentlich auf der Rückseite entwickelt ist und dort einen halbkugeligen Bezirk absetzt

Nieren:

Keine Renkulifurchung, Lage des Hilus regelrecht

Magen und Darm:

Form des Magens einschließlich Plattenepithelgrenze (an der Kardia) und Pylorus bei
beiden gleich. Am Darm keine Besonderheiten

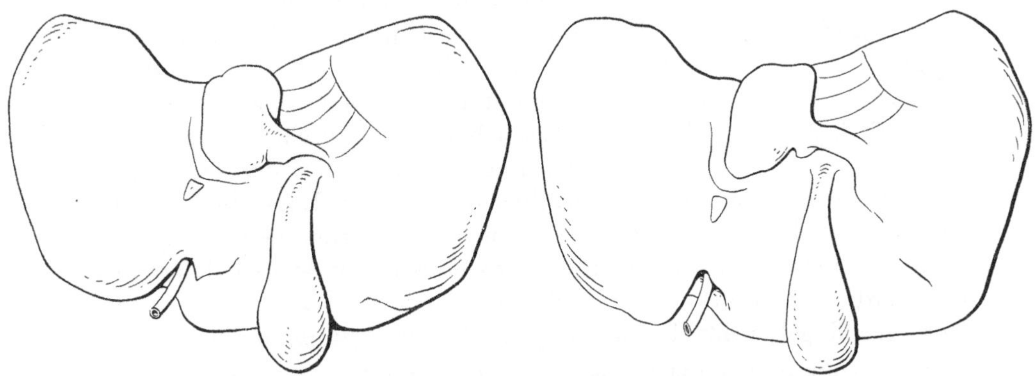

Abb. 19 a und b. Skizze der Leberunterfläche der Zwillinge B.

Die Ursache des gemeinsamen Selbstmordes ist uns unbekannt geblieben. Krankheit kann nach dem Leichenbefund der Grund nicht wohl
gewesen sein. Auch die Lungentuberkulose, die sich bei L. B. (II) fand,
dürfte dem Träger und seinem Bruder unbekannt geblieben sein.

Der anatomische Befund einer diskordanten Lungentuberkulose bei EZ dürfte aber eine genauere Beschreibung rechtfertigen.

Bei O. B. (I) fanden sich lediglich die Lymphknoten der Bifurkation der Trachea teils schmierig verkreidet, teils verkalkt, die Lungen dagegen frei von tuberkulösen Herden und von Verwachsungen.

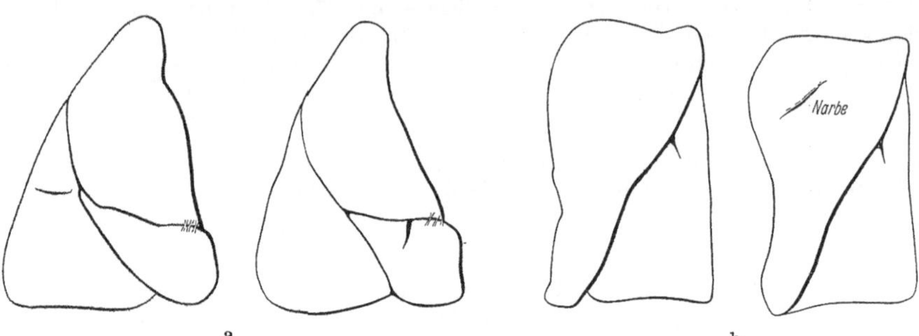

a   b

Abb. 20 a und b. Skizze der Lungenlappung der Zwillinge B.

Bei L. B. (II) findet sich an der Vorderfläche des linken Oberlappens, etwa 3 Querfinger unterhalb der Spitze und einen Querfinger vom Interlobärspalt entfernt ein 4 cm langes und $^1/_2$ cm breites narbig eingezogenes Gebiet (ohne Verwachsung). Beim Einschneiden findet sich dort nahe unter der Pleura ein kirschgroßer Herd, dessen Rand aus käsig weißen schmierigen Massen besteht, die nach innen zu einen kleinerbsengroßen Hohlraum umschließen, der sich in einen Bronchus vom Kaliber einer dicken Stricknadel fortsetzt; an seiner Schleimhaut ist weiter kein krankhafter Befund. In der Umgebung des Herdes ist das Lungengewebe von zahlreichen, gut stecknadelkopfgroßen, gelbweißen, scharf begrenzten Knötchen durchsetzt. Etwas nach vorn (medialwärts) von der beschriebenen Einziehung befindet sich unmittelbar unter dem Lungenfell ein kleinerbsengroßer kalkharter Herd. In einem reiskorngroßen Lymphknoten an der Unterseite des linken Hauptbronchus ist ein stecknadelkopfgroßer Kalkherd. Die Bifurkationslymphdrüse zeigt auf schwarzem rußreichem Untergrund gelbweiße Einlagerungen. Übrige Lymphknoten frei.

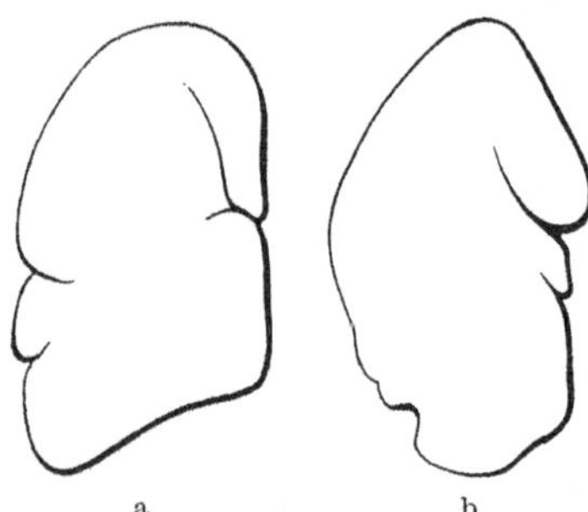

a   b

Abb. 21 a und b. Skizze der Milzform bei einem eineiigen Zwillingspaar.

Die mikroskopischen Untersuchungen ergaben folgendes: Der Käseherd des linken Oberlappens bei Zwilling II ist ein bindegewebig abgekapselter Konglomerattuberkel mit einem eingeschlossenen, bis auf den Knorpel zerstörten Bronchus. Die elastischen Gerüste der verkästen Alveolen sind erhalten, die Blutgefäße fast alle verödet, ihre elastischen Wandteile noch gut zu sehen. An den durchgängig gebliebenen Blutgefäßen des Randbezirks sind die elastischen Fasern teilweise zerstört. Auch in der Umgebung des Herdes sind Narben und verödete Blutgefäße, Emphysembildung, Atelektase und eine mit Bindegewebsbildung verbundene Streuung. Im Lymphknoten der Bifurkation außer dem bei der Bearbeitung

ausgefallenen Kalkherd hyaline Narbenbildung. In einem zweiten Stück des Lungenherdes
sieht man die zentrale Kaverne des Konglomerattuberkels mit dem Bronchus in Verbindnug

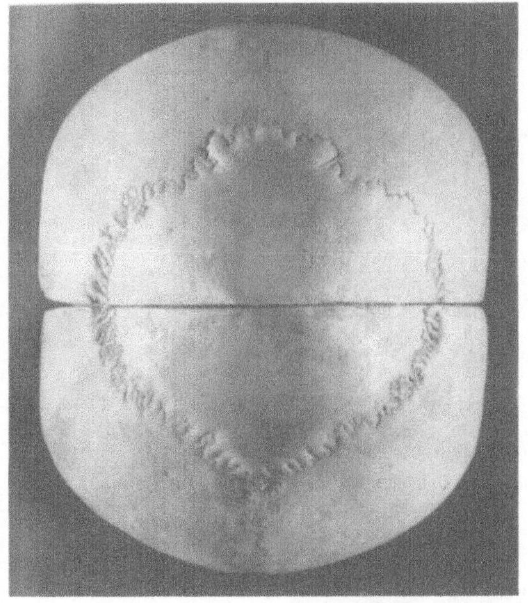

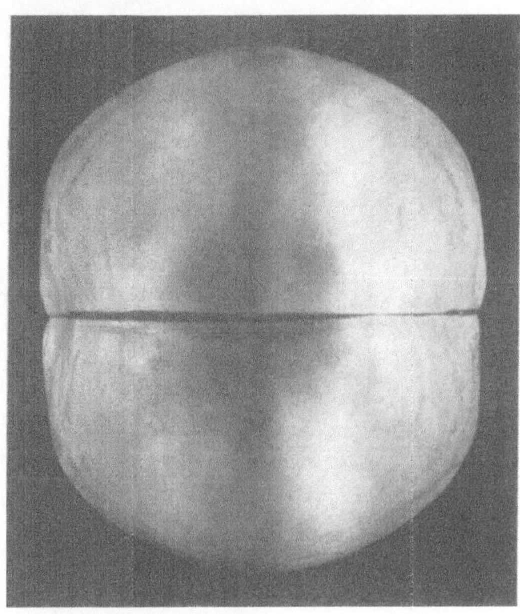

bb. 22. Schädel der 32jährigen Zwillinge von hinten.   Abb. 23. Schädel von vorn.

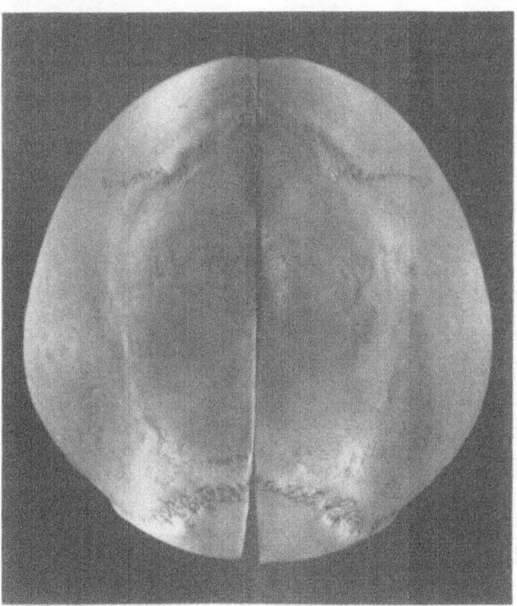

Abb. 24. Schädel von der Seite.

und die Bronchialschleimhaut, auch der benachbarten Bronchien, teilweise geschwürig. Hier
erscheint der Käseherd durch eine mächtige Schwarte abgekapselt mit lymphoiden Zell-
haufen. Eine dritte Stelle zeigt eine acinöse alt-käsige Pneumonie in Abkapselung begriffen.

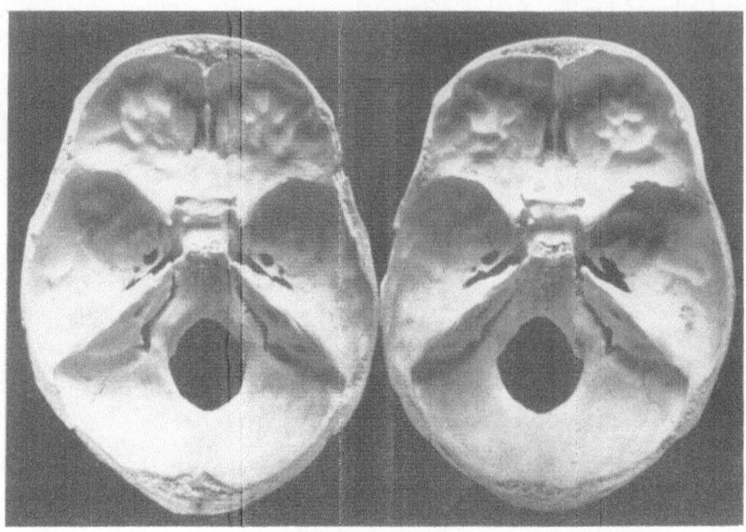

Abb. 25. Schädelbasis der 32jährigen eineiigen Zwillinge B.

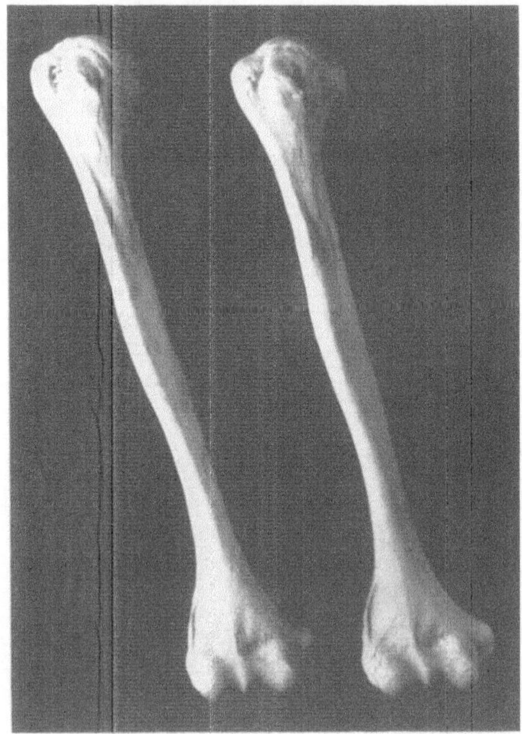

Abb. 26. Rechter Humerus der Zwillinge B.

Der bronchiale Lymphknoten des Zwilling I zeigt einen abgekapselten Kreideherd und ist im übrigen frei von Tuberkulose, zwei weitere bronchiale Lymphknoten zeigen nur anthrakotische Veränderungen.

Zusammengefaßt liegt also der Befund einer noch floriden Lungentuberkulose bei dem einen der beiden eineiigen Zwillinge vor. Beide waren — ob zu gleicher Zeit, steht dahin — mit Tuberkulose angesteckt; bei dem einen heilte der Primärinfekt in der Lunge so gründlich aus, daß er nicht mehr auffindbar war, nur der Lymphknotenanteil des Primärkomplexes war noch als verkalkt nachweisbar. Bei dem anderen Zwilling muß der Befund als eine käsige Rundkaverne neben dem verkalkten, ausgeheilten Primärinfekt des linken Oberlappens gedeutet werden, in offener Verbindung mit einem kleinen Bronchus und perifokaler lymphan- gitischer Streuung.

Bei der Leichenöffnung der Zwillinge konnte ein Teil des Skeletes entnommen und konserviert werden. An den macerierten Knochen war,

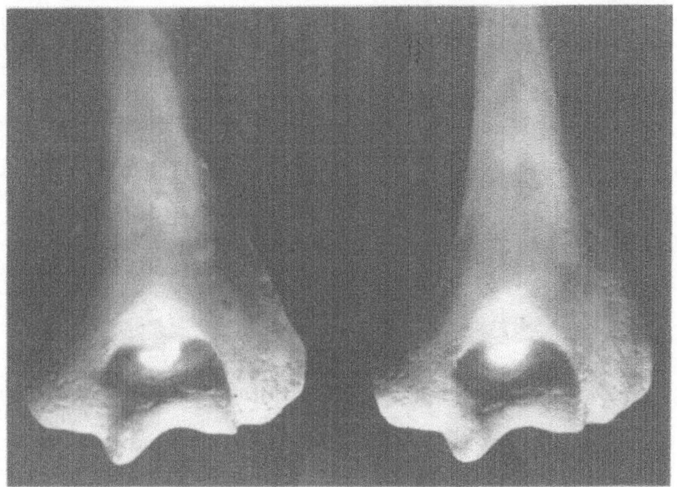

Abb. 27. Fossa olecrani derselben.

obwohl keine besonderen Varianten zutage kamen, eine überraschende Formgleichheit festzustellen. Einige Vergleiche seien hier wiedergegeben.

Am Brustkorb waren beide 1. Rippenknorpel bei beiden verknöchert; der Schwertfortsatz in gleicher Weise stark gegabelt; die Gabelteile aber ungleich. Der Rippenwinkel und die Knorpelansätze der Rippen übereinstimmend, wobei bei beiden nur auf der linken Seite die 10. Rippe noch in knorpeliger Verbindung mit dem übrigen Brustkorb war. Die 12. Rippen waren gleich lang.

An der Wirbelsäule war der Atlas in bezug auf die Gelenkflächen, die Größe und Form seiner Öffnung gleich. Der Sulcus der Arteria vertebralis war bei Zwilling I geschlossen, bei II offen. Das Epistropheusköpfchen nahezu gleich geformt, der Dornfortsatz verschieden breit gespalten. Am 5. Halswirbel ist die Dornfortsatzhälfte bei I auf der rechten, bei II auf der linken Seite länger. Die 7. Halswirbel sind vorn gleich, die 1. Rippe setzt bei Zwilling II etwas höher an, und zwar im Bereich der Intervertebralscheibe zwischen 7. Hals- und 1. Brustwirbel. Bei Zwilling I Ansatz an diesem letzteren. Der Kanal der Arteria vertebralis verläuft gleichartig. Lendenwirbel, Kreuzbeinform, Verbindung des 1. Sakralwirbels mit dem Kreuzbein gleichartig. Im Körper des 3. Kreuzbeinwirbels an dessen Vorderfläche zwei symmetrische Gruben; unvollkommene gleichartige Synostose zwischen 1. und 2. Kreuzbeinwirbel. Beckenschaufeln von großer Ähnlichkeit. Die Spina iliaca ant. inf. an allen 4 Beckenschaufeln schwach ausgeprägt. Die Sitzhöcker, die Knochenhöckerchen neben der Symphysis sacro-iliaca sehr ähnlich.

Schädel in bezug auf Form und Nahtverknöcherung von verblüffender Gleichartigkeit, nur die Lambdanaht ist etwas anders gezackt, die gleichen Stellen sind osteosklerotisch, die Gefäßfurchen verschieden. Die Schädeldächer passen mit ihren Sägeschnittflächen aufeinander (Abb. 22—24). Das Schädeldach von Zwilling I paßt auf Schädelbasis des Zwilling II und umgekehrt. Dabei ist die Basis I eine Spur rechts-skoliotisch, die Basis II eine Spur linksskoliotisch. Türkensattel, Nervenlöcher und Schädelspalten sowie die Ausprägung der Impressiones digitatae sehr ähnlich. Das Foramen magnum ist bei Zwilling II etwas größer und breiter. Beide haben weite konfluierende Siebbeinzellen. Die Crista sphenoidalis ist nahezu gleich. Desgleichen die Warzenfortsätze und die knöchernen Gehörgänge. Rechts

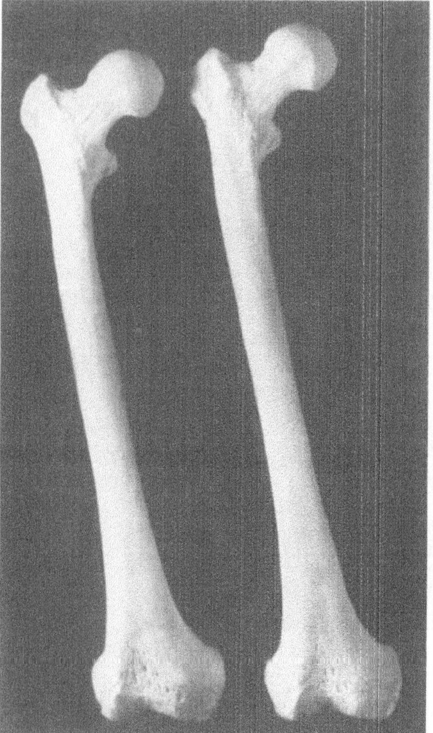

Abb. 28. Rechter Femur der Zwillinge B.

ist jedesmal der Warzenfortsatz etwas plumper als der mehr spitze linksseitige. Gleichartiger Knochenhöcker hinter der Incissura mastoidea. Sin. sigmoideus und Bulbus sehr ähnlich (Abb. 25).

Herr Prof. VOGEL (Univ.-Ohrenklinik Berlin), war so freundlich, auf meine Bitte eine röntgenologische stereoskopische Aufnahme des knöchernen Ohres zu machen. Er berichtet folgendes: Beide Warzenfortsätze von Zwilling I zeigen sehr gut ausgebildete Pneumatisation des Warzenfortsatzes mit Entwicklung ziemlich großer Zellen im hinteren unteren Teil der Schläfenbeinschuppe bis zum Ansatz des Jochbeins. Bei Zwilling II derselbe Befund, die Pneumatisation des Warzenfortsatzes ist beiderseits etwas kleinzelliger als bei Zwilling I. Die vier Pyramidenspitzen sind spongiosiert, anscheinend ohne Pneumatisation. Im ganzen muß man die Pneumatisation bei beiden trotz der kleinen Unterschiede als sehr ähnlich bezeichnen. Die Stirnhöhlen sind bei Zwilling I beiderseits geräumig, mit ausgedehnter Entwicklung nach der Orbita und die Siebbeinzellen groß, mit dünnen Knochenwänden. Keilbeinhöhlen mäßig groß, ziemlich symmetrisch, bei Zwilling II die Stirnhöhle links mittelgroß, rechts klein, jedoch auch hier beiderseits großer Orbitalfortsatz der Stirnhöhlen und große Siebbeinzellen mit dünnen Knochenwänden. Keilbeinhöhlen unsymmetrisch, rechts klein, links groß.

Die homologen Humeri sind zum Verwechseln ähnlich (Abb. 26); auf das Ellenbogenende aufgestellt bilden sie zwei vollkommen parallel laufende Knochen, nur ist derjenige von Zwilling II etwas länger (Abb. 27). Das Foramen nutritium befindet sich an gleicher Stelle. Die Gelenkflächen, die Fossa olecrani, sowie die Fossae rad. und cor. sind gleich. Die Abb. 27 zeigt die auffallenden Ähnlichkeiten der Ellenbogengrube; bei durchscheinendem Lichte erhält man das gleiche Bild.

Über Schlüsselbeine, Schulterblätter, Kniescheiben ist nichts Besonderes außer der bestechenden Ähnlichkeit bei normaler Form zu vermerken.

Schädelmaße.

	Zwilling I	Zwilling II
Größte Länge . .	18,4 cm	18,3 cm
Größte Breite . .	13,4 cm	13,4 cm
Umfang	51,7 cm	51,5 cm

Die Schädel wurden unter der Orbita abgesägt, daher keine weiteren Maße.

Der rechte Femur von Zwilling II erscheint wie ein Gipsabguß des rechten Femur von Zwilling I und entsprechend verhält es sich mit den linken Femura, nur ist derjenige von II eine Spur größer. Gelenkflächen, Trochanteren, Kondylen sind gleich; auf die Kondylen gestellt besitzen die Knochen den gleichen

Neigungswinkel, ähnliches ist von der Tibiagelenkfläche und der Form des Tibiakopfes zu sagen (Abb. 28—30). Mehr konnte von den Extremitäten nicht konserviert werden.

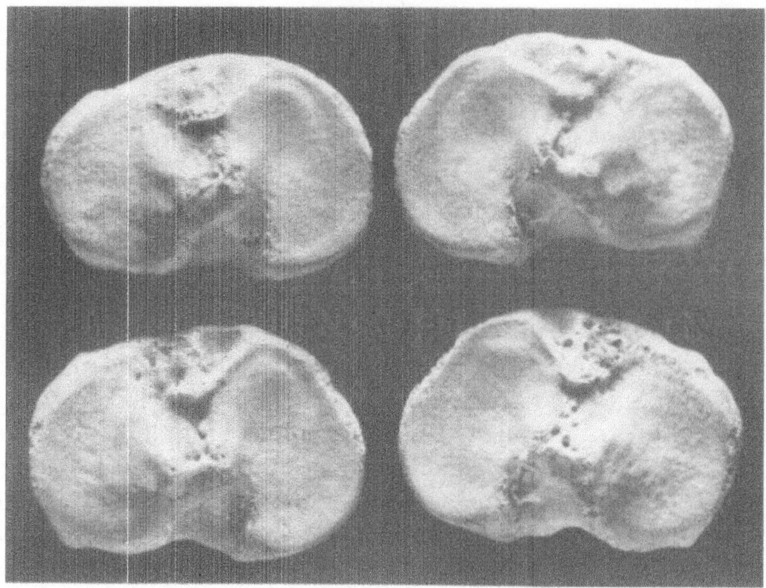

Abb. 29. Die 4 Gelenkflächen der Schienbeine der Zwillinge B.

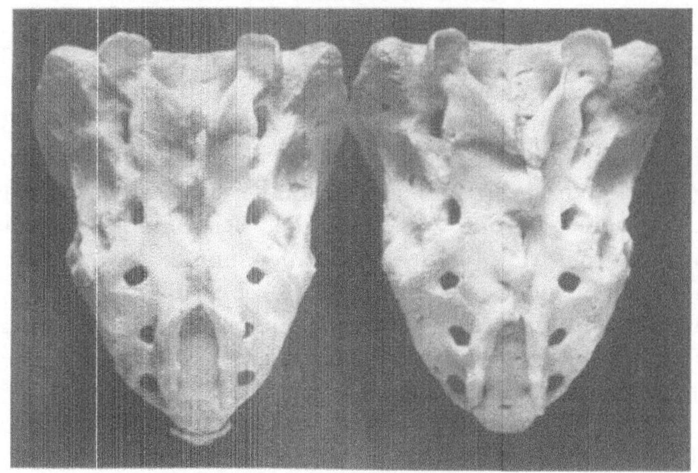

Abb. 30. Die Kreuzbeine der Zwillinge B.

Knochenmaße.

Größte Längen	Zwilling I		Zwilling II	
	rechts	links	rechts	links
Humerus . . .	30,7 cm	30,4 cm	31,2 cm	31,1 cm
Femur	41,9 cm	41,8 cm	43,5 cm	42,5 cm

Knochengewichte.

	Zwilling I	Zwilling II		Zwilling I	Zwilling II
Rechter Femur . . .	350 g	369 g	Linker Humerus . .	120 g	122 g
Linker Femur	356 g	335 g	2 Schulterblätter . .	115 g	113 g
Rechter Humerus . .	128 g	126 g	2 Schlüsselbeine . .	37 g	37 g

Über die Gehirne kann wenig ausgesagt werden, da sie infolge der langen Zeit zwischen Tod und Leichenöffnung sich nur haben schlecht herausnehmen und konservieren lassen. In bezug auf Windungen und Furchen waren sowohl Ähnlichkeiten als auch deutliche Unterschiede vorhanden. Zum Beispiel war die rechte Hemisphäre wesentlich einfacher gestaltet bei I als bei II und auch das Stirnhirn mehr schematisch geformt. Die Basis ohne auffällige Ähnlichkeiten. Die Gefäßverläufe regelrecht.

Zusammenfassung der Zwillingsbefunde.

Aus den vorstehenden Ausführungen und zuletzt insbesondere noch aus dem genauer geschilderten Fall von Omphalopagus hat sich ergeben, daß bei aller überraschenden Übereinstimmung im inneren Bau von Zwillingen, sogar bei sicher eineiigen Varianten der Entwicklung vorkommen[1]. Dieses Nebeneinander von häufig vergesellschafteten kleinen und größeren Abweichungen von der Norm und spielerischen Einzelvorkommnissen bei Zwillingspaaren erschwert die Festlegung von Gesetzmäßigkeiten. Deshalb wollen wir im folgenden versuchen, eine Unterscheidung zwischen solchen Bildungen zu machen, welche sich häufiger bei beiden Zwillingen finden und solchen, bei denen man mehr den Eindruck einer von Erbgleichheit unabhängigen Entstehungsweise erhält. Letztere finden sich auch bei Eineiigkeit öfter nur bei dem einen Paarling. Im ganzen herrscht freilich der Eindruck vor, daß eine größere Übereinstimmung in bezug auf Zahl und Art der Varietäten inneren Baues bei EZ als bei ZZ vorhanden ist, was angesichts der damit übereinstimmenden Erfahrungen an Fehlbildungen und Krankheiten bei erwachsenen Zwillingen nicht wunder nimmt. Da aber die Sicherung der Eineiigkeit in meinem Zwillingsmaterial aus den früher genannten mehrfachen Gründen ungenügend und meine Beobachtungsreihe rein zahlenmäßig zu klein für statistische Berechnungen ist, so muß ich mich auf die Wiedergabe rein empirisch (und auf Grund tabellarischer, hier nicht wiedergegebener Aufstellungen) gewonnener Eindrücke beschränken. Im folgenden sollen die einzelnen Organe in dieser Weise besprochen werden.

Was das *Skeletsystem* anbelangt, so haben wir unser Augenmerk besonders auf die Zeichen der Reife (Knochenkern der Femurepiphyse) und auf Varianten der Rippen, des Brustbeins und der Wirbelsäule gerichtet. Die knorpeligen Verbindungen der unteren Rippen waren bei Zwillingen oft haarscharf dieselben, die Knochenkerne des Brustbeins meist in gleicher Zahl; die Gestalt des Schwertfortsatzes stimmte bei gleichgeschlechtlichen

---

[1] Leo Senn (in Diss. Zürich 1936) hat ein weibliches E-Zwillingspaar beschrieben, bei dem nur der eine Paarling („vom Vater her") ein präsakrales Teratom hatte.

Zwillingen viel öfter als bei Zwillingspärchen überein (breite oder schmale, gespaltene, nichtgespaltene oder gefensterte Form, Abb. 11, S. 31). Beispiele hierfür sind auch in den oben angeführten Fällen belegt. Auch die Thoraxform im ganzen entsprach in ihrer Gleichheit meist dem übrigen Grad äußerer Ähnlichkeit, entsprechend desgleichen der epigastrische Winkel des Brustkorbs.

Am *Herzen* wurde auf Form, Größe, Lage und inneren Bau geachtet. Wie aus den wiedergegebenen Gewichtszahlen hervorgeht, herrschen bei gleicher Körperlänge bei den Zwillingen gleiche Herzgewichte vor; dies ist angesichts der sonst vorkommenden Schwankungen in der Herzgröße, z. B. von Neugeborenen, immerhin erwähnenswert. War die Herzspitze geteilt, so fand sich dies in allen 3 beobachteten Fällen von gleichgeschlechtlichen Zwillingen bei beiden in gleicher Weise[1]; in einem Fall ungleichgeschlechtlicher Zwillinge war es beim Bruder deutlich, bei der Schwester nur angedeutet. Abnorme Sehnenfäden fand ich 9mal bei gleichgeschlechtlichen Zwillingen, darunter 6mal übereinstimmend, 3mal nur bei einem Zwilling; aber im einzigen Fall, wo solche bei PZ vorlagen, war der Befund bei Bruder und Schwester gleich. Die Gestalt und Anordnung der Papillarmuskeln war oft von überraschender Übereinstimmung, desgleichen, wenn deutlich sichtbar, die Bündelung des Reizleitungssystems, oft die Gestalt des Foramen ovale und — sehr eigenartig — die Verteilung der Fettträubchen des epikardialen Fettes. Akzessorische rechte Kranzgefäße sind bekanntlich sehr häufig, diese Varietät erwies sich im vorliegenden Zwillingsmaterial als fast immer diskordant: 12 diskordanten Fällen bei gleichgeschlechtlichen Zwillingen stehen nur 2 konkordante Fälle gegenüber; bei PZ ein Fall, ebenfalls diskordant, aber ein weiterer Fall von abnorm hohem Abgang einer Coronararterie konkordant. Bei einem weiblichen Zwillingspaar (Rei. 1932) fand sich neben einer gleichartigen Furchung der Herzspitze nur bei der einen Schwester ein kleiner Kammerscheidewanddefekt. Ein diskordanter Fall von Transposition der großen Gefäße (neben tödlichem Kernikterus) bei einem weiblichen Paar ist schon oben (S. 35) angeführt worden. Daß die Verzweigung der Coronararterien auch bei Zwillingen stark variiert, dürfte nicht überraschen. Bei einem männlichen Zwillingspaar (EZ?) war der Abgang der rechten Kranzschlagader im Sinus Valsalvae in gleicher Weise nach links verschoben (vgl. später S. 215). Klappenhämatome der Segelklappen sind bald konkordant, bald diskordant bei gleichgeschlechtlichen Zwillingen.

Die Häufigkeit der Varianten der *Lungen*lappung sind bekannt; die Mehrzahl besteht in unvollkommener Absetzung oder mangelhafter Ausbildung des R.M.L., in Formschwankungen der Lingula des L.O.L. und in Bildung abnormer Kerben. Bei meinen gleichgeschlechtlichen Zwillingspaaren kamen Abweichungen von der normalen Lappung 35mal vor; dabei stehen 20 konkordante, 15 nichtkonkordanten Fällen gegenüber;

---

[1] Dazu ein vierter Fall EZ ♂ ♂ (821 und 822/1939).

ähnlich verhält es sich mit den überzähligen Kerben: etwas mehr übereinstimmende als unterschiedliche Fälle. Aber die Verhältnisse liegen, soweit man es bei der geringen Zahl der PZ sagen kann, bei diesen ebenso. So sah ich die gleiche anomale Kerbe des rechten Unterlappens bei einem ungleichgeschlechtlichen Zwillingspaar (S.-Nr. 1309 und 1310/1939). Bei der auch im übrigen Sektionsmaterial so häufigen Variabilität der groben Lungenlappung ist auch auf die Übereinstimmung derselben bei EZ kein großer Nachdruck zu legen. Anders ist es mit den akzessorischen Kerben und der Form des medialen L.O.L.-Randes. Hier sieht man in der Tat bei Zwillingen sehr überraschende Ähnlichkeiten. In anderen Fällen wiederum beschränkt sich diese auf das bloße Vorhandensein von kleinen Abnormitäten, wie Kerbungen überhaupt, weiter gibt es Fälle, die sich „teilweise" oder „fast" gleichen, indem beim einen Paarling eine Zwischenlappenbrücke oder eine quere Lappenkerbe deutlich, beim anderen nur angedeutet ist.

Ein besonders reiches Feld für Vergleiche an einem Organ bietet die *Leber*, sowohl hinsichtlich der äußeren groben Form und des Verhältnisses der beiden Lappen zueinander als auch insbesondere in bezug auf die Gestaltung ihrer Unterfläche. Hier ist nicht nur die Anordnung der gröberen Lappen (Lobus quadratus und Lobus Spigelii), deren Gestalt ihrerseits von den Gefäß- und Bandfurchen sowie von der Lage der Gallenblase abhängig ist, sondern auch die akzessorische, ohnedies so häufige Kerbung der Unterfläche zu beachten.

Über das Vorkommen und die Häufigkeit der angeborenen Leberspalten und über ihre übereinstimmende Gestaltung bei blutsverwandten Personen gibt es eine ausgezeichnete Untersuchung von KAKUHEI GOTO aus dem Züricher pathologischen Institut. Sie fußt zum Teil auf den vergleichend anatomischen Untersuchungen von RUGE (dort zitiert) über die typische Lage der Leberspalten. Ohne Kenntnis von deren Häufigkeit und regelrechter Lage ist auch die Beurteilung ihres Vorkommens bei Zwillingen nicht möglich. GOTO betont übrigens mit Recht, daß das Furchenbild der Leberoberfläche „sehr reichhaltig und wechselvoll" sein kann. Unsere Darstellung wird sich also weniger mit den normalen Furchen als mit den ungewöhnlichen und mit dem jeweiligen Gesamteindruck zu beschäftigen haben. Sofern nur gewöhnliche, der Norm zugehörige Befunde bei zwei Zwillingen vorliegen, ist daraus wiederum (wie oben schon ausgeführt) nicht auf eine *besondere* Ähnlichkeit zu schließen. GOTO hat seinerseits gerade abnorme Kerben nicht berücksichtigt, desgleichen nicht die Überdeckungen der Hauptlängsfurche (Teresfurche) der Leberunterfläche durch Parenchymbrücken. Aber gerade diese sind im vorliegenden Zusammenhang auch wertvoll gewesen.

Dies geht übrigens auch aus GOTOS eigener erster Beobachtung der Leberspalten bei Blutsverwandten hervor. Er hatte Gelegenheit, die Leberform bei einer Mutter und ihrem neugeborenen Sohn zu vergleichen und fand bei beiden eine bindegewebige Brücke über der Hauptlängsfurche. Freilich betont er mit Recht, daß dies an sich ein häufiges Verhalten ist.

Was die Furchungen der Leberrückfläche anlangt, so bestanden teils Übereinstimmungen, teils Unterschiede. In einem 2. Fall (35jähriger Mann und sein 12jähriger Sohn, gestorben an Pilzvergiftung) fand sich insofern eine auffällige Übereinstimmung, als keine der sonst häufiger zu beobachtenden Kerbungen, dagegen eine Parenchymbrücke über der Hauptlängsfurche vorhanden war. In seinem 3. Fall schildert Goto den Befund bei 6 Gliedern einer Familie (Eltern und 4 Kinder), welche durch Mord und Selbstmord umgekommen waren. Bei der Mutter und allen 4 Kindern fand sich eine Parenchymbrücke (wie oben) (beim Vater eine bindegewebige Brücke!), bei Eltern und Kindern ein gleichsinniges Fehlen der sog. linken Seitenspalte, ein Vorhandensein der Fissura praecaudata post. Ruge. Wo die Eltern sonst übereinstimmten, stimmte auch die Mehrzahl der Kinder überein (mit je einer Ausnahme bei Fissura lobi quadrati, bei rechter Seitenspalte und bei Fissura lobi caudati). Unähnlichkeit der Kinder untereinander fand sich bei Unähnlichkeit der Eltern (Fissura praecaudata anterior Ruge). Ein Kind wich in mehreren Furchen von beiden Eltern ab. Dabei ist zu bemerken, daß die Fissura praecaudata post., die bei allen Mitgliedern der Familie vorlag, wie aus Gotos Statistik hervorgeht, eine allerdings häufige Furche ist (in 71% aller Sektionsfälle vorkommend), während die ebenfalls bei allen Mitgliedern fehlende linke Seitenspalte ohnedies nur in 5% aller Lebern vorkommt.

Ein Vergleich der Zwillings-*Lebern* in meinen Fällen ergab in einer mir selbst vor der tabellarischen Zusammenstellung unerwarteten Weise, wie groß der Unterschied der Ähnlichkeiten zwischen meinen beiden Hauptgruppen der gleichgeschlechtlichen und der verschiedengeschlechtlichen Zwillinge ist. Bedenkt man, daß bei den ersteren noch eine (aus oben angeführten Gründen) unberechenbare Zahl von nichtidentischen Zwillingen sein muß, so fällt der beobachtete Unterschied stark ins Gewicht. Gleichheit oder Ähnlichkeit der Furchen der Leberunterfläche ist in 12 von meinen 17 Fällen gleichgeschlechtlicher Zwillinge ausdrücklich beschrieben; einzelne der ähnlichen Fälle sind aber ausdrücklich als von ZZ stammend bezeichnet; 11 Angaben über Gleichheit der Leberform im ganzen, stehen 4 (darunter ein ZZ-Paar) unähnliche gegenüber, bei PZ ist nur 1mal gleiche Leberform hervorgehoben. 5 Fällen mit gleichartiger Lage und Form der Gallenblase stehen ebenfalls 5 mit Unterschieden gegenüber, darunter ist 1 EZ-Paar, 3 ZZ; Gleichheit in bezug auf Gallenblase entspricht durchaus nicht immer einer Gleichheit der sonstigen Leberunterfläche. Von besonderen Fällen seien folgende hervorgehoben: Bei einem weiblichen Zwillingspaar mit weiteren Mißbildungen beider Paarlinge (70 und 71/1929 Basel) besaß der eine außer sagittalen Furchen der Leberoberfläche eine stärker mißgestaltete Leberunterfläche; der Eihautbefund war dabei: gemeinsame Placenta, 2 Amnien, 1 Chorion (vgl. S. 30). Noch in einem zweiten Falle besaß nur die eine von 2 Zwillingsschwestern (S.-Nr. 656 und 660/1926 Basel) sagittale Furchen der Leber.

Zum Vergleich mit den oben angeführten Fällen Gotos, welche allerdings nur Geschwister und nicht Zwillinge betreffen, seien einige Lebern von Zwillingen in bezug auf die Gestalt der Leberunterfläche verglichen:

Bei einem sehr wahrscheinlich eineiigen weiblichen Zwillingspaar mit starken äußeren und inneren Ähnlichkeiten fand sich ein sehr unterschiedlicher Befund an der Leber, nämlich bei der einen Schwester eine tiefe und breite Längsfurche ohne Überbrückung, bei der anderen eine völlige Überbrückung und daneben eine linke Seitenspalte am Rande; beiden gemeinsam war dagegen die Fissura praecaudata post. (allerdings die ohnedies häufigste der Spalten!).

Bei einem weiblichen, sicher ZZ-Paar besaß nur die eine eine Fissura praecaudata anterior und außerdem abnorme Kerben an der Unterfläche des linken Lappens; auch die Milz war bei dieser viel stärker gekerbt als bei der anderen.

Bei eineiigen männlichen Zwillingen fanden sich neben stark gekerbten Milzen ungekerbte Lebern, davon die eine mit vorn offener, die andere mit hinten offener Hauptlängsfurche (S.-Nr. 888 und 889/1933 Berlin, 42,5 und 40,5 cm Länge). Die am Nabel zusammengewachsenen auf S. 37 beschriebenen männlichen Zwillinge hatten übereinstimmende, allerdings normale bzw. häufig vorkommende Furchen des rechten Lappens. Bei einem höchstwahrscheinlich zweieiigen männlichen Zwillingspaar war die eine Leber ohne ausgesprochene Furchen und mit einer breiten Gewebsbrücke über dem Sulcus venosus versehen, die andere wies starke Wulstungen und Furchen, besonders eine große rechte Seitenspalte auf und eine nur schmale Gewebsbrücke. Bei einem weiteren männlichen Zwillingspaar von fraglicher Identität (S.-Nr. 784 und 785/1934 Berlin) fanden sich neben üblichen gleichen Kerben weitere ungewöhnliche Kerben, eine ganz übereinstimmend im linken Lappen dorsalwärts. Bei einem sehr ähnlichen männlichen Zwillingspaar (S.-Nr. 858 und 859/1934 Berlin) außer gleicher Gestalt der Leber eine tiefe Furche lateral vom Gallenblasenbett und in ihrer Fortsetzung eine Kerbe des Leberrandes (für eine rechte Seitenspalte zu weit von der Gallenblase entfernt). Bei einem männlichen Zwillingspaar mit gemeinsamer Placenta, gemeinsamem Chorion, getrennten Amnien (S.-Nr. 644 und 593/1935), beide 46 cm lang, fanden sich ganz verschiedene Kerben der Leberunterfläche. Ein Beispiel großer Übereinstimmung bot dagegen die Leber der Zwillinge S.-Nr. 820 und 860/1935 Berlin (Sulcus, Lage der Gallenblase, Furchen der Unterfläche und Einkerbung des Leberrandes gleich!). Eine seltene und auffällige Läppchenbildung am Spigelschen Lappen sah ich bei Zwillingsschwestern mit durchgehends großer sonstiger Organähnlichkeit (S.-Nr. 1265 und 1269/1939).

Große Unterschiede der Leberform und der Gallenblase zeigte u. a. das männliche Zwillingspaar S.-Nr. 1490 und 1491/1935 von 40 und 38 cm, auch äußerlich und sonst unähnlich.

Bei der *Milz* war an den Zwillingspaaren in erster Linie auf das Gewicht und die Form zu achten; beide pflegen bei Neugeborenen nicht unerheblich zu schwanken. Es war daher von Interesse, festzustellen, daß die Milzgewichte gewöhnlich bei gleichgeschlechtlichen Zwillingen einander sehr nahe waren; in einem Falle von angeborener Syphilis, der schon oben (S. 36) erwähnt ist, war die Milz bei beiden Zwillingen gleichsinnig vergrößert (die syphilitischen Milzvergrößerungen bei Lues congenita wechseln bekanntlich in ihrem Ausmaße sehr stark!). Was die Form der Milz betrifft, so wurde in unseren Notizen einerseits die Gesamtgestalt, andererseits die Kerbung des Randes berücksichtigt. Beide scheinen unabhängig voneinander bedingt zu sein, denn zuweilen stimmte wohl die Gestalt, nicht aber die Beschaffenheit der Milzränder bei den Zwillingen überein. Im allgemeinen überwiegen bei den gleichgeschlechtlichen Zwillingen die Fälle, in denen die Form des Organs Übereinstimmung zeigt, wenn auch bei zweifelloser Eineiigkeit Unterschiede vorkommen. So war unter anderen die Milzform auch bei dem auf S. 37 geschilderten Omphalopagus verschieden. Die Gleichheit der Milzkerbung ist bei Eineiigkeit sicher größer; soviel kann ich trotz der geringen Zahl der sichergestellten Eineiigen in meiner Serie behaupten (vgl. Abb. 21a, b, S. 44); aber ebenso scheint mir festzustehen, daß verschiedenartige Kerbung auch bei identischen Zwillingen vorkommt. Desgleichen steht für mich fest, daß bei ungleichgeschlechtlichen Zwillingen sowohl Form als auch Kerbung der Milzen fast immer differieren. In 8 Fällen fanden sich bei gleichgeschlechtlichen Zwillingspaaren Nebenmilzen, nur bei 3 Paaren waren sie bei beiden Partnern vorhanden (darunter 2 sichere Eineiige nach dem Gesamtbefund, d. h. nach der Häufung der äußeren und inneren Ähnlichkeiten); 5mal fand sich eine Nebenmilz nur bei einem Zwilling; in den 2 Fällen, wo eine Nebenmilz bei einem Zwillingspärchen gesehen wurde, war sie nur bei einem der beiden Zwillinge vorhanden.

In einem Fall des Grazer Pathologischen Instituts (persönliche Mitteilung von Professor BEITZKE) fand sich nur bei der einen von zwei weiblichen Zwillingsschwestern (39,5 und 38 cm) eine linksseitige Zwerchfelllücke mit Vorfall von Magen, Dünndarm, aufsteigendem und querem Dickdarm in den linken Brustfellraum. Die Eihautverhältnisse waren nicht bekannt, besondere Ähnlichkeit bestand offenbar nicht.

Beim *Magendarmkanal* wurde besonders auf die Gekröseverhältnisse und auf Länge und Lage des Wurmfortsatzes geachtet, weil sie am ehesten Varianten im täglichen Sektionsmaterial darbieten. Aber die Gekröseverhältnisse waren — vielleicht zufällig — in unserer Beobachtungsreihe so regelrecht, daß nicht viel darüber zu sagen ist. Einmal fand ich nur bei einem der männlichen Zwillinge, der sonst seinem Zwillingsbruder sehr ähnlich war, ein Coecum mobile, einmal das gleiche bei zwei, sehr wahrscheinlich eineiigen Zwillingen. Mehrfach fand sich weiter bei wahrscheinlicher Identität eine große Ähnlichkeit in der Flächengröße und Insertion des Mesosigmoids; aber auch bei unähnlichen Zwillingen gleichen Geschlechts konnte seine Länge fast gleich, z. B. 3,8 und 3,5 cm, sein. 2mal fand sich ein Ductus omphalomesentericus-Rest, das eine Mal isoliert bei einem wohl sicher nicht identischen Zwillingspaar, das andere Mal war ein MECKELsches Divertikel bei beiden sicher eineiigen Zwillingen (1 Corpus luteum bei der Mutter, s. unten) vorhanden. In einem Falle beobachtete ich einen Nabelbruch verschiedener Größe bei einander sehr ähnlichen Zwillingsschwestern (Frühgeburten aus dem 6. Schwangerschaftsmonat). Ein gespaltenes Zäpfchen fand sich nicht weniger als 4mal, 2mal bei beiden Paarlingen gleichgeschlechtlicher Paare (der eine Fall ist der bereits mehrfach angeführte Omphalopagus), das dritte Mal bei einem von zwei, wahrscheinlich nichtidentischen weiblichen Zwillingen. Bei zwei weiteren Zwillingspaaren, das eine Mal Brüder, das andere Mal Schwestern, fand sich übereinstimmend unter den Paarlingen nur eine Andeutung einer Uvula bifida (Berlin: S.-Nr. 1227 und 1228/1939 und 821 und 822/1939). Am reichlichsten sind meine Notizen über den Vergleich der Wurmfortsätze. Mehrfach stimmten bei identischen Zwillingen und leicht meßbaren (weil gestreckten) Wurmfortsätzen deren Längen — sonst bekanntlich sehr variabel — auf den Millimeter genau überein, z. B. je 4,9 cm bei beiden und je 3,9 cm. Die Lage des Wurmfortsatzes ist wohl einer der unregelmäßigsten Befunde überhaupt; dies trifft auch für unsere Beobachtungsreihe an gleichgeschlechtlichen Zwillingen zu: 14 Fällen mit verschiedenartiger Lage (darunter ein sicheres eineiiges Paar mit Übereinstimmung des Situs) stehen 13 gleichartige Fälle (darunter 6 höchstwahrscheinlich eineiige Paare, nach der allgemeinen Ähnlichkeit zu urteilen) gegenüber. Unter Lage ist hauptsächlich verstanden das Lageverhältnis des Wurmfortsatzes zum Blinddarm. Endlich sei noch bemerkt, daß uns in einem Falle eineiiger Zwillinge die große Ähnlichkeit der Magenfalten auffiel; da die Beobachtung aber erst neuerdings gemacht wurde, läßt sich über Häufigkeit und Wert des Befundes nichts aussagen.

Bei den ungleichgeschlechtlichen Zwillingspaaren fand ich einmal Übereinstimmung in bezug auf ein Megacolon sigmoideum, einmal Gleichzeitigkeit eines Coecum mobile, außerdem ein Coecum mobile bei Zwillingsschwestern, einmal einen ganz übereinstimmenden Hochstand des Coecums bei PZ mit Befestigung desselben unter dem rechten Leberlappen, hierdurch scheinbare Verkürzung des Colon ascendens, das auf diese Weise eine Verlängerung des Quercolons vortäuschte. Dieses Pärchen (S.-Nr. 286 und 285/1939) glich sich auch sonst, z. B. in der Lungenlappung und in der Form des Schwertfortsatzes sowie äußerlich. Bei einem männlichen Zwillingspaar mit sonstigen zahlreichen inneren Ähnlichkeiten (821 und 822/1939) fand sich ebenfalls ein Hochstand des Coecumkopfes neben einem Megasigma. Die Befunde am Wurmfortsatz schwankten stark, aber vielleicht nicht stärker als bei gleichgeschlechtlichen Zwillingen; einmal wurden 44 und 27 mm Länge bei einem Paar gemessen.

Herrn Kollegen FR. FEYRTER (Danzig) verdanke ich die Mitteilung eines von ihm in Wien bei männlichen Zwillingen von 38 und 40 cm Länge beobachteten konkordanten Vorkommens einer Achsendrehung des unteren Dünndarmgekröses in einem Falle um 360°, im anderen um 180° mit folgendem Ileus in beiden Fällen.

Die *Harnorgane* boten wenig Besonderes. Kuchenniere fand sich dreimal, einmal übereinstimmend bei einem eineiigen männlichen Paar. In diesem Falle war die Renkulifurchung, die auch sonst sehr auseinandergehen kann, ungleichartig. Bekanntlich ist aber diese Furchung auch sonst zeitlich und ihrer Stärke nach verschieden ausgeprägt. Eine Gesetzmäßigkeit der Übereinstimmung habe ich nicht finden können. Einmal fand sich die Wiederholung einer rechtsseitigen Doppelniere, einmal weite Nierenbecken bei beiden Zwillingen ohne ersichtlichen Grund (keine eigentliche Hydronephrose). Eine Hufeisenniere fand sich bei dem einen von zwei weiblichen Zwillingen mit 2 Amnien und 1 Chorion. Ein kleines Harnblasendivertikel war bei einem von zwei weiblichen Zwillingen, die für erbgleich angesehen wurden.

Über die *Geschlechtsorgane* ist nicht viel zu sagen. Bei der großen Zahl von Frühgeburten unter den Zwillingen war das Vorkommen von Leisten- und Bauchhoden zu erwarten und bei der Variabilität des Descensus auch das meist ungleiche Vorkommen in reiferen Stadien nicht überraschend. Am Ovar haben wir nur einmal bei einem Paarling Cysten gefunden, die bei der Schwester fehlten (derselbe Fall wie oben mit der Kuchenniere: 2 Amnien, 1 Chorion),

In diesem Fall ist es von Bedeutung, daß die eine Zwillingsschwester offenbar schon länger abgestorben, weil erheblich maceriert war; das läßt daran denken, daß die als synkainogenetische Hormonwirkung von meinem Mitarbeiter Diaca aufgeklärte angeborene Cystenbildung der Eierstöcke erst nach dem Fruchttod der einen Schwester entstanden ist. Damit würde sich eine einfache Erklärung der Diskordanz ergeben.

Über die *Nebennieren* ist nichts zu berichten; sie verdienen wohl einmal aus besonderen Gesichtspunkten eine eingehendere, auch mikroskopische Untersuchung. Meine bisherigen makroskopischen Skizzen besagen nicht viel.

Von der *Thymusdrüse* sind, wo immer angängig, genaue Notizen und Skizzen gemacht worden. Nicht immer war der Befund verwertbar, zumal dann, wenn ein Altersunterschied zwischen den Zwillingen vorhanden war und der eine etwa totgeboren wurde, der andere nach einigen Tagen, vielleicht an einer akuten Krankheit, starb. In einem Falle, wo ich nach den übrigen Erfahrungen (s. unten) Übereinstimmung hätte erwarten können, wenigstens in bezug auf das Gewicht, fand sich in einem solchen Fall beim Totgeborenen ein Gewicht von 6, beim Zwilling von 2 Tagen ein Gewicht von 3 g; der Unterschied war offensichtlich auf akzidentelle Involution zurückzuführen. Im Gegensatz dazu zeigen die mit Gewichtszahlen belegten, früher angeführten Fälle zum Teil eine überraschende Übereinstimmung in bezug auf die Organmasse der Thymusdrüse (vgl. S. 14 ff.). Nachdem sonst im Sektionsmaterial das Gewicht so sehr schwankt, daß man noch heute über die Normzahlen im Zweifel ist und am liebsten deshalb annimmt, daß die normale Schwankungsbreite sehr groß ist, sind demgegenüber die Gewichtsunterschiede bei Zwillingen als geringfügig anzusehen.

Fast noch überraschender war mir die Beobachtung von der Übereinstimmung der *Form des Thymus*, weil diese infolge ihrer verwickelten Entwicklungsgeschichte (Vereinigung verschiedener Organanlagen, Verlagerung des Organs während der Ontogenese, mögliche Beeinflussung der Gestalt durch Nachbarentwicklungen) zahlreichen noch intrauterinen Einflüssen ausgesetzt ist. Bei 26 gleichgeschlechtlichen und 8 ungleichgeschlechtlichen Zwillingspaaren besitze ich Notizen und Skizzen über die Thymusform. Von den ersteren zeigten 11 eine Übereinstimmung, 15 Verschiedenheit, von den Zwillingspärchen 2 Übereinstimmung, 6 Verschiedenheit des groben Baues. Noch überzeugender ist folgende Feststellung: Von den 11 übereinstimmenden Fällen bei gleichem Geschlecht waren 9 Zwillingspaare ausdrücklich als äußerlich sehr ähnlich bezeichnet, während von den 15 mit ungleichem Thymusbau nur 4 als äußerlich einander gleichend, 2 als unähnlich bezeichnet sind. Natürlich gibt es dazwischen Fälle, wo die Form nur zum Teil übereinstimmt.

Nur bei A. Hammar (1929) habe ich Angaben über das Verhalten des Thymus bei Zwillingen finden können; er stellte bei 8 Zwillingspaaren, von denen einige bestimmt eineiig waren, „unverkennbare Strukturähnlichkeit zwischen den Zwillingsthymen", besonders in 3 Fällen von Thorakopagie fest, ebenso bei einem durch Selbstmord umgekommenen identischen Zwillingspaar von 20 Jahren. In der Mehrzahl allerdings, sagt er, zeigen sich erhebliche Unterschiede und diese seien auch bei EZ schon im Fetalleben ebensogroß, als bei den entsprechenden Organen gleichalter, nicht untereinander verwandter Individuen.

Was das *Gewicht der Thymusdrüse* im fetalen Leben bei Zwillingen betrifft, so stehen Fällen mit überraschend ähnlicher Masse Fälle mit unterschiedlicher gegenüber, ohne daß sich jeweils im Einzelfall der Grund für die Differenz angeben läßt. Auch die Beziehung zu Größe und Körpergewicht der Frucht ist nicht immer maßgebend. Eine durchgehende Gesetzmäßigkeit, daß die wahrscheinlich EZ mehr Übereinstimmung als die ZZ zeigen, läßt sich nicht finden und bei den sicher zweieiigen Zwillingspärchen trifft man in gleicher Weise Ähnlichkeit und Auseinandergehen der Thymusgewichte.

In der nebenstehenden Tabelle sind die Thymusgewichte einer Anzahl meiner Zwillingspaare mit den Normzahlen von HAMMAR verglichen, darnach dürften die Thymen von Zwillingen in der physiologischen Normbreite von Einzelfrüchten liegen; dies stimmt auch mit HAMMARs eigenen Wägungen von Zwillingsthymen überein, die ich hier der Kürze halber nicht wiedergebe.

Mit der *Schilddrüse* verhält es sich ähnlich wie mit dem Thymus; nur sind die zu erwartenden Varietäten einförmiger. Starke Mißbildungen fanden sich in meiner Beobachtungsreihe überhaupt nicht, dagegen leichte Asymmetrien der Seitenlappen, mangelnder Isthmus, kragenförmige Gestalt der Schilddrüse. Isthmusmangel fand sich nur bei einem von zwei Zwillingsknaben, die nach dem Eihautbefund eineiig gewesen sein dürften (S.-Nr. 476 und 477/1927). Das gleiche fand sich ein zweites Mal bei einander ähnlichen männlichen Zwillingen (S.-Nr. 593 und 644/1935).

Eine bei Zwillingsbrüdern (7. Schwangerschaftsmonat) vorhandene gleichartige Asymmetrie mit gleichzeitiger Kerbung des oberen Randes stimmte zu der übrigen großen allgemeinen Ähnlichkeit zwischen beiden (S.-Nr. 168 und 169/1936). Ein sehr ähnlicher Befund, aber ohne Übereinstimmung in bezug auf eine Kerbe des linken oberen Poles betraf Zwillingsbrüder von 41 und 44 cm und von äußerlich ziemlich großer Ähnlichkeit (S.-Nr. 52 und 53/1936). Einer symmetrischen Lappung mit ganz schmalem Isthmus entsprach eine asymmetrische Schilddrüse mit breitem Isthmus bei einem männlichen Zwillingspaar von 40 und 38 cm (S.-Nr. 1490 und 1491/1935). Bei äußerlich stark ähnlichen Zwillingsknaben zeigte die eine Drüse einen Lobus pyramidalis, die andere dagegen keinen solchen, dafür einen niedrigen, zweifach septierten Mittelteil. Diese Beispiele mögen genügen.

Hervorgehoben sei nur noch der Schilddrüsenbefund bei dem Omphalopagos; hier war beim einen Paarling die Schilddrüse breit kragenförmig, beim anderen mit einem schmalen Isthmus versehen.

Im ganzen stellen sich die Verhältnisse der Schilddrüsenform folgendermaßen dar: 28 gleichgeschlechtlichen Paaren mit übereinstimmender Schilddrüsenform stehen 22 Paare mit unterschiedlicher gegenüber. Unter den ungleichgeschlechtlichen Zwillingen stehen sich 8 mit verschiedener und 9 mit gleicher oder sehr ähnlicher Form gegenüber.

Tabelle 3. Eigene Beobachtungen bei Zwillingen über Thymusgewicht[1].

	Gleichgeschlechtliche männliche Zwillinge		Gleichgeschlechtliche weibliche Zwillinge		Zwillingspärchen	
	Körperlänge	Thymus	Körperlänge	Thymus	Körperlänge	Thymus
6. Monat	28,9	0,846				
	29 / 28	0,85 / 1,46				
7. Monat	35,0	2,3				
	31,5 / 30	1,2 / 1,0			32,5 / 34,5	2,65 / 4,3
	32 / 27,5	0,95 / 0,63				
	33,5 / 35	2 / 2				
8. Monat	40,1	4,79				
	39,5 / 38	4 / 2	38 / 38	5 / 3	37 / 37	2,8 / 2,8
	39,6 / 37,2	4,3 / 2,2			38 / 34,5	4,2 / 2,0
	40 / 38	4,5 / 4	39 / 40	3 / 6	38,5 / 37	7 / 5,5
9. Monat	42,6	6,19				
	41 / 41	7 / 7	41 / 38	6,5 / 6,5	41 / 39,5	7 / 7,5
	42 / 43,5	6 / 6	41 / 41 Mac.	0,9 / 0,7		
	44 / 41	6 / 3				
	42,5 / 40,5	5 / 3				
	44 / 41	7 / 6			44,5 / 40,0	7,2 / 4,6
10. Monat	48,1	11,67				
			48 / 45	6 / 8,5		
			49 / 49	14 / 12,5		
Neugeboren	53,0	15,15				
	52 / 48	5 / 3				
	51 / 49	16,5 / 14,5				

[1] Jeweils sind bei jedem Monat in der ersten Kolonne die Durchschnittszahlen von HAMMAR vermerkt.

Drei Fälle von Struma congenita wurden beobachtet, jedesmal bei beiden Zwillingen; ein Basler Fall von stärkerer Art (der geographischen Belastung entsprechend) ist weiter oben in anderem Zusammenhang erörtert worden (S. 20); ein anderer Basler Fall und ein Berliner Fall waren schwache Fälle, der eine betraf Zwillingsknaben (Monochoriaten, Diamnioten) aus dem 8. Schwangerschaftsmonat, von denen der eine mit Hydramnion behaftet war (S.-Nr. 116 und 170/1927 Basel); der andere Berliner Fall hatte Schilddrüsen von 3 und 5 g, beide Gewichte für Berlin hoch, besonders in Anbetracht des frühen Schwangerschaftsmonats (39,5 und 41 cm).

J. EUGSTER hat in einer umfangreichen und sorgfältigen Untersuchung über Zwillingsstrumen wertvolle pathologisch-anatomische Beispiele zu diesem Gegenstand mitgeteilt, von denen einige des Vergleichs wegen erwähnt seien: So berichtet seine Beobachtung Nr. 2 über monochoriatische Zwillinge von je 86 cm mit Hydramnion, bei denen außer der Struma congenita beiderseitige Klumpfüße und DUBOISsche Abscesse des Thymus, bei beiden außerdem Hasenscharte (bei I nur linksseitige, bei II beiderseitige mit Kieferspalte) vorlagen. Seine Beobachtung Nr. 56 betrifft dreieiige Drillinge, alle 3 mit Struma congenita behaftet. Aber auch Diskordanz bei EZ hat EUGSTER beobachtet: von einem weiblichen Zwillingspaar Nr. 15 hatte nur der eine Paarling einen angeborenen Kropf. Bei einem anderen Paar mit fetaler Wassersucht hatte die Schilddrüse eine verschiedene Form. Das Ergebnis seiner Untersuchungen war, daß in Hinsicht auf den Kropf ZZ keine größeren Unterschiede als die EZ darboten. Die verhältnismäßig hohe Konkordanz der ZZ spricht für den weit überwiegenden Anteil der Umwelt in der Entstehung des angeborenen Kropfes.

Eine besonders anziehende Frage, nämlich die nach der Ähnlichkeit der **Gehirnentwicklung bei Zwillingen** habe ich gesondert behandelt und verweise auf meine Abhandlung über die „Ähnlichkeit des Windungsbildes an Gehirnen von Blutsverwandten, besonders von Zwillingen" (Sitzgsber. preuß. Akad. Wiss., Berlin 1937). Wegen der Notwendigkeit, dabei auch Gehirne von weiteren Verwandten, und zwar Erwachsenen zu berücksichtigen und um die Frage gleichzeitig in den weiteren Rahmen der Ähnlichkeitsbeziehungen der Schädel einzubeziehen, sei hier von einer Wiedergabe der Ergebnisse abgesehen und auf das entsprechende Kapitel über „Gehirn und Schädel bei Blutsverwandten" (S. 167f.) verwiesen.

Es sind gegen die Bedeutung, die der Zwillingsforschung für die menschliche Vererbungslehre beigemessen wird, Einwände erhoben worden. Selbst gegen die Annahme, daß eineiige Zwillinge notwendigerweise eine völlig identische genetische Konstitution besitzen müssen, sind Zweifel laut geworden. Ich habe im vorhergehenden bei dem häufigen Fehlen des Eihautbefundes und seiner praktischen Unzuverlässigkeit im Einzelfall davon abgesehen, die Gruppe der gleichgeschlechtlichen Zwillinge in identische und nichtidentische zu teilen, sondern sie meist nur mit den sicher zweieiigen ungleichgeschlechtlichen Zwillingen verglichen. Leider waren beide Gruppen, besonders die letztere, zahlenmäßig zu klein, um für die einzelnen Befunde Hundertsätze zu berechnen. Die Diagnose der Eineiigkeit pflegt sich heute auf der Feststellung zahlreicher gleichzeitiger Ähnlichkeiten zu stützen. Eine gewisse Gefahr würde aber zweifellos in der Anwendung dieses Vorgehens für so unreife Menschen, wie die meinen Beobachtungen zugrunde liegenden Feten und Neugeborenen, liegen. Liegen z. B. bei einem Paar keinerlei Besonderheiten in Form von Varietäten oder Mißbildungen vor, sondern sind beide Zwillinge „normal", so läßt sich aus diesem anatomischen Befund überhaupt kein Schluß ziehen.

Eine besonders empfindliche Lücke, die ich nicht nur bei meinem Material, sondern bei vielen Arbeiten auf dem Gebiete der Zwillingspathologie sehe, ist die Nichtberücksichtigung der elterlichen und vorelterlichen Eigenschaften. Man sagt schlechthin, die Zwillingsforschung habe gerade für die menschliche Vererbungslehre, welche der Methode der experimentellen tierischen und pflanzlichen Erbforschung entbehren müsse, eine so besondere Bedeutung, weil hier der Fall vorliege, daß zwei Individuen erbgleich (wenn eineiig) sind. Ich sehe von dem schon angeführten Einwand ab, daß erbgleich und eineiig sich nicht zu decken brauchen. Es soll zunächst zugegeben sein, daß Zwillinge, welche aus der Teilung eines durch einen Samenfaden befruchteten Eies hervorgehen, identisch sind, d. h. gleiche Erbmassen besitzen[1]. Sie haben also zweifellos dieselbe Konstitution. Ob aber diese Konstitution in dem Sinn vererbt ist, daß sie ganz von den Voreltern überkommen ist, ist damit nicht gesagt. Anders ausgedrückt: Solange die Bedeutung der Mutationen für den Menschen nicht klarer gestellt ist, darf „Erbgleichheit der Zwillinge" nicht mit Vererbtheit ihrer Eigenschaften gleichgesetzt werden. Angenommen, daß sprunghafte Änderungen der Erbmasse gerade beim Menschen nicht selten seien — und diese Annahme wäre von vornherein bei der Höhe und Verwickeltheit seiner Entwicklung nicht abwegig[2] — müßten eineiige Zwillinge dieselben Varietäten und Abweichungen der inneren Gestaltung zeigen können, ohne daß diese von den vorhergehenden Generationen her erblich bedingt wären. Da die Zwillingsschwangerschaft selbst eine Abweichung von der Norm ist und Varietäten an Zwillingen, wie aus meinen Beobachtungen für jeden Kenner der Sektionen von unreifen Früchten und Neugeborenen hervorgehen dürfte, eher als häufig bezeichnet werden

---

[1] Aber auch an diesem Punkt ist ein von ECKSTEIN gemachtes Bedenken berücksichtigenswert. Er legt Nachdruck auf die Tatsache, daß die Erbmasse, die sonst beim Einzelindividuum ungeteilt bleibt, im Falle einer Zwillingsentwicklung aus einem sich teilenden befruchteten Ei zwischen zwei Individuen geteilt wird, so daß jedes von beiden „halberbig" (jedenfalls quantitativ gedacht) wird.

[2] O. NÄGELI ist in seiner „Allgemeinen Konstitutionslehre" (Berlin: Julius Springer 1934) bereits und zum Teil aus anderen Gründen für die Bedeutung der Mutationen beim Menschen eingetreten.

können, so wird man mein Bedenken verstehen, aus den an Zwillingen gefundenen Doppelbefunden pathologischer Natur ohne weiteres auf deren erbliche Qualität zu schließen. Jedenfalls vermag ich einer Fassung nicht zuzustimmen, wie sie etwa SIEMENS (1931) der Bedeutung gleichartiger Befunde bei EZ gibt: „Bei eineiigen Zwillingen spricht Konkordanz immer für Erbbedingtheit besonders bei seltenen Leiden." Deshalb wäre zweierlei erforderlich: erstens den Beweis zu erbringen, daß dieselben Abweichungen von der Norm auch sonst bei Verwandten erblich vorkommen, zweitens zu zeigen, daß die Eltern von Zwillingen in gleicher Weise beschaffen sind. Erst dann wäre das Vorkommen gleicher Besonderheiten bei eineiigen Zwillingen sicher ein Ausfluß ihrer Vererblichkeit; an sich könnte es ebensogut die Folge davon sein, daß das sich in zwei Individualhälften teilende Ei durch Mutation der Erbmasse den beiden die gleiche sprunghafte Variante mitgeben kann; dagegen läßt sich der weitere Gedanke nicht begründen, daß die Neigung zur Zwillingsteilung des befruchteten Eies bereits ein Ausdruck der Mutationsbereitschaft sei und ebensowenig kann die Vermutung zur Zeit begründet werden, daß durch jene Teilung eine irgendwie in Varietäten sich auswirkende Labilität der Entwicklung verursacht würde.

Den ersteren Beweis suche ich in den Kapiteln anzustreben, wo der anatomische Befund bei sonst blutsverwandten Personen verglichen wird. Stellt es sich dabei heraus, daß gewisse Varianten hier immer nur einzeln und nie gehäuft auftreten, so wäre daraus zu entnehmen, daß sie entweder überhaupt nicht genetisch bestimmt oder daß sie auch beim Einzelindividuum durch Mutation verursacht sind.

Der zweite Beweis für die Vererbung der bei eineiigen Zwillingen gefundenen inneren anatomischen Eigentümlichkeiten würde durch Vergleich des Sektionsbefundes der Zwillinge und ihrer Eltern gegeben sein. Solche Fälle sind meines Wissens bisher nicht bekannt. Ich selbst besitze auch fast nur unvollkommene solche Fälle, wo lediglich der Befund bei der Mutter und nicht auch vom Vater und den Großeltern bekannt ist.

Auf S. 20 ist schon in anderem Zusammenhang ein Fall von **eineiigen männlichen Zwillingen** besprochen, deren **Mutter** während der Entbindung an Atonie des Uterus und Verblutung starb. Zwischen den Brüdern bestanden große innere und äußere Ähnlichkeiten, aber keine solchen mit der Mutter. Äußere Ähnlichkeit bestand aber mit dem noch lebenden Vater, jedoch nicht hinsichtlich der Ohrform. Die Zwillinge waren beide behaftet mit einer erheblichen Struma congenita von 16 und 18,5 g; die Mutter hatte (in Basel!) mit 39 Jahren nur eine geringe Hyperplasie der Schilddrüse mit kleinen Gallertknötchen; der Vater hatte keinen sichtbaren Kropf. Die mikroskopische Untersuchung an einer Anzahl von Organen hat nichts, soweit ich mich erinnere, Wesentliches, im besonderen an den kindlichen Schilddrüsen keine histologischen Unterschiede ergeben. Die Präparate sind mir leider infolge Wegzugs von Basel abhanden gekommen.

In einem anderen Fall von **Mutter und Zwillingen** kann ich mich lediglich auf Sektionsprotokolle (nicht auf eigene Aufzeichnungen) beziehen. Eine 22jährige Mutter starb bei der Entbindung von Zwillingen an Luftembolie, hatte außerdem eine chronische Lungentuberkulose. Im linken Eierstock waren zwei gelbe Körper. Die Sektion der weiblichen Zwillinge (Jena, Ahn.) hat anscheinend nichts anderes geboten als abnorme Knorpelbrücken zwischen den Rippen der einen Schwester. Ein Stiefbruder, der nach Wiederverheiratung des Vaters 3 Jahre später im 6. Schwangerschaftsmonat geboren wurde, hatte multiple Mißbildungen: eine Atresie des Duodenums, einen Septumdefekt des Herzens, einen Mangel des rechten L.O.L. und Kryptorchismus.

In einem weiteren Fall aus Jena (S.-Nr. 230 und 232/1913) starb die **Mutter** an Eklampsie bei der Entbindung von **ungleichgeschlechtlichen Zwillingen**; der Knabe besaß ein Megacolon sig. congenitum, die Mutter und die Schwester nicht. Die Nieren aller drei waren fetal gelappt; am stärksten beim Knaben. Er wie die Mutter hatten Hydronephrose, das Mädchen eine ungewöhnliche Nierenform; der Knabe eine linksseitige Hydronephrose durch Stenose des Ureters. Der Knabe hatte Höhlenhydrops, die Schwester nur geringen Ascites und wenig Hydroperikard.

Ein weiterer Fall aus Jena betrifft ein **Zwillingspärchen und dessen zwei jüngere Schwestern,** beide totgeboren; von den Zwillingen zeigte der totgeborene 39 cm lange Bruder eine Osteochondritis syphilitica, die Zwillingsschwester, die ein Alter von 3 Wochen erreichte, nicht. Die anderen Schwestern, 2 und 5 Jahre später totgeboren, zeigten syphilitische Leber- und Milzveränderungen. Bei dem Zwillingsbruder war der rechte Leistenkanal offen, der Wurmfortsatz 44 mm lang (bei der Zwillingsschwester 27 mm), die Wurmfortsätze der anderen Schwestern maßen 37 und 57 mm! Bei der zweiten Schwester werden die Bauchbruchpforten ausdrücklich als geschlossen vermerkt. Für sie und den weiblichen Zwilling wird ferner gesagt, daß die Gallenblase mit dem Duodenum „verwachsen" war (Jena Bl. I).

Ein weiterer Fall einer **Mutter mit einem ungleichgeschlechtlichen Zwillingspaar** ist erstens deshalb bemerkenswert, weil das Mädchen und der Knabe in bezug auf den Habitus, weniger in bezug auf die Gesichtszüge, mehr in bezug auf die Organgewichte und die Formbesonderheiten der inneren Organe auffallend ähnlich waren. Die Maße waren nämlich folgende:

	Zwilling I S.-Nr. 211/37 ♀	Zwilling II S.-Nr. 212/37 ♂		Zwilling I S.-Nr. 211/37 ♀	Zwililng II S.-Nr. 212/37 ♂
Gesamtlänge	45 cm	45 cm	D. bifrontalis . .	7 cm	6 cm
Länge: Protub. occip.			D. biparietalis .	8,5 cm	7,5 cm
ext.(Steißbeinspitze) .	26,5 cm	26 cm	Gesamtgewicht .	2150 g	2150 g
Brustumfang (Mamillen)	25,5 cm	25 cm	Herz	14,5 g	14 g
Bauchumfang (Nabel) .	25 cm	24 cm	Rechte Lunge .	27 g	35,5 g
Kopfumfang (größter) .	32 cm	32 cm	Linke Lunge . .	21,5 g	24 g
D. fronto-occip. . . .	11 cm	11 cm	Milz	4 g	4 g
D. fronto-suboccip. . .	9 cm	9,5 cm	Leber	95 g	80 g
D. mento-occip. . . .	12,5 cm	12,5 cm	Nieren	14,5 g	19,5 g
D. mento-suboccip. . .	9,5 cm	9,5 cm	Thymus	5 g	5 g

Sehr ähnlich waren weiterhin Lage und Form des Wurmfortsatzes, Länge der Flexura sigmoidea (bei beiden bis an die medialwärts eingeschlagene Appendix reichend), die Form beider Lungen (rechts unvollkommene Absetzung des M.L.), die Form der Schilddrüse (langer schmaler Lobus pyramidalis), Relief der Leberunterfläche, Form der Milz (Mangel von Kerben medial, dafür am hinteren Rand kleine Furche). Unähnlich waren die Thymusform und der Schwertfortsatz.

Zweitens war an diesem Fall bemerkenswert, daß die Mutter in fast allen genannten Einzelheiten abweichende Befunde darbot; eine Andeutung von Kuchenniere fand sich bei allen drei auf der linken Seite, bei der Mutter allein auch rechts, und zwar noch stärker. Schwertfortsatz, Leber, Milz, Lungenlappung bei der Mutter anders als bei ihren Zwillingen, nur die Ohren sehr ähnlich.

Die Mutter war einer metastatischen Endometritis puerperalis aus eitriger otogener Thrombophlebitis des rechten Sinus sigmoideus erlegen (S.-Nr. 219/1937, 28 Jahre alt).

Männliche Zwillinge von $3\frac{1}{4}$ Jahren mit älterem Bruder, $7\frac{1}{4}$ Jahre und Mutter, 35 Jahre (S.-Nr. 476—479, 1938).

Mutter und älterer Sohn hatten Blutgruppe A, die Zwillinge Blutgruppe O.

Äußere Besichtigung. Die beiden Zwillingsknaben 478 und 479/1938 sind von vollkommen gleicher Körpergröße und Gestalt. Beide mit schlichtem blondem Haar. Die Haargrenzen gleich.

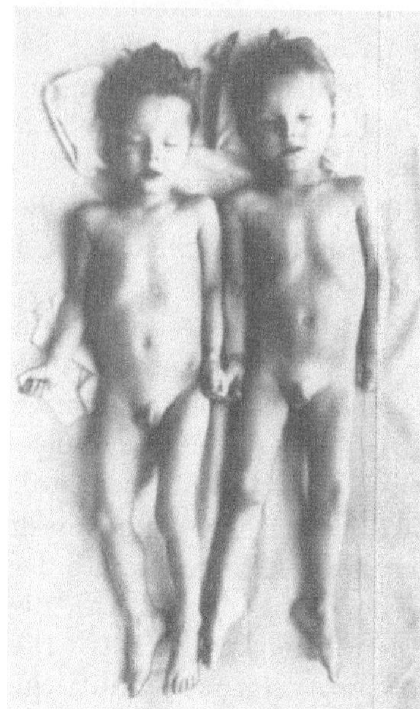

Abb. 31. Eineiige Zwillingsbrüder von $3\frac{1}{4}$ Jahren.

Gesichtszüge zum Verwechseln. Iris bei Zwilling II etwas mehr blaugrün, bei Zwilling I mehr grün (in Annäherung an die Mutter). Die Zähne (Milchgebiß) sind kurz, verhältnismäßig weit und stehen auf die gleiche Weise auseinander (Diastase). Die Ohren sind bis in Einzelheiten von gleicher Form, und zwar auf beiden Seiten, wobei Gleichseitigkeit der Übereinstimmung insofern besteht, als bei beiden rechten Ohren oberhalb des Tragus eine kleine Hautfalte vorhanden ist. Augenbrauen sehr schwach. Nasen- und Mundform, Form des Brustkorbes, der Bauchhöhlung und Genitale gleich (Abb. 31—34a und b). Form der Hände und Finger gleich. Die Falten der Hohlhand sind vollkommen übereinstimmend mit einem winzigen Unterschied in der Gegend des rechten Daumenballens. Soweit zu beurteilen, sind auch die Hautfalten der Fußsohlen sehr ähnlich und die Zehen. Ähnlichkeit des Nabels.

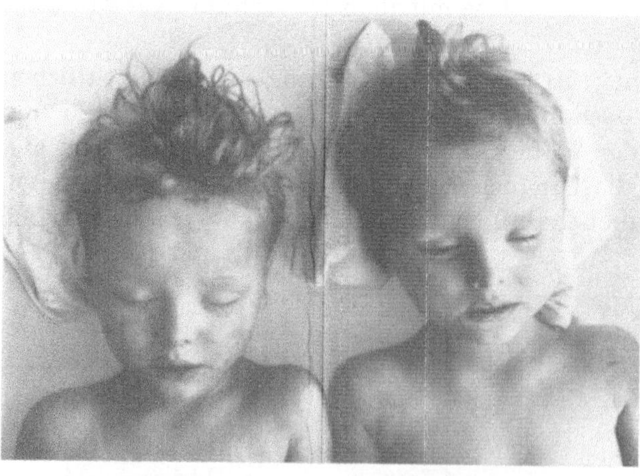

Abb. 32. Dieselben wie Abb. 31; Gesichter von vorn.

Der ältere Knabe 477/1938 ist weitgehend den Zwillingen und ebenfalls der Mutter unähnlich. Das Haar ist dunkelblond. Die Augenbrauen stark, breit und zusammengewachsen. Schläfenbehaarung nicht wie bei den Zwillingen. Die vordere Haargrenze sehr unregelmäßig. Wimpern groß und dunkel. Iris braun. 2. Gebiß im Durchbruch. Schneidezähne stehen auseinander.

Die Mutter 476/1938 ziemlich ebenmäßig gewachsen. Haare braunblond, mit hoher gewölbter Stirn, schwachen Augenbrauen, Iris grün, Gebiß sehr schadhaft, Zähne stehen eng. Brüste flach. Brustwarzen groß. Ohren der Mutter sind deutlich anders als die der Zwillinge; die des Bruders denjenigen der Zwillinge sehr ähnlich.

Lage der Eingeweide. Bei allen 4 Leichen wiederholt sich ein frei beweglicher Blinddarm (Coecum mobile) und eine lange Flexura sigmoidea. Das Quercolon verläuft ohne Schleife in gerader Richtung. Der Wurmfortsatz befindet sich in gewöhnlicher Lage. Bruchpforten sind bei Mutter und Söhnen geschlossen. Der Schwertfortsatz ist jedesmal gegabelt, bei den Zwillingen mit breiter Spalte, bei dem älteren Bruder mit ungleich langen Hörnern. Die 8. Rippe ist jeweils bereits ohne knorpelige Verbindung auf beiden Seiten. Thymus (bei der Mutter nicht gewogen, weil zum Teil fettdurchwachsen) zeigt bei den Zwillingen vollkommen die gleiche Form und wiegt je 40 g. Die Form ist sowohl bei der Mutter als auch bei dem älteren Sohn dagegen verschieden, bei letzterem wiegt er 50 g. In Anbetracht des Alters der Mutter erschien die Thymusdrüse noch ziemlich groß, im Körper auch sonst eine starke Entwicklung des lymphatischen Apparates, besonders im Verdauungskanal, im Rachenring, im oberen Dünndarm und im Mastdarm. Das gleiche, besonders

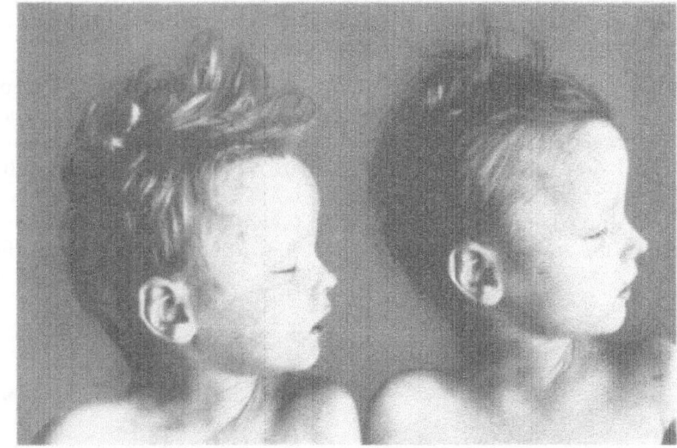

Abb. 33. Dieselben wie Abb. 31 und 32; Gesichter von der Seite.

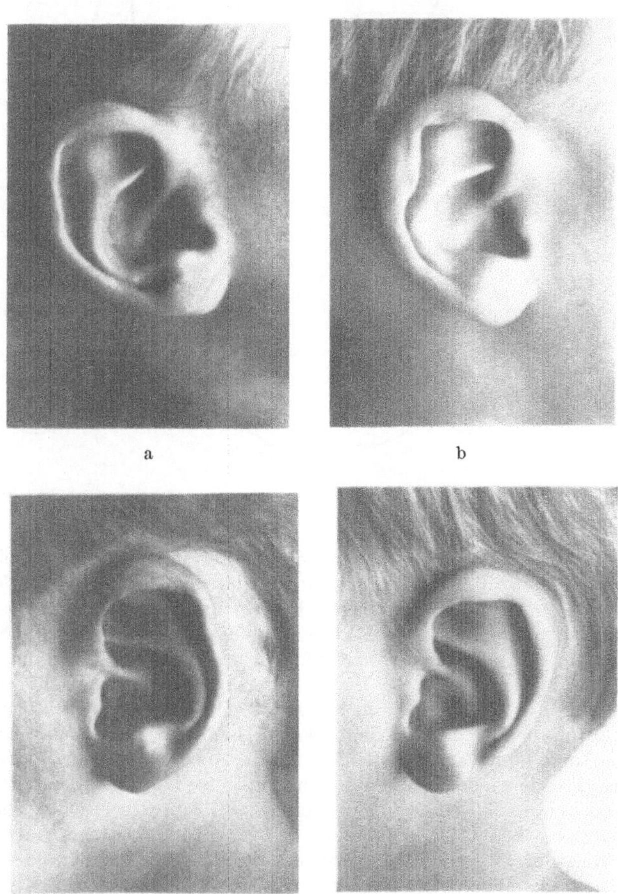

Abb. 34a—d. Die 4 Ohren der Zwillinge (EZ) von 3¹/₄ Jahren.

wieder im Rectum, bei dem 7¹/₂jährigen Sohn und ausgesprochener Status lymphaticus bei den Zwillingen. Die Schilddrüse zeigt bei allen 4 Personen symmetrische Seitenlappen, einen Isthmus, aber keinen Processus pyramidalis. Der $7^{1}/_{2}$jährige Bruder und Zwilling II haben an beiden Seitenlappen unten je ein akzessorisches Läppchen, der Zwilling I ein solches nur rechts, hier aber ist es am größten.

Herz zeigt bei der Mutter eine abgestumpfte, bei dem älteren Bruder eine geteilte Spitze, bei den beiden Zwillingen ist es gleichartig schwach gekerbt, dabei eher breit. Die Klappen sind nirgends gefenstert, einige akzessorische Sehnenfäden finden sich in genau gleicher Form nur bei den Zwillingen. Das Foramen ovale ist bei Mutter, älterem Bruder und Zwilling I für eine Sonde schräg durchgängig, bei Zwilling II geschlossen. Die Valvula Thebesii zeigt bei Zwilling I ein angedeutetes, bei Zwilling II ein deutlicheres CHIARISCHES Netz, es fehlt bei Mutter und $7^{1}/_{2}$jährigem Sohn. Bei allen 4 Familienmitgliedern liegt der Abgang der

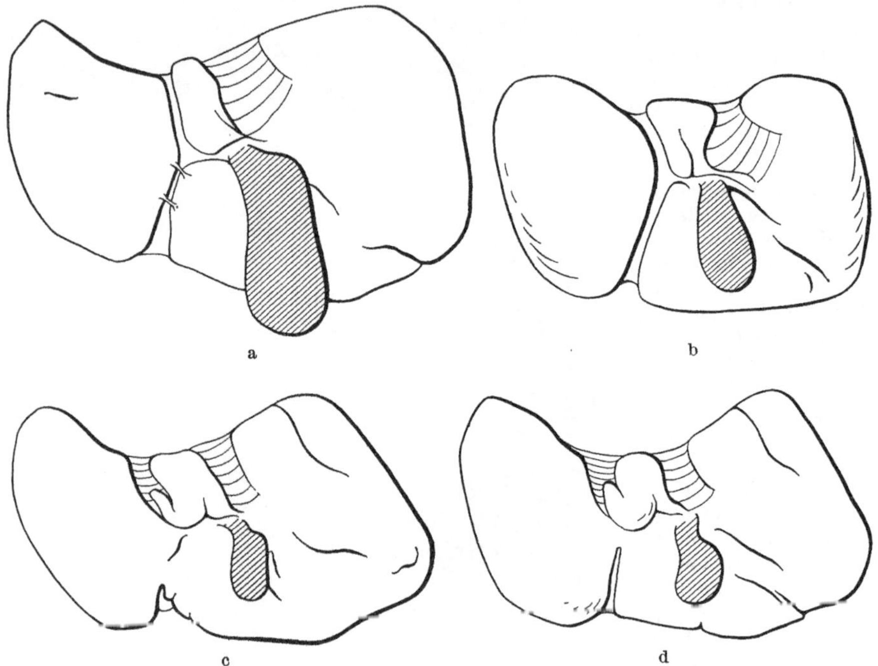

Abb. 35a—d. Leberskizzen von Mutter, Sohn und Zwillingsbrüdern.

rechten Kranzarterie etwas unsymmetrisch nach links verschoben, beim $7^{1}/_{2}$jährigen Knaben findet sich zu beiden Seiten noch eine deutliche winzige Vertiefung. Die Gefäßabgänge der Aorta sind überall typisch. Die Kerbung des Milzrandes ist beim älteren Bruder und bei Zwilling I stark, bei der Mutter durchschnittlich, bei Zwilling II schwach. **Nieren** sind bei Mutter und älterem Sohn glatt, bei den Zwillingen ist eine schwach angedeutete Renkulifurchung vorhanden, bei den ersteren beiden ist das rechte Nierenbecken leicht nach vorn gerichtet. Bei den Zwillingen findet sich an der linken Niere eine übereinstimmende subkapsuläre Verlagerung der linken **Nebenniere.** Die **rechte Lunge** zeigt nichts Besonderes, die **linke Lunge** zeigt bei der Mutter die Andeutung einer Kerbung des vorderen Unterlappenrandes, sie wiederholt sich andeutungsweise beim Sohn und findet sich bei beiden Zwillingen deutlich. Bei Zwilling II ist auch eine leichte Kerbe des vorderen Oberlappenrandes vorhanden. Die Lingula ist bei allen 4 Personen hakenförmig. Wegen der Wichtigkeit der Frage der Tuberkulosedisposition wurden von der Lunge der Zwillinge Röntgenaufnahmen gemacht, aber auch bei diesen beiden keine tuberkulösen Herde gefunden. **Leber** (vgl. Abb. 35a—d): Die Form und das Verhältnis der beiden Lappen bei allen 4 Lebern gleich. Der SPIGELsche Lappen beim Bruder und den Zwillingen gespalten. Die weiteren Leberspalten zwar typisch, aber bei den Zwillingen übereinstimmend, bei Mutter und Sohn fast fehlend.

Körpermaße.

	Zwilling I S.-Nr. 478/38	Zwilling II S.-Nr. 479/38
Körperlänge	98,0 cm	98,0 cm
Akromialbreite	21,0 cm	19,5 cm
Darmbeinkammbreite	15,25 cm	15,5 cm
Darmbeinstachelbreite	14,0 cm	14,0 cm
Trochanterenbreite	16,0 cm	16,5 cm
Transversaler Brustdurchmesser	17,0 cm	17,0 cm
Sagittaler Brustdurchmesser	8,0 cm	8,0 cm
Nabelhöhe	51,3 cm	52,7 cm
Symphysenhöhe	42,4 cm	44,1 cm
Jugulumhöhe	74,3 cm	76,3 cm
Trochanterhöhe	42,1 cm	43,3 cm
Umfang des Kopfes	49,5 cm	50,0 cm
Umfang des Halses	22,5 cm	22,5 cm
Umfang des Bauches	47,0 cm	46,0 cm
Umfang der Brust	50,0 cm	50,5 cm
Umfang des Oberarmes	15,2 cm	15,0 cm
Umfang des Oberschenkels	25,0 cm	25,0 cm
Umfang des Unterschenkels	19,0 cm	19,5 cm
Kopflänge	15,25 cm	16,0 cm
Kopfbreite	14,5 cm	13,5 cm
Jochbogenbreite	11,5—9,0 cm	11,5—9,0 cm
Unterkieferwinkelbreite	8,5 cm	8,0 cm
Gesichtslänge	8,0 cm	8,0 cm
Fußlänge	14,0 cm	14,5 cm
Knöchelhöhe	3,6 cm	3,6 cm

Fettpolsterdicke:

Bauch	0,1 cm	0,9 cm
Sternum	0,4 cm	0,5 cm
Oberschenkelaußenseite	2,7 cm	2,0 cm
Nacken	1,0 cm	0,9 cm
Oberarmrückfläche	1,0 cm	0,7 cm

Organgewichte:

Körpergewicht	14,7 kg	14 kg
Gehirn	1300 g	1330 g
Herz	90 g	90 g
Rechte Lunge	125 g	105 g
Linke Lunge	120 g	105 g
Milz	70 g	60 g
Leber	455 g	485 g
Nieren	90 g	90 g
Thymus	40 g	40 g

Die Maße der Schädel betragen nach der Maceration:

	Mutter cm	Sohn cm	I. Zwilling		II. Zwilling	
			Basis cm	Dach cm	Basis cm	Dach cm
Größte Hirnschädellänge	17,5	17,1	15,2	(15,6)	15,7	16,5
Größte Breite	14,5	15,0	13,9		13,7	
Größter Umfang	51,8	51,4	45,3		46,1	

Die verschiedenen Maße für Schädelbasis und Dach bei den Zwillingen rühren davon her, daß Schädel und Dach getrennt maceriert wurden und sich dabei etwas in den Nähten verzogen haben.

Bei Mutter und Zwillingen ist ein leichter Grad von Schiefschädel mit rechtsseitiger Ausbuchtung zu bemerken. Die Nähte sind bei den 3 Kindern sehr fein, bei der Mutter gröber gezackt. Das Schädeldach ist bei den Kindern dünn und kompakt, bei der Mutter dicker, sklerotisch und entsprechend schwerer. Die Zwillingsschädel haben in Stirnbein und Schläfenschuppe etwas Spongiosa und beide zeigen in der Lambdanaht gleichartigen Schaltknochen. Die innere Glastafel ist bei Sohn und Zwillingen glatt bis auf schwache vereinzelte Gefäßfurchen der Arteria mening. med. Die Mutter hat tiefere und zahlreichere Gefäßfurchen. Die Impressiones digitatae der Basis sind bei Mutter und älterem Knaben deutlicher als bei den Zwillingen. An der Basis keine Besonderheiten. Größe und Form des Hinterhauptsloches bei den 4 Personen gleich. Von Mutter und Sohn konnte nur die Schädelbasis ohne Gesichtsschädel gewonnen werden. Der Gesichtsschädel der Zwillinge ist sehr ähnlich, nur ist die Nasenscheidewand bei Zwilling I nach links ausgebogen. Das Gebiß der Zwillinge ist fast gleich, nur ist bei Zwilling I der rechte obere Prämolare noch im Durchbruch begriffen. Die Becken und die rechten Oberschenkelknochen der Zwillinge konnten noch miteinander verglichen werden. Es fanden sich keinerlei Formunterschiede, außer daß bei Zwilling I der Hiatus sacralis etwas höher im Kreuzbein hinaufreichte.

Alle 4 Gehirne sind windungsreich, ohne auffällige Besonderheiten in bezug auf den Verlauf der Furchen. Im Bereich der beiden Fossae Sylvii ist das Gehirn von Mutter und älterem Knaben noch am ehesten ähnlich, desgleichen die linke Inselgegend des Zwilling II. Die Gehirne der Zwillinge sind unter sich durchaus nicht formähnlicher wie die der anderen.

Nur kurz sei ein von uns sezierter Fall von **Chondrodystrophie einer Mutter mit einem gesunden ungleichgeschlechtlichen Zwillingspaar** erwähnt (S.-Nr. 415—417/1940). Die Mutter war eine 27jährige Zwergin von 134 cm Körpergröße, mit einer kretinisch veränderten Schilddrüse und nach dem Urteil der geburtshilflichen Klinik (Prof. G. A. WAGNER) mit deutlichen myxödematösen Zügen; pathologisch-anatomisch bestanden Zeichen früherer partieller Thyrektomie und starke kropfige Atrophie des Schilddrüsenrestes. Tod der Mutter und der Pärchenzwillinge nach Entbindung durch Kaiserschnitt. Weder an dem Knaben noch an dem Mädchen Zeichen von Chondrodystrophie; bei dem letzteren eine geringe Struma congenita von 5 g, bei dem ersteren normales Gewicht der Schilddrüse für Berlin (2,5 g). Auffallende besondere Ähnlichkeiten in den inneren Organen bestanden unter den 3 Individuen nicht.

Unter meinen Berliner Sektionen sind 2 Fälle, wo nur **1 Zwilling und die Mutter** anatomisch untersucht werden konnten.

a) Eine 34jährige Frau stirbt nach schwerer Zangenentbindung von Zwillingen (S.-Nr. 497 und 512/1930). Sie selbst ist Zwillingskind, ihre Schwester hat bei ihrer ersten Entbindung auch Zwillinge geboren und ist dabei gestorben. Nur der eine (weibliche) Zwilling der obengenannten Frau ist gestorben, 19 Stunden nach der Geburt. Mutter und Kind sind blond, es besteht keine Ähnlichkeit der Gesichtszüge.

Mutter	Kind
Lunge:	
Unvollständige Absetzung des R.M.L.	Ebenso
Abnormer Fortsatz der medialen Kante der Oberlappenspitze	Kantung an derselben Stelle
Seichte Furche der Oberfläche	Deutliche Furchung daselbst
Abnorme Kerbe des R.U.L.	Fehlt
Andeutung eines III. linken Lappens	Fehlt
Leber:	
Gekerbter Fortsatz des nicht verlängerten linken Lappens	Verlängerung des linken Lappens
Überbrückung der Längsfurche	Ebenso
Spigelscher Lappen	Gleiche Form
Herz:	
Offenes Foramen ovale	Foramen ovale klein
Langes linkes Herzohr	Dasselbe
Überzähliges Kranzgefäß und Sehnenfäden	Fehlen
Schilddrüse:	
Kleiner Lobus pyramidalis	Fehlt
Milz:	
Schwache Kerbung des vorderen Randes	Ohne Kerbung

b) In diesem Falle handelt es sich um eine Mutter von 28 Jahren (gestorben an Eklampsie) und ihren totgeborenen einen Zwillingssohn (S.-Nr. 554 und 555/1935). Ein Corpus luteum im rechten Ovar. Es besteht Ähnlichkeit der Gesichtsbildung. Die Mutter hat allein einen falschen Sehnenfaden der linken Herzkammer, der Sohn allein eine akzessorische rechte Coronararterie, die Mutter einen Lobus pyramidalis der Schilddrüse, eine große quere Kerbe des R.U.L.; eine tiefe Kerbe des L.O.L. der Mutter ist beim Sohn nur angedeutet. Die Milz war bei der Mutter kerbenlos, beim Sohn mit einer kleinen Kerbe des vorderen Randes versehen.

c) Über einen weiteren Fall von Sektion einer Mutter und ihres einen Zwillingskindes, wobei die beiden sezierten Personen eine Isthmusstenose, dabei die Tochter eine solche geringeren Grades hatte, wird in anderem Zusammenhang berichtet werden (vgl. S. 216).

h) Drillinge.

1. Anschließend gebe ich noch eine kurze Analyse einer Drillingsgeburt, leider maceriert totgeboren (S.-Nr. 1521—1523/1931 Berlin[1]).

Die Lungen waren regelrecht gelappt. Übereinstimmung in bezug auf die Lage des Wurmfortsatzes, bei I und III in bezug auf eine Nebenmilz, bei I und II in bezug auf die Thymusform (bei III gingen 2 Fortsätze nach der Halsgegend). Nur bei II fand sich ein falscher Sehnenfaden. Milzkerbung zeigte Unterschiede

	Drilling I ♀	Drilling II ♀	Drilling III ♀
Größe	50 cm	46 cm	46 cm
Gewicht	2820 g	2200 g	1810 g
Milz	10 g	5 g	2,6 g
Leber	105 g	64 g	39 g
Nieren	17 g	14 g	12 g

[1] Ich verweise auf die klinische Untersuchung japanischer Drillinge durch B. Araki (1934).

(bei I 2 solche Kerben außen bei II dieselben und außerdem solche der Unterfläche, bei III 4 Kerben des äußeren Randes), immerhin also Ähnlichkeit in bezug auf die seltenere Kerbung des hinteren bzw. lateralen Randes. Die Schilddrüse bei I kragenförmig, bei II mit kurzem, bei III mit schmalem Isthmus. Die Leberunterfläche zeigte nur bei II und III eine parenchymatöse Überbrückung der Längsfurche. Eihautbefund unbekannt.

2. Einen zweiten Drillingsfall kenne ich aus den Basler Protokollen (MÜLLER 8). Es handelte sich um 2 Knaben und 1 Mädchen, die 22, 28 und 24 Tage gelebt hatten. Die Maße sind unten angegeben. Über die Eihautverhältnisse ist nichts vermerkt gewesen. Bei dem 1. Knaben bestand eine Spina bifida oculta, bei beiden Knaben eine starke embryonale Furchung der Nieren, beim 1. Knaben war das Foramen ovale bereits geschlossen, beim 2. noch offen.

Maße:

	Drilling I (22 Tage) ♂	Drilling II (24 Tage) ♀	Drilling III (28 Tage) ♂
Größe	45 cm	40 cm	42 cm
Gewicht	2280 g	960 g	1040 g
Herz	10 g	7 g	10 g
Milz	0,5 g	4 g	5 g
Leber	60 g	42 g	38 g
Hirn		252 g	280 g
Nieren	15 g	10 g	12 g

3. Von einer weiteren Drillingsgeburt starben im Abstand von 19 Tagen 1 Knabe und 1 Mädchen (S.-Nr. 206 und 296/1937 Berlin). Der Knabe war 44 cm lang, wog 1495 g, das Mädchen 40 cm, wog 1110 g. Die übrigen Gewichte lassen sich nicht vergleichen, die Kopfmaße waren ähnlich. Unähnlich waren Form des Proc. xiphoideus (Abb. 36), Lage und Länge des Querdarms, Form und Länge des Wurmfortsatzes, Form des Blinddarms, der Schilddrüse, Lage der Thymusdrüse (beim Knaben hinter der Vena anonyma sin.!); akzessorische rechte Coronararterie nur beim Mädchen; Milzkerbung verschieden.

Ähnlich waren die Ohrformen, die unvollständige Absetzung des R.M.L. der Lunge vom R.O.L. (aber

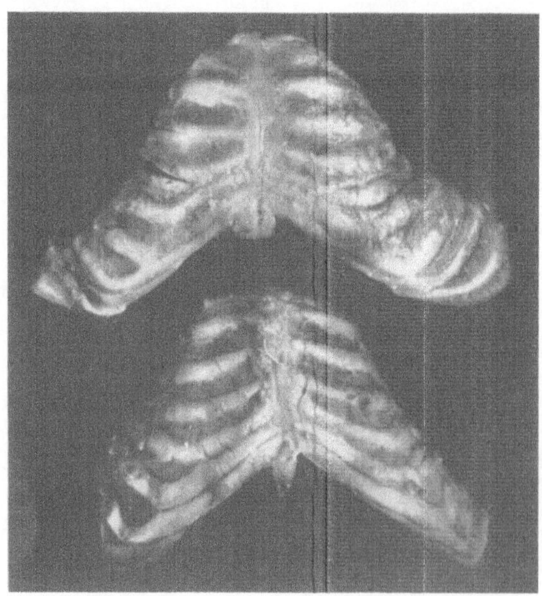

Abb. 36. Schwertfortsätze von Knabe und Mädchen bei Drillingen.

verschieden durchgeführt); der L.O.L. war sehr vereinfacht, plump, ohne Lingula und Incisura cardiaca. Bei beiden Kindern überragte die Gallenblase den Leberrand, die Unterfläche der Leber entbehrte aller Kerben.

4. Einen weiteren Fall von Drillingen männlichen Geschlechts verdanke ich Herrn Kollegen Dormanns in Solingen; in der Familie sonst keine Mehrlingsgeburten; sie waren männlich und vermutlich dreieiig. Die Mutterkuchen waren völlig voneinander getrennt, die Eihöhlen jede von der anderen durch mehr als zwei Eihäute voneinander abgetrennt. Die Körperlänge betrug bei allen dreien 40 cm, das Gewicht des Erstgeborenen 1600, des Zweitgeborenen 1250 g, des Drittgeborenen 1250 g, die Kopfumfänge maßen 30, 28,5 und 28,5 cm. Die Organgewichte entsprechen fast ohne Ausnahme dem Unterschied im Körpergewicht:

Alle Formen waren im einzelnen verschieden: Lungenlappung, Leberfurchung, Milzkerbung, Schilddrüsen- und Thymusform, Schwertfortsatz, Herzohren, Lage des Wurmfortsatzes usw. Jeder

	Drilling I	Drilling II	Drilling III
Herz	14 g	11 g	8 g
Milz	3,5 g	3 g	3 g
Leber	58 g	67 g	54 g
Nieren	20 g	15 g	12 g
Thymus	2 g	3 g	4 g
Schilddrüse	0,8 g	1 g	1 g

Drilling hatte daneben seine eigenen kleinen Abnormitäten, so der erste eine seltenere Leberkerbe, der zweite einen abnormen, nach unten gerichteten Fortsatz des rechten Schilddrüsenlappens, der dritte eine akzessorische Lappenspaltung an der rechten Lunge und eine Kreuzung der beiden Nabelarterien (seltene, bisher nur einmal von Dr. Th. Schaefer aus meinem Institut beschriebene Mißbildung[1]).

5. Ein fünfter Drillingsfall, den ich Herrn Kollegen G. A. Wagner verdanke (E.-Nr. 712—714/1936), betrifft die Kinder einer 23jährigen Frau (1. Gravidität derselben). Die Schwester des Ehemannes hat einmal Zwillinge geboren (Fehlgeburt). Ein Bruder des Vaters der Frau hat Zwillinge, jetzt 26 Jahre alt. Über den Verlauf der Schwangerschaft ist nichts zu bemerken, außer daß im 7. Monat frühzeitiger Blasensprung und 5 Tage danach die Geburt der Drillinge ohne Kunsthilfe erfolgte. Es fanden sich drei Fruchtblasen. Der Geburt der Kinder, in der Reihenfolge der beiden männlichen zuerst und des dritten weiblichen Drillings zuletzt, folgte die Ausstoßung von zwei Placenten. Ob die Brüder dem Eihautbefund nach eineiig waren, ließ sich infolge der starken Zerreißung der Eihäute nicht mehr feststellen. Das 1. Kind befand sich in Gesichtslage, das 2. in Hinterhauptslage, das 3. in Steißlage. Das Gewicht der 1. Placenta war 730 g, das der 2. 280 g. Der Ansatz der Nabelschnüre: bei 1. velamentös, bei 2. marginal, bei 3. parazentral. Die Drillinge starben wegen Lebensschwäche nach wenigen Stunden. Die Maße sind folgende (s. Tabelle S. 72).

Die beiden männlichen Drillinge glichen sich weitgehend. Das Mädchen war schwer mißgebildet und abgesehen von der anderen Kopf- und Nasenform recht unähnlich. Die Nase war tief eingesunken, die Stirn steil und

---

[1] Schaefer, Th.: Virchows Arch. **302** (1938).

gewölbt, wie bei Turmschädel, die Schädelbasis offenbar verkürzt (Abb. 37).
Die Brustwirbelsäule im unteren Teil nach hinten kyphotisch und der
Wirbelkanal dort offen gespalten. Rechts fand sich ein Pes valgus, links

Maße:

	Drilling I ♂	Drilling II ♂	Drilling III ♀
Größe	35 cm	35 cm	30 cm
Gewicht	1050 g	1000 g	1080 g
Brustumfang	20 cm	20 cm	19,4 cm
Rumpflänge	13,5 cm	13,6 cm	10 cm
Kopfumfang	25,7 cm	25,1 cm	25 cm

Kopfdurchmesser:

	Drilling I ♂	Drilling II ♂	Drilling III ♀
D. mento-occ.	9,5 cm	9,6 cm	9,6 cm
D. mento-subocc.	7,3 cm	7,4 cm	7,2 cm
D. fronto-occ.	8,7 cm	8,6 cm	8,4 cm
D. fronto-subocc.	7,7 cm	7,4 cm	7,1 cm
D. bifront.	5,4 cm	5,1 cm	5 cm
D. biparietal.	6,7 cm	6,3 cm	6,6 cm

ein Pes varus sowie eine Genurekurvatur. Linke Niere und Ureter fehlten.
An Stelle eines linken Uterushorns war ein feiner Bindegewebsstrang, der
sich nach oben in einen dünnen, schlanken Gewebsstiel fortsetzte, an

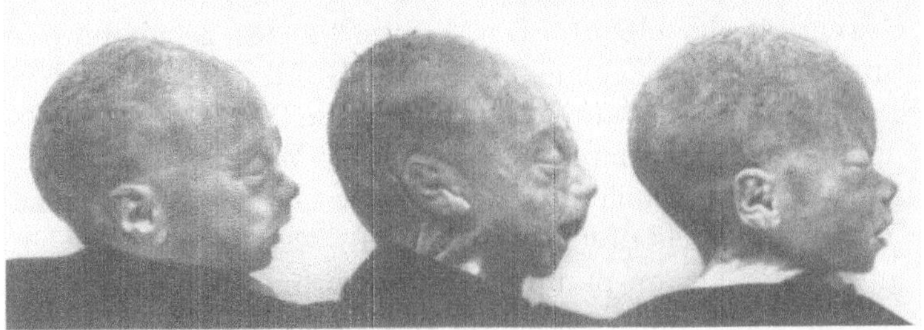

Abb. 37. Köpfe von Drillingen: ♂ ♂ ♀ (von links nach rechts).

dessen kranialem Ende war ein weicher kleiner roter Anhang. Die rechte
Niere war groß, der Ureter von gehörigem Verlauf und Gestalt, die rechten
Adnexe regelrecht, sie standen mit einem rechten Uterushorn in Verbin-
dung. Die Nebennieren waren zu einem unregelmäßigen einheitlichen
Gebilde vor der oberen Aorta und etwas unsymmetrisch nach rechts
vereinigt[1] (Abb. 40).

---

[1] Verwachsungen von Nebennieren scheinen nach dem Schrifttum außerordentlich
selten zu sein. DIETRICH und SIEGMUND erwähnen im Handbuch der speziellen Pathologie und Histologie Bd. 8, 1926 nur 2 Fälle (bei LUCKSCH und LEMMBERGER aus dem
Schrifttum).

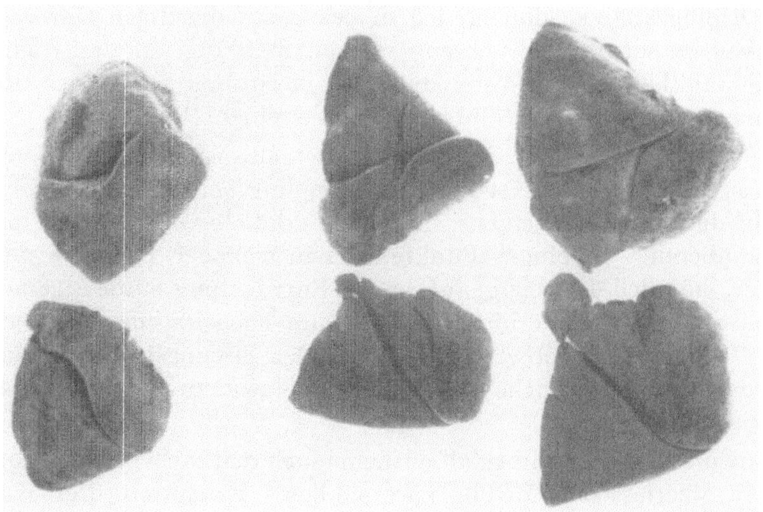

Abb. 38. Die Lungen derselben Drillinge (wie Abb. 37).

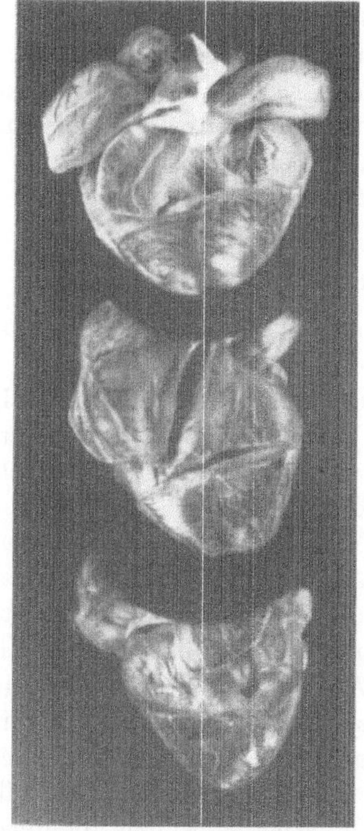

Abb. 39. Die Herzen derselben Drillinge:
♂ ♂ ♀ (von oben nach unten).

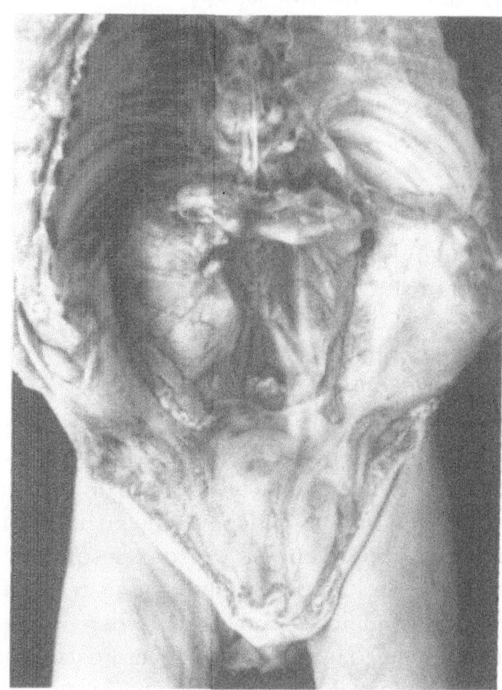

Abb. 40. Diskordante Mißbildung der Nebenniere des einen
Drillings (♀); Hufeisennebenniere.

Die Drillingsknaben glichen sich in bezug auf die freien Ohrläppchen (die Schwester hatte angewachsene solche), in bezug auf das Haar, das hellblond war (bei der Schwester dunkler), in bezug auf die Nase, Lippen und Lippenform. Der 1. Drilling hatte links einen Pes valgus.

Hinsichtlich der inneren Organe stimmten sie, wie die Abb. 37 und 38 ergeben, in bezug auf die Kerbung und Lappung beider Lungen, weiter in bezug auf die Form des Herzens, die Länge des Colon sigmoideum und die Milzform überein. In einem Punkte glichen sich der 1. Knabe und die Schwester, nämlich in bezug auf breite Entwicklung eines Ligamentum vesicocolicum unmittelbar hinter der Flexura hepatica coli. Die Verhältnisse am Herzen, am Schwertfortsatz, an der Thymusdrüse, Schilddrüse und an der Leberunterfläche geben die beifolgenden Skizzen und Lichtbilder wieder.

6. Einen sechsten Drillingsfall entnehme ich den mir von Prof. BEITZKE freundlich überlassenen Zwillingsprotokollen. Es waren drei Knaben, zwei davon mit gemeinsamem Chorion, aber getrennten Amnien, der dritte hatte seine eigene Placenta und Eihäute. Die beiden ersten wurden als einander sehr ähnlich bezeichnet; die Körperlängen betrugen 39,5, 40 und 40,5 cm, die Körpergewichte 1102, 1270 und 1420 g; Haarfarbe und Sitz des Haarwirbels, sowie Lanugoverteilung nur bei den beiden ersten gleich, desgleichen Lage des Quercolon, des Wurmfortsatzes, Gestalt des Schwertfortsatzes, Zahl der Knochenkerne im Brustbein und Anordnung der Kranzgefäße. Die Organgewichte waren entsprechend den unterschiedlichen Körpergewichten verschieden und ohne besonderes Interesse. Auffällige Anomalien fanden sich bei keinem der Drillinge.

Zusammenfassung.

Es sind 107 Zwillingspaare anatomisch untersucht worden. Abgesehen von einem Bruderpaar von 32 und einem solchen von $3^{1}/_{4}$ Jahren sind es nur Frühgeburten, Neugeborene und Säuglinge. Daraus ergibt sich schon eine Beschränkung der vergleichenden Beobachtung auf Varietäten und Anomalien des inneren und äußeren Körperbaues und auf Vergleich präparatorisch erfaßbarer Merkmale. Infolge des meist unbekannten oder infolge von nicht genügend zuverlässigen Mitteilungen anzweifelbaren Eihautbefundes, ferner in Rücksicht auf dessen heute feststehenden begrenzten Wert im Einzelfall, wurde nur eine Unterscheidung in 2 Hauptgruppen, nämlich gleichgeschlechtliche und ungleichgeschlechtliche Zwillinge vorgenommen. Es wurde, besonders in Anbetracht der zahlenmäßig immer noch kleinen Beobachtungsreihe auf statistische Auswertung verzichtet, desgleichen auch nicht der Versuch gemacht, lediglich aus einer vorhandenen Häufung von Übereinstimmungen zwischen den beiden Zwillingen ein solches Paar für eineiig zu erklären. Aber selbst bei alleiniger Berücksichtigung des gleichen oder verschiedenen Geschlechts, wobei also im ersteren Fall das Beobachtungsgut aus eineiigen und zweieigen Paaren in einer unbekannten Mengung vorgelegen haben muß, während selbstverständlich die zweite Gruppe der verschiedengeschlechtlichen Zwillinge zweieiig (nicht identisch) war, ergab sich ein deutlicher Unterschied in dem Grad und der Zahl der inneren und äußeren Ähnlichkeiten. Gröbere Mißbildungen des einen Paarlings kamen nur bei sicher oder vermutlich zweieiigen Zwillingen vor, kleinere Varietäten treten einzeln auch bei dem einen von zwei identischen Zwillingen auf. Die Übereinstimmungen sind, wiederum besonders bei EZ in bezug auf feinere Formgebung der Organe, wie die Lappung, Kerbung, Gesamtgestalt der Organe oft höchst auffällig und durch zahlreiche Beispiele in den obigen Ausführungen belegt. Einige Sonderfälle gestatteten schließlich auch, die Zwillinge wenigstens mit der Mutter (wenn sie bei der Entbindung gestorben war) anatomisch zu vergleichen. Die Notwendigkeit eines solchen Vergleichs zur Beurteilung solcher doppelter Zwillingsbefunde, welche als vererbt angesehen werden müssen und solcher, welche durch Mutation der den Zwillingen gemeinsamen Erbmasse entstanden gedacht werden können, wird dargelegt. Es ergibt sich daraus ein Unterschied zwischen den Begriffen der angeborenen identischen Gesamtkonstitution und desjenigen Teils derselben bei Zwillingen, welcher als wirklich ererbt und deshalb gleichartig anzusehen ist.

Für die unterschiedlichen Eigenschaften eineiiger Zwillinge, welche nur das fetale Leben gemeinschaftlich durchgemacht haben, sind wahrscheinlich weniger peristatische Einflüsse im Mutterleib als eine gewisse spielerische Entwicklungsfreiheit maßgebend. Dies dürfte durch die Tatsache, daß gewisse Varianten und Abnormitäten gerne allein in einem Partner vorkommen, gestützt werden.

Zweiter Teil

Die pathologische Anatomie der Ehegatten.

Als Gegenstück zur Pathologie der Zwillinge im vorhergehenden Abschnitt sollen hier die Beobachtungen über die Sektionsbefunde bei Ehegatten folgen. Die im frühesten Entwicklungsalter, spätestens als Säuglinge gestorbenen Zwillinge und unter ihnen wiederum in erster Linie die eineiigen Paare stellten den höchsten Grad einer „Blutsverwandtschaft" und gleichzeitig den Zustand dar, wo die Entwicklung der menschlichen Individuen noch kaum von der „Außenwelt" beeinflußt worden war. Sehen wir von den Einwirkungen des Fruchthalters, der Lage der Frucht in der Gebärmutter, von den diaplacentaren, sog. synkainogenetischen Einflüssen (durch Hormone und andere mütterlichen Blutstoffzusammensetzungen) ab, so war bis zur Geburt die Entwicklung von genetischen Einflüssen gesteuert worden. Erst die Zwillingsphysiologie und -pathologie des extrauterinen Lebens kann sich mit einer Analyse der zu Unähnlichkeiten führenden Umwelteinflüsse bei den EZ befassen und hat es bekanntlich mit so großem Erfolg getan, daß wir heute zum Teil rechnerisch über das Verhältnis von Anlage und Umwelt bezüglich einer Anzahl exogen beeinflußbarer Eigenschaften unterrichtet sind. In diesen Untersuchungen spielte immer wieder die Feststellung eine Rolle, ob Zwillinge identischer Anlage auch in gleicher Umwelt oder nicht aufgewachsen waren und gelebt hatten. Zu dieser Frage kann ich angesichts der Tatsache, daß mir überhaupt außer einem kein Fall von erwachsenen Zwillingen zur Verfügung stand, keinen Beitrag liefern.

Es schien mir aber wichtig, jenes Verwandtschaftsverhältnis, in welchem in den meisten Fällen (Blutverwandtenheiraten abgesehen) 2 genotypisch verschiedene Menschen durch die Ehe eine Lebensgemeinschaft eingehen, bei meinen Untersuchungen zu berücksichtigen. Hier haben wir bis zu einem gewissen Grade die gleiche Umwelt, wenigstens im selben Ausmaße wie Zwillinge, wenn sie miteinander leben, das gleiche Klima, dieselbe Wohnung, meist dasselbe Essen, denselben sozialen Rahmen ihrer Lebensführung. Was Mann und Frau unterscheidet und allerdings großen Einfluß auf Gesundheit und Lebensverlauf besitzen kann, ist der Unterschied der Berufspflichten und sehr häufig derjenige der Genußmittel, auch Unterschiede der körperlichen und geistigen Tätigkeit außerhalb des Berufes; bei den Frauen kommt noch die sie viel stärker belastende Fortpflanzung mit Schwangerschaft, Entbindung und Stillgeschäft hinzu.

Eine Besonderheit der Lebensgemeinschaft in der Ehe liegt aber in dem Geschlechtsverkehr und der damit gegebenen besonderen körperlichen

Annäherung, welche die Gefahr der Übertragung von Ansteckung in hohem Maße schon für die gewöhnlichsten Infektionspforten vergrößert. Dazu kommt die Übertragung von Infektionserregern auf dem Wege der Geschlechtsorgane.

Ärztliche Beobachtungen an Eheleuten bieten also die Möglichkeit, die exogenen Faktoren bei der Entstehung gewisser Krankheiten genauer zu erfassen, als es sonst möglich ist und liefern so eine Handhabe für die Beurteilung des Vorkommens derselben Krankheiten bei Blutsverwandten, die im Familienkreise zusammenleben, bei denen sich aber möglicherweise besondere dispositionelle zu den expositionellen Krankheitsbedingungen in unentwirrbarer Weise addieren oder potenzieren.

Es braucht kaum darauf hingewiesen zu werden, wie wichtig es wäre, genaue Unterlagen über Häufigkeit, Lokalisation und Verlaufsart der Tuberkulose bei Ehegatten zu besitzen, um damit diejenige von Eltern und Kindern oder diejenige bei Geschwistern vergleichen zu können. Andere Fragen ergeben sich bei der Syphilis (s. unten), sowie bei den Krankheiten, deren Übertragung als solche oder deren Übertragungsweise fraglich ist. Meines Wissens gibt es im bisherigen Schrifttum keine Angaben über Gleichheit und Ungleichheit, über Häufung und Ausschluß von Krankheiten bei Ehegatten, die sich auf anatomische Befunde stützen können. In dem großen Sammelwerk von NOORDEN-KAMINER über „Krankheiten und Ehe" (2. Auflage 1916) ist darüber gar nichts und überhaupt sehr wenig zu unserem Gegenstand zu finden; es behandelt mehr den Einfluß der Krankheiten auf die Ehe als solche, und umgekehrt den Einfluß der Ehe auf die Krankheiten, z. B. auf den Verlauf der Tuberkulose des bereits tuberkulösen Ehegatten und dergleichen.

Aber auch für die nicht ansteckenden Krankheiten kann sich die Beobachtung von Krankheiten bei Eheleuten fruchtbar erweisen; deshalb wurde von mir auch auf das Zusammentreffen von Kropf, Arteriosklerose, Schrumpfniere (Hochdruck), Krebs geachtet. Die Sammlung einer größeren Anzahl von Fällen machte gerade bei dieser Kategorie von Verwandten am wenigsten Schwierigkeiten, aus dem einfachen Grunde, weil die Todesjahre bei Ehegatten einander viel näher liegen als die von Personen verschiedener Generationen. Dazu kommt, daß durch diese zeitliche Annäherung der Sektionen auch eine einheitlichere Beurteilung des Befundes vorhanden war, indem meist derselbe Pathologe die Sektion ausgeführt oder beurteilt hatte; zudem war der Wissensstand unseres Faches jeweils ungefähr der gleiche, so daß nicht die Schwierigkeit vorzuliegen pflegte, wie etwa bei Vergleichung unserer „Großeltern-Fälle" mit Enkelfällen, daß die Sektionsprotokolle und besonders die Diagnosen sozusagen in einer verschiedenen wissenschaftlichen Sprache abgefaßt waren. Es sei übrigens gleich hier vorweg genommen, daß ein Vergleich zwischen den Sektionsbefunden von Gatten überhaupt nur dann einen Sinn hatte, wenn diese im Alter nicht allzu verschieden waren und die Todesjahre nicht zu weit auseinander lagen.

Je größer ihr Abstand war, desto mehr lag die Möglichkeit vor, daß vorhandene Krankheiten von dem Überlebenden erst im Witwen- oder Witwerstand erworben worden waren.

Deshalb wurden solche Fälle weggelassen, hingegen Fälle mit Wiederverheiratung vom Standpunkt einzelner Fragestellungen aus gern verwertet. Mein Beobachtungsgut umfaßt im ganzen 21 Ehepaare aus meiner Münchener Zeit, 127 Ehepaare aus Jena und 187 aus Basel, zusammen 335. Die Berechnungen wurden absichtlich getrennt für die Orte, um aus dem Eindruck von Übereinstimmung und Nichtübereinstimmung, vor allem zwischen Basel und Jena, ein besseres Urteil über etwaige obwaltende Gesetzmäßigkeiten zu erhalten. Dazu kommt, daß die Zusammensetzung des Sektionsmaterials in Basel und Jena ohnedies eine verschiedene war, z. B. in bezug auf Altersstufung und zudem geographische Besonderheiten (wie z. B. hinsichtlich des Kropfes, der Arteriosklerose usw.) aufwies, worüber ich mich in einer eigenen Untersuchung seinerzeit unterrichtet habe[1].

Das Vorkommen der für Ehegatten geprüften Krankheiten im Sektionsmaterial des gleichen Ortes war natürlich ebenfalls eine Voraussetzung für die Beurteilung des Ergebnisses bei den Ehegatten. Ohne zu wissen, wie oft Kropf in Jena bei Erwachsenen, womöglich bei den einzelnen älteren Jahrgängen (wegen der durchschnittlichen späten Sterblichkeit von Ehepaaren), überhaupt vorkommt, war es unmöglich, etwas Bestimmtes über sein Verhalten bei Ehepaaren auszusagen. Aber man wird angesichts der immerhin kleinen Zahlen, die mir zur Verfügung standen, verstehen, daß es mir auch hier unmöglich war, eine kunstgerechte statistische Bearbeitung durchzuführen, welche eigentlich verlangt hätte, die Ehepartner zusammen und einzeln mit den übrigen Toten gleicher Altersstufen und gleichen Geschlechts zu vergleichen. Mangels einer solchen Unterteilung wird also das Folgende dem wissenschaftlichen Statistiker oberflächlich und dilettantisch vorkommen. Immer wieder und auch hier muß ich betonen, daß ich darauf angewiesen war, meine Erfahrungen mehr wie ein einfacher Empiriker zu sammeln, da die Grundlagen schon zahlenmäßig für eine andere Art der Bearbeitung nicht ausreichten.

In bezug auf folgende Krankheiten wurden die Sektionsprotokolle verglichen: Arteriosklerose, Nephritis, Coronarsklerose, Schrumpfniere, Endokarditis, Emphysem, Krebs, Kropf, Syphilis, Tuberkulose, Steinbildungen. Bei älteren Protokollen ergaben sich zuweilen Unbestimmtheiten der Angaben, z. B. über die genauere Art und Verbreitung der Tuberkulose oder Schwierigkeiten wegen der Deutung der vorliegenden Form einer Schrumpfniere; vielfach konnte ich mir aus den Angaben des ausführlichen Befundberichtes oder aus den Gewichtszahlen der Organe (Herz, Niere!) die pathologisch-anatomische Diagnose modernisieren.

---

[1] RÖSSLE, R.: Die Besonderheiten der Sterblichkeit in Basel. Ein Beitrag zur geographischen Pathologie. Verh. naturforsch. Ges. in Basel **40** (1929).

1. Arteriosklerose und Arteriolosklerose.

Bei einem Vergleich der Arteriosklerose war zu berücksichtigen, daß Altersunterschiede der Gatten sehr viel ausmachen konnten, daß Temperament, Beruf und Genußmittel sehr starken Einfluß ausüben können, also gerade Umstände, welche — wie schon gesagt — für Mann und Frau eine verschiedene Situation schaffen. Die Frage der Gleichheit der Lokalisation konnte nur für Aorta, Herz, Gehirn und Niere geprüft werden.

Bei den 127 Ehepaaren aus Jena fand ich 57mal ausgesprochene gleichzeitige Arteriosklerose der Aorta, darunter 6mal mit stärkeren, aus der Beschreibung entnehmbaren Unterschieden; in 10 Fällen hatte nur 1 Gatte eine erhebliche Sklerose, der andere gar keine (oder nur schwache Fleckung, die von mir nicht mitgezählt wurde). 4 Fällen von schwerer Coronarsklerose bei beiden Ehehälften stehen 25 Fälle solcher bei nur einem Partner gegenüber. Bei einem Münchener Ehepaar fand ich eine frühzeitige Coronarsklerose; bei der 41jährigen Frau, die an Selbstmord (!) zugrunde ging, war sie schwächer als bei dem 45jährigen Mann, der daran kurz vorher gestorben war (S.-Nr. 578/1909). 4 Fällen von Hirnerweichung in Jena bei Mann und Frau stehen 18 vereinzelte Fälle gegenüber; dabei mußten alle Formen derselben, rote Apoplexie und Etat criblé zusammen genommen werden. An Schrumpfniere ist nur ein Paar, sind dagegen 7 Einzelgatten gestorben.

Die schwere Arteriosklerose ist in *Basel* in jeder Form und Lokalisation wesentlich häufiger auf dem Sektionstisch zu finden. In der oben (S. 78) angeführten Arbeit habe ich sie für Jena mit 94 Fällen auf 1000 Sektionen Erwachsener, in Basel auf 170 Fälle berechnet; dies kommt zum Teil von der verschiedenen Alterszusammensetzung der Toten; in Basel lag der Höhepunkt der Gesamtsterblichkeit um ein ganzes Jahrzehnt später, zwischen 61 und 70 Jahren. Auch die besondere Häufigkeit der Hirnarterien- und Kranzgefäßsklerosen habe ich seinerzeit für Basel ausdrücklich vermerkt.

Von 171 von mir verwerteten Ehepaarfällen aus *Basel* hatten 73 Ehepaare gleichzeitig Arteriosklerose (Aorta), darunter 25 von merklich verschiedener Stärke; bei 24 weiteren Ehepaaren war nur Mann oder Frau mit Arteriosklerose behaftet. In 41 Fällen bestand mittelschwere bis schwere Coronarsklerose. In 17 von den 41 Fällen war die Coronarsklerose von sicher ungleicher Schwere; 20mal war nur eine Ehehälfte behaftet. 5 Fälle von Hirnerweichung (Apoplexie oder Etat criblé) bei beiden Gatten stehen 45 Einzelfällen bei Mann oder Frau gegenüber.

Schon in München hatte ich mir einen Doppelfall von chronischer Nephritis notiert (57jähriger Mann und 50jähriges Weib, S.-Nr. 69/1908 und 592/1904). Bei 18 von 187 verwerteten Ehepaaren aus Basel hatten Mann und Frau an Schrumpfnieren gelitten, in 34 Fällen war sie auf einen Ehepartner beschränkt. Die überwiegende Mehrzahl darunter waren vasculäre Schrumpfnieren, aber nicht immer war dies nachträglich zu entscheiden. Erst etwa vom Jahre 1918 ab habe ich in meinen eigenen Protokollen regelmäßig die Untersuchung auf Arteriolosklerose durchgeführt.

Es ist kein Zweifel, daß es eine konjugale **Arteriolosklerose** gibt, wie es auch VOLHARD aus seinen Erfahrungen in der Praxis annimmt, ob es aber eine Häufung unter Ehegatten gibt, muß ich angesichts ungenügender Vergleichszahl vorläufig dahingestellt sein lassen. Daß Ehepaare an Apoplexie bei „chronischer Nephritis" sterben, hatte ich mir schon in München notiert. Beispiele: 75jähriger Dienstmann (S.-Nr. 112/1908) mit „chronischer Nephritis" und apoplektischen Herden; seine Frau, 69jährig, an „arteriosklerotischer Schrumpfniere" gestorben (S.-Nr. 153/1894), hatte eine alte apoplektische Cyste der linken inneren Kapsel. Sehr eindrucksvoll war mir die Sektion eines an Schrumpfnieren am selben Tag gestorbenen und von mir sezierten Ehepaares (München, S.-Nr. 511 und 512/1910): 62jähriger Arbeiter mit Gicht, Schrumpfniere und akutem Nephritisschub, starker Dilatation und Hypertrophie des Herzens, allgemeiner Arteriosklerose; die Frau, 67jährig, mit starker besonders peripherer und Aortensklerose und arteriosklerotischer Schrumpfniere. Eine Unterscheidung von arteriolosklerotischer Schrumpfniere gab es ja damals nicht.

An sich ließe sich bei dem Einfluß gemeinsamer Sorgen und Aufregungen, bei der nicht seltenen gleichen falschen Ernährungsweise in der Ehe (einseitige Fleischnahrung) und dergleichen in der Ätiologie der Hochdruckkrankheit verantwortlich gemachter Ursachen leicht eine gemeinsame exogene Belastung der Ehegatten denken. BREITSCH bezweifelt eine konjugale Hypertension mit beachtenswerten Gründen, aber die Frage scheint mir, auch vom statistischen Standpunkt aus, noch nicht erledigt.

Bei einer Grundzahl von 2000 Sektionsfällen fand ich in Basel in 8,9% Arteriolosklerose; da nur die wenigsten meiner Ehepaarfälle in diese Zeit gehören, kann ich ihr Vorkommen bei Verheirateten nicht berechnen.

Für die gemeine Arteriosklerose kann ich mich in bezug auf die Frage ihrer Häufung bei Ehegatten genauer ausdrücken. Unter Zugrundelegung der folgenden Altersverteilung der Arteriosklerose in Jena und Basel kann ich mit großer Wahrscheinlichkeit berechnen, daß jedenfalls eine merkliche Häufung von Arteriosklerose in der Ehe nicht statthat.

Unter 100 Toten zeigten schwerere arteriosklerotische Veränderungen:

Im Alter von Jahren	Jena %	Basel %
41—50	3,1	3,2
51—60	10,1	12,69
61—70	20,0	21,01
71—80	43,9	38,47

Ich habe die Berechnung in einzelnen Altersklassen für Verheiratete nicht durchgeführt, weil ich Zweifel habe, ob es überhaupt einen Sinn hat, Arteriosklerose mit Arteriosklerose zu vergleichen. Der Grund liegt in der ganz verschiedenen Entstehungsweise. Wäre die Arteriosklerose ein ätiologisch einheitlicher Begriff, dann würde sich eine ins einzelne gehende Berechnung wohl lohnen. Aber so wenig es sich lohnen würde, etwa dem gemeinschaftlichen Emphysem oder der Arthritis deformans nachzuspüren, so beschränkt ist letzten Endes der Wert des Vergleichs der Arteriosklerose. Sie ist eben das organgemäße Endstadium mannigfaltiger Beschädigungsarten der Arterienwände. Ich möchte das Gesagte an einem Beispiel aus meinen Ehegattenreihen belegen: Mann und Frau hatten eine schwere Aortensklerose, bei dem Manne war sie eine Begleiterscheinung seiner Gicht, bei der Frau lag eine, eine Aortenlues überdeckende (sekundäre) Atherosklerose der Aorta vor.

Wie vorsichtig man mit der Bewertung gleichzeitigen Vorkommens bei an sich häufigen und in sich uneinheitlichen Krankheiten sein muß, ergab sich mir gerade bei dem Versuch, über das Verhalten des **Emphysems** bei Ehegatten etwas zu erfahren. Sein gleichzeitiges Vorkommen bei beiden überwog weitaus das vereinzelte Vorkommen und es war nach den Sektionsberichten nicht möglich, diejenigen Emphysemformen auszusondern, für die die Frage nach der Häufung vielleicht noch Sinn gehabt hätte. Hingegen fiel einige Male das Vorkommen von Bronchiektasen bei Mann und Frau auf; in Jena 1 Fall gegen 5 Einzelvorkommen, in Basel 3 Fälle gegen 19 Vorkommen bei einem Eheteil; in mehreren der letzteren Fälle hatte aber der andere Teil eine schwere Bronchitis. Hier erscheint es nicht ganz ausgeschlossen, daß gleichartige besonders schwere Infektionen der Luftwege vorliegen könnten.

Eine gleiche Frage könnte für das Zusammentreffen von **Endokarditis** aufgeworfen werden. Hier ergab sich aber eine andere Schwierigkeit, nämlich die Altersbestimmung der Herzklappenveränderungen. Sicher steht, daß ich nur einen Fall besitze, wo beide Ehegatten, allerdings in verschiedenen Jahren an akuter Endokarditis starben, gewiß ein Vorkommnis, das einmal der Zufall herbeiführen kann. In den älteren Protokollen, besonders von Jena, war zudem sicherlich nicht zwischen der reinen Altersveränderung der Klappen (Mitralis, Aortenklappen) und den echten Resten von Herzklappenentzündungen unterschieden worden. Die Zählung von Klappenfehlern (gleichgültig ob tödlicher Art oder Nebenbefunde) ergab für Jena und Basel ein übereinstimmendes Verhältnis von Zusammentreffen bei den Gatten und Einzelvorkommnissen: in Jena 11maliges Zusammentreffen gegen 43mal einseitiges Vorkommen, in Basel 9mal gegen 37. Die Beobachtungen können in Anbetracht des zahlreichen Vorkommens von Endokarditisresten im Gesamtmaterial nicht als belastend für das Eheleben angesehen werden.

2. Krebs.

Unsere Beobachtungen über Sektionsbefunde bei Ehepaaren ermöglichten es auch, zur alten Frage des Ehegattenkrebses, des sog. Cancer à deux, etwas auszusagen. Um diese Frage ist es in der letzten Zeit still geworden, weil es, zumal bei der zunehmenden Zahl der Krebstodesfälle infolge der Überalterung der Bevölkerung, immer weniger selten und wunderlich erscheinen wird, daß Mann und Frau an Krebs sterben können. Wenn der Krebs ansteckend wäre, müßten allerdings auch bei der Zunahme der Zahl der Krebsträger die Zahl der Angesteckten sich immer mehr vermehren, und es könnte dann bei einer Lebensgemeinschaft, die für die höheren Altersstufen bei Eheleuten inniger wie bei sonstigen Verwandtschaftsbeziehungen ist, gerade ein häufigeres Auftreten des Cancer à deux erwartet werden dürfen. Davon ist aber nichts bekannt.

In unseren eigenen Beobachtungsreihen spricht schon — wie in der allgemeinen Statistik — der Gegensatz zwischen der großen Zahl der Einzelkrebse gegenüber der Seltenheit des Ehepaarkrebses gegen ein anderes als ein zufälliges Zusammentreffen. Aus Jena besitze ich einen Fall, aus Basel 9 Fälle von Krebs beider Ehegatten, ihnen gegenüber 31 Fälle in Jena und 64 Fälle in Basel, wo nur Mann oder Frau behaftet waren. Aber auch die Art der Vorkommnisse spricht gegen die Wahrscheinlichkeit der Übertragung bei dem Cancer à deux. Es schien angezeigt, sämtliche bösartige Geschwülste bei diesem einzubeziehen; gutartige Neubildungen sind nicht berücksichtigt worden. Die Doppelfälle sind folgende:

Fall	Kennzeichen			Todesjahr	Alter	Krebs
1	Jena 93	Mann		1866	71	Prostata
		Frau		1904	85	Gallenblase
2	Basel 77	Mann		1926	64	Speiseröhre
		Frau		1925	56	Gliosarkom
3	Basel 88	Mann		1916	62	Mastdarm
		Frau		1911	59	Ligam. gastrocolicum[1]
4	Basel 92	Mann		1917	55	Kehlkopf
		Frau		1920	51	Mamma (Rezidiv)
5	Basel 103	Mann		1926	62	Bronchus
		Frau		1924	75	Mastdarm
6	Basel 108	Mann		1886	41	Magen
		Frau		1918	73	Haut
7	Basel 120	Mann		1920	42	Magen
		Frau		1915	36	Cervix
8	Basel 126	Mann		1914	66	Mastdarm
		Frau		1918	61	Flex. sigmoidea
9	Basel 136	Mann		1920	57	Speiseröhre
		Frau		1901	?	Vagina
10	Basel 164	Mann		1913	60	Magen
		Frau		1922	69	Portio

Es ist vielleicht ganz nützlich, noch näher zu zeigen, wie wenig diese Fälle geeignet wären, die Möglichkeit der Übertragung von Krebs zu begründen. Hinsichtlich des Sitzes des Carcinoms besteht nur ein einziges Mal einigermaßen Übereinstimmung (Fall 8: unterer Dickdarm); mehrfach liegen die Todeszeiten viele Jahre auseinander (z. B. Fälle 1, 6 und 9); in wieder anderen Fällen besteht eine sehr starke Verschiedenheit des Tumors (Fälle 2 und 6). Auch aus meiner Münchener Zeit besitze ich eine

---

[1] LUDWIG: Zbl. Path. 1913.

Notiz über die Sektionen eines in kurzem Zeitabstand gestorbenen Ehepaars, wovon der Mann 56jährig an einem Gliom des linken Stirnhirns (S.-Nr. 283/1908) und die Frau 64jährig (S.-Nr. 401/1909) an einem Pyloruskrebs starb.

In den Fällen, wo die später an Krebs gestorbenen Männer sich zweimal verheiratet haben (Fälle 4 und 9), war nur die eine Frau von Krebs befallen; im Falle 4 war sie 4 Jahre vor dem Tode ihres Mannes (an Kehlkopfkrebs) an Schrumpfniere gestorben; im Falle 9 war die 1. Frau 1901 an Scheidenkrebs, der Mann 1920 an Speiseröhrenkrebs, die 2. Frau 1925 an Arteriosklerose gestorben.

Gewiß läßt sich einwenden, daß so wenige Fälle noch nichts besagen und ich will nicht verschweigen, daß beachtenswerte Stimmen für das Vorkommen des Ehegattenkrebses eintreten; ich erwähne nur HOCHENEGG (zit. nach L. HEIDENHAIN), der besonders für die nicht zufällige Wiederholung von Mastdarm- und Kehlkopfkrebs bei Ehegatten eingetreten ist. Unter meinen Münchener Fällen ist in diesem Zusammenhang vielleicht erwähnenswert eine Beobachtung, wo der Mann an einem Colonkrebs starb (S.-Nr. 221/1908), während die Frau (neben anderen gutartigen Tumoren) einen Dickdarmpolypen hatte (S.-Nr. 1065/1909).

Es erübrigt sich fast, zu diesem Gegenstand noch zu betonen, daß viele Krebse, wie die Berufskrebse, von vornherein den Gedanken gar nicht aufkommen lassen, daß sie übertragbar sein könnten; mein Beobachtungsgut legt diese Bemerkung nahe, da sich unter meinen Fällen aus Basel Anilinkrebse der Harnblase finden, natürlich ohne entsprechende Krebse bei den Frauen.

3. Kropf.

Obwohl kropfig veränderte Schilddrüsen sowohl in Jena als auch ganz besonders in Basel sehr häufig sind, und infolgedessen zu erwarten war, daß sie sich gleichzeitig bei Familienmitgliedern und natürlich auch bei Ehegatten finden, habe ich ihr Vorkommen doch bei den letzteren ausgezählt, um eine Unterlage für die später zu erörternde Frage der erblichen Belastung zu erhalten. Das Leben in der Ehegemeinschaft kann für die Entwicklung des Kropfes nach unseren heutigen Kenntnissen deshalb nicht entscheidend sein, weil sich in den geographisch belasteten Gegenden das Schicksal der Schilddrüse gewöhnlich schon vor dem Verheiratungsalter entscheidet. Es ist also anzunehmen, daß bei Vorhandensein kropfig veränderter Schilddrüsen bei Ehepaaren die gemeinsame Haushaltung nur durch die Gleichheit des Wohnortes von Einfluß sein könnte.

Mit Absicht habe ich in den Sektionsprotokollen nur die Fälle berücksichtigt, in denen Knotenkröpfe verzeichnet waren; denn die geringen und mittleren Grade der Struma diffusa ohne Knoten wären nach den Beschreibungen zu schwer zu erfassen und zu begrenzen gewesen. Der Unterschied zwischen Jena und Basel war noch größer als erwartet.

Unter 127 Ehepaaren aus Jena waren 40, bei denen Mann und Frau eine Struma nodosa besaßen; bei 44 Ehepaaren war nur er oder sie behaftet.

Unter 187 Ehepaaren in Basel waren 106 zu zweit behaftet und nur in 25 Fällen war entweder nur der Mann oder nur die Frau Kropfträger. Bei 26 von 80 genauer beschriebenen war die Stärke des Kropfes beträchtlich unterschiedlich.

Vom Jenaer Sektionsmaterial besitze ich auf Grund der unter meiner Leitung verfaßten Dissertation H. HELLWIG (Jena 1919) statistische Unterlagen über das allgemeine dortige Vorkommen von Kropf. HELLWIG zählte, allerdings großenteils aus anderen Jahrgängen als diejenigen der hier vorliegenden Ehepaare (nämlich aus 4377 Fällen der Jahre 1911—1918) die Kröpfe. Er fand, kolloide und parenchymatöse Kropfknoten zusammengenommen, bei 62,5% aller Erwachsenen über 25 Jahre Knotenkröpfe. Unsere 127 Ehepaare, also 254 Personen kämen mit 124 (= 80 + 44) Kröpfen nur auf 48% Knotenkröpfe. Nach dieser groben überschlägigen Berechnung, wobei die 2. Grundzahl (Ehepaare) als sehr klein anzusehen ist, würden verheiratete Personen der Begünstigung des Kropfwachstums durch die Ehe nicht stärker ausgesetzt sein. Die Fälle von mehrfacher Verheiratung unter meinen Beobachtungen zeigen keine besonders bemerkenswerten Verhältnisse.

4. Syphilis.

Die Frage der anatomisch faßbaren Syphilisformen an den Sektionsbefunden bei Ehegatten zu verfolgen, erschien aus verschiedenen Gründen angezeigt. Da man für den Großteil der Fälle wird annehmen dürfen, daß bei bestehender Syphilis in einer Ehe der eine Teil durch den anderen und nicht etwa Mann und Frau aus verschiedenen Quellen angesteckt sind, so ergab sich die seltene Gelegenheit nachzuprüfen, ob erstens, wie sonst am Sektionstisch, nur ein Teil der syphilitischen Ansteckungen sich in Organveränderungen verrät oder ob bestimmte Infektionen etwa gleiche Durchschlagskraft haben, d. h. ob mit einiger Regelmäßigkeit die Syphilis bei beiden Ehegatten nachweisbar ist. Eine zweite Frage war die, ob die Syphilis, wenn sie bei Mann und Frau Organveränderungen setzt, solche am gleichen Organ bewirkt. Diese letztere Frage deckt sich zum Teil mit einem schon häufig von klinischer Seite erörterten Problem, das als ein Teilproblem der letzteren Frage angesehen werden kann, nämlich der Frage der neurotropen Syphilis.

Ohne diese ganze Frage an Hand des Schrifttums aufrollen zu wollen, sei nur kurz bemerkt, daß die Meinungen hierüber einander völlig entgegenstehen. Während LEDERMANN sie in seinem Beitrag „Syphilis und Ehe" im Handbuch von NOORDEN und KAMINER überhaupt nicht der Erörterung wert erachtet, ist WILMANNS für das Vorkommen konjugaler Tabes und

Paralyse eingetreten. In seiner Arbeit findet man auch die zum Teil sehr auffällige Kasuistik über Vorkommnisse, bei welchen junge Männer, die sich aus derselben Quelle luisch infizierten, später an Syphilis des Zentralnervensystems erkrankten. Dabei vermißt man allerdings gerade den Nachweis, der in unserem Zusammenhang wesentlich wäre, daß auch der weibliche Teil, von dem die Ansteckung ausging, später diese Syphilisform bekam. Bessere, mehr auf größere Beobachtungsreihen gestützte Beweise, gerade auch für das Vorkommen konjugaler Lues des Zentralnervensystems erbrachten PAGE, FISCHER, ROHDEN (zit. nach WILMANNS). Mit Recht wurde aber auch von WILMANNS selbst der Nachdruck nicht allein auf die Beschaffenheit des Erregers (Virus nerveux der Franzosen), sondern auch auf die Konstitution der Infizierten gelegt. Ich gehe nicht auf die Frage ein, welche weiteren Bedingungen für das bevorzugte Befallensein von Gehirn und Rückenmark geltend gemacht werden können und geltend gemacht worden sind (z. B. die moderne Syphilistherapie oder Genußmittel als Hilfsmomente), sondern muß zur Klärung der ganzen Sachlage und zur Verständigung über die folgenden Fälle darauf hinweisen, daß wenigstens für eine andere sehr häufige, ja die häufigste aller Lokalisationen syphilitischer Organveränderungen, nämlich für die Mesaortitis luetica ganz offenbare dispositionelle Momente vorliegen; nicht nur in dem Sinne, daß die Brustaorta allein und an ihr wieder besondere Teilabschnitte bevorzugt befallen werden, sondern daß der körperliche Typus, bei dem sie am ehesten erwartet werden kann, der männliche Pykniker und athletische Typus ist. Frauen haben viel seltener eine Mesaortitis luetica, unter ihnen überwiegen die untersetzten, körperlich arbeitenden und dem Trunke ergebenen Individuen. Über andere Organdispositionen wissen wir noch gar nichts, außer der alten Erfahrung, daß mechanisch erschütterte Körperstellen (Leber neben dem Aufhängeband, Aortenwurzel, Herzkammerscheidewand, Arteria basilaris) einen Locus minoris resistentiae abgeben können. Der Zweifel liegt sehr nahe, ob sich gegenüber den individuellen Dispositionen Modifikationen des Erregers durchsetzen können und die Vermutung, daß gleichartige Lokalisation bei Ehepaaren eher durch zufällige gleichartige Disposition oder Konstitution bei beiden Gatten bedingt ist, zumal wenn noch die gleichen akzessorischen Momente (Schädigung durch Genußmittel, gleiche Therapie) hinzukommen.

Auf die Frage, ob ein individueller konstitutioneller Faktor bei der Entstehung der Tabes und Paralyse mitspielt, wie es noch neuerdings MEGGENDORFER (1936) wahrscheinlich machen will, können wir erst zurückkommen, wenn wir uns die Blutsverwandten der mit Spätlues des Zentralnervensystems behafteten Personen autoptisch ansehen werden (Kapitel 20, S. 294).

Die experimentelle Syphilisforschung hat ihrerseits keine Anhaltspunkte dafür beigebracht, daß es eine Lues durch besondere neurotrope Spirochätenstämme gibt. JAHNEL (1936) faßte die Ergebnisse dieser

Forschungsrichtung dahin zusammen: bei den einen Tierarten (Mäusen und Siebenschläfern) dringen die Spirochäten ins Gehirn ein, bei den anderen (wie bei Kaninchen) tun sie es nicht. Übertragen auf die menschliche Lehre würde dies auch eher in dem Sinne aufzufassen sein, daß die besondere Konstitution entscheidet.

Unter 127 Ehepaaren aus Jena fanden sich 11 Fälle von konjugaler Syphilis, dazu 4 Fälle, in denen das Doppelvorkommen zweifelhaft war; in weiteren 16 Fällen war Syphilis nur bei einem Partner anatomisch nachweisbar, dazu 6 fragliche Einzelfälle.

Aus Basel habe ich nur 3 Fälle klarer konjugaler Lues und einen unsicheren; demgegenüber 12 Fälle bei einem der Gatten allein und einen weiteren fraglichen Fall.

Vergleichen wir dazu das Gesamtvorkommen anatomischer Syphilis im Sektionsmaterial von Jena und Basel, so liegen aus meiner oben angeführten Vergleichsstatistik beider Orte darüber folgende Zahlen vor: auf 1000 Sektionen kommen in Jena 96, in Basel 68 Fälle von Organsyphilis.

Es seien nun die Befunde der Reihe nach einander gegenübergestellt.

Tabelle 4. Syphilis der Ehegatten.

Fall	Kennzeichen		Todesjahr	Alter	Syphilis
1	Jena 2 . . .	Mann	1883	69	Mesaortitis syph.
		Frau	1884	70	Mesaortitis syph.
2	Jena 5 . . .	Mann	1890	75	Tabes, Aortenaneurysma
		Frau	1891	64	Weiße Erweichungsherde. Lues aortae? Perimetritis
3	Jena 11 . . .	Mann	1889	78	Syphil. Penisnarbe, Periorchitis
		Frau	1892	67	Narben der Scheide, Perimetritis
4	Jena 24 . . .	Mann	1874	62	„Deformier. Arthritis", Lebernarben. Verdickung der Aortenklappe
		Frau	1887	71	Narben der Scheide. Lebernarben. Gummen der linken Nebenniere und Niere. Aortitis? Schädelsyphilis
5	Jena 36 . . .	Mann	1891	58	Mesaortitis luetica? Luische(?) Aorteninsuffizienz
		Frau	1905	71	Mesaortitis luetica?
6	Jena 66 . . .	Mann	1909	63	Mesaortitis luetica (?)
		Frau	1918	68	Mesaortitis luetica. Narben der Scheide
7	Jena 68 . . .	Mann	1892	68	Narbe des Penis
		Frau	1895	72	Narben der Scheide. Mesaortitis luetica?
8	Jena 74 . . .	Mann	1888	85	Narbe des Penis. Mesaortitis luetica (?)
		Frau	1885	68	Mesaortitis luetica (?)
9	Jena 91 . . .	Mann	1877	61	Narbe des Penis. Periorchitis. Mesaortitis syphilitica (?)
		Frau	1885	61	Mesaortitis luetica (?)
10	Jena 95 . . .	Mann	1905	76	Aneurysma der Aorta ascendens
		Frau	1898	67	Narben der Scheide. Mesaortitis luetica (?)
11	Jena 106 . . .	Mann	1905	61	Narbe der Glans. Syphilitische Orchitis und Periorchitis. Syphilom der Leber. Paralyse (?)

Tabelle 4 (Fortsetzung).

Fall	Kennzeichen		Todes-jahr	Alter	Syphilis
		Frau	1903	56	Narbe der Scheide. Gumma des Sternums
12	Basel 89 . . .	Mann	1919	58	Mesaortitis luetica. Wa.R. +
		Frau	1919	59	Mesaortitis luetica. Wa.R. — (!)
13	Basel 105 . . .	Mann	1911	79	Mesaortitis syphilitica. Wa.R. —
		Frau	1910	70	Alte Hirnerweichung. Wa.R. +
14	Basel 167 . . .	Mann	1912	64	Luische Mesaortitis und Aorteninsuffizienz. (Plötzlicher Tod)
		Frau	1913	59	Syphilitische Narben der Haut (Klin.: „Lues III")
15	Basel 1307 . . .	Mann	1912	64	Luische Aorteninsuffizienz
		Frau	1913	59	Lues III: Narben der Haut und der Leber
16	München	Mann	1909	53	Mesaortitis. Diff. Aneurysma
		Frau	1908	47	Syphilitische Lappenleber
17	München	Mann	1908	55	Luische Mesaortitis
		Frau	1905	36	Luische Mesaortitis
18	München	Mann	1908	59	Syphilitische Schrumpfniere. Gummöse Hepatitis
		Frau	1904	39	Luische Mesaortitis

Zu den Fällen der Tabelle seien noch folgende Ergänzungen gemacht: Bei den älteren Jenaer Fällen mußte die syphilitische Natur der Aortensklerose zum Teil der Beschreibung, welche von WILH. MÜLLER oft sehr charakteristisch durchgeführt war, entnommen werden; „narbige Wulstung" und dergleichen Ausdrücke finden sich bei ihm sehr regelmäßig, wenn er — nach dem sonstigen Befund — eine nach unserer heutigen Deutung luische Mesaortitis vor sich hatte. Ich habe, wenn andere Zeichen fehlten, den Fall fraglich gelassen. Daß sich am meisten die Aortitis syphilitica bei den Ehegatten von allen luischen Organveränderungen wiederholt, kann in Anbetracht ihrer besonderen Häufigkeit nicht wunder nehmen. Zuweilen stimmte in den Basler Fällen die Angabe über den Ausfall der Wa.R. nicht mit dem anatomischen Befund; ich habe mich dann nach dem letzteren gerichtet.

Gerade die 4 Todesfälle mit Tabes dorsalis aus meinen Basler Ehepaaren betrafen ausschließlich einen Ehepartner, der 1. und 3. Fall betraf den Mann, der 2. die Frau allein, die anderen Ehehälften zeigten in keinem Falle anatomische Syphilis.

In einem Berliner gerichtlichen Fall von gleichzeitigem Tod und gleichzeitiger Sektion eines 75jährigen Vaters, einer 73jährigen Mutter und einer 41jährigen Tochter hatte der Vater allein eine anatomisch nachweisbare Syphilis (Mesaortitis) (S.-Nr. 1355, 57/1938). In einem Basler Fall (HEITZ) hatte der Mann von 61 Jahren eine Lues cerebri und Mesaortitis luica, die Frau, um 10 Jahre älter, 1 Jahr später gestorben, bot nichts Sicheres an Lues; beide allerdings hatten Schrumpfnieren und Emphysem; die syphilitische Ätiologie des letzteren halte ich für möglich. In einem weiteren

Basler Fall (MÜLLER II, 793) starb der 70jährige Gatte an perforiertem Magengeschwür, er hatte eine Mesaortitis syphilitica, aber eine negative Wa.R., seine Frau starb mit 70 Jahren, 1 Jahr vor ihm, an Mastdarmkrebs und Apoplexie, die Wa.R. war positiv, aber keine anatomische Lues vorhanden.

Zu Fall 2 der Tabelle sei bemerkt, daß auch der Sohn dieses Ehepaares wahrscheinlich eine luische Mesaortitis hatte und daß dessen Sohn an Lues congenita starb!

Zum Fall 4: Der erwachsene Sohn dieses Paares hatte nur eine „fleckige" Endaortitis und starb an einer aufsteigenden Lymphangitis von einer akuten Entzündung der Harnröhre, der Nebenhoden und Hoden mit zuletzt hinzugetretener Peritonitis (wahrscheinlich Gonorrhöe!).

Zu Fall 6 sei hinzugefügt, daß auch der Vater und der Bruder der Frau anatomisch nachgewiesene Syphilis hatten. Der Mann hatte außer der nicht ganz sicheren Mesaortitis noch eine Narbe an der phimotischen Vorhaut.

5. Tuberkulose.

Neben der Übertragung der Geschlechtskrankheiten in der Ehe ist die Frage der Ansteckung mit Tuberkulose zwischen Gatten weitaus die wichtigste. Die Gemeinsamkeit von Tisch und Bett, die Benützung desselben Eßgerätes und der Kuß begünstigen die tuberkulöse Infektion auf dem ihr günstigen Wege in einer Weise, wie sie beim Menschen höchstens noch bei der Ernährung und Pflege des Säuglings durch Tuberkulöse vorkommt.

Die Frage ist heute, wo der Staat sich der Eheberatung angenommen hat, eine sozialpolitische und hatte von jeher eine medizintheoretische Bedeutung, lotztcres insofern, als eine Klarstellung der konjugalen Tuberkulose den Teil der familiären Tuberkulosebelastung bestimmen ließe, der sich durch das Zusammenleben im engsten Kreise ohne die Interferenz einer gleichen erblichen Disposition ergibt. Aber leider gibt es hier eine Einschränkung, auf die bei der Pathologie der Ehegatten geachtet werden muß, nämlich die Tatsache, daß Männer und Frauen im heiratsfähigen Alter nicht selten mehr oder weniger bewußt Partner gleicher Art suchen oder bei sehr verbreiteten Anlagen von selbst finden müssen. So haben LUXENBURGER, v. VERSCHUER und KRETSCHMER[1] auf Ehen zwischen gleichgearteten Psychopathen (Hysterischen) hingewiesen. v. VERSCHUER und DIEHL werfen dieselbe Frage für die Heiraten von Schwindsüchtigen auf, ich selbst habe in meiner Ehegattenserie ein taubstummes Ehepaar.

Der Einwand ist also naheliegend und zutreffend, daß gleichzeitige Tuberkulose von Ehegatten nicht Entscheidendes über die Häufigkeit und sonstige nosologische Bedeutung der exogenen Spätinfektion aussagt. Denn

---

[1] Allerdings betont KRETSCHMER das Überwiegen der Ehen bei geistiger Kontrasteinstellung. Gleichförmige Paare kommen nach ihm am ehesten bei mittleren ausgeglichenen Temperamenten vor.

die Häufigkeit der familiären gleichartigen Belastung ist bei den Ehepartnern nicht zu berechnen; „angeborene" Disposition wird ja heute auf Grund der zwillingspathologischen Forschung über Tuberkulose (v. VERSCHUER und DIEHL) wieder höher eingeschätzt; dazu kommt die Notwendigkeit, die Erwerbung einer individuellen Disposition im Kindesalter zuzugeben, ebenso wie die Erwerbung einer Immunität. Daß Tuberkulose beider Ehegatten durch gegenseitige Infektion in dem gleich zu kennzeichnenden Ausmaße vorkommt, kann uns aber bei der generellen Disposition des Menschen zur Tuberkulose (oder gibt es auch familiäre bzw. individuelle primäre Immunität?) weniger wundern als das Gegenteil, daß nämlich bei schwerer offener Tuberkulose des einen Ehepartners der andere gesund bleibt. Ich sehe gerade hierin den wichtigeren Teil meiner Feststellungen aus dem Grunde, weil dieses Verhalten, nämlich die Ausschließung der Tuberkulose bei Mann oder Frau, am lebenden Ehepaar klinisch nicht mit Sicherheit festgestellt werden kann, während die gleichzeitige Erkrankung der Ehegatten eher ärztlich erfaßbar ist, freilich nicht in den Einzelheiten und Abstufungen, wie die Sektion sie klarzustellen vermag.

Da es den meinigen gleichartige anatomische Untersuchungen über die Ehegattentuberkulose nicht gibt, so begnüge ich mich mit kurzen Hinweisen auf das klinisch-statistische Schrifttum. WEINBERG hat in einer 1. Arbeit (1906) das Schicksal der Ehegatten Lungenschwindsüchtiger in 3934 Ehen mitgeteilt und dabei die Todesfälle an Schwindsucht bei den überlebenden Ehemännern und Ehefrauen getrennt nach der Erwartung (Wahrscheinlichkeitsrechnung) und nach der tatsächlichen Beobachtung (Totenscheine) berechnet. Das Ergebnis war ein erheblicher Überschuß der Beobachtung über die Erwartung. In einer 2. Arbeit (1910) untersuchte er die Gründe dieses Widerspruchs und kam zu folgendem Ergebnis:
Es beträgt die Schwindsuchtssterblichkeit der überlebenden

```
Ehemänner überhaupt (N + T) . . . . 5,392%, in den ersten 5 Jahren 2,173%
    „       Schwindsüchtiger (T) . . . 8,275%,  „    „    „   5   „    4,469%
    „       Nichtschwindsüchtiger (N). 4,689%,  „    „    „   5   „    1,660%
Ehefrauen überhaupt (N + T) . . . . 1,793%,  „    „    „   5   „    1,034%
    „       Schwindsüchtiger (T) . . . 4,278%,  „    „    „   5   „    2,354%
    „       Nichtschwindsüchtiger (N) . 0,996%,  „    „    „   5   „    0,641%
```

Darnach ist die Übersterblichkeit der Ehegatten Schwindsüchtiger in den ersten 5 Jahren bei den Männern größer. Im Gegensatz dazu steht die Angabe A. MINNIGs, die allerdings nicht die Mortalität, sondern die Morbidität an Tuberkulose in der Ehe betrifft; darnach werden in der Ehe mehr Frauen als Männer infiziert, wie er glaubt, eine natürliche Folge des Umstandes, daß die Frau meist die Pflegerin des Mannes ist. MINNIG fand unter 5000 Ehen 16,8% Tuberkulose bei beiden Ehegatten; starb der eine Gatte an Tuberkulose, so war der andere in der Hälfte aller Fälle angesteckt; hier wäre also — ein Vergleich zu der vorigen Zahl — bereits der Einfluß der Form der Tuberkulose zu ersehen, die im Falle der tödlichen

Tuberkulose wohl in den meisten Fällen als offen anzunehmen sein wird, zumal hier anscheinend immer nur von Lungentuberkulose die Rede ist. Ich werde weiter unten zeigen, wie anders die Verhältnisse bei den übrigen Organtuberkulosen liegen. BIEMANN untersuchte 345 Familien, in welchen Mann oder Frau an offener Lungentuberkulose litt und fand in 4,3%, also wesentlich seltener als MINNIG, den anderen Ehegatten tuberkulös-krank; aber auch er sah 3mal mehr Frauen angesteckt als Männer; er meint, daß trotz reichlicher Gelegenheit zur Ansteckung immer noch mindestens 85,5% gesund bleiben. Nach SCHMIDT-GRANDHOMME (zit. nach ICKERT und BENZE) bekommen von 100 Männern tuberkulöser Frauen 98,8% keine offene Tuberkulose. ICKERT selbst fand, daß von den konjugal gefährdeten 10,1% mehr erkranken als der Erwartung entspricht. Ich verweise noch auf die genaueren Berechnungen über das Risiko einer Heirat mit einem tuberkulösen Partner bei ICKERT und BENZE auf Grund ihrer Stammbäume mit Tuberkulösen, ferner auf die Bearbeitung der Frage durch L. VAJDA (1936) und J. W. SOPP (1936); eine französische Bearbeitung durch ROUSSEL (1922) war mir nicht zugänglich. Eine anatomische Untersuchung über das Problem ist mir nicht bekannt. In einer Erörterung über die Bewertung von Veranlagung und Ansteckung sagt der bekannte Versicherungsstatistiker FLORSCHÜTZ:

„Daß die Infektion zur Erkrankung notwendig ist, ist selbstverständlich; wie außerordentlich selten sie aber faßbar in der Praxis der Lebensversicherungen zur Beobachtung kommt, geht aus der Zahl hervor, daß unter den 1428 Tuberkulosetodesfällen nur 11 Fälle waren, bei denen der andere Gatte an Phthise erkrankt war."

Die nächsten Angaben gebe ich nach dem schon genannten Werke von K. DIEHL und O. v. VERSCHUER (S. 25) wieder:

F. KELLNER fand eine Häufigkeit der Übertragung vom tuberkulösen auf den gesunden Ehegatten von 3% = dem 10fachen der Erkrankungsziffer der Gesamtbevölkerung. ARNOULD (nach RIST und HAUTEFEUILLE) fand 1925 bei Zugrundelegung von 53000 Ehen eine doppelt so große Erkrankungshäufigkeit bei den durch ihren Partner exponierten Ehegatten.

Bemerkenswert ist noch eine von DIEHL und v. VERSCHUER nicht wiedergegebene Arbeit von H. TECON (1925) aus Lausanne. Er fand unter 482 Haushalten aus allen sozialen Schichten, in denen ein Gatte offene Lungentuberkulose hatte, in 57% keine Ansteckung des anderen Gatten, wohl aber der Kinder! In 90 Fällen (= 19% von 482) war auch der andere Ehegatte infiziert, und zwar 63mal (= 70%) war die Infektion vom Manne auf die Frau und nur 27mal (= 30%) von der Frau auf den Mann erfolgt. TECON macht für diesen großen Unterschied die Belastung der Frau durch Mutterschaft, Haushalt, Überanstrengung verantwortlich. Die Prognose der Überlebenden schätzt er wie folgt: an konjugaler Tuberkulose

<pre>
        starben   die Frauen zu 16%, die Männer zu 15%
        krankten schwer ,,   ,,   ,, 16%, ,,   ,,   ,, 15%
        krankten leicht ,,   ,,   ,, 68%, ,,   ,,   ,, 70%
</pre>

Innerhalb welcher Zeit die letzteren Angaben zu gelten haben, ist nicht gesagt.

Meine eigenen Erhebungen über die Tuberkulose bei Ehepaaren stützen sich auf 162 Protokollpaare, darunter aus Jena 51, aus Basel 101 und aus München 10 Ehepaare. Die Befunde sind in den folgenden Tabellen 5—9 niedergelegt. 10 Fälle betrafen gleichzeitige tödliche offene Lungentuberkulose bei Mann und Frau; 59 Fälle, in denen nur der eine Gatte offene Tuberkulose, der andere eine (vermutlich) geschlossene oder sichere tuberkulöse Narben oder „keine" Tuberkulose hatte; in weiteren 6 Fällen fand sich geschlossene Tuberkulose (tödliche) bei Mann und Frau; in 29 Fällen war eine geschlossene (nichtgeheilte) Tuberkulose des einen Gatten mit Narben oder negativem Befund bei dem anderen verbunden; endlich in 58 Fällen war eine geheilte Lungentuberkulose des einen mit ebensolcher des anderen oder fehlender des anderen Gatten verbunden. Ich habe außer den tödlichen Tuberkulosen auch die schleichenden und abgeheilten Formen berücksichtigt[1], ferner die schon oben als besonders wertvoll gekennzeichneten Fälle stärkster Diskordanz des Befundes, d. h. die Fälle von offener Tuberkulose des einen bei völliger Tuberkulosefreiheit des anderen Gatten. In den Tabellen sind die Kennummern der Fälle vermerkt und dazu in Klammern die Zahl der Jahre, die zwischen dem Tod des erstgestorbenen und des zweitgestorbenen Gatten verstrichen ist. Es ist klar, daß die Fälle um so eindrucksvoller sind, je näher die Sterbetage beieinander liegen und um so vieldeutiger, je weiter die Todesjahre auseinanderliegen. Ich habe Fälle weggelassen, wo es sich um Jahrzehnte und um

Tabelle 5. Fälle mit offener Tuberkulose bei Mann und Frau[2].

	Gleiches Sterbejahr		2—5 Jahre		5—10 Jahre		Mehr als 10 Jahre	
	Jena	Basel	Jena	Basel	Jena	Basel	Jena	Basel
Vorausgehender Tod der *Frau*				132 (2) *Mü* 18 (4)	6 (6) 56 (6)	76 (10) 169 (7)		47 (20)
Vorausgehender Tod des *Mannes*				70 (3)		150 (5)		117 (20)

[1] Kavernöse Tuberkulose und Lungentuberkulose mit Kehlkopf- oder Darmtuberkulose wurde selbstverständlich als „offene" gerechnet; abgekapselte Käseherde als geschlossene, Verwachsungen der Spitzen nicht als Tuberkulosereste gerechnet, ebenso nicht doppelseitige „Spitzenkappen", da ich sie in der Mehrzahl der Fälle nicht als „tuberkulös" anerkennen kann. Sie sind Begleiterscheinungen von Emphysem und anderen Einschränkungen des „intrathorakalen Spielraums" (Verf.). Einseitige Spitzenschwielen wurden als tuberkulös gerechnet, desgleichen Spitzenschwielen mit Kalkherden und schiefrige Indurationen. Anthrakotische Koniosen kommen weder in Jena noch in Basel stärker vor. Bei geheilten Tuberkulosen konnten nach den älteren Protokollen primäre und postprimäre Formen nicht immer unterschieden werden.

[2] Die in Klammern angegebenen Zahlen geben den Abstand der Todesjahre an, die Zahlen *vor* der Klammer sind die Kennzahlen der Fälle; für München (Mü) wurde keine eigene Kolonne eingerichtet; 132 (2) bedeutet also z. B.: bei dem Basler Falle 132 sind beide Ehegatten an offener Tuberkulose der Lungen gestorben; der Mann hat die Frau 2 Jahre überlebt.

geheilte Tuberkulose bei Mann und Frau gehandelt hat; denn hier ist ja nie mehr mit genügender Wahrscheinlichkeit die Ehe als die Quelle von Ansteckung anzunehmen. So starb z. B. eine Frau (Mü XII) 32 Jahre nach ihrem Mann an Tuberkulose; er hatte nur tuberkulöse Lungen-

Tabelle 6. Fälle mit offener (akuter und chronischer) Tuberkulose bei Mann oder Frau.

Befund bei der Frau nach x Jahren[1]

Offene Tuberkulose des *Mannes*		Geschlossene chronische Lungentuberkulose	Tuberkulöse Narben	Keine Tuberkulose
a) Vor der Frau gestorben	*Jena*	122 (13)	102 (12), 76 (15)	44 (4), 51 (3), 59 (13)
	Basel		2 (7), 26 (0), 29 (40), 48 (15), 147 (29)	19 (8), 125 (15), 152 (18), 170 (1), *Mü* 16 (2), *Mü* 19 (11)
b) Nach der Frau gestorben	*Jena*	80 (0), 122 (13)	3 (20), 20 (15)	27 (6), 75 (2), 89 (22), 121 (15)
	Basel		40 (8), 85 (14), 86 (8)	52 (15), 127 (10 Mon.), 129 (10), 165 (10), *Mü* 6 (3)

Befund bei dem Manne nach x Jahren

Offene Tuberkulose der *Frau*		Geschlossene chronische Lungentuberkulose	Tuberkulöse Narben	Keine Tuberkulose
a) Vor dem Manne gestorben	*Jena*		37 (0), 52 (27)	69 (13), 77 (16), 126 (22), 35 (5), 148 (2)
	Basel	9 (10)	28 (1), 66 (11), 143 (3), *Mü* 10 (25)	21 (8), 42 (5), 53 (13), 94 (12), 100 (5), 111 (0), 128 (4), *Mü* 14 (4)
b) Nach dem Manne gestorben	*Jena*	104 (4)		
	Basel	*Mü* 10 (0)	46 (1), 108 (32), 140 (5)	69 (10)

Tabelle 7. Fälle mit geschlossener Lungentuberkulose bei Mann und Frau.

Geschlossene chronische Tuberkulose der Frau[2]

Vorausgehender Tod des *Mannes* an chronischer geschlossener Tuberkulose	*Jena*	19 (17), 68 (3), 100 (3)

Geschlossene chronische Tuberkulose des Mannes

Vorausgehender Tod der *Frau* an chronischer geschlossener Tuberkulose	*Basel*	27 (12), 104 (4), 135 (8)

---

[1] Die in Klammern angegebenen Zahlen geben den Abstand der Todesjahre an.

[2] Die in Klammern angegebenen Zahlen geben den Abstand der Todesjahre an, bei Fall 19 (17) ist die Frau also 17 Jahre später als der Mann gestorben.

narben gehabt. Wenn ein Unterschied in der Zahl der Jenaer und der Basler Fälle in den Tabellen erscheint, so hat er nichts zu sagen, sondern rührt von den Unterschieden in den Protokollen her; denn nach meinen früheren Berechnungen war hinsichtlich des Vorkommens der Tuber-

Tabelle 8. Geschlossene Lungentuberkulose bei Mann *oder* Frau.

Geschlossene Tuberkulose		Narben	Keine Tuberkulose
		Befund bei der Frau[1]	
Geschlossene Tuberkulose beim *Manne*	*Jena*	95 (—7)	91 (+8), 120 (—7)
	Basel	20 (—2), 35 (+3), 50 (+10), 59 (0), 60 (+21)	72 (+12), 41 (+9), 44 (+3), 65 (+8), 89 (0), 114 (+3), 124 (—20), 166 (—19), 126 (+4)
		Befund beim Manne[1]	
Geschlossene Tuberkulose bei der *Frau*	*Jena*	60 (—5), 25 (+10)	7 (+7), 63 (—5)
	Basel	144 (+10), 74 (+5) 133 (+19), 116 (+3)	110 (0), 145 (+5)
			Mü 17 (+19), Mü 2 (0)

Tabelle 9. Geheilte Tuberkulose bei Mann *oder* Frau[2].

Geheilte Tuberkulose		Geheilte Tuberkulose der Frau	Keine Tuberkulose der Frau
Geheilte Tuberkulose beim *Manne*	*Jena*	28 (—13), 53 (—4), 111 (+2)	38 (—19), 44 (+4), 73 (—35), 74 (—3)
	Basel	31 (—1), 37 (+1), 61 (+1), 83 (+6), 90 (+14), 95 (—9), 112 (+4), 123 (+18), 149 (+6)	1 (+8), 112 (—9), 146 (—5), 18 (+4), 23 (+8), 25 (—4), 30 (—1), 57 (+2), 93 (0), 99 (—4), 101 (—19), 118 (+3), 121 (+4), 137 (—8), 151 (+27), 164 (—3), 171 (+9) *Mü* 20 (—14)

Geheilte Tuberkulose		Geheilte Tuberkulose des Mannes	Keine Tuberkulose des Mannes
Geheilte Tuberkulose bei der *Frau*	*Jena*		8 (—6), 31 (—11), 83 (+1), 84 (—10), 86 (—16), 88 (—8), 92 (+10), 93 (—18), 113 (—2), 114 (+10)
	Basel	77 (+1)	1 (+8), 7 (—3), 39 (—8), 43 (—9), 87 (0), 102 (—8), 103 (+2), 119 (—6), 131 (—5), 153 (+2), 154 (—9), 155 (—15), 161 (0)

[1] Die in Klammern angegebenen Zahlen geben den Abstand der Todesjahre an, z. B. 95 (—7) bedeutet, daß die Frau 7 Jahre vor dem Manne, 91 (+8), daß die Frau 8 Jahre nach dem Manne gestorben ist.

[2] Die in Klammern angegebenen Zahlen geben den Abstand der Todesjahre an, + — bezieht sich auf den oben- und nicht nebenstehenden Ehegatten.

kulose im Sektionsmaterial zwischen beiden Orten kein nennenswerter Unterschied: in Jena 16,2 % tödliche und 22,7 % floride Tuberkulosen (für 1000 Fälle aus den Jahren 1912—1914), in Basel 17,7 % tödliche und 24,7 floride Tuberkulosen (für 1000 Fälle und die Jahre 1924 und 1925). Um zahlenmäßig auszurechnen, ob unter Eheleuten die tödliche und die floride Tuberkulose überdurchschnittlich häufig ist, genügen aber meine Zahlen von Gattenpaaren nicht. Ich sehe den Wert meiner Erhebungen mehr auf der Seite, die sich weder statistisch noch klinisch erfassen läßt und dazu gehört die Feststellung, daß doch in einer überraschend hohen Häufigkeit der eine Gatte trotz Gefährdung gesund bleibt oder wenigstens nicht am Leben gefährdet wird; daß solche Fälle von hoher Resistenz nur scheinbar sind und davon herrühren können, daß die Ehegatten zur Zeit der stärksten Infektiosität des Partners nicht oder nicht mehr zusammengelebt haben, ist ein Einwand, den ich angesichts der nicht seltenen Wiederholung dieser Erfahrung nicht gelten lassen kann. Aber es gibt noch eine andere, sehr eindrucksvolle Widerlegung. In einer ganzen Anzahl Fälle blieb wohl der Mann und die Frau bei der Schwindsucht des einen von ihnen verschont, nicht aber die Kinder, wie sich aus meinen Stammbäumen ergab und wie ich noch genauer in dem Kapitel über die Eltern-Kinder-Gruppe zeigen werde. Es handelt sich also offenbar um die Auswirkung einer erworbenen Resistenz bei Erwachsenen im Gegensatz zu der generellen Empfänglichkeit der Kinder. Daß natürlich auch beide Eltern und die Kinder Tuberkulose haben können, liegt auf der Hand.

Beispiele: 1. Eine 59jährige Mutter stirbt an chronischer Lungentuberkulose mit linksseitiger großer Kaverne und anderen kleinen Kavernen, sowie mit schiefriger Induration, der Oberlappen und Pleuraschwarte. Der Vater (Gatte der vorigen) stirbt 6 Jahre später, 60jährig, ebenfalls an chronischer Lungentuberkulose mit schiefriger Induration und Kavernen beider Oberlappen; daneben besteht eine Ileocoecaltuberkulose. Der Sohn stirbt 5 Jahre später als der Vater, 27jährig, an akut verlaufender kavernöser Phthise, Kehlkopf- und Darmtuberkulose. Daneben schiefrige Indurationen auch bei ihm und altkäsige und kalkige Bronchialdrüsen (Ba. II-Jena).

2. Eine Mutter stirbt 43jährig an kavernös-nodöser beiderseitiger Lungentuberkulose mit Kehlkopftuberkulose, die 22jährige Tochter im gleichen Jahre ebenfalls, mit Darmtuberkulose, der Vater 10 Jahre später an Speiseröhrenkrebs; daneben hat er aber eine schleichende Lungentuberkulose mit verkästen Herden, größeren und kleineren Kavernen des L.O.L. und R.M.L. (Klu.-Basel).

3. Ein 69jähriger Schneider stirbt an Herzaneurysma bei Coronarsklerose. Er leidet daneben an beiderseitiger tuberkulöser Pleuritis und an tuberkulöser Perikarditis bei chronischer Tuberkulose der rechten O.L.-Spitze; Käseherde in den Lungenschwielen; geschrumpfte, verkäste und verkalkte Bronchialdrüsen. Seine Frau stirbt 22 Jahre vor ihm an Pocken und Diphtherie mit 38 Jahren. Es ist ausdrücklich vermerkt, daß keine Tuberkulose bei ihr vorlag. Man könnte sagen, der Mann hat die Tuberkulose als Witwer erworben. Möglich ja, aber seine Tochter starb 20jährig, 8 Jahre nach der Mutter, an Lungen-, Kehlkopf- und Darmtuberkulose (Se.-Jena).

4. Ein 48jähriger Rentner stirbt an Lungentuberkulose, seine Frau 12 Jahre später, mit 56 Jahren, an einem Klappenfehler (Mitralis und Tricuspidalis); bei ihrer Sektion ausgeheilte beiderseitige Lungentuberkulose und Narben der Bronchien von Durchbrüchen von Bronchialdrüsen (Bronchitis deformans). Die Tochter aber starb 25jährig, 6 Jahre nach dem Vater, an Lungen-, Kehlkopf- und Darmtuberkulose (Scho.-Jena).

5. Daß auch erworbene Disposition bei der Beurteilung einer Familientuberkulose in Rechnung gesetzt werden muß, möge folgender Fall zeigen: Ein 50jähriger Familienvater

stirbt an einem gangräneszierenden Tuberkuloserezidiv der Lunge bei Diabetes mellitus. Er hat neben seinen bis hühnereigroßen Kavernen eine alte abgekapselte Spitzentuberkulose, im linken O.L.Kreideherde. Seine Frau zeigt bei ihrem 7 Jahre später erfolgten Tode tuberkulöse unbedeutende beiderseitige Spitzennarben (Tod an Peritonitis nach Uterusexstirpation wegen Krebs). Die beiden erwachsenen Söhne starben 14 und 9 Jahre nach dem Vater — 41- und 35jährig — an Emphysem mit Bronchiektasen und an Bronchialkrebs. Die Lungen sind beschrieben und zeigten nichts von Tuberkulose. Man wird hier wohl auch beim Vater nicht mit einer „von Haus aus" gegebenen Disposition zu Tuberkulose zu rechnen haben und wird schon annehmen dürfen, daß hier Eltern und Söhne ihrer Konstitution nach eher resistent waren. Freilich ist mir nicht bekannt, ob die Söhne zur Zeit der offenen Tuberkulose des Vaters noch im väterlichen Hause lebten; am gleichen Wohnort waren sie jedenfalls (Am.-Basel).

Ähnlich verhielt es sich mit einem Fall von Steinhauerlunge bei einem Familienvater und seinen beiden Söhnen, die gleichfalls Steinhauer waren (Gu.-Basel). Alle 3 hatten Lungentuberkulose; 2 weitere Söhne, nicht Steinhauer, hatten keine solche, der eine starb an Herzfehler (!) mit 42 Jahren, der 4. jüngste allerdings als Kind an Phlegmone.

Wenden wir uns nun noch kurz zu den Tabellen, so zeigen sich folgende Beziehungen zwischen den Tuberkuloseformen der Ehepaare; für 160 Ehepaare waren die Angaben der Sektionsprotokolle genügend genau, um sie in Kategorien zu teilen.

In 10 Fällen gab es offene Lungentuberkulose bei beiden Ehegatten, davon ging die Frau 7mal dem Manne im Tod voraus.

In 6 Fällen hatte der eine Partner eine offene, der andere eine geschlossene Tuberkulose.

In 21 Fällen hatte der eine Partner eine offene, der andere eine vernarbte Tuberkulose.

In 32 Fällen hatte der eine Partner eine offene, der andere überhaupt „keine Tuberkulose".

In 6 Fällen stand einer geschlossenen Lungentuberkulose des Mannes eine ebensolche der Frau gegenüber.

In 10 Fällen hatte der eine Gatte eine geschlossene Lungentuberkulose, der andere tuberkulöse Lungennarben.

In 17 Fällen hatte der eine Gatte eine geschlossene, der andere überhaupt keine Lungentuberkulose.

In 13 Fällen hatten beide Gatten geheilte Tuberkulose.

In 45 Fällen hatte der eine eine geheilte, der andere überhaupt keine Tuberkulose.

Daß die dieser Aufstellung zugrunde gelegten Sektionsprotokolle genügend genau waren, ergibt sich aus folgender Berechnung: Unter 160 Ehepaaren, also 320 Personen, fand sich 94mal „keine Tuberkulose", d. h. also in rund 29 % aller Personen. Da wir im gewöhnlichen, nicht ad hoc durchmusterten Sektionsgut mit durchschnittlich 70—75 % positiven Tuberkulosebefunden an der Lunge rechnen, erweisen sich unsere Unterlagen als hinreichend zuverlässig, zumal es in unserer Aufstellung ja auch mehr auf die tödlichen, floriden Tuberkulosen und gröberen Narben, nicht auf geringfügige Reste zur Gewinnung einer Vorstellung über die Ehegatten-Tuberkulose ankommt.

Rechne ich unter den 320 Verheirateten die offenen tödlichen Tuberkulosen zusammen, so erhalte ich 79 Personen mit offener Lungentuberkulose, das wären rund 25 % ; das würde allein schon gegenüber dem durchschnittlichen Vorkommen der tödlichen Tuberkulose unter den Jenaer und
Basler Sektionen (s. oben) eine sehr starke Übersterblichkeit der Verheirateten bedeuten und erst recht, wenn wir die Gruppe der chronischen geschlossenen Tuberkulosen noch hinzunehmen; ich erhalte dann 28,4 %
florider Tuberkulose unter den Verheirateten, gegen sonst 22,7 und 24,7
in Jena und Basel. Natürlich können die Zahlen für „geschlossene Tuberkulosen" (im Gegensatz zu „offen" verstanden) kritisch betrachtet
werden, weil die Gewähr, daß sie geschlossen und damit keine gefährlichen Streuer für die Ehepartner waren, auf Grund der Protokolle nur
eine sehr ungefähre ist.

Von besonderem Interesse sind noch die „Resistenten", deren hohe Zahl,
21 Ehehälften von offenen Tuberkulösen mit eigener vernarbter Lungentuberkulose, dazu 32 Ehehälften von offenen Tuberkulösen ohne eigene
Tuberkulose, also zusammen 59 Personen, welche bei vermutlich starker
Exposition gesund wurden oder gesund blieben, d. h. fast 19 % aller Ehegatten, eine optimistische Note in das übrige düstere Bild bringt.

Wenn wir bedenken, daß nach allem was wir heute wissen, diese
59 Menschen auch fast alle ihre Kindheitsinfektion durchgemacht haben
werden, so würde dies, im Zusammenhang mit einer weiteren Beobachtung,
darauf hindeuten, daß diese primären Tuberkulosen selbst zu einer Immunität führen können. Mir ist unter meinen „resistenten" Fällen mehrfach
die Notiz, daß sie abgeheilte Primärkomplexe besaßen, aufgefallen.

Es sei mir an dieser Stelle gestattet, zur Frage des Grades der Immunität gegen Tuberkulose beim Menschen eine Abschweifung zu machen.
Unter den Ehepaaren der Jenaer Sektionsprotokolle befanden sich auch
mein Vorgänger WILH. MÜLLER, dessen sorgfältigem und unermüdlichem
Sektionseifer diese meine Arbeit so viel verdankt, und dessen Angehörige,
da er selbst mit eigener Hand seine Frau und 3 seiner Kinder seziert hat;
er selbst ist von seinem Nachfolger und meinem Vorgänger HERM. DÜRCK
seziert worden. WILH. MÜLLER, welcher von einer geradezu grotesken
Unreinlichkeit im Sektionsbetrieb gewesen sein soll (keine Wasserleitung
im pathologischen Institut!) und sich unzählige Male Tuberkelbacillen
einverleibt haben muß, zeigte in seinem Körper keine Spur von Tuberkulose; seine Gattin, aus nicht belasteter Familie stammend (wenigstens
waren ihr Vater und ihre Schwester, die auch von MÜLLER seziert wurden,
nicht behaftet), hatte auch nichts von Tuberkulose, nur einen verkalkten
Bronchiallymphknoten. Der älteste Sohn, 34jährig an rheumatischer Endokarditis gestorben, hatte nur eine verwachsene linke Lungenspitze. Ein
anderer Sohn MÜLLERs starb mit 7 Jahren an tuberkulöser Basilarmeningitis und Wirbelcaries mit Psoasabsceß, dazu hatte er tuberkulös verkäste Mesenterialdrüsen. Auch 2 weitere Pathologen, welche nie mit Hand-

schuhen seziert haben, und deren Sektionsbefund ich kenne, haben keine Tuberkulose gehabt. Ich möchte diese Erfahrungen für starke Beweise einer — wahrscheinlich durch wiederholte kleine Infektionen — erworbenen und im Gang gehaltenen Immunität gegen Tuberkulose halten.

Die Fälle, wo ein Ehegatte trotz stärkster Exposition von der Tuberkulose des anderen verschont blieb, könnten auch auf den Gedanken bringen, daß die Virulenz des Erregers so schwach gewesen sein könnte, daß nur bei starker Disposition die Krankheit angehen oder schlimme Formen annehmen konnte; auch bei gleichartiger Infektion oder bei Ausheilung der Tuberkulose in beiden Gatten ließe sich an eine Gleichartigkeit des Erregers denken. Aber bei der Häufigkeit der Ausheilungen im allgemeinen erscheint diese Annahme gezwungen. Eher ist, wie bei Lues, die Frage aufzuwerfen, ob es beim Tuberkelbacillus eine Organotropie geben kann. Die Lungentuberkulose muß bei dieser Betrachtung ausscheiden, weil sich Doppelfälle von Lungentuberkulose auf viel einfachere Weise erklären. Von vornherein wäre die Möglichkeit der Übertragung eines an einen bestimmten Organnährboden angepaßten Erregers nicht ganz von der Hand zu weisen, sowohl nach experimentellen (Forssmann, Rosenow u. a.), als auch nach klinischen Angaben. Für Appendicitis, Cholecystitis, Osteomyelitis und dergleichen Fernlokalisationen abseits von der Eintrittspforte sind solche Annahmen gemacht worden. Löwenthal teilte einen Fall von Doppelerkrankung an paratyphöser Cholecystitis bei 2 Ehegatten mit.

Meine Fälle von **extrapulmonaler Organtuberkulose** habe ich, weil zu wenige, nicht in die Tabellen aufgenommen; soweit sich aus ihnen Schlüsse ziehen lassen, habe ich keinen Anhaltspunkt für die Gleichheit der Lokalisation der Tuberkulose bei den — nicht blutsverwandten — Ehegatten gewonnen; dabei ist natürlich vorausgesetzt, daß die Quelle für die Infektion des 2. Gatten der erste war, oder die Quelle für beide die gleiche dritte. Es seien ein paar Beispiele zu dieser Frage angeführt.

1. W., 69 Jahre alte Ehefrau, gestorben an tuberkulöser Peritonitis, hatte außerdem einen Käseherd und Narben des linken Unterlappens, und eine fraglich syphilitische Rektovaginalfistel neben alter Perimetritis. Der Mann, ein 63jähriger Tagelöhner, mit seniler Demenz, starb 8 Jahre früher, hatte keinerlei Tuberkulose.

2. 62jährige Frau, mit chronischer, geschwüriger Darmtuberkulose und Mesenterialdrüsentuberkulose. Verkäsung bei Induration der linken Lungenspitze mit Bronchiektasen. Verkäsung von Leberlymphknoten.

Der Mann, ein 64jähriger Leineweber, 5 Jahre früher gestorben, hat keinerlei Tuberkulose.

Die Tochter, 30 Jahre alt, 1 Jahr vor der Mutter gestorben, an chronischer Lungen-, Bronchialdrüsen-, Kehlkopf- und Blinddarmtuberkulose.

Ein Sohn, 4 Jahre vor der Mutter gestorben (Alter nicht angegeben), vermutlich erwachsen, an chronischer Lungen-, Darm- und Mesenterialdrüsentuberkulose.

Der Fall ist bemerkenswert wegen des bei der Sektion nicht ganz klargestellten und nur aus der Darmtuberkulose zu entnehmenden offenen Charakters der Tuberkulose der Mutter.

3. 78jähriger Töpfermeister, gestorben an croupöser Pneumonie und Lungenemphysem, hatte eine umschriebene tuberkulöse Verkäsung des rechten Nebenhodens mit Hodenscheidehautverwachsungen (ohne Prostatatuberkulose).

Seine 2. Frau ist 77 Jahre alt, 18 Jahre später gestorben, hatte keinerlei Tuberkulose. Dagegen ist die Tochter aus 1. Ehe mit 28 Jahren, schon 9 Jahre vor dem Vater, an chronischer Lungen-, Kehlkopf- und Darmtuberkulose gestorben, hatte außerdem eine linksseitige tuberkulöse Coxitis.

4. 37jähriger Schneider mit fast totaler tuberkulöser Verkäsung beider Nebennieren und chronischer Lungentuberkulose, mit Schrumpfung der rechten Lungenspitze. Leichte Bronzefärbung der Haut (ADDISONsche Krankheit).

Die Frau, ohne jegliche Tuberkulose, 2 Jahre früher an Hypophysentumor gestorben. Eine 6jährige Tochter, 3 Jahre vor dem Vater an Appendicitis mit Peritonitis gestorben, hatte Bronchialdrüsentuberkulose und linksseitige Lungenverwachsungen.

5. Anatomisch erwiesenes Beispiel von Nichtinfektion zeigen: 68jährige Frau mit Tuben-, Uterus- und Vaginaltuberkulose, daneben Tuberkulose der Lungen- und Lungenlymphknoten. Der Mann im gleichen Jahre kurz nachher gestorben, 67 Jahre alt, mit chronischer Lungen-, Kehlkopf- und Darmtuberkulose, hatte eine Phimose und nichts von Tuberkulose an seinen Geschlechtsorganen.

6. (De., Basel.) Eine 56jährige Frau starb an ADDISON*scher Krankheit* mit verkäster Tuberkulose der Nebennieren und chronischer Miliartuberkulose der Lungen.

Der Mann stirbt 12 Jahre später, 73jährig, an Speiseröhrenkrebs und zeigt bei der Sektion käsige und kalkige Herde mit kleiner glatter Kaverne des rechten Oberlappens. Ein Bruder von ihm stirbt an tuberkulöser Perikarditis und hat ebenfalls eine alte käsige Tuberkulose beider Oberlappen mit schiefrigen Indurationen der Lungenspitze.

7. (Meyer, 1, Basel.) Eine 22jährige Ehefrau stirbt an rechtsseitiger Nierenphthise nach früherer Nephrektomie der linken Niere und allgemeiner Urogenitaltuberkulose. Sie hat gleichzeitig eine nodöse Lungentuberkulose und tuberkulöse Darmgeschwüre. Der Mann, 5 Jahre später gestorben, zeigt keinerlei Tuberkulose.

8. (Os., Basel.) Hier war ebenfalls trotz kavernöser Lungenphthise und gleichzeitig käsiger Endometritis und Salpingitis der Frau der Befund beim Mann vollkommen negativ.

9. (Schmi., Basel.) In einem Fall von *Morbus Addisonii* des Mannes mit kavernöser und nodöser Lungentuberkulose zeigte die Frau, welche im gleichen Jahre starb, nichts von Tuberkulose bei sehr grazilem Körperbau. Vielleicht war sie geschützt durch eine Insuffizienz der Mitralis.

10. (Röm., Basel.) Eine 56jährige Ehefrau starb an ADDISON*scher Krankheit* mit tuberkulöser Peritonitis, Verkäsung von Halslymphknoten, Konglomerattuberkeln der linken Nebenniere, großknotiger Tuberkulose der Milz und generalisierter Miliartuberkulose bei schiefriger Induration der linken Lungenspitze. Für den offenen Charakter der Tuberkulose sprachen die tuberkulösen Geschwüre des Darmes. Der Mann starb 3 Jahre später an einer Apoplexie des Gehirns infolge Arteriolosklerose 65jährig und zeigte nur einen alten Primärkomplex.

11. Eine 68jährige Frau mit kavernöser linksseitiger Nierentuberkulose und Knochentuberkulose, aber ohne Lungentuberkulose, starb 15 Jahre nach ihrem Mann, bei dem sich eine verödete Tuberkulose mit schiefrigen Narben fand. Er hatte außerdem eine Tuberkulose der cervicalen, bronchialen und mesenterialen Lymphknoten und eine Tuberkulose des rechten Nebenhodens. Ein Bruder von ihm hatte chronische kavernöse Lungentuberkulose.

12. (Ul., Basel.) Eine 76jährige Frau starb an multipler Gelenktuberkulose. Die Lunge zeigte eine schiefrige Induration beider Lungenspitzen. Bei dem Mann fand sich keinerlei Tuberkulose, er starb an Dickdarmkrebs, 5 Jahre nach der Frau.

13. (Bohn., Basel.) Ein 57jähriger Papierarbeiter litt an Urogenitaltuberkulose. Die rechte Niere war ihm 6 Jahre vor dem Tode exstirpiert worden. Bei der Sektion fand sich noch eine Tuberkulose der linken Nebenniere. Eine Lungentuberkulose ist nicht vermerkt. Die Frau starb 4 Jahre vor ihm, also als er bereits wegen seiner Nierentuberkulose operiert war an einer Embolie nach Exstirpation eines Mammacarcinoms, ihre Sektion ergab keinerlei Tuberkulose.

14. (Wa., 2.) In einem weiteren Fall von Urogenitaltuberkulose und offener Lungentuberkulose des Mannes hatte die Frau, welche 5 Jahre nach dem Mann an Tabes mit Tuberkulose starb, ebenfalls eine kavernöse Phthise der Lunge, ohne Genitaltuberkulose.

15. (Kuh., 2.) In einem Falle von alter Knochentuberkulose der Wirbelsäule bei einer 41jährigen Frau lag gleichzeitig eine Phthise der rechten Niere und allgemeine Miliartuberkulose neben einem alten tuberkulösen Primärkomplex der Lunge vor. Der Mann, 54 Jahre alt, starb im gleichen Monat an rezidivierender eitriger Pleuritis und zeigte von Tuberkulose nur eine schiefrige Induration beider Oberlappenspitzen.

16. (Stau.) Ein eigenartiger Fall ist endlich folgender: Ein 81jähriger Mann stirbt an akuter allgemeiner Miliartuberkulose bei chronischer Tuberkulose der rechtsseitigen bronchialen Lymphknoten. Die rechte Lungenspitze war bei ihm verwachsen. Eine andere tuberkulöse Lokalisation fand sich nicht. Die Frau war 5 Jahre vorher an Endokarditis gestorben. Auch bei ihr waren die bronchialen und cervicalen Lymphdrüsen von körniger Tuberkulose (mikroskopische Knötchen mit zentraler Verkäsung) und sonst keine Organe befallen. Dies ist der einzige Fall, wo man an eine bestimmte Organotropie der Tuberkelbacillen hätte denken können.

17. (Laut., München.) Als Zufall wird wohl ein von mir bereits in München notierter Fall von rechtsseitiger hämorrhagischer tuberkulöser Pleuritis bei beiden Ehegatten anzusehen sein. Der 68jährige Mann war 1908, die Frau 1909 gestorben. Bei dem Mann waren verkalkte Lymphknoten am linken Lungenhilus, bei der Frau verkäste und verkalkte rechtsseitige Hilusdrüsen vorhanden.

18. Ein 72jähriger Kutscher aus Bern stirbt unter den klinischen Zeichen einer Lebercirrhose. Die Sektion (S.-Nr. 623/1922, Basel) bestätigt dieses; daneben besteht eine tuberkulöse Peritonitis, eine käsige rechtsseitige *Nebenhoden-* und linksseitige *Samenstrangtuberkulose*, eine chronische Miliartuberkulose der Lungen und ein tuberkulöses Geschwür der *Speiseröhre* mit Tuberkulose des anliegenden Teiles der *Luftröhre*.

Seine Frau stirbt 2 Jahre später an embolischer Gangrän beider Beine; sie hatte (wie übrigens auch ihr Mann) eine chronische verruköse Endokarditis der Mitralis, ferner eine grobknotige multiple Konglomerattuberkulose der Milz und eine käsige Tuberkulose der peripankreatischen Lymphknoten am Pankreasschwanz und der portalen Lymphknoten, vereinzelte Konglomerattuberkel der Leber; schiefrige Narben der Lungen; Kreide- und Kalkherde in Bronchialdrüsen.

Es ergibt sich, daß eine Organtuberkulose kein Analogon beim anderen Ehegatten findet; ich könnte diese Beispiele um Fälle von Nierentuberkulose, Solitärtuberkel des Gehirns usw. vermehren; hieraus wie aus den späteren gleichen Erfahrungen bei Blutsverwandten geht wohl hervor, daß es Zufälle oder individuelle Dispositionen sind, wenn sich die tuberkulöse Infektion an seltenere Stellen des Körpers lokalisiert.

Von sonstigen Krankheiten bei Ehegatten ist nicht viel zu sagen. Wiederholungen von Blutkrankheiten, speziell Leukämie oder perniziöser Anämie, weiter von Lymphogranulomatose, Gicht, Diabetes, Lebercirrhose (trotz gleichzeitigem Alkoholismus) habe ich in meinen Protokollen nicht erlebt; daß 2 Taubstumme miteinander verheiratet waren, war nur rassenhygienisch interessant, Kinder von ihnen waren nicht seziert worden. Ein morphinistischer Krankenwärter hatte eine morphinistische Krankenpflegerin geheiratet, ihre Sektionen und die ihrer — vielleicht nicht zufällig im frühen Kindesalter — gestorbenen Kinder waren belanglos. Das gelegentliche Doppelvorkommen von Ulcus und insbesondere Magen- und Duodenalnarben sowie von Nierensteinen und Gallensteinen[1] halte ich für zufällig, dagegen nicht für zufällig die Mästungsfettsucht bei Mann und Frau.

---

[1] In Jena 7 konkordante auf 44 diskordante, in Basel 4 konkordante auf 41 diskordante Fälle. (Nach meiner allgemeinen Sektionsstatistik kamen in Jena bei Erwachsenen 13,8 ‰, in Basel 16,4% Gallensteinfälle vor.)

Dritter Teil

Die pathologische Anatomie Blutsverwandter.

1. Einleitung.

Bei den anatomischen Untersuchungen von neugeborenen Zwillingen, im besonderen solchen gleichen Erbgutes hatte sich Gelegenheit geboten, die Wiederholungen von Varietäten und angeborenen Anomalien zu sammeln; sie stellten eine Klasse menschlicher Körper dar, die so gut wie ausschließlich von dem ererbten Wachstumstrieb geformt waren. Bei dem Vergleich von Krankheiten der Ehegatten war die Möglichkeit gewesen, nicht blutsverwandte Personen in ihrer pathologischen Formung, wenigstens zum Teil, hinsichtlich des etwaigen Ergebnisses gleicher Umwelt zu betrachten: zum mindesten waren die Fälle gleicher Infektionskrankheiten, bei vermutlich gegenseitiger Ansteckung, Beispiele dafür, wie Menschen wahrscheinlich nicht übereinstimmender, ererbter Disposition sich dabei verhalten. Diese Gruppe bot gewissermaßen als eine Kontrollgruppe etwa für die Verfolgung der Tuberkulose oder der Lues in den Familien, ein Vergleichsobjekt für die nun folgenden Gruppen der untereinander durch Erbgut verbundenen Personen. Diese letzteren haben also beiderlei Besonderheiten der bisher behandelten Gruppen gemeinsam: mit den identischen Zwillingen die teilweise identischen Veranlagungen, mit den Ehegatten die Gemeinsamkeit des Lebensortes, der Nahrung, der äußeren Gefahren, dies wenigstens während ihres Zusammenlebens mit ihren Eltern und Geschwistern, d. h. während ihrer Kindheit.

Es wird sich also wiederum im wesentlichen bei diesen folgenden Gruppen darum handeln, einerseits den Beweis für den gleichen Entwicklungstrieb, wie er sich in der Körpergestaltung auswirkt, zu finden und andererseits Hinweise dafür zu suchen, wie die von außen eindringenden Schädlichkeiten auf sie gewirkt haben, ob pathogenetische Einflüsse gleiche, ähnliche oder verschiedene Folgen an ihren Körpern hinterließen. Was das erstere betrifft, so wird es sowohl auf die Vergleichung der äußeren Körpergestalt, soweit dies aus unseren Aufschreibungen möglich sein wird, als auch auf die Beachtung von Wiederholung der gleichen inneren morphologischen Varietäten und Anomalien ankommen. Freilich wird sich nur aus öfteren Wiederholungen von solchen die zufallsmäßige Übereinstimmung ausschließen lassen; denn wir haben bei dem Vergleich der Ehegatten auch gelegentlich die Erfahrung gemacht, daß sich gleiche Anomalien bei Mann und Frau fanden, etwa ein MECKELsches

Divertikel oder dgl.; dies mahnt in der Bewertung derselben Vorkommnisse bei Blutsverwandten zur Vorsicht.

Die Zusammensetzung unseres Beobachtungsmaterials macht es notwendig, die Gruppe der blutsverwandten Personen in Untergruppen zu teilen. Über diese Zusammensetzung sind deshalb einige Vorbemerkungen vorauszuschicken. Da die Lehrstühle für pathologische Anatomie an unseren Universitäten frühestens um die Mitte des vorigen Jahrhunderts gegründet und gewöhnlich auch dann erst nach einiger Zeit pathologische Institute einen regelrechten Sektionsbetrieb anfingen, so kann nicht erwartet werden, daß Aufzeichnungen über Sektionsbefunde im allgemeinen über die 60er Jahre hinaufreichen. Ja, um jene Zeit kam es auch nur allmählich unter dem Einfluß der großen führenden Pathologen VIRCHOW und ROKITANSKY auf, ausführliche Sektionsbefunde aufzuzeichnen. In manchen Instituten ist dies auch bis heute nicht üblich geworden. Je mehr sich die Obduzenten auf die Abfassung kurzer zusammenfassender wissenschaftlicher Diagnosen, meist noch dazu in einem nicht alles ausdrückenden Latein begnügten, desto weniger wertvoll sind heute solche Dokumente (wie sollten z. B. moderne Verkehrsverletzungen, gewerbliche Vergiftungen, neuartige Krankheiten sonst in einer antiken ausgestorbenen Sprache wiedergegeben werden ?).

Auch die von mir verwerteten Sektionsprotokolle WILHELM MÜLLERs in Jena sind in der ersten Zeit nach seiner Berufung dorthin (im Jahre 1864[1]) als erster Professor der pathologischen Anatomie sehr dürftig gewesen. Erst in den 70er Jahren werden sie reicher und sind in den 80er und 90er Jahren von einer bewundernswerten Sorgfalt und Ausführlichkeit. Er war ein wunderlicher Mann, mißtrauisch und ein „Geheimniskrämer‘‘; ein Beweis dafür ist, daß er die Diagnosen zu seinen Protokollen getrennt, und zwar zu Hause aufbewahrte, wo sie, wie oben berichtet, erst nach seinem Tode in seinem Nachlaß aufgefunden und von seinem ersten Nachfolger, Prof. HERMANN DÜRCK, den Originalprotokollen hinzugefügt wurden. Niemals ist mir klarer geworden, daß mit dem einen ohne das andere nichts anzufangen gewesen wäre. Niemand weiß, was MÜLLER mit den nebenbei ausgeführten zahllosen Messungen, Wägungen und Proportionsberechnungen, die sich außerdem in seinem Nachlaß fanden und die ich zum Teil der Vergessenheit entreißen konnte[2], beabsichtigt hat. Nach einer mündlichen Mitteilung durch einen Universitätskollegen aus der Zeit W. MÜLLERs soll dieser vorgehabt haben, eine Naturgeschichte des Thüringischen Volkes zu schreiben; dies könnte zu seinen ausgedehnten anthropometrischen Studien am Leichentisch stimmen.

---

[1] Vgl. das Nähere in meiner Eröffnungsansprache zur 18. Tagung der Deutschen Pathologischen Gesellschaft in Jena 1921.

[2] Sie sind zu einem kleinen noch verwertbaren Teile in meiner mit F. ROULET herausgegebenen Schrift „Maß und Zahl in der Pathologie‘‘ (Berlin: Julius Springer 1932) verwendet worden.

In Basel reichen die brauchbaren Sektionsprotokolle kaum hinter die 80er Jahre zurück und sie sind zum Teil auch noch während der Zeit E. Kaufmanns recht dürftig. Es machen sich eben in diesen Dokumenten auch immer die besonderen wissenschaftlichen Interessen der Mitarbeiter geltend, indem das, was in einer gewissen Zeit im Brennpunkt des allgemeinen oder persönlichen Interesses steht, mit Liebe und Ausführlichkeit behandelt, anderes vernachlässigt ist. Das wird überall so sein. Immerhin ist es dankbar anzuerkennen, daß jedenfalls die Diagnosen damals auf der Höhe der Zeit standen, heute noch brauchbar sind und insbesondere, daß dann später unter Hedinger (von 1907 ab) die Protokollierung eine gleichmäßige, mehr systematische wurde.

So dankbar ich meinen Vorgängern und Vorvorgängern in meinen Ämtern bin, daß sie mir die Grundlagen für solche Studien hinterlassen haben, insbesondere so sehr ich das Verdienst des alten Wilhelm Müller um eine sorgfältige und umfassende Berichterstattung über die ausgeführten Sektionen rühme, so muß ich doch wegen des Folgenden, das manche Lücken aufweist, auf die Mangelhaftigkeit der mir zur Verfügung stehenden Niederschriften zu meiner Entlastung hinweisen.

Die schmerzlichsten Lücken aber sind und bleiben (und werden es bleiben!) die überhaupt nicht ausgeführten, weil verweigerten Sektionen. Hieran sind die Vorgänger nicht schuldig, sondern die immer noch unausrottbare Abneigung der Bevölkerung gegen Leichenöffnungen. Ich habe bereits in dem Vorworte zu dieser Schrift ausgeführt, daß ich diese in München begonnene Untersuchung aus dem Grunde allzu lückenhafter Unterlagen zuerst wieder aufgeben mußte, daß ich aber nach meiner Berufung nach Jena sie wieder aufnahm, als ich entdeckte, daß W. Müller durch Beharrlichkeit und ein fanatisches Interesse an seinem Beruf als Obduzent es fertig gebracht hatte, bis zu 90 % aller Verstorbenen in der Stadt und den umgebenden Dörfern zur Sektion zu bringen. Die Zahlen sanken dann später wieder ab, aber sowohl in Jena als auch in Basel, hier durch das offenbare Verständnis einer nicht abergläubischen und gebildeten Bevölkerung, haben wir doch noch zu meiner Zeit zwischen 45 und 50 % aller Verstorbenen seziert.

Aus dem Gesagten ergibt sich nun von selbst, daß es erstens nicht möglich war, „sezierte Stammbäume", wenn der Ausdruck erlaubt ist, bis jenseits der 70er und 60er Jahre zurückzuverfolgen, zweitens daß es mithin schon selten war, daß wir aus drei Generationen anatomische Befunde sammeln konnten, endlich drittens, daß infolge der nicht sezierten Familienangehörigen und der leider gelegentlich unbrauchbaren Sektionsprotokolle viel eher die Sammlung der „kleinen Gruppen" möglich war, also z. B. „Geschwister" oder „Vater und Sohn", „Mutter und Tochter" u. dgl. Um bessere Klarheit zu erhalten, habe ich bei der Bearbeitung gewisse Personen wiederholt berücksichtigen müssen; so habe ich Kinder im Verhältnis zu ihren Eltern, dann aber wiederum im Verhältnis zu ihren

Geschwistern untersucht, um Erfahrung darüber zu gewinnen, wie die einzelne verwandtschaftliche Beziehung sich in unseren Fragestellungen auswirkt. Es ist nach dem Gesagten klar, daß die „kleinen Gruppen" ungleich zahlreicher werden konnten als die größeren und man wird nicht erwarten können, hier etwa „durchsezierte" Sippen erörtert zu finden.

Mit wenigen Worten muß ich nochmals auf die Qualität der Sektionsprotokolle als auf meine dokumentarischen Unterlagen zurückkommen. Die Mangelhaftigkeiten bestanden entweder darin, daß der Befundbericht zu knapp abgefaßt oder nicht alle Organe bei der Sektion berücksichtigt waren; dies war besonders bei kleinen Kindern der Fall; begreiflich ist es weiter, daß kleine Abweichungen von der Norm, wie abnorme Gekröseverhältnisse, Lage des Wurmfortsatzes, Sehnenfäden der Herzkammern u. dgl. einen in erster Linie klinisch eingestellten Obduzenten nicht interessierten. Er konnte nicht ahnen, daß einem späteren Leser seiner Sektionsprotokolle auch diese Dinge wertvoll werden würden; oder es ist nur kursorisch gesagt, daß tuberkulöse Veränderungen von der und jener Stärke vorhanden waren und es sind die Lappen nicht einzeln beschrieben, weil er nicht wissen konnte, daß es einmal eine spannende Frage geben würde, ob die Tuberkulosen bei Blutsverwandten sich in gleicher Art lokalisieren. Ferner möge bei der Beurteilung der folgenden Abschnitte nicht vergessen werden, daß es vor 50 Jahren weder eine Endokrinologie noch eine Hämatologie im heutigen Sinne gegeben hat und ich mußte manchen Fall einer glücklich ausfindig gemachten Sektion eines Verwandten unverwertet lassen, weil die Übersetzung der Meinung oder der Diagnose des damaligen Obduzenten in unsere heutige wissenschaftliche Sprache nicht möglich war. Endlich darf nicht verschwiegen werden, daß die pathologisch-anatomische Untersuchung Toter vieles nicht auferstehen läßt, was sich im Leben an diesem Körper Krankhaftes abgespielt hat. Es liegt in der Beschränkung morphologischer Methoden, nicht für alle funktionellen Abweichungen von der Norm ein Abbild zu geben, abgesehen davon, daß der Tote hinsichtlich des Leib-Seele-Verhältnis für uns fast stumm bleibt; nicht einmal sein Temperament, seine Begierden, seine Laster pflegt er uns zu verraten. Aber auch körperliche Dinge, wie Lebensschwäche, Organminderwertigkeiten, erworbene Anfälligkeiten im Sinne von Überempfindlichkeit (also auch die allergischen Leiden ohne anatomische Lokalisation) entziehen sich dem Blick des Pathologen. Ich bin mir also wohl bewußt, daß der Umfang und die Tragweite meiner Untersuchungen sehr beschränkte gewesen sind. Trotzdem konnte der Versuch, die Toten früherer Generationen auf Grund ihrer körperlichen Veränderungen etwas über sich und ihre Familie aussagen zu lassen, lohnend erscheinen. Ist es jeweils auch nur ein kleiner Ausschnitt ihres Wesens und Daseins, so hoffe ich doch zu zeigen, *daß die pathologische Anatomie auch auf dem Gebiete der menschlichen Vererbung etwas leisten könnte, wenn sie nur den Rahmen ihrer Kompetenzen ganz auszufüllen*

*vermöchte, d. h. wenn die Voraussetzungen für die Erfüllung ihrer Aufgaben
auf diesem Gebiete durch eine der Volksgesundheit auf weite Sicht dienliche
Regelung der Leichenöffnungen gesichert würden.*

Einer besonderen Erwähnung bedarf noch der Einfluß des Umstandes,
daß in unseren Stammbäumen natürlich sehr viele Individuen im Kindesalter gestorben waren, also zu einer Lebenszeit, wo ein Vergleich mit dem
Befund der Eltern und Voreltern hinsichtlich einer großen Anzahl von
Punkten gar nicht möglich war, mochten die Berichte noch so sorgfältig
sein. Zu diesen Punkten gehören alle Krankheiten und anderen krankhaften Abweichungen, die sich erst in höheren Jahren einzustellen und zu
verraten pflegen. Infolgedessen sind gerade die über mehrere Generationen
reichenden Tafeln oft nicht so ertragreich, wie man erwarten sollte, weil
die Vertreter der letzten Generation erst im Kindesalter standen und Menschen waren, aus deren Körper man nicht ersehen konnte, ob sie später
Krebs, Gicht, Diabetes, Arteriosklerose und Apoplexie bekommen hätten.
Aber nicht nur für „Krankheiten", sondern auch für Fehlbildungen gilt
das Gesagte; denn auch manches Hamartom, manche dysontogenetische
Bildung reift unter Umständen erst spät, wie etwa das Leberkavernom,
Lipome, Exostosen. Eine künftige gleichartige Untersuchung wird wegen
der heutigen um 20 Jahre verbesserten Lebenserwartung mit besseren
Ergebnissen rechnen können.

Bei manchen Wiederholungen in den Befunden war Vorsicht am Platze,
nicht nur, weil es vorkommen konnte, daß sie zufälliger Natur und nicht
durch Vererbung bedingt waren — ich erinnere an das Beispiel des MECKEL-
schen Divertikels bei zwei nicht miteinander verwandten Ehegatten —,
sondern die Übereinstimmung war entweder bei gleicher vermutlich
normaler Anlage durch äußere Einflüsse bedingt (Schrumpfniere bei einer
Schriftsetzerfamilie in den männlichen Gliedern) oder betraf gesetzmäßige
Begleiterscheinungen von Grundkrankheiten. So erhob sich etwa die
Frage, ob dem Vorhandensein von Kehlkopf- und Darmtuberkulose bei
Lungenschwindsucht außer der selbstverständlichen Exposition dieser
Organe unter der Voraussetzung offener Lungentuberkulose noch ein
dispositioneller Faktor zugrunde liegen könnte. Ich muß gestehen, daß
ich mir darüber nicht habe klar werden können. Es bedürfte dazu einer
so großen Beobachtungsreihe, daß man rechnerisch diese Komplikationen
der Lungentuberkulose bei Blutsverwandten in ihrer Häufigkeit mit ihrem
Vorkommen im Gesamtmaterial vergleichen könnte. Da mir aber scheint,
als ob z. B. die Kehlkopftuberkulose sehr wesentlich in ihrer Entwicklung
von der Art des Hustens und dieser selbst von der Reizbarkeit des Kranken
abhängen könnte, so wäre es nicht undenkbar, daß ein inneres anlage-
mäßiges dispositionelles Moment zugrunde liegen könnte. Über die Lokalisation der Darmtuberkulose waren die Angaben leider nicht genau genug,
um die an sich berechtigte Frage zu lösen, ob die Art der Lokalisation und
Verbreitung im Darm durch einen etwa familiär erblichen Faktor bedingt

ist, wenn überhaupt Darmtuberkulose vorliegt; bei der so wechselnden und manchmal auffälligen Bevorzugung oder Aussparung einzelner Abschnitte (Hochreichen der Geschwüre ins Jejunum, Verschonung des Colon jenseits des Coecums, isolierte Coecaltuberkulose u. dgl.) durfte auch an diese Frage gedacht werden.

Lehrreich waren die Fälle, in denen eine offenbar von Haus aus geringe Disposition durch äußere Umstände umgewandelt erschien, etwa dadurch, daß ein Steinhauer oder Porzellanarbeiter eine Phthise bekommen hatte, während aus seiner Verwandtschaft eher wahrscheinlich war, daß keine besondere Tuberkulosedisposition von vornherein bei ihm vorgelegen haben dürfte.

In diesem Sinne habe ich Beobachtungen aufgefaßt wie die folgende, schon aus meiner Münchener Zeit stammende: Ein 50jähriger Steinmetz (S.-Nr. 316/1911) stirbt an chronischer indurativer und ulceröser Lungentuberkulose bei hochgradiger Chaliko-Silikosis; 6 Monate vorher sezierten wir seinen 20jährigen Sohn (S.-Nr. 861/1910), der sich durch einen Lungenschuß das Leben genommen hatte; er hatte wohl tuberkulöse Spitzenverwachsungen, wird also vermutlich von seinem Vater einmal angesteckt sein, aber keine fortschreitende oder latente Tuberkulose. Hingegen hatte er eine chronische verruköse Endokarditis; mag sein, daß diese ihn wiederum eher gegen Tuberkulose (im Sinne von A. Bier) durch Lungenblutstauung geschützt hat.

Aus dem oben Gesagten geht hervor, daß die anatomischen Vergleiche zwischen Personen dann am ergiebigsten waren, wenn es sich um ältere Menschen gehandelt hat; denn die Entwicklung zum merkmalreichen Individuum hört gewissermaßen nicht auf. Wilhelm Müller in Jena soll einmal von einer ihm sehr nahestehenden älteren Verwandten, die er seziert hat, gesagt haben, er habe gar nicht gewußt, daß er in seiner Familie „ein solches pathologisches Schatzkästlein" besitze. Da z. B. gerade die Menschen mit einer Veranlagung zu multiplen Tumoren diese Eigenschaft erst im höheren Alter mehr und mehr verraten, so ersieht man aus diesem Beispiel, wie viel wertvoller es wäre, die alt gewordenen Mitglieder einer Familie erfassen zu können und wieviel weniger die Sektionen von Kindern in unseren „Stammbäumen" für unsere Frage bedeuten.

Aber noch eine andere Schwierigkeit liegt in dem verschiedenen Alter der zur Beobachtung gekommenen Blutsverwandten. Die Altersentwicklung gewisser Krankheiten, wenn man so sagen darf, bringt es mit sich, daß sie infolge ihres sehr langsamen Fortschreitens von sehr verschiedener Stärke sind; nehmen wir als Beispiel die Arteriosklerose, so ist es schwer, zwei Männer derselben Familie in bezug auf sie untereinander zu vergleichen, wenn der eine in den 40er, der andere in den 70er Jahren gestorben ist; dürfen wir voraussetzen, daß die bei dem 40jährigen noch unbedeutende Arteriosklerose sich bis zu dem Grade des 70jährigen verstärkt hätte, wenn er so lang wie dieser gelebt hätte? Ich habe infolgedessen

bei größeren Altersunterschieden mehr auf die Lokalisation als auf die
Stärke der Veränderungen geachtet und bei großen Altersunterschieden
nur dann eine Übereinstimmung angenommen, wenn in bezug auf das
Alter der Personen ungewöhnliche Vorkommnisse vorlagen, etwa so,
daß neben der altersgerechten Arteriosklerose des Vaters eine alters-
widrige, juvenile Arteriosklerose bei dem jung verstorbenen Sohne vorlag.
Frühzeitige Arteriosklerose spricht in solchem Falle für familiäre Disposition.

Familie Hä., 456/Basel. 59jährige Mutter, gestorben an Eierstockskrebs, hat gleich-
zeitig Schrumpfniere aus chronischer Nephritis. Die Brustaorta hat spärliche verkalkte
Herde und einzelne Geschwüre, die Bauchaorta ist diffus verdickt, im übrigen allgemeine
Arteriosklerose mittleren Grades mit verdickten Kranzgefäßen, aber Schenkelarterien und
Darmarterien zart.

Tochter, 17jährige Schülerin, stirbt an durchgebrochener Appendicitis mit Bauchfell-
entzündung und zeigt zahlreiche gelbe Flecken der Aorta, Fleckung des Mitralsegels und
Sklerose der Kranzgefäße mit zahlreichen gelben Flecken.

In Ergänzung zu der auf S. 3 gebrachten Tabelle 1, in welcher die
Zahl der bearbeiteten Personen und ihre Stellung in den Familien kenntlich
gemacht ist, möge hier noch eine Aufzählung der Gruppen folgen, welche
die Häufigkeit der in unseren Familientafeln angetroffenen Verwandtschaftsverhältnisse wiedergibt.

Die Sammlung von Fällen in *München* war aus den oben (S. III, Vor-
wort) genannten Gründen nicht groß. Das Verhältnis „Mutter und mehrere
Kinder" und „Vater und Kinder" konnte nur je 1mal gewonnen werden.
„Vater und Sohn" 7mal, „Vater und Tochter" 4mal, „Mutter und Sohn"
7mal, „Mutter und Tochter" 7mal, „Geschwister" 12mal, „Tante und
Nichte" und „Großvater und Enkelin" je 1mal.

In *Jena* gelang es, 30 Fälle von größeren Familien zusammenzustellen,
d. h. Familien, von denen zwischen 6 und 24 Personen zur Sektion gekommen waren. In 42 Fällen lagen die Sektionsprotokolle aus 3 Generationen, also von Großeltern, Eltern und Kindern vor; die letzteren aus
den oben genannten Gründen leider häufig aus jugendlichen Altersstufen,
so daß unser Augenmerk sich mehr auf Anomalien und früh erwerbbare
Krankheiten zu richten hatte. Nur 10mal lagen die Sektionen von Urgroßeltern und Abkömmlingen vor; 46mal war das Verhältnis Großeltern-
Enkel gegeben, darunter nur 12mal der Befund bei beiden Großeltern.
Die übrigen Zahlen sind: Beide Eltern und mehrere Kinder 18mal, beide
Eltern und Sohn 23mal, beide Eltern und eine Tochter 22mal, Vater
und mehrere Kinder 32mal, Mutter und mehrere Kinder 14mal, Vater
und Sohn 69mal, Vater und Tochter 39mal, Mutter und Sohn 40mal,
Mutter und Tochter 37mal, Geschwisterfälle 234mal (auch mehr als 2 Geschwister sind nur als ein Fall gezählt); außerdem 13 Fälle von Stiefgeschwistern. Es sei aber ausdrücklich vermerkt, daß gerade unter den
Geschwisterfällen häufig solche waren, die sich als unbrauchbar oder belanglos erwiesen, weil frühe Kindersterblichkeit sich in vielen Familien
häufte, ferner daß bei dieser Aufzählung ein und dieselbe Person in

verschiedenen Gruppen, z. B. als Sohn und als Bruder figurieren kann. Die wiederholte Bearbeitung desselben Individuums in verschiedener verwandtschaftlicher Stellung wurde von mir deshalb für zweckmäßig gehalten, um Erfahrung darüber zu gewinnen, ob gewisse Vorkommnisse sich eher in der einen als in der anderen Gruppe häufen.

Für *Basel* stellen sich unsere Untergruppen zahlenmäßig folgendermaßen: Von größeren Familienzusammenhängen konnten nur 11 gewonnen werden (von je mindestens 6 Personen bis zu äußerst 14 Personen derselben Familie), Großeltern und Enkel 60mal, dabei oft mehrere Enkel, aber nur 11mal davon mit 2 Großeltern, Urgroßeltern mit irgendwelchen Abkömmlingen 9mal, beide Eltern samt Kindern 8mal, Eltern und Sohn 23mal, Eltern und Tochter 5mal, Vater mit mehreren Kindern 19mal, Mutter mit mehreren Kindern 20mal, Vater und Sohn 63mal, Vater und Tochter 33mal, Mutter und Sohn 76mal, Mutter und Tochter 37mal, Geschwister 146mal, außerdem 7mal Stiefgeschwister.

Es erschien mir angebracht, bei der nun folgenden Besprechung über die anatomischen Befunde bei den blutsverwandten Personen zunächst Beispiele des Befundes bei Familien zu geben und dann erst das Verhalten der einzelnen pathologischen Vorkommnisse (Entwicklungsstörungen und Krankheiten) zu besprechen.

Dies enthebt mich der Notwendigkeit, das gesamte durchgearbeitete, in Wirklichkeit sehr große Sektionsmaterial von 2495 Personen wiederzugeben. Es muß freilich gesagt werden, daß der Eindruck von häufiger und verschiedenartigster Wiederkehr der gleichen Befunde bei Blutsverwandten nur dem sich in ganzem Umfange kundtut, der das ganze Beobachtungsgut hat an sich vorbeiziehen sehen. Allein dies würde den Raum eines Buches sprengen und die Übersichtlichkeit allzusehr vermindern. Ich hoffe, daß der Leser trotzdem den Eindruck selbst gewinnen wird, daß viele der beobachteten Häufungen von krankhaften Zuständen und Vorgängen nicht zufällige, sondern gesetzmäßige und auf erblicher Grundlage beruhende sind. Denn es möge bedacht werden, daß keiner meiner Vorgänger und deren Assistenten, deren Fleiß und Beobachtungsgabe ich diese Befunde verdanke, je daran gedacht hat, daß sie zu diesem Zwecke gesammelt und zusammengestellt werden würden. Die Objektivität der Befunde ist in um so vollerem Maße gewährleistet, als diese Obduzenten ja niemals sich bewußt waren, daß sie selbst oder ihre Vorgänger bereits den Vater, Bruder, Ehegatten usw. derjenigen Person seziert hatten, die sie im Augenblick untersuchten.

Dieser Umstand hatte aber begreiflicherweise den Nachteil, daß bei der Sektion natürlich nicht auf alles geachtet wurde, was vom erbbiologischen Standpunkte aus wissenswert und erfaßbar gewesen wäre. Man könnte aber auch nicht die Sektionen künftighin auf diesen Zweck abstellen; denn erstens würden unendlich lange Befundberichte dazu gehören, alles zusammenzutragen, auf was nach unseren heutigen Kenntnissen schon zu achten wäre, zweitens aber können wir heute, ebensowenig wie unsere Vorgänger, ahnen, was alles in Zukunft in erbbiologischer Hinsicht von Wichtigkeit werden könnte. Überdies wird sich die Gelegenheit, daß man gleichzeitig die Sektion zweier oder gar mehrerer miteinander verwandter Menschen macht, nur selten ergeben; am ehesten bei den Entbindungstoden von Mutter und Kind, oder bei Zwillingen oder bei Massenmorden und Massenverunglückungen in einer Familie. Das gerichtsärztliche Sektionsmaterial scheint mir in letzterer Hinsicht noch gar nicht genügend in seinem hohen Wert für erbbiologische Fragen ausgenützt worden zu sein.

2. Simultane Sektionen.

Wie viel ertragreicher sich bei unmittelbarem Vergleich der anatomischen Objekte die Sammlung von Ähnlichkeiten und Unterschieden zweier Individuen gestaltet, als wenn nur zeitlich weit auseinanderliegende Befundberichte vielleicht verschiedener Obduzenten vorliegen, mag zuerst außer den bereits mitgeteilten Vergleichen von Zwillingen aus einigen Beispielen von Tod von Mutter und Kind hervorgehen, die ich in Berlin zu beobachten Gelegenheit hatte, sodann aus Beispielen forensischen Massentodes.

Vergleich der Sektion Nr. 752/1930 mit der Sektion Nr. 755/1930, Berlin.

1. Mutter	Kind (neugeboren)
Ohr:	
Schmal hoch	Breit hoch
Tragus klein	Tragus groß
Helix stark gebogen	Schwach gebogen
Gesicht:	
Keine auffallende Ähnlichkeit	
Haut:	
Keine Warzen oder Muttermale	Ebenso
Herz:	
Falscher Sehnenfaden zwischen den Papillarmuskeln der Mitralis	Fehlt
Falscher Sehnenfaden zwischen Septum, in der Gegend des Mitralsegelansatzes und Spitze des rechten Papillarmuskels	Vorhanden
Rechte Coronararterie mit kleiner 2. Abgangsstelle	Trichterförmiger Abgang der hinteren Coronararterie
(Foramen ovale geschlossen)	(Foramen ovale offen)
Linke Lunge:	
Unvollkommene Trennung zwischen Ober- und Unterlappen im Bereich der Hilusgegend	Dasselbe
Zungenartiger Lappenanhang des basalen Randes der Unterlappen im Bereich der Paravertebrallinie	Zungenartiger Fortsatz fehlt

Fortsetzung der Tabelle.

1. Mutter	Kind (neugeboren)
Rechte Lunge:	
Oberlappen nur im Bereich einer seichten, etwa bis zur Mitte der gemeinsamen Grenze von Ober- und Unterlappen verlaufenden Kerbe getrennt; zwischen Mittel- und Unterlappen bindegewebige Stränge in der Hilusgegend	Ober- und Mittellappen noch weniger getrennt. Mittel- und Unterlappen wie Mutter. Ober- und Mittellappen in der Hilusgegend nicht ganz voneinander abgesetzt
Schilddrüse:	
Kragenförmig, ohne Lobus pyramidalis	Ebenso
Milz:	
Oberer Rand ohne Kerbe	Ebenso
Unterer Rand mit zungenförmiger Stelle	Ebenso
Leber:	
Brücke zwischen Lobus quadratus und linkem Lappen	Ebenso
Verwachsung des Lobus quadratus und des linken Lappens	Ebenso
Gallenblasenbett:	
Nicht bis ganz an den Leberrand heranreichend	Ebenso
Kleiner zungenartiger Lobus caudat.	Ebenso
Nieren:	
Tiefere Kerbe in der Gegend eines Nierenpoles. Flache fetale Lappung	Deutliche Kerbe in der Gegend eines Nierenpoles bei geringgradiger sonstiger fetaler Lappung
Geringgradiges Coecum mobile	Gut fixiertes Coecum

2. Mutter S.-Nr. 665/30	Sohn S.-Nr. 668/30, totgeboren
Unvollkommene Absetzung des R.M.L.	Genau dieselbe Kerbung
Verlängerter Lingulus des L.O.L.	Noch stärkere zipfelartige Gestaltung des Lingulus
Abnorme Kerbe der Leberunterfläche	Dieselbe, aber etwas mehr sagittal gestellt
Tiefe quere Milzkerbe	Nicht vorhanden
Abnormer Sehnenfaden der linken Herzkammer	Nicht vorhanden
Lage der Gallenblase	Verschieden
Schilddrüse mit starkem Lobus pyramid.	Proc. pyramid. fehlt
Normaler Gaumen	Wolfsrachen

3. Mutter S.-Nr. 845/32, gestorben an paralytischem Ileus nach Kaiserschnitt	Sohn S.-Nr. 849/32, totgeboren
Schwarzbraunes Haar	Dunkelblond
Wurmfortsatz frei nach unten	Wurmfortsatz nach innen oben
R.M.L. nicht ganz abgesetzt	R.M.L. ebenso
L.O.L. vorn etwas abnorm gekerbt	Abnorme Kerbe des R.U.L.
Starke gekerbte Absetzung der Lingula	Starke Ausziehung der Lingula

Fortsetzung der Tabelle.

Mutter	Sohn
3. S.-Nr. 845/32, gestorben an paralytischem Ileus nach Kaiserschnitt	S.-Nr. 849/32, totgeboren
Akzessorische rechte Coronararterie	Ebenso
Abnormer Sehnenfaden der linken Kammer	Nicht vorhanden
Regelrechte Form der Schilddrüse	Ebenso
Starke Kerbung des vorderen Milzrandes und tiefe Furchung des oberen Poles	Starke und zahlreiche Kerbungen der Milz (im einzelnen etwas anders)
Leberunterfläche: Mangel einer Par.-Brücke über Fiss. long.	Lig. teres überbrückt, starke Entwicklung des Lob. caudatus
Kerbe des rechten Lappens	Dasselbe
Lage der Gallenblase bis zum Leberrand	Erreicht den Rand nicht
Leichter Grad von linksseitiger Kuchenniere	Rechts Andeutung von Kuchenniere. Starke embryonale Lappung

Mutter	Sohn
4. S.-Nr. 880/30, gestorben an Verblutung durch Placenta praevia	S.-Nr. 881/30, totgeboren
Ohrform	Gleich
Wurmfortsatz nach hinten oben	Wurmfortsatz frei, nach unten geringelt
Kerbe des R.O.L. in Fortsetzung der Furche zwischen O.L. und M.L.	Unvollkommene Trennung des R.O.L. vom R.M.L.
Balkenartiges auffälliges Relief des linken Hısschen Bündels	Dasselbe angedeutet
Abnormer Sehnenfaden vom Septum zum äußeren Papillarmuskel	Ebenso
Nebenmilz	Ebenso
Abnorme Kerbe des Lob. Spigelii	Ebenso
Kolloide (nichtknotige) Hyperplasie der Schilddrüse	Struma congenita

Mutter	Sohn
5. 24 Jahre, Herztod nach Entbindung	20 Min. alt

Keine besondere äußerliche Ähnlichkeit

Herz:

Mehrere falsche Sehnenfäden der linken Kammer, Netzbildung an der Valvula Eustachii	Stark durchlöcherte Membran des Foramen ovale. Fraglicher (durchrissener) Sehnenfaden. Keine Netzbildung
Spaltung des unteren Randes des linken Herzohres	Starke zipfelförmige Gestalt und Teilung des linken Herzohres
Mangel des R.M.L.	Unvollkommene Abtrennung des R.M.L.
Mangel der Gallenblase	Gallenblase vorhanden
Abnorme Furchung der Leberunterfläche	Akzessorisches Läppchen und abnorme Kerbung der Leberunterfläche

Nieren:

Glatt	Mäßige embryonale Lappung

Milz:

Mangelnde Kerbung des vorderen Randes	Gewöhnliche Form
Kragenform der Schilddrüse (breiter Isthmus)	Dasselbe

6. Mutter und Tochter, Abb. 41a und b, 30 und 5 Jahre alt, gestorben an Leuchtgasvergiftung (S.-Nr. 1491 und 1492/1937, Berlin); gesunde Organe. Mutter 146 cm, 40 kg; Tochter 105 cm, 18 kg. Beide äußerlich und innerlich sehr ähnlich. Die Übereinstimmungen betreffen z. B. ein Coecum mobile, gleiche Schilddrüsenform, Rand und Öffnung des Foramen

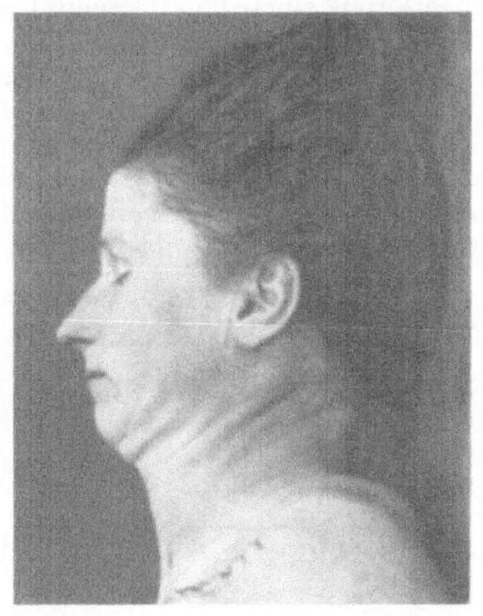
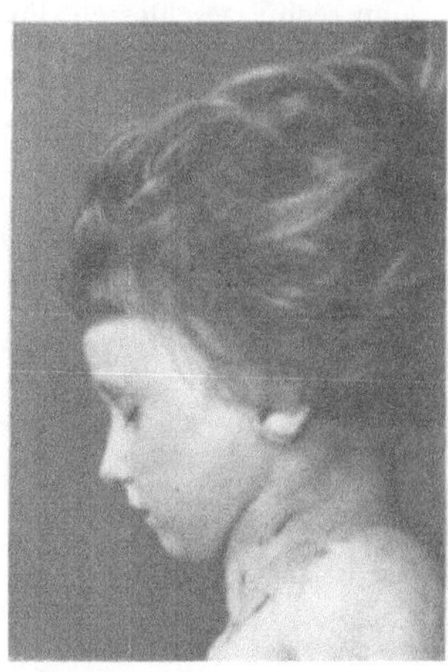

a   b

Abb. 41a und b. Mutter und Kind. Seitenansicht des Gesichtes.

ovale am Herzen, abnormen Sehnenfaden des linken Ventrikels, verschobenen Abgang der rechten Coronararterie (bei der Tochter nur angedeutet), gleichartige Befestigung des Aortensegels der Mitralis, Furchenarmut der Leberunterfläche (Abb. 42a und b); Thymuspersistenz bei Mutter 12 g. Thymusgewicht bei Tochter 40 g. Verschieden waren: Thymusform, Schwertfortsatz, Lungenlappung; Quercolonschleife nur bei Mutter.

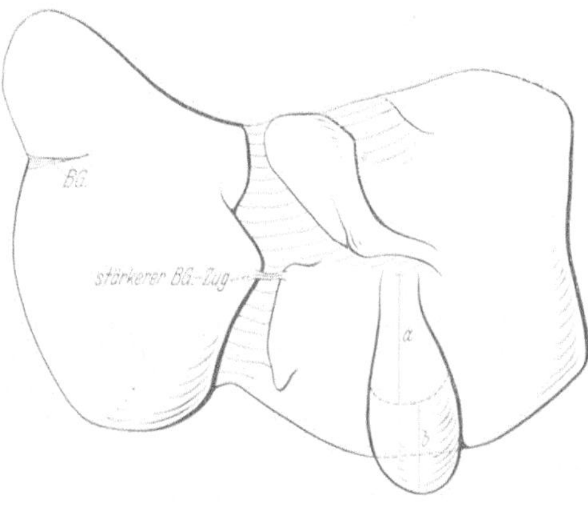

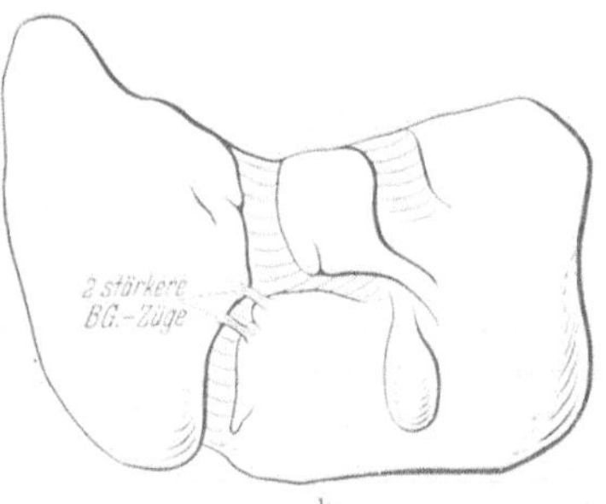

a   b

Abb. 42a und b. Skizze der Leberunterfläche bei Mutter und Kind (S.-Nr. 1491, 1492/1937).

7. Mutter und Tochter, 34 und 5 Jahre alt (S.-Nr. 859 und 860/1938 Berlin). Leuchtgasvergiftung. Gesicht und besonders Ohrform ähnlich, beide Blutgruppe A. Übereinstimmungen: Retrocoecale Lage des Wurmfortsatzes, Status thymico lymphaticus (Thymusgewichte von 23 und 26 g). Verlängerung des Lobus pyramidalis der Schilddrüse bis zum Zungenbein, abnorme Kerbe des R.U.L., starke Milzkerbung, Nebenmilzen (Mutter 2, Tochter 1), Renkulifurchung der Nieren. Am Herzen: gleiche Form der Herzohren, des Sinus coronarius und der THEBESIschen Klappe, doppelter Abgang der rechten Kranzschlagader. Unähnlich waren: Quercolon, Schwertfortsatz, Relief der Leberunterfläche.

8. Mutter und Sohn (Gasvergiftung) (S.-Nr. 567/1938, 26jährige Mutter, S.-Nr. 568/1938, $2^1/_4$jähriger Sohn). Gesichtszüge ähnlich, besonders Nasen- und Mundform. Kurze, etwas vorgewölbte Oberlippe. Kräftige Kinnform. Ohren überwiegend verschieden, bei der Mutter allein eine Fensterung des 3. rechten Rippenknorpels. Schwertfortsatz des Brustbeins ungleich. Wurmfortsatz beim Sohn retrocoecal, bei der Mutter unter der rechten Ileum-schlinge nach links am Bauchfell befestigt. Leistenkanal bei der Mutter beiderseits etwas offen, beim Sohn rechts geschlossen, links für Fingerkuppe zugängig. Thymus bei Mutter 19 g, überwiegend Fettgewebe, Sohn 20 g. Thymusform ungleich, desgleichen bei Schild-drüse (18 und 4 g). Form des Herzens im ganzen und in Einzelheiten (Herzohren) gleich, bei beiden eine akzessorische rechte Kranzarterie, beim Sohn zwei falsche Sehnenfäden. Die Leber in bezug auf das Relief der Unterfläche durch besondere Kerbenarmut ähnlich. Die Milzform ähnlich, nur bei der Mutter eine Nebenmilz.

9. Mutter (56 Jahre) und **Sohn** (16 Jahre), Leuchtgasvergiftung (Unglücksfall) (S.-Nr. 1331 und 1332/1937 Berlin). Ähnlichkeit des Gesichts (Abb. 43 a und b). Unähnlicher

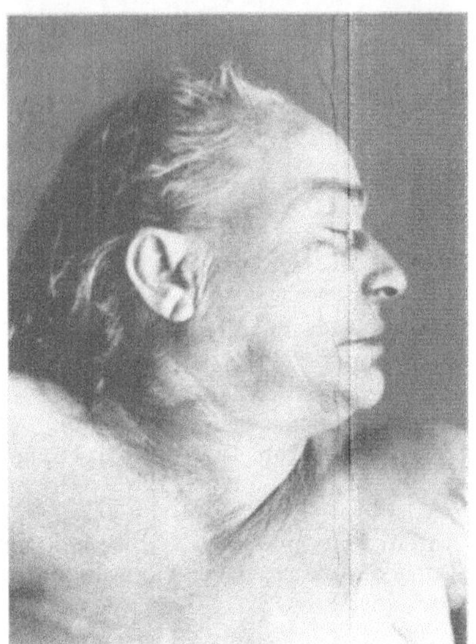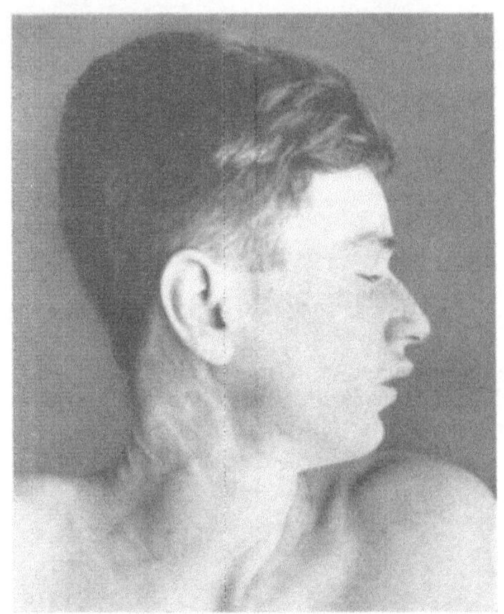

a   b

Abb. 43 a und b. Mutter und Sohn. Seitenansicht des Gesichtes (S.-Nr. 1331, 1332/1937).

Körperbau. Mutter eher pyknisch, Sohn leptosom. Körperlänge 153 und 179 cm. Iris-farbe verschieden. Ähnlichkeiten: Form des Schwertfortsatzes. Thymushyperplasie (20 und 77 g). Schilddrüsen- und Lungenlappung, Leberform. Unterschiede: falsche Sehnen-fäden und Verdoppelung der Herzspitze beim Sohn. Angeborener (?) Mangel der Gallen-blase bei der Mutter (keine Operation!). Starke Narben und Verwachsungen daselbst.

Gewichte:

	Mutter	Sohn		Mutter	Sohn
Körpergewicht . .	69	65	Leber	1825	2030
Gehirn	1340	1495	Nieren	205	250
Herz	280	375	Schilddrüse	27	30
Milz	250	310			

10. Schwestern von 17 und 15 Jahren (S.-Nr. 1299 und 1300/1937 Berlin). Selbstmord durch Leuchtgas. Ausgesprochene äußere (Abb. 44 a und b) und innere Ähnlichkeit, aber ohne auf-fällige Varietäten. Übereinstimmungen: Coecum mobile, Wurmfortsatz (Lage und Länge), Quercolon fast gestreckt, Schwertfortsatz (gespalten), Thymusform, weniger die Form der Schilddrüse, Verteilung des epikardialen Fettes, akzessorische Kranzarterie, Kerbe des rechten unteren Leberrandes, Milzform. Verschiedenheiten: Irisfarbe, Cyste des linken

Ovars bei der jüngeren, Tiefstand der rechten Niere bei der älteren Schwester, Kerbung der Milz, von rechtem Unterlappen sowie linkem Oberlappen bei dieser.

Maße und Gewichte:

	17 Jahre	15 Jahre		17 Jahre	15 Jahre
Länge	155	149	Nieren	29 0	200
Körpergewicht . .	53	47	Gehirn	1310	1120
Herz	280	230	Thymus	27	33
Milz	230	150	Schilddrüse	20	16
Leber	1500	1190			

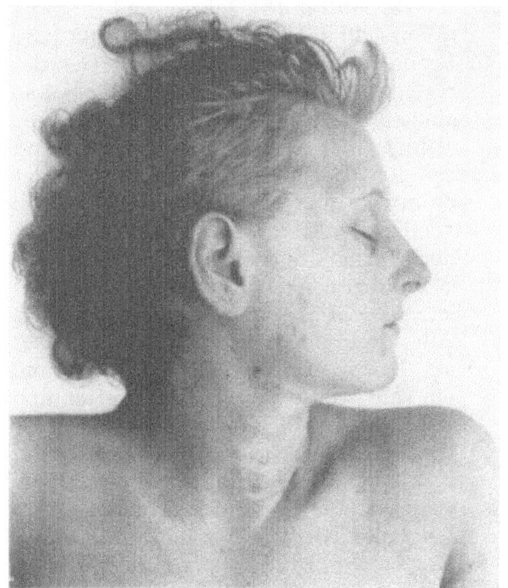 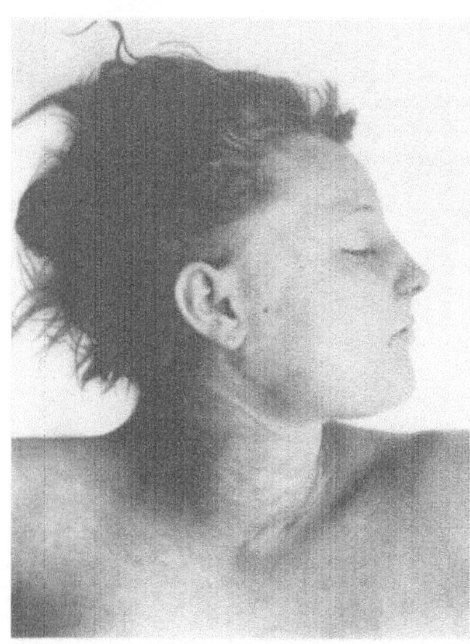

a   b

Abb. 44 a und b. Schwestern. Selbstmord (S.-Nr. 1299, 1300/1937).

11. Mutter (32 Jahre) und Sohn (9 Jahre) (S.-Nr. 1568 und 1569/1937), Tod durch Erhängen. Teilweise äußere Ähnlichkeit in Gesichtszügen (ausgesprochen ostischer Typ) bei verschiedener Schädelform (Sohn mit schwachem Turmschädel). Übereinstimmungen: Coecum und Colon mobile, retrocoecale Lage des Wurmfortsatzes, gleiche Form von Schilddrüse, linkem Herzohr, teilweise der Leberfurchung, der Leberlappung und der rechten Lunge. Bei beiden falsche Sehnenfäden der linken Herzkammer. Unterschiede: In der Form des Schwertfortsatzes, des Foramen ovale, des Herzens, der Milzform und in der Verknöcherung der Schädelnähte. Nur bei der Mutter eine Verlagerung des Abganges der rechten Coronararterie über die Vereinigungsstelle von rechter und hinterer Aortenklappe. Auffallend größeres Gehirngewicht des Sohnes (9 Jahre!): 1465 gegen 1360 g bei der Mutter (beide Gehirne fixiert gewogen).

12. Mutter und Tochter (Gasvergiftung) (S.-Nr. 613/1938, 28jährige Mutter, S.-Nr. 614, 1938, 10jährige Tochter). Beide Blutgruppe 0. Gesichtsform, Augenbrauen, Wimpern, Kinn ähnlich. Beide haben Hautnaevi, die Mutter auch Sommersprossen. Das Haar bei der Mutter etwas dunkler braun. Die Iris der Mutter ist rechts und links von ungleicher Farbe, rechts graugrün, links graublau. Bei der Tochter beide Regenbogenhäute graugrün. Ohren nicht besonders ähnlich. Ohrläppchen ungleich. Der allgemeine Körperbau der beiden kräftig, muskulös. Die knorpeligen Rippenverbindungen sehr ähnlich. Bei der Tochter alle n offene Leistenkanaleingänge. Thymus bei ungleicher Form bei beiden von bedeutender Größe (Mutter: Thymuspersistenz von 32 g, Tochter 53 g!) Schilddrüse bei beiden mit langem Processus pyramidalis. Lungen: Kerbe des rechten U.L. in Fortsetzung des Spaltes zwischen rechtem O.L. und rechtem M.L., bei beiden gleich, nur von verschiedener Tiefe. Form der linken Lunge, im besonderen des Lingulus, ähnlich. Herz: Verlauf der Kranzarterien gleichartig. Bei beiden weicht der absteigende Ast der linken Kranzschlagader stärker als gewöhnlich nach rechts ab. Herzspitze und Herzohren von übereinstimmender Form. Foramen ovale nur bei der Mutter offen. THEBESISche Klappe etwas verschieden. Akzessorische Coronararterie in Dreizahl bei der Mutter, in Einzahl bei der Tochter. Die Leber zeigt bei beiden eine ungewöhnlich tiefe Impressio renalis und eine durch den Leberrand nach vorn durchscheinende Gallenblasenkuppe. Die Milzform ist gleich, dabei eigentümlich gewunden. Die Lage der vier Nierenbecken gleichartig. Ausgeprägter Status lymphaticus des Darmes bei beiden.

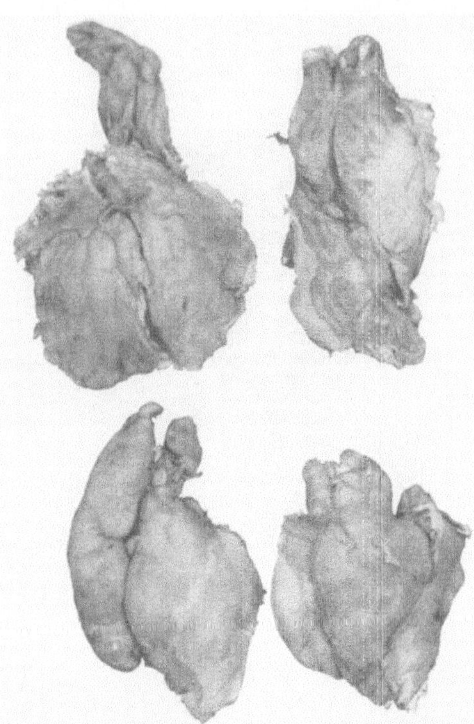

Abb. 45. Familienmord, 5köpfige Familie. Thymusdrüsen. Vater, Mutter, Kinder von 5, 3 und ³/₄ Jahren.

13. Mutter (64 Jahre) und 2 Söhne (37 und 40 Jahre) (S.-Nr. 480—482/1937 Berlin), wahrscheinlich selbstmörderische Leuchtgasvergiftung. Die Söhne glichen sich wie eineiige Zwillinge, weniger der Mutter, dagegen bestand bei den dreien Übereinstimmung in der Zahnform und in der Irisfarbe. Drei verschiedene Varianten fanden sich in der Form des Schwertfortsatzes, der Schilddrüse und in der Art des Abganges der rechten Kranzschlagader. Alle drei gehörten der Blutgruppe A an, hatten Neigung zu Fettsucht und ein sehr weites Colon. Bei Mutter und Sohn fanden sich beiderseits Adenome der Nebennierenrinde (bei der Mutter mit Bartbehaarung), beim Sohn II ein versprengter Nebennierenrindenkeim in der einen Niere. Ganz auffällig ähnlich war bei den Brüdern bis in Einzelheiten der Bau des Schädels. Foramen ovale des Vorhofes bei Mutter und Sohn II schwach offen, bei Sohn I geschlossen. Im übrigen wenige Krankheitszeichen: bei der Mutter geringe Atherosklerose, kleiner Kalkherd in bronchialem Lymphknoten, nichts davon bei den Söhnen. Sohn II hatte früher sein linkes Bein eingebüßt; deshalb schien der Vergleich der Knochengewichte am gesunden Bein lehrreich: bei Sohn I (168 cm, 60 kg) Femurgewicht (frisch entnommen) 790 g, bei Sohn II (links amputiert; 173 cm, 58 kg) Femurgewicht 850 g (Anpassung!). Mutter (158 cm, 78 kg) Femurgewicht 750 g. Von Interesse ist endlich, daß bei der auffälligen Ähnlichkeit der Schädel (s. den Abschnitt über Beziehungen von Schädel und Gehirn) die Hirngewichte bei gleicher Todesursache sehr unterschiedlich waren: Sohn I 1590 g, Sohn II 1510 g, Mutter 1435 g (vgl. Abb. 72).

14. Massenmord (5köpfige Familie) (S.-Nr. 256—260/1937 Berlin). Wiederum durch das Entgegenkommen des Direktors des gerichtlich-medizinischen Instituts der Universität Berlin, Professor MÜLLER-HESS, war es mir möglich, die Leichenbefunde bei einer 5köpfigen Familie, bestehend aus den Eltern und 3 Kindern von 5 Jahren, 3 Jahren und 9 Monaten zu vergleichen; der Vater (27 Jahre) hatte sie ermordet und dann Selbstmord begangen. Es bestand zwischen der Mutter von 27 Jahren und ihren Kindern eine Ähnlichkeit der Gesichtszüge, besonders an Mund und Nase. Die Kopfform war bei den Kindern die gleiche und diejenige der beiden Eltern zufällig ähnlich. Der Vater hatte die Blutgruppe 0, desgleichen Sohn II und III, die Mutter und der Sohn I hatten die Gruppe B. Die Söhne waren blond und blauäugig wie der Vater, die Mutter hatte dunkelbraunes Haar und blaugraue bis grünliche Iris. Körperbau bei Mutter und Sohn II kräftig und gut proportioniert, beim Vater und Sohn I von asthenischem Typus. Der Schwertfortsatz des Brustbeins hatte bei Mutter und Kindern dieselbe ungeteilte Form, beim Vater war er noch etwas plumper, die Spitze war bei der Sektion verloren gegangen, beim Vater und den 3 Söhnen an der Rückseite des Schwertfortsatzes eine deutliche Längsfurche; Ohrmuscheln bei Mutter und Kindern sehr ähnlich. Darm und Wurmfortsatz bieten keine auffallenden Ähnlichkeiten. Hingegen ist die Persistenz des Thymus bei Vater und Mutter zugleich mit verhältnismäßig hohen Thymusgewichten bei allen 3 Söhnen bemerkenswert: Mutter 30 g, 5jähriger Sohn 28 g, 3jähriger Sohn 40 g, 9 Monate alter Sohn 32 g (beim Vater leider nicht gewogen[1])

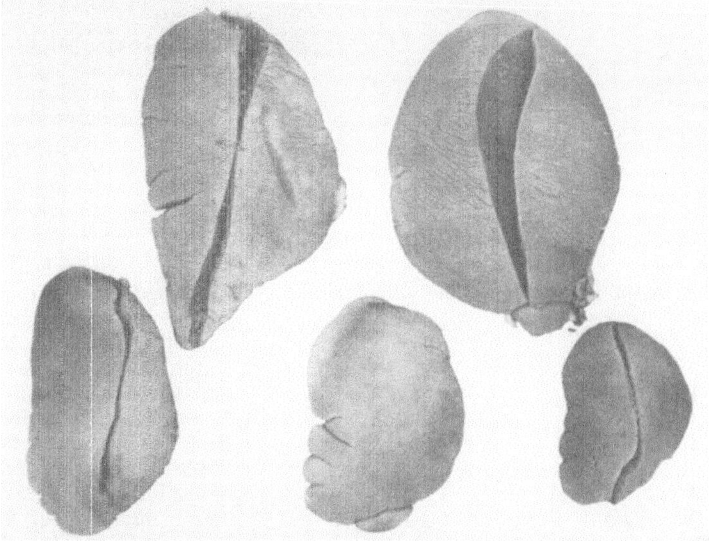

Abb. 46. Dieselben wie Abb. 45. Ihre Milzformen.

(Abb. 45). Die Schilddrüsen zeigten teils übereinstimmende, teils verschiedene Formen: bei 2 Söhnen ging der Lob. pyramidalis vom linken Seitenlappen aus, beim 3. Sohn bestand stärkere Asymmetrie, bei der Mutter ein kleiner diffuser Kropf von 59 g. Falsche Sehnenfäden am linken Herzen fanden sich bei beiden Eltern und 2 Kindern, bei keinem Familienglied überzählige Kranzgefäße. Fensterung der vorderen Tricuspidalklappe nur bei der Mutter. Die Lungen zeigten bei Sohn II und III eine abnorme Kerbe des rechten Unterlappens, bei II außerdem eine tiefe Querfurche des linken Oberlappens, beim Vater bestanden nur stärkere Kerbungen des medialen Randes des linken Oberlappens, außerdem eine unvollständige Trennung des rechten Mittellappens vom rechten Oberlappen. Bei Mutter und den 3 Kindern stärkere hakenförmige Gestaltung der Lingula als beim Vater. Die Unterflächen der Lebern boten wenig Besonderheiten, auch die Gallenblasen: bei allen war die Teresfurche von Gewebe überbrückt, die Parenchymbrücke aber wechselnd breit, der Hohlvenenkanal breit offen bei den Eltern und nur bei Sohn III verdeckt; die Oberfläche furchenarm, die wenigen Furchen beim Vater und Sohn II in besonderer Übereinstimmung. Ein überzähliges Leberläppchen beim Vater medial der Gallenblase wiederholte sich bei Sohn III, schwächer bei Sohn II; bei der Mutter allein zwei zipfelförmige Parenchymabhänge über der Teresfurche am rechten Lappen. Die Milzkerben waren verschieden (Abb. 46),

---

[1] Die Sektion des Vaters konnten wir leider nicht selbst ausführen.

bei Sohn II am stärksten; hier auch zwei Nebenmilzen am unteren Pol, davon eine nicht ganz vom Hauptorgan getrennt, beim Vater eine noch einen Grad geringer ausgeprägte Absetzung des untersten Poles. Renkulifurchung nur bei den Kindern deutlich.

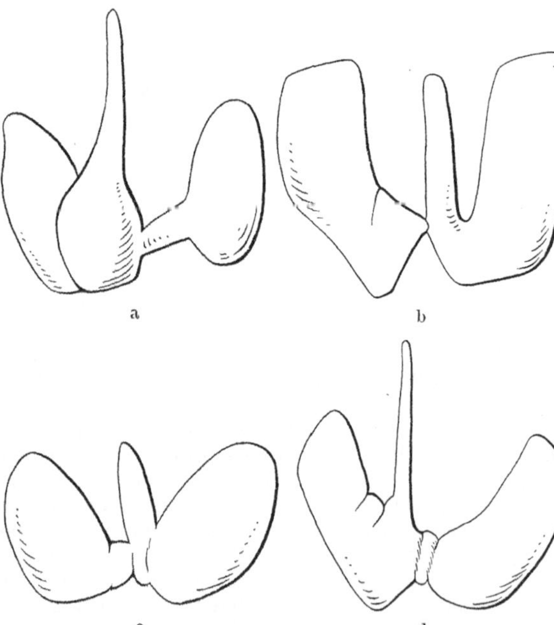

Abb. 47 a—c. Dieselben wie Abb. 45. Ihre Schwertfortsätze.

Abb. 48 a—d. Dieselben wie Abb. 45. Ihre Schilddrüsen.

15. Eltern, Sohn und Tochter.

Ebenfalls dem gerichtlich-medizinischen Institut der Universität (Prof. MÜLLER-HESS) verdanke ich die Überlassung des folgenden Falles von Familientod durch Leuchtgasvergiftung: Vater und Mutter 38 Jahre, Sohn von 13, Tochter von 9 Jahren (S.-Nr. 1694 bis 1697/1938). Der Sohn glich in Körperbau und Gesichtsschnitt dem kräftigen Vater, die Tochter in einzelnen Zügen dem Vater, in anderen der Mutter.

Vater . . . 167 cm	60 kg
Mutter . . . 158 cm	48 kg
Sohn . . . 150 cm	39 kg
Tochter . . 132 cm	26 kg

Die Ohrläppchen waren bei Vater und Tochter frei, bei Mutter und Sohn angewachsen. Alle 4 hatten ein Coecum mobile, der Vater außerdem ein freies Gekröse am Colon ascendens, Eltern und Sohn einen trichterförmigen Abgang des Wurmfortsatzes, die Tochter einen richtig abgesetzten Wurmfortsatz; dieser war bei Vater und Tochter nach hinten oben geschlagen, beim Vater 17 cm lang, so daß er mit der Spitze bis unter den Leberrand reichte; bei Mutter und Tochter gegen das kleine Becken frei und geschlängelt. Die Schwertfortsätze hatten 4 verschiedene Formen (Abb. 47). Die rechte Kranzarterie des Herzens geht bei Vater und Sohn links von der Mitte des Sinus valsalvae ab; nur der Sohn hat daneben eine akzessorische kleine Arterie; nur beim Vater ist an der THEBESISCHEN Klappe ein breites CHIARISCHES Netz. Bei allen 4 Leichen ist der rechte Lungenmittellappen unvollständig vom Oberlappen getrennt. Die Ähnlichkeit der Schilddrüsenformen bei Eltern und Kindern zeigt die Abb. 48. Auffällig ist weiter die erhebliche, wenn auch in Einzelheiten verschiedene Kerbung der Milzränder, dagegen war die Leberunterfläche bei Eltern wie Kindern völlig arm an Furchen.

16. Mutter von 69 Jahren und Sohn von 41 Jahren, beide gleichzeitig an Leuchtgasver·
giftung gestorben (S.-Nr. 103 und 104/1939 Berlin) (Abb. 49). Die Mutter war klein, 145 cm,
gedrungen, der Sohn groß, 171 cm, kräftig. Haarfarbe und Iris verschieden. Ohren ohne auffällige Ähnlichkeit. Nasenform, Mund und Augenbrauen ähnlich: bei beiden eine Warze
links von der Nase. Die Mutter besitzt noch mehr solche. Von inneren Formähnlichkeiten
wären zu nennen: ein Coecum mobile bei beiden, bei verschiedener Lage des Wurmfortsatzes, ein epikardialer Sehnenfleck, überzählige Sehnenfäden des linken Herzens, beim
Sohn ein weiterer muskulärer Faden daselbst; ein ausgesprochen fadenförmiger Lingulus
des linken Lungenoberlappens, gleichartige Milzkerbung und eine schwache rechtsseitige
Kuchenniere; verschieden waren hingegen z. B. die Leberfurchung, die Schilddrüsenform,
die Gestalt des. Schwertfortsatzes. Nur beim Sohne eine überzählige Coronararterie. Die
Mutter allein hatte eine chronische Cholecystitis mit Steinbildung.

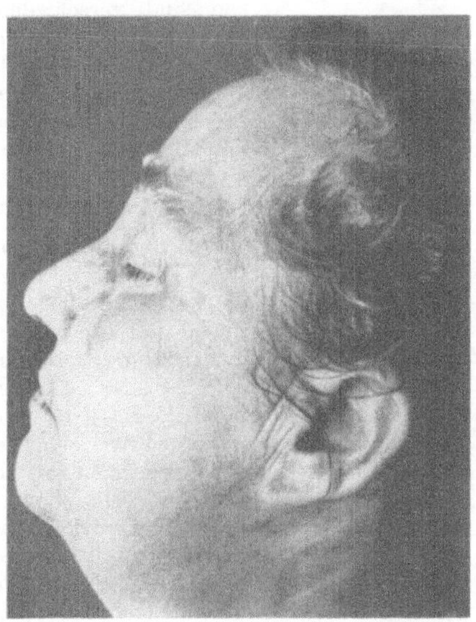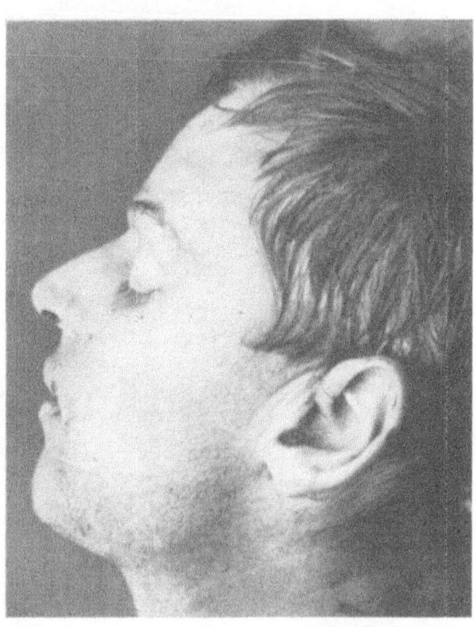

a   b

Abb. 49 a und b. Mutter und Sohn. Seitenansicht der Gesichter (S.-Nr. 103, 104/1939).

17. Mutter und Töchter (S.-Nr. 931—933/1939). 32, 9 und 11 Jahre alt. Gemeinsamer
Selbstmord durch Überfahrenlassen auf der Untergrundbahn. Körperbau und Ohrform
verschieden, die Mutter von gedrungener, kräftiger Gestalt, die Kinder schlank. Gesichtszüge teilweise ziemlich ähnlich. Haar und Irisfarbe gleich. Lage der Eingeweide: die Mutter
besitzt ein unbefestigtes Coecum und freies Gekröse am aufsteigenden Dickdarm. Beide
Töchter haben ein Coecum mobile. Der Wurmfortsatz ist bei der Mutter und älteren Tochter
nach oben und hinten geschlagen, bei der jüngeren Tochter gegen das Becken zu hängend,
frei beweglich. Die Schwertfortsatzformen sind wenig ähnlich. Die Schilddrüsenlappung
ist ziemlich übereinstimmend, besonders in bezug auf die Absetzung eines Lobus pyramidalis
vom Isthmus. Ziemlich starke Trennung der ursprünglichen Lappen. Die Thymusdrüse
ist bei der Mutter geschwunden, bei den Töchtern 68 und 50 g schwer, dabei in der Form
recht ähnlich. Die ältere Tochter allein hat eine Dysphagia lusoria. Sehr auffallende Übereinstimmung besteht in dem inneren Herzbau, besonders in bezug auf die leicht verschobenen
Abgänge der Coronararterien und vor allem in der Aufteilung des äußeren Papillarmuskels der
Mitralis in verschiedene kleinere Papillarmuskeln, wobei diese mit einer Anzahl von Sehnenfäden untereinander und mit der Herzwand in Verbindung stehen (Abb. 50 a—c). Die Mündungsstelle der Vena magna coronaria cortis zeigt bei allen dreien in verschiedener Stärke
Überbrückungen durch quergestellte Fäden. Bei der Mutter ist dabei die Valvula geradezu
gefenstert. Die Lungenlappung entspricht sich nur bei Mutter und älterer Tochter in bezug
auf die mangelhafte Durchführung des Spaltes zwischen rechtem Ober- und Mittellappen.

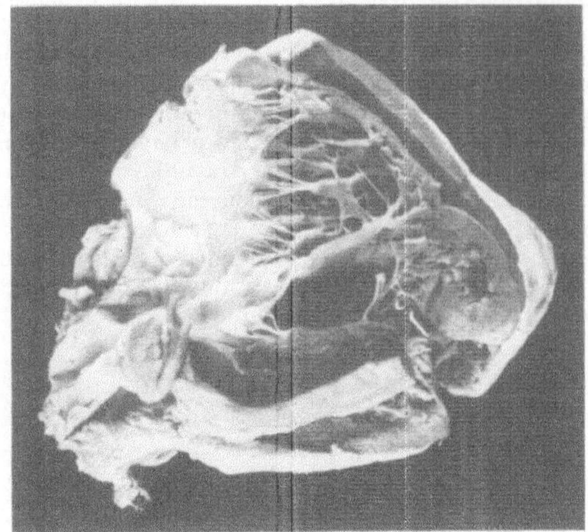

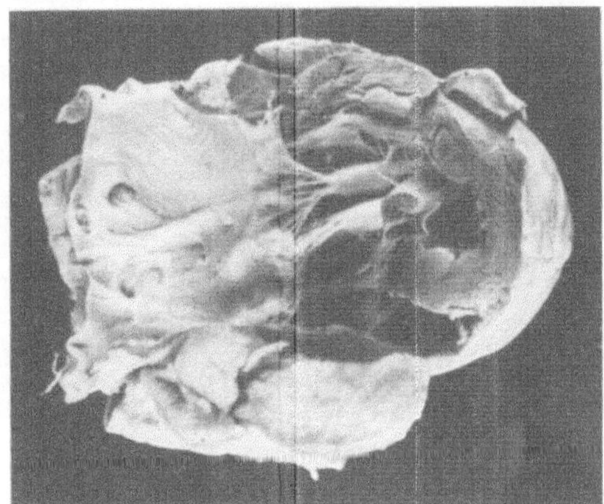

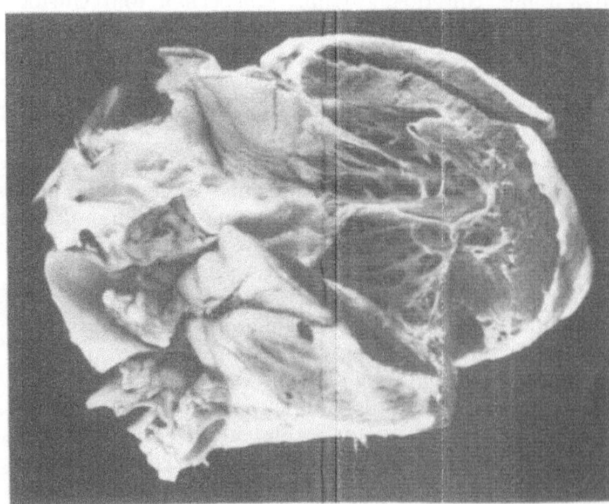

Abb. 50 a—c. Vergleich der Aufspaltung des äußeren Papillarmuskels der Mitralis bei Mutter und zwei Töchtern von 11 und 9 Jahren.

Die Leberunterfläche weist bei allen 3 Personen eine durchgehende tiefe Teres- und Cavafurche auf und mehrere im einzelnen nicht ganz übereinstimmende Kerben ungewöhnlicher Art. Der Fundus der Gallenblase ist bei der Mutter stark, bei der 2. Tochter etwas beweglich, bei der 1. ganz befestigt. Die Milzkerben sind verschieden, fehlen bei der Mutter so gut wie ganz. Eine Nebenmilz ist nur bei der älteren Tochter vorhanden, diese und die Mutter haben Cysten der Ovarien gemeinsam, bei der Mutter nur rechts.

18. 3 Geschwister von 4 Jahren (Knabe), 2 Jahren (Mädchen) und 1 Jahr (Knabe), gestorben durch Unglücksfall (Rauchvergiftung, S.-Nr. 106 bis 108/1940 Berlin); die Sektionen boten, wie so oft bei jungen Kindern, nicht viel Besonderes. Die Kinder waren wohlentwickelt und gesund. Alle drei gehörten der Blutgruppe A an. Die Maße betrugen 105, 91,5 und 74 cm, die Körpergewichte 19,5, 15 und 12 kg. Die beiden jüngeren Geschwister sahen sich besonders ähnlich, z. B. in bezug auf Haar, Nase, Ohren; auch der Schwertfortsatz war bei den beiden älteren gleichartig, desgleichen die Form der Schilddrüse. Der jüngere Knabe hatte einen rechtsseitigen Bauchhoden. Die Thymusdrüsen waren verschieden geformt, die Valvula Thebesii nur beim älteren Bruder gefenstert, bei seinen Geschwistern einfach; der Abgang der Kranzgefäße und die Leberfurchung bei allen dreien verschieden, die mangelhafte Absetzung des rechten Lungenoberlappens vom Mittellappen gleich und eine übereinstimmende kleine Kerbe am inneren rechten Unterlappenrand. Alle drei hatten angedeutete Kuchenniere. Nur der ältere Knabe hatte Magenschleimhautinseln in der oberen Speiseröhre.

19. Eltern und 2 Kinder (Tochter von 3 Jahren, Sohn von 2 Jahren) (S.-Nr. 230 bis 233/40). Mord durch den Vater, folgender Selbstmord des letzteren, ebenfalls durch Leuchtgas. Vater 35 Jahre, Mutter 38 Jahre alt. Blutgruppen: Vater A, Mutter B, Tochter 0, Sohn A. Die Sektionen waren in bezug auf Ähnlichkeiten nicht sehr ergiebig, weder was das Äußere noch was die inneren Formen anbetrifft. Der Schwertfortsatz zeigte z. B. vier verschiedene Formen, die Abgänge der rechten Kranzarterie, die bei beiden Eltern etwas hoch über der zugehörigen Aortenklappe waren, fanden sich bei den Kindern an der richtigen Stelle; die Valvula Thebesii zeigte bei den Eltern Varianten (Fensterung, Fadenbildung), die bei den Kindern fehlten. Das Foramen ovale war bei Vater und Tochter offen, bei Mutter und Sohn zu; die Renkulifurchung war bei allen 4 Personen schwach, das Quercolon gestreckt, die Teresfurche der Leber breit offen. Das Coccum stand bei Mutter und Kindern ziemlich hoch.

20. Die Sektion einer **39jährigen Mutter und ihrer beiden, 2 Jahre und 6 Monate alten Söhne** (S.-Nr. 1890—1892/1939), gleichzeitig durch Leuchtgas umgekommen, ergab teils gleichartige, teils unterschiedliche Befunde, welche nur kurz zusammengefaßt seien: Eine äußere Ähnlichkeit bestand nur insofern, als die starke Rothaarigkeit der Mutter bei dem kleinen Sohn wiederholt war, während ihre sehr groben Gesichtszüge sich in keinem ihrer Kinder wiederfinden. Zum Teil waren sie wohl bedingt durch eine in jüngerem Stadium befindliche neue Schwangerschaft, die möglicherweise mit ein Grund zum Selbstmord gewesen sein mochte. Die Schwertfortsätze zeigten dreierlei verschiedene Gestaltungen, desgleichen die Beschaffenheit der Teresfurche der Leber. Eine Nebenmilz war nur bei dem jüngeren Kinde vorhanden. Ähnlichkeiten lagen bei der Schilddrüsenform, der ausgezogenen Form des linken Leberlappens und beiderseitig schwach ausgeprägter Kuchennieren vor. Die Mutter und das 2. Kind hatten eine gefensterte Valvula Thebesii, die Fensterung bei der Mutter war viel gröber. Das Foramen ovale war bei allen dreien geschlossen. Das rechte Kranzgefäß etwas nach links verschoben bei Mutter und 2. Sohn, beim 1. Sohn eher nach rechts und dabei hoch abgehend; bei der Mutter allein eine kleine akzessorische rechte Kranzschlagader. Das Zäpfchen wies bei der Mutter und beim kleineren Kinde eine Andeutung einer Mittelkerbe auf. Die Thymusdrüse war bei beiden Kindern ziemlich groß (37 und 34 g), bei der Mutter (schwanger!) ganz verschwunden. Alle 3 Individuen gehörten der Blutgruppe 0 an.

Es gibt nicht wenig Fälle, wo die Normalität der Personen, wie im Falle 18, so groß ist, daß der Vergleich der Sektionsbefunde, selbst die unmittelbare Vergleichung der Organe recht wenig ergiebig ist. Ein solcher Fall lag beim Gastod einer Familie vor, die aus den beiden Eltern und einem $2^1/_2$jährigen Sohn bestand (S.-Nr. 534—536/1938 Berlin). Der Fall sei nur deshalb kurz wiedergegeben, weil er bei allem Mangel an Besonderheiten ein gutes Beispiel für intermediäre Vererbung der Form in verschiedenen Einzelheiten bot. Das Kind, das im Gesichtsschnitt eher seiner 27jährigen Mutter als seinem 30jährigen Vater glich, hatte wie der Vater einen etwas nach hinten verschobenen asymmetrischen Abgang der rechten Kranzarterie und wie die Mutter ein winziges kleines akzessorisches Gefäß, während der Vater eine deutliche überzählige rechte Coronararterie besaß. Die Form der Schilddrüse hielt die Mitte zwischen der mütterlichen und väterlichen in bezug auf Proportionen der Seitenlappen und Gestalt des Isthmus, desgleichen das Relief der Unterfläche der Leber. Die Form des Schwertfortsatzes war bei allen Dreien eine andere; die Mutter allein hatte im rechten Vorhof ein CHIARIsches Netz, der Vater allein eine überzählige Kerbe des rechten Lungenunterlappens, das Kind allein eine ausgesprochene Incisura cardiaca des linken Oberlappens.

Manche Fälle sind so auch bei Möglichkeit des simultanen Vergleichs des Befundes naher Blutsverwandter recht wenig ergiebig, teils durch das Fehlen besonderer, vergleichbarer Abweichungen (Durchschnittsmenschen), teils durch die durchgehende Unähnlichkeit zwischen den allein vorliegenden Angehörigen einer Familie. So waren z. B. in einem Falle von gleichzeitigem Tod durch Leuchtgas eine Mutter von 32 Jahren und ihr kleiner Sohn von $2^1/_2$ Jahren (S.-Nr. 91 und 92/1939) schon im Äußeren recht verschieden. Dem entsprach der Organbefund; auch die einzige stärkere Anomalie, eine nicht gewöhnliche abnorme Lungenlappung der Mutter fehlte bei dem Kinde.

21. Mutter und Tochter. Placenta praevia (S.-Nr. 1012 und 1013/1939). Auffällige Ähnlichkeit der Gesichtszüge, sowohl Mutter als auch das totgeborene Kind haben eine primitiv aussehende schnauzenartige Mundpartie. Der Haaransatz an den Schläfen reicht bei beiden tief. Ohrformen, abgesehen von einem deutlicheren Antitragus am linken Ohr des Kindes, recht ähnlich. *Herz:* Bei dem kindlichen Herzen fehlt an der Mitralis das äußere Segel und der zugehörige Papillarmuskelapparat samt Sehnenfäden. Der äußere Papillarmuskel ist mehr nach vorn gerückt und mit Sehnenfäden in Verbindung mit dem medialen Segel. Die Herzspitze beim Kind etwas deutlicher als bei der Mutter gekerbt. *Milz:* Kerbung beim Kind schwächer als bei der Mutter, die am vorderen Rand eine fast abgeschnürte Nebenmilz aufweist. *Lungen:* Form links wegen starker Verwachsungen bei der Mutter nicht zu beurteilen. Die unvollkommene Absetzung des rechten Mittellappens vom Oberlappen bei Kind und Mutter gleich. Furchung der *Leber*unterfläche verschieden, beim Kind breite Überbrückung des Ligamentum teres. Von dieser Brücke steht ein Läppchen ab, das bei der Mutter auch abnorm ausgebildet ist, aber noch dem Lobus quadratus angehört. Andere Kerben ungleich. Kerbung bei beiden spärlich. Lage der Gallenblase gleich. Gefäßabgänge in der Bauchaorta ungleich. Schwache Renkulifurchung der Nieren der Mutter, stärkere des Kindes.

22. Eltern und 2 Töchter. Tod einer Familie durch Leuchtgas, bestehend aus Vater, 32jähriger Posthelfer, Mutter, 33 Jahre alt, Tochter, 4 Jahre und Tochter, 1 Jahr alt (S.-Nr. 1144 bis 1147/1939).

Eine besondere Ähnlichkeit besteht zwischen den Eltern und den Kindern nicht, obwohl die Mutter sehr ausgesprochene, etwas slavische Gesichtszüge besitzt. Alle vier sind blond, mit blauer Iris, von mittlerem Ernährungszustand und gehören der Blutgruppe 0 an. Äußerlich ohne Mißbildungen. Die Mutter hat sehr zahlreiche Sommersprossen im Gesicht und an den Armen, die bei den Töchtern nicht vorhanden sind.

Die Lage der Eingeweide zeigt nichts Besonderes. Der Coecumkopf ist bei allen vieren etwas beweglich, die Lage des Wurmfortsatzes verschieden, bei der jüngeren Tochter hinter das Coecum geschlagen. Die Mutter hat einen ziemlich langen Dickdarm, insbesondere eine längere und sehr geräumige Flexura sigmoidea mit strangförmigen Befestigungen. Der Rippenkorb zeigt bei keinem etwas Besonderes. Die Form des Schwertfortsatzes ist allen vieren gleich, nämlich eine einfache ungeteilte Platte. Die Lungenlappung im großen und ganzen gehörig. Eine schwache Kerbung des vorderen Teiles des unteren Randes der beiden Unterlappen bei dem Vater wiederholt sich bei den Kindern nicht, desgleichen nicht eine hintere horizontale Kerbe des rechten Oberlappens und eine angedeutete Dreilappung der linken Lunge der Mutter bei den Kindern. Die Form des Herzens, die Herzklappen und Verteilung der Kranzgefäße zeigen keine Besonderheiten. Bei dem Vater fehlt eine Klappe an der Mündung des Coronarsinus. Mutter und ältere Tochter haben eine deutliche THEBESIsche Klappe, bei der Tochter mit einem Fenster, noch ausgesprochener ist die Klappe bei der jüngeren Tochter. Das Foramen ovale ist beim Vater geschlossen, bei der Mutter offen, desgleichen bei der 1. Tochter und bei der 2. Tochter nur für eine dünne Sonde durchgängig. Die Form der Thymusdrüse ist bei beiden Kindern gleich. Die Mutter allein besitzt eine Spaltung des weichen Gaumens. Beide Eltern haben dieselbe durchschnittliche Form der Schilddrüse, zwei symmetrische Seitenlappen mit schmalem Isthmus, ohne Lobus pyramidalis; dieselbe Form bei beiden Kindern. Der Vater besitzt eine kleine Nebenmilz. Die Hauptmilz ist fast ohne Kerben; die Milz der Mutter ist oberhalb des Hilus stark zusammengefaltet, mit einer tiefen Kerbe. Die Milz der älteren Tochter fast ungekerbt, nur am oberen Pol findet sich eine Faltung. Die Milz der jüngeren Tochter fast ungekerbt. Die Leber ist bei allen 4 Personen an der Unterfläche auffallend furchenarm. Die Teresfurche ist breit überbrückt, die Form des Lobus quadratus und des SPIGELschen Lappens übereinstimmend. Die Gallenblase ist von vorn in ihrem Fundusteil bei Mutter und beiden Töchtern in einer Nische des Leberrandes sichtbar, beim Vater liegt sie etwas zurück. Die Nieren sind bei allen 4 Personen vollkommen glatt und auch sonst von gewöhnlicher Form. Sämtliche 4 Schädel sind dünn, derjenige der Mutter zeigt eine leichte Stenose im Bereich der unteren Teile der Kranzfurche, wobei die Naht nach innen etwas leistenartig vorspringt. Der Schädel des Vaters zeigt in nahezu symmetrischer Weise im hinteren Teil der Scheitelbeine große, durch die Tabula interna durchscheinende Venennetze. Das gleiche findet sich am Schädel der älteren Tochter, während der Schädel des kleineren Kindes ein ausgesprochener Schiefschädel ist. Hier sind undeutlich durchschimmernde Venenerweiterungen vorhanden. Die Mutter zeigt an den Tuben Fimbriencysten, bei den Töchtern ist keine Andeutung von solchen.

23. Gemeinsamer Selbstmord von Großmutter und Mutter, gleichzeitiger Tod zweier Töchter von 4 und $1^{1}/_{4}$ Jahren (S.-Nr. 1733—36/1940). Die Mutter war im 5. Monat mit einem Knaben schwanger. Die Töchter glichen ihr, aber nicht der Großmutter in Gesicht, Ohrform und Irisfarbe, sowie in bezug auf die Beweglichkeit der Blinddarmbefestigung und der retrocöcalen Lage des Wurmfortsatzes, welch letztere übrigens auch bei der Großmutter vorlag. Mit Ausnahme der 4jährigen Tochter hatten alle 5 Körper einen gleichartig gespaltenen Schwertfortsatz. Die Thymusformen waren bei den Schwestern verschieden. Großmutter, Mutter und das $1^{1}/_{4}$jährige Kind zeigten einen nach links von der Mitte des Sinus Valsalvae abweichenden Abgang des rechten Kranzgefäßes. Großmutter und ältere Enkelin hatten eine tiefe Kerbung der Milzoberfläche gemeinsam, die bei der Mutter an der gleichen Stelle wie bei der Großmutter angedeutet war, bei dem jüngeren Kinde fehlte. Die Teresfurche der Leberunterfläche war von verschiedener Beschaffenheit, Kuchenniere bei allen 5 Personen teils ausgesprochen, teils angedeutet. Eine erhaltene Stirnnaht hatte nur die Großmutter.

3. Größere Familien.

Das Gegenstück zu solchen Fällen, wo sich die Gelegenheit zu unmittelbarer anatomischer Vergleichung bot, bildet dann die Hauptmasse meiner Sammlung, d. h. die Fälle, wo ich, ausgehend von einer Sektion oder von gleichlautenden Namen in Namensregistern mittelst der standesamtlichen Akten nachforschte, ob etwa schon Verwandte des betreffenden Verstorbenen ebenfalls von meinem Institute seziert worden waren. Je mehr mir aber im Einzelfall das Glück gewogen war, daß ich an einer Familie mehrere sezierte Angehörige auffinden konnte, desto mehr lagen naturgemäß die Todestage besonders der verschiedenen Generationen auseinander und desto eher hatte ein anderer Obduzent mit anderer Vorbildung, anderen Kenntnissen und anderen Interessen das Messer in der Hand gehabt. Man wird sich daher nicht wundern dürfen, daß die Befunde gerade bei meinen „größeren Familien" häufig lückenhaft und unregelmäßig sind und daß wohl bei eigens darauf gerichteter Aufmerksamkeit noch viel mehr Übereinstimmungen zutage getreten wären. Das Fehlen einer übereinstimmenden Abweichung von der Norm bedeutet also nur dann sicher ein Fehlen, wenn es ausdrücklich im Befundbericht vermerkt ist. Ich muß das Gesagte noch an einigen Beispielen erläutern. Die Lage des Wurmfortsatzes oder das Vorhandensein von Bruchanlagen können nur verglichen werden, wenn sie auch dann angegeben sind, wo der Befund

„normal" war, also etwa „Bruchpforten geschlossen", die Zahl der Lungenlappen ebenso, wenn sie gezählt oder in der Beschreibung einzeln aufgeführt sind; es ist dann bedauerlich, wenn sie etwa bei Großvater und
Enkel deutlich gemacht sind, aber beim Vater nur von rechter und linker
Lunge die Rede ist. Dies will für uns nicht bedeuten, daß der Befund
beim Vater regelrecht war! Mit anderen Worten: es ist zum Teil ein Zufall,
wenn „kleinere Befunde" so wiedergegeben sind, daß man sie vergleichen
kann. Man wird aber sehen, daß infolge der Gewissenhaftigkeit zahlreicher Obduzenten, besonders von WILHELM MÜLLER in Jena, ein un-
erwarteter Reichtum an Hinweisen über die Vererblichkeit anatomischer
und pathologischer Züge des inneren Menschen aus den Institutsarchiven
ausgegraben werden konnten.

Die gleiche Unvollständigkeit, unter der auch die Arbeit anderer
Ausgräber, wie des Archäologen, zu leiden hat, kennzeichnet mithin die
folgende Befundsammlung. Um zu zeigen, was im Falle der weiteren
Familienzusammenhänge die alten Protokolle hergegeben haben, führe ich
zuerst eine Anzahl Beispiele meiner sog. „größeren Familien" an. Die sich
wiederholenden Befunde sind *gesperrt* gedruckt. Um aber zu zeigen, daß
diese hier vorkommenden Wiederholungen nicht zufällige, sondern gesetzmäßige Ähnlichkeiten sind, sind die einzelnen derartigen Vorkommnisse
im ganzen Material verfolgt und in zahlreichen Auszügen der Protokolle
gezählt worden, immer wieder für jede verwandtschaftliche Gruppe
(wie sie oben angegeben wurden) getrennt.

Familie A. I, Jena.

10 Personen: 3 Brüder, die Frauen des 1. und 2. Bruders, Enkel des 1. Ehepaares,
Sohn und Enkel des 2. Paares, Schwiegersohn und Enkelin des 3. Paares.

1. Ehepaar: 72jähriger Zimmermann, untersetzt, 170 cm, 85 kg. Kopfumfang 54 cm.
Haar braun. Iris graubraun. *Lungenemphysem, Hypertrophie der rechten Herzkammer.*
Fettsucht. Arteriosklerose. Hämorrhagische Erosion des Pylorus. *Operationsnarbe am linken*
Leistenkanal. Warzen der Rückenhaut. Lipome des Darmes. Beiderseitige Hydrocele.
Rechtsseitige Spermatocele. Arthritis deformans. Verdoppelung des Promontoriums.
Polyp der Flexura sigmoidea. Lipom der Leberkapsel. Großes Lipom des Samenstranges
und Nierenrindenhamartome. Induration beider Lungenspitzen mit *Bronchiektasen.* Schädel
ohne Diploe. Dura verwachsen. Wurmfortsatz o. B.

2. Ehefrau des Vorigen: 70 Jahre. (Abgekürzt.) Enteroptose. Nierencysten, Emphysem.
Nierenstein.

3. Enkel der beiden Vorigen: $^1/_2$ Jahr. Plötzlicher Tod (Ekzemtod?). Haar blond,
Rachitis. *Fettsucht.* Status thymico lymphaticus. Keine Anomalien verzeichnet.

4. Bruder von Nr. 1: 69jähriger Maurer. Untersetzt, fett. 159 cm, 88 kg. Kopfumfang
57 cm. Haar braun. Iris braun. Lebercirrhose. *Nabelbruchsack. Emphysem.* Pulmonalsklerose. Thoraxstarre. Spitzennarben. *Fettsucht. Kropfknoten. Atherosklerose der Aorta*
(+ Mesaortitis luetica?). *Cholelithiasis. Polypen des Colon. Prostatahypertrophie* (vielleicht
bösartige). Verknöcherung der Rippenknorpel. Wurmfortsatz o. B.

5. Frau des Vorigen: 70 Jahre alt. Senile Gangrän. Mager, braunblond. Iris grau.
Sommersprossen. Kyphose. *Atherosklerose* (+ Mesaortitis luetica?). *Gallensteine.* Zwerchfellsfurchen der Leber. *Rechtsseitiger Leistenbruch.* Herzthromben. Embolische Nierennarben. Nierencysten. *Hämorrhoiden. Narbe von linkem Unterschenkelgeschwür.*

6. Sohn der beiden Vorigen: 59jähriger Couleurdiener. Ältere Erweichungsherde des
Gehirns und *Arteriosklerose* der Hirnarterien. Schlaganfall vor $^1/_4$ Jahr. Dunkelblond.

Glatze. Greisenbogen. Iris blau. *Unterschenkelgeschwür.* Warze am Oberbauch. 2. Rippenknorpel gespalten. Exostosen der Brustwirbel. *Großer Gallertknoten der Schilddrüse. Atherosklerose und Lues?* der Aorta. *Gallengries. Prostatahypertrophie.* Rechtsseitige Hydrocele.

7. Sohn des Vorigen: 1 Tag alt. Blond. Lues congenita. „Ekzem." Galle schleimig-flockig.

8. Bruder von Nr. 1 und 4: 64jähriger Famulus. Selbstmord durch Erhängen. Haar schwarzbraun. *Lungenemphysem. Herzhypertrophie.* Pulmonalsklerose. *Endaortitis.* Knotenkröpf. Narben, Verkalkungen und *Bronchiektasen* der Lungenspitzen. Dickflüssige Galle. Wurmfortsatz o. B.

9. Schwiegersohn des Vorigen: 36jähriger Buchbinder. Akuter *Gelenkrheumatismus.* Verdoppelung der Herzspitze. Beginnende Atherosklerose des Aortenbogens.

10. Tochter des Vorigen: 41jährig. Chronische rezidivierende Endokarditis der Mitralis. Herzthromben. (Klinisch: Mutter derselben lebte bei ihrem Tode noch, 73jährig, gesund. 4 Geschwister, 2 klein gestorben, 1 Bruder verunglückt, 1 Bruder lebt, gesund.) Sie selbst hat, wie ihr Vater, öfter *Gelenkrheumatismus* gehabt und davon ihren Herzfehler.

Es haben sich mithin in dieser Familie gehäuft die tumorhaften Fehlbildungen, die Gallensteine, die Bruchanlagen, Veränderungen des Venensystems und Emphysem. Endlich bei den letzten beiden Personen, Vater und Tochter, Gelenkrheumatismus.

Familie Fürb., Jena.

9 Personen: Großvater, Tochter, 2 Enkel, Tochter und Schwiegersohn des Großvaters und 3 Enkel.

1. Großvater: 70jähriger Jurist. Prostatahypertrophie. Cystitis. Untersetzt, Glatze. Iris blaugrau. Nase gebogen. Hals dick. Brustkorb gut gewölbt. *Gallensteine. Nierencyste.* Lipome des großen Netzes. Pulmonal- und Aortensklerose. Sehnenflecken des Epikards. Osteome der Dura. *Hämorrhoiden.*

2. Tochter des Vorigen: 59jährige Rentnerin. Schrumpfniere. Urämie. Herzhypertrophie. *Cysten der Niere.* Arteriosklerose. Foramen ovale geschlossen.

3. Sohn der Vorigen: 9 Monate alt. Darmkatarrh. Blond. Eirundes Loch geschlossen.

4. Tochter von Nr. 2: 4 Wochen alt. Otitis media. Bronchopneumonie. MECKELsches Divertikel. Sehr großes Foramen ovale.

5. Tochter von Nr. 1: 54jährige Professorsgattin. Peritonitis nach Cholecystektomie wegen *Gallensteinen.* Verkalkte Bronchialdrüse mit Bronchitis deformans. Verwachsungen und Verödung des Wurmfortsatzes. Divertikel des Colons. Narben von Ulcus cruris. *Varicen.* Braunblond, ergraut. Iris blau. Schleife des Quercolons. Foramen ovale geschlossen. Linker Leberlappen zungenförmig verlängert.

6. Mann der Vorigen: Univ.-Professor. 78 Jahre alt. Metastatischer Lungenabsceß nach Exstirpation eines Mastdarmkrebses. Schleife des Quercolons. Verwachsungen des Wurmfortsatzes. Fibrom der Harnblase. Prostatahypertrophie. Leichte Verkalkung der Aortaklappen.

7. Sohn des Vorigen: 34jähriger Privatdozent. Gelenkrheumatismus. Herzklappenfehler. *Hämorrhoiden. Pigmentierung der Unterschenkel* (Ulcus cruris). Divertikel der Speiseröhre. Kleine Gallertknoten der Schilddrüse. Eirundes Loch geschlossen. Verwachsung und Verkalkung der Aortaklappe und der Mitralis.

8. Sohn von 5 und 6: 2 Tage alt. Belanglos.

9. Sohn von 5 und 6: 7 Jahre alt. Spondylitis. tub. Psoasabsceß. Tuberkulöse Meningitis. Eirundes Loch geschlossen.

Bemerkenswert ist die Vererbung der Gallensteine, der Phlebektasien, die Nichtvererbung der Quercolonschleife bei Nr. 7, trotz entsprechenden Befundes bei beiden Eltern.

Familie Han., Basel.

6 Personen: Großeltern, Vater, 3 Enkel.

1. Großvater: 74jähriger Fleischer. Schlank, braunblond. Altersgangrän. Speiseröhrenkrebs. *Hautwarzen.* Hämorrhoiden. *Verknöcherung von Kehlkopf- und Rippenknorpeln.*

Pulmonal- und Aortensklerose. Substernaler Kropf. Emphysem. Hernie der Fossa sigmoidea. Reste von Endokarditis. *Hydrocele.* Prostatahypertrophie. *Kropfknoten. Cholesterinsediment* in der Gallenblase.

2. Frau des Vorigen: 73jährig. Blond. Iris blaugrau. Schnurr- und Kinnbart. Erysipel. Wassersucht. Hämorrhoiden. Lungenemphysem. Verkalkte Spitzennarben. *Kropfknoten.* Kleines Aneurysma des Aortenbogens. *Nierencysten. Foramen ovale sehr groß.* Klare Galle.

3. Sohn von Nr. 1 und 2: 51jähriger Kaufmann. Schlank. Dunkelbraun. Iris bläulichgrau. Lungensyphilis. Syphilitische Hautnarben. *Hautwarzen. Verknöcherung von Kehlkopf- und Rippenknorpeln. Kropfknoten. Atherosklerose,* wahrscheinlich mit Mesaortitis luetica. *Gallensteine* (Cholesterinsteine). *Nierencysten.* Verwachsungen der Hodenscheidehaut und Narben der Nebenhoden. *Hydrocele.* Verlängerung des Lobus pyramidalis der Schilddrüse. *Weit offenes Foramen ovale.* Abnormer Sehnenfaden des Herzens. Prostata mittelgroß.

4. Enkel von 1 und 2, Sohn von 3: 25jähriger Kaufmann. Schlank. Dunkelbraun. Iris braun. Chronische Lungen- und Bronchialdrüsentuberkulose. *Geringe Aortensklerose.* Bruchpforten geschlossen. Geringer Kolloidkropf. *Hydrocele.* Foramen ovale geschlossen. Klare Galle.

5. Enkelin von Nr. 1 und 2: 15jährig. Haar schwarzbraun. Iris braun. Pleuritis. Beginnende *Atherosklerose der Aorta.* Geringer Kropf. Foramen ovale geschlossen. Bruchpforten geschlossen.

6. Enkel von Nr. 1 und 2: Totgeboren. Belanglos bis auf Nebenmilz.

Bemerkenswert ist die Wiederholung von ungewöhnlicher Form des Foramen ovale, der Hydrocele testis, der Gallensteine und der Nierencysten, ferner die frühzeitig entstehende Atherosklerose der Aorta.

Familie He., Jena.

7 Personen: Beide Großeltern, Tochter und Sohn derselben, 2. Mann der Tochter, Enkelin aus deren 1. Ehe, 2 Enkel (Kinder des Sohnes).

1. Großvater: 71jähriger Gastwirt. Hals kurz, dick. Erysipel. Lungenemphysem. Herzhypertrophie. Insuffizienz der Aortenklappen durch Endokarditis. Starke Aorten- und Pulmonalsklerose. Rechtsseitiger Leistenbruch. Enchondrom des linken Mittelfingers. *Nierencysten. Hämorrhoiden.* Foramen ovale geschlossen.

2. Großmutter: Frau des Vorigen: 80jährig. Schlank, blond. Iris graublau. Magencarcinom. *Geschwulst der Gallenblase.* Herzthrombose. Enchondrosen der Rippenknorpel. *Hämorrhoiden. Knotenkropf.* Alte Endokarditis der Aortaklappen. Leisten-Netzbruch. *Atherosklerose. Beiderseitige Nierencysten.* Nierensteine. Ovarialcysten. Foramen ovale geschlossen. *Verkalkung und Papillomatose der Noduli arantii.*

3. Tochter der Vorigen: 58jährig. Untersetzt; Hals kurz und dick. Blond. Iris blaugrau. Thorax kurz. Fettsucht. *Verknöcherung von Rippen- und Kehlkopfknorpel.* Coronarthrombose. *Hämorrhoiden. Atherosklerose* und Lues der Aorta. *Knotenkropf. Beiderseitige Nierencysten.* Foramen ovale geschlossen. *Noduli Arantii verdickt. Coronarsklerose.* Uteruspolyp.

4. Enkelin von Nr. 1 und 2, Tochter der Vorigen: Alter? Scharlach-Diphtherie. *Verdickung und Versteifung der Aortenklappen.* Fleckung des Mitralsegels und der Aortenwurzel. Foramen ovale geschlossen.

5. Sohn von Nr. 1 und 2, Bruder von Nr. 3: 53jähriger Gastwirt. Schwarzbraun. Iris graublau. Hals kurz. Fibrinöse Perikarditis. *Coronarsklerose. Varicen. Hämorrhoiden. Verknöcherung von Rippen- und Kehlkopfknorpel.* Lungenemphysem. Pulmonal- und Aortensklerose. *Aortenklappen an den Noduli arantii verdickt.* Gallensteine. *Papillom der Gallenblase.*

6. und 7. die beiden Söhne des Vorigen: 2jährig, an Typhus und 6jährig an Masern und Diphtherie gestorben, haben nichts Besonderes dargeboten.

Bemerkenswert bei diesem Falle ist die eigentümliche Organdisposition der Aortenklappen für entzündliche Verdickungen auf den Noduli, die Wiederholung einer Geschwulst der Gallenblase bei Mutter und Sohn, die Wiederholung einer Coronarsklerose bei Schwester und Bruder, auch die Häufung von Nierencysten und Hämorrhoiden.

Familie Herz., Jena.

8 Personen: Großvater und seine 2. Frau, Nichte des Ersteren (Bruderstochter), Sohn aus 1., Tochter und Sohn aus 2. Ehe, 2 Enkel.

1. Großvater: 86jähriger Gastwirt. Untersetzt, mager. Haare und Iris braun. Hals kurz. Thorax stark gewölbt. *Prostatahypertrophie.* Enchondrosen von Rippen. *Verknöcherung von Rippen- und Kehlkopfknorpel. Emphysem. Gallertkropf. Aorten- und Pulmonalsklerose.* Arthritis deformans. Foramen ovale geschlossen. *Coronarsklerose. Hautwarzen.* Schädel oval, symmetrisch, mitteldick. Keine Hämorrhoiden.

2. Sohn aus 1. Ehe: 72jähriger Schlossermeister. Schlank. Braun. Iris gelblich-braun. Magenkrebs. *Lungenemphysem.* Indurierende Pneumonie des rechten Unterlappens. *Pulmonal- und Aortensklerose. Gallenblase mit dem rechten Dickdarmknie verwachsen. Gallensteine.* Gallertknoten der Schilddrüse. Foramen ovale geschlossen. *Coronarsklerose. Hydrocele.* Gewulstete Aorta (wahrscheinlich *Mesaortitis luetica*).

Nach der Krankengeschichte des folgenden (Enkel) war sein Vater schwerhörig und eigensinnig. Die beiderseitigen Großeltern des Folgenden wurden als gesund angegeben, ein Geschwister als schwerhörig, ein Bruder des Folgenden als geisteskrank bezeichnet.

3. Enkel von Nr. 1 und Sohn von Nr. 2: Schlossermeister, 47 Jahre alt. *Dementia paralytica.* Sehr blond. Iris braun. *Verknöcherung von Rippen- und Kehlkopfknorpel. Schilddrüse eher klein.* Abnormer Sehnenfaden und lange Flexurschleife. Bruchpforten geschlossen. *Gallensteine. Hydrocele.* Chronische Pachymeningitis und *Ependymitis.* Atrophie der Sehnerven. Schädel oval, stark asymmetrisch, dünn, mit rechtsseitiger Stenose.

4. Der nächste Bruder des Vorigen, Sohn von Nr. 2; Enkel von Nr. 1: 38jähriger Mechaniker. *Dementia paralytica* (es sollen noch mehr Geschwister geisteskrank und im Irrenhaus gestorben sein). *Hydrocephalus. Ependymitis chronica.* Schädel breit, oval, mäßig dicht, Nähte in Obliteration. *Gallenblase mit Colon verwachsen.* Bruchpforten geschlossen. *Schilddrüse etwas klein.*

5. 2. Frau von Nr. 1: 57 Jahre alt. 160 cm lang, 47,8 kg Körpergewicht, 54 cm Kopfumfang. Braunblond, Iris grau. Schädel dick, kurz, symmetrisch. Hepatitis bei eingeklemmtem Gallenstein. Gallenfistel. Ulcus cruris. Gallertkropf. Endokarditis. Nierencysten. Aorta leicht gefleckt und verdickt.

6. Tochter der Vorigen und von Nr. 1: 27 Jahre alt. 156 cm lang, 33 kg Körpergewicht, 52 cm Kopfumfang. Typhus. Schlank. Haar braunblond, Iris braun. Beginnende Aortensklerose. Hämorrhoiden. *Polyp des Uterus.* Schädel oval-symmetrisch, wenig Diploe. Foramen ovale geschlossen. *Warze des Gesichts.*

7. Bruder der Vorigen, Sohn von Nr. 1 und 5: 22jähriger Mechaniker. Körperlänge 162 cm, Körpergewicht 45,2 kg, Kopfumfang 52,7 cm. Haar braunblond. Iris graublau. Chronische Lungentuberkulose. Foramen ovale geschlossen. Schädel oval-symmetrisch. Leichte Depression des Bregma.

8. Nichte von Nr. 1: 36jährig. Geisteskrank. Tod durch Erhängen. *Warze des Epigastriums.* Grazil, dunkelblond. Gallertknoten der Schilddrüse. *Uteruspolyp.* Schädeldach symmetrisch, von mittlerer Dicke.

Zu beachten ist bei diesem Fall bei den beiden Enkeln und mehreren weiteren, nichtsezierten Enkeln die Syphilis des Zentralnervensystems, ferner die wiederholte Coronarsklerose, die wiederholten Gallensteine und die ausdrücklich hervorgehobene Verwachsung der Gallenblase mit dem Colon bei Sohn und Enkel. Bei den weiblichen Mitgliedern der Familie, zwei Basen Nr. 6 und 8, sind Warzen der Haut (solche auch beim Großvater Nr. 1) und Uteruspolyp übereinstimmend.

Familie Kab., Jena.

6 Personen: Großmutter, Enkel (Sohn des ältesten Sohnes), 2. Sohn, dessen 3 Kinder.

1. Großmutter: 81jährige Buchbinderswitwe. Blond. Iris braun. Embolische Hirnerweichung. Herzhypertrophie. *Verknöcherung des 1. Rippenknorpelpaares und des Schildknorpels.* Hochgradige Arteriosklerose, besonders der Hirnarterien. Mäßige Coronarsklerose.

Gallertknoten der Schilddrüse. Foramen ovale geschlossen. *Lungenemphysem. Cirrhotische Schrumpfung des rechten Mittellappens.* Schädel breit, oval, symmetrisch, mäßig dick. Viel Diploe. MECKELsches *Divertikel.* Verwachsung des Netzes mit der Nabelgegend.

    2. 1. Enkel: 3$^1/_2$ Monate alter Buchbinderssohn. Haar hellbraun, Iris braun. Bronchopneumonie. Rachitis. Plagiocephalus. *Persistentia musculi interventricularis cordis sinistri.* Überzählige Coronararterie. Schädel leicht asymmetrisch, mit linksseitiger Stenose.

    3. Sohn von Nr. 1: 47 Jahre. Schlank, mager, Haar schwarzbraun. Iris braun. Influenza. Chronische Lungentuberkulose mit Kaverne des linken Oberlappens. Hämorrhoiden. *Verknöcherung des 1. Rippenknorpelpaares und Kehlkopfes. Chronisches Emphysem.* Endokarditis der Aortaklappen und der Mitralis. Foramen ovale geschlossen. „*Ziemlich dicker Muskelbalken quer durch die linke Kammer.*"

    4. Tochter des Vorigen, Enkelin von Nr. 1: 11 Jahre. Skorbut und perniziöse Anämie! (vermutlich hämorrhagische Diathese bei Blutkrankheit). *Schrumpfung des rechten Mittellappens.* Verkäsung von rechtsseitigen bronchialen Lymphknoten. Verdoppelung der Herzspitze.

    5. Bruder der Vorigen, Enkel von Nr. 1: 3 Jahre alt, braunblond, Iris grau. Masern und Bronchopneumonie. MECKELsches *Divertikel.* Foramen ovale geschlossen. Rechter Leistenkanal offen. Herz? (Protokoll flüchtig).

    6. Schwester der Vorigen, Enkelin von Nr. 1: 4 Monate alt. Braunblond. Darmkatarrh! Eirundes Loch geschlossen (Protokoll flüchtig).

In diesem Falle wäre die Wiederholung des MECKELschen Divertikels, die Wiederholung von abnormen Muskelbalken des Herzens zu beachten. Die Schrumpfung des rechten Mittellappens ist bei der Enkelin vielleicht eine zufällige Lokalisation, da sie auf dieser Seite eine Bronchialdrüsentuberkulose hatte, die selbst auch den rechten Mittellappen mitbeteiligt hatte (geheilte Epituberkulose?).

Familie Kri., Jena.

    3 Personen: Großmutter, Vater und Sohn.

    1. 64jährige Schuhmacherswitwe: Haar schwarzbraun. Iris braun. Nase nach links gebogen. Augen tiefliegend. Bronchopneumonie nach Influenza. Lungenemphysem. Verruköse Endokarditis der Mitralis- und Aortaklappen. Aneurysma der aufsteigenden Aorta. Aorta gewulstet und gefleckt (Mesaortitis luetica?). Gallert- und Kalkknoten der Schilddrüse. Schiefrige Narbenkappe der Lungenspitze. Sehnenflecken des Epikards. Foramen ovale geschlossen. Bruchpforten geschlossen.

    2. Sohn der Vorigen: 39jähriger Fleischer. Haar schwarz. Iris braun. Stirn hoch. Nase spitz. Augen tief liegend. *Chronische Lungentuberkulose* (kavernöse Phthise und schwielige Induration). Schilddrüse mittelgroß. Eirundes Loch geschlossen. Bruchpforten geschlossen. Krampfadern. Wurmfortsatz durchgängig.

    3. Enkel, Sohn des Vorigen: 4 Jahre alt. Haar blond. Eitrige Periostitis des Oberkiefers (perforierte Zahncaries). *Chronische Tuberkulose der Bronchialdrüsen und der rechten Lunge.* Bruchpforten geschlossen. Foramen ovale geschlossen. Kotstein des Wurmfortsatzes.

Der Fall wurde ausführlich gebracht wegen der Lungentuberkulose bei Vater und Sohn. Der Sohn ist 2 Jahre vor dem Vater gestorben. Seine Lungentuberkulose war noch in fortschreitender Entwicklung. Ferner sollte ein Beispiel über die Kennzeichnung äußerer Ähnlichkeiten in den Protokollen unter Hervorhebung gleicher negativer Befunde (Foramen ovale, Bruchpforten) wiedergegeben werden.

Familie Sch., Basel.

    5 Personen: Großmutter, Sohn, Schwiegertochter, 2 Enkel.

    1. Großmutter: 75jährige Maurersfrau. Mittelgroß, schlank. Haar grau. Verblutung aus Magengeschwür. Alte Endokarditis der Mitralis. *Knotiger Gallertkropf.* Chronische Pneumonie mit *Bronchiektasen* des linken Oberlappens. *Warzen der Haut.*

2. Sohn der Vorigen: 76jähriger Straßenkehrer. Schlank, blond, stark ergraut. Apoplexie durch Embolie der linken Carotis interna bei Aneurysma der aufsteigenden Aorta. Lungenemphysem. Spondylitis deformans. Verkäste Tuberkulose beider Lungenspitzen. *Gallert- und Kalkknoten der Schilddrüse.* Säbelscheidentrachea durch den Kropf. Foramen ovale offen. Coronarsklerose. Polyp des Mastdarmes. Erhaltene Stirnnaht. Kalkige und geschwürige Atherosklerose. Bruchpforten geschlossen.

3. Frau des Vorigen: Schwiegertochter von Nr. 1: 67jährig. Schlank, mager; Haar braun. Iris blaugrau. Starker Knotenkropf. Decubitus. Coronarsklerose. Vförmige Quercolonschleife. *Warze der Rückenhaut.* Magennarbe.

4. Enkel von Nr. 1, Sohn von 2 und 3: 17jähriger Töpfer. *Gallertkropf mit Kompression der Trachea.* Schlank und kräftig. Haar dunkelbraun, gelockt. Iris graublau. Nase spitz. Zähne gut. Stirn flach. Keine Lungentuberkulose. Foramen ovale geschlossen. Schädeldach oval, symmetrisch, mitteldick; Dura nicht verwachsen. *Thymuspersistenz.* Eirundes Loch geschlossen, gefenstert.

5. Enkelin von Nr. 1, Schwester des Vorigen: 17 Jahre alt. Croupöse Pneumonie. *Chronische Pneumonie mit Bronchiektasen im linken Unterlappen. Gallertkropf.* Schlank. Iris grünlich-grau. Nase prop. Zähne gut. Stirn gerade. *Leberflecken der Hände. Flache Warze über der linken Brust. Thymuspersistenz.* Schädel oval, symmetrisch, dünnwandig. Dura nicht verwachsen. Eirundes Loch geschlossen.

Der Fall ist ausführlich wiedergegeben wegen der schon bei den jugendlichen Enkeln ausgesprochenen Kropfdisposition und wegen der Wiederholung der chronischen Pneumonie und der Hautanomalien.

Familie Sto., Jena.

6 Personen: Großeltern, Sohn, 2 Enkel, 3. Enkel (Tochtersohn!).

1. Großvater: 70jähriger Professor. Schlank. Haar schwarzbraun. Iris braun. Croupöse Pneumonie. Bronchiektasen des linken Unterlappens. Chronisches Lungenemphysem. *Verknöcherung von Rippen- und Kehlkopfknorpel.* Schrumpfung der Gallenblase um Steine. Doppelseitige äußere Leistenhernie. Varix des Magens. Starke Arteriosklerose. Foramen ovale stecknadelkopfgroß offen. *Nierencysten.* Exostosen der Lendenwirbelsäule. Fragliche Mesaortitis luetica.

2. Großmutter: Frau des Vorigen. 80 Jahre alt. Haar blond, Iris blaugrau. Herzschwielen. Coronarsklerose. Hypertrophie und Dilatation des Herzens. Krampfadern. Kotdivertikel der Flexura sigmoidea. Beiderseitige Nierensteine, mit Pyelitis. Fettsucht. Hämorrhoiden. Varicen und Divertikel der Speiseröhre. Arteriosklerose der Hirnarterien. Bruchpforten geschlossen. Atherosklerose der Bauchaorta. Verknöcherung von Rippen- und Kehlkopfknorpeln.

3. Sohn der beiden Vorigen: 64jähriger Privatdozent. Prop. Haar schwarzbraun. Iris blau. Rheumatische Endokarditis der Aorta- und Mitralklappen. *Verknöcherung von Rippen- und Kehlkopfknorpeln.* Rechtsseitige pyelonephritische Schrumpfniere. *Nierencysten.* Coecum mobile. Coronarsklerose. Syphilitische Mesaortitis mit Aneurysma der Aorta ascendens.

4. Enkel von 1 und 2, Sohn des Vorigen: Totgeboren. Fetale Wassersucht.

5. Enkel von 1 und 2, Sohn von Nr. 3, Bruder des Vorigen: Totgeboren (1 Jahr später). Syphilis congenita (Leber, Knorpelknochengrenze, Milz).

6. Vetter der beiden Vorigen: 3 Wochen alt. Gastroenteritis. Belanglos.

Der Fall zeigt in bezug auf sonst häufig sich wiederholende Krankheiten starke Nichtübereinstimmung. Übereinstimmung liegt aber vor in bezug auf die Pyelitis, die Nierencysten, die Coronarsklerose. Nicht ganz geklärt ist, ob die bei Sohn und Enkel sichere Syphilis auch bereits bei den Großeltern vorhanden war. Bemerkenswert ist das Vorkommen der fetalen Wassersucht bei dem Kinde eines syphilitischen Vaters und bei schwerer Lues congenita eines nur 1 Jahr später geborenen Bruders.

Familie Ti., Jena.

13 Personen: 2 Brüder, 2 Töchter und 1 Sohn des jüngeren Bruders; Mann der ältesten Tochter, Mann der 3. Tochter und Mann einer 4. Tochter; Enkel der 2. Tochter, Enkel der 3. Tochter, 3 Söhne der jüngsten Tochter und des Schwiegersohnes.

1. 76jähriger Maurermeister. Bruder des Folgenden: Körperlänge 162 cm, 79,8 kg, Herzgewicht 502 g. Untersetzt, muskelstark, Haar dunkelbraunblond, stark ergraut, reichlich. Iris blaugrau. *Klinisch:* Alkoholismus. Arthritis. *Pathologisch-anatomische Diagnose: Chronisches Lungenemphysem. Verknöcherung aller Rippenknorpel.* Hypertrophie und Dilatation des rechten Herzens. Fettherz. Eirundes Loch linsengroß, offen. *Verkalkung des Annulus fibrosus.* Chronische Arthritis. Nephritis arthritica. Pulmonal- und Aortensklerose. *Nabelnetzbruch.* Lebercyste. *Prostatahypertrophie.* Balkenblase. *Krampfadern.* Narben von Unterschenkelgeschwüren. Linksseitige Hydrocele. Beiderseitige Spermatocele.

2. 70jähriger Maurermeister, Bruder des Vorigen. Groß, proportioniert. Graues Haar. Thorax faßförmig. *Lungenemphysem. Eingeklemmter Nabelbruch.* Peritonitis. Herzhypertrophie. Klappenfehler von alter Endokarditis. Knotenkropf. *Atherosklerose.* Foramen ovale geschlossen. *Prostatahypertrophie.*

3. Älteste Tochter von Nr. 2: 52jährige Seifensiedersfrau. Schlank. Haar dunkelbraun, an den Schläfen ergraut. Iris braun. Nase breit. Spitze nach rechts. Kinn breit und rund. Hals stark. Körperlänge 164 cm, Körpergewicht 47 kg. Thorax gut gewölbt. Brustdrüsen sehr atrophisch. Croupöse Pneumonie. *Lungenemphysem. Verknöcherung von Kehlkopf und Rippenknorpeln. Nabelbruch.* 2 Magengeschwüre. *Krampfadern.* Venenerweiterungen von Becken- und Dünndarmvenen. Schuppendes Ekzem am Fußknöchel. Atherosklerose der Aorta. *Polypöses Adenom des Uterus.* Uterus nach rechts verlagert. Zahlreiche Kropfknoten der Schilddrüse. Eirundes Loch offen. Milz stark gelappt. Wurmfortsatz leer.

4. Mann der Vorigen; Schwiegersohn von Nr. 2: 76jähriger Privatier. Hier nicht weiter verwertet, dagegen unter den Ehegatten.

5. 2. Tochter von Nr. 2, Schwester von Nr. 3: 73jährige Witwe. Proport. Mager. Haar blond, stark ergraut. Brüste flach, schlaff. Chronisches *Lungenemphysem. Verknöcherung von Kehlkopfknorpeln.* Kyphose der Brustwirbelsäule. Varicen der Speiseröhre. *Krampfadern.* Schleife des *Colon ascendens* und der Flexur. Bauchbruchpforten geschlossen. Schilddrüse mäßig groß, mit zwei kirschgroßen Gallertknoten. Schwielige Wulstung der Aorta. *Uteruspolyp.* Retroversio uteri. Eirundes Loch geschlossen. Abnormer Sehnenfaden der rechten Vorhofs. Kranzadern gefleckt. Nieren glatt. Verödung des Wurmfortsatzes.

6. Enkel der Vorigen, Urenkel von Nr. 2: 40jähriger Kellner. Körperlänge 167 cm, Körpergewicht 79 kg. Mäßig kräftig. Chronische Lungentuberkulose mit Kavernen in beiden Oberlappen. Kehlkopf- und Darmtuberkulose. Mesaortitis luetica mit schwerster sekundärer Atherosklerose. Mäßige Coronarsklerose. Hodennarben. *Verknöcherung der Rippenknorpel.* Fensterung der Aortenklappen. Geringe Fleckung der Kranzgefäße. Leichte Vergrößerung der Schilddrüse mit einem kleinen Gallertknoten. Konglomerattuberkel der rechten Nebenniere. Konkremente der Prostata.

7. Schwiegersohn von Nr. 2, Mann der 3. Tochter: 47jähriger Fleischer. Croupöse Pneumonie. Bullöses Emphysem usw. Belanglos.

8. Enkel des Vorigen, Urenkel von Nr. 2: 1 Tag alt. Bronchopneumonie. Struma congenita.

9. Sohn von Nr. 2, Bruder von Nr. 3 und 5: 69 Jahre alt (Beruf?). Schlank. Haar blond, stark ergraut, zum Teil kahl. Iris braun. *Prostatahypertrophie.* Erweiterung der Harnwege. Chronische Pyelonephritis mit Steinbildung. *Chronisches Lungenemphysem.* Atrophie und Dilatation des Herzens. *Verknöcherung der Rippen- und Kehlkopfknorpel.* Wassersucht. *Hämorrhoiden. Varicocele.* Warze am Sternum. *Verkalkung des Annulus fibrosus. Schleife des Quercolons nach oben.* Verwachsung des durchgängigen Wurmfortsatzes. Walnußgroße Kropfknoten des Isthmus der Schilddrüse. 2 kleine Gallensteine. *Netzverwachsungen an dem geschlossenen rechten Leistenkanal.* Cysten der Nieren. Hydronephrotische Atrophie. Keine Arthritis der Großzehengelenke.

10. Schwiegersohn von Nr. 2, Mann der nichtsezierten jüngsten Tochter, Vater der nächsten 3 Enkel: 62jähriger Malermeister. Schlank. Haar schwarzbraun. Iris blaugrau. Chronisches Emphysem mit Lungencirrhose und Bronchiektasen. Narbe des Frenulum. Arteriosklerose. Fettherz. Schilddrüse sehr klein. Wurm sehr lang, durchgängig. Foramen ovale geschlossen. (Übriger Befund belanglos.)

11. Sohn des Vorigen, Enkel von Nr. 2: 4 Jahre alt. Haar braun. Rachitis. Tuberkulöse Basilarmeningitis bei verkästen Bronchialdrüsen. Eirundes Loch geschlossen.

12. Sohn von Nr. 10, Bruder des Vorigen und Enkel von Nr. 2: Alter? Scharlach-Diphtherie. Haar hellbraun. Große Fontanelle noch nicht geschlossen. Skrophulose der Cervicaldrüsen. Eirundes Loch geschlossen. (Nichts von Rachitis oder Lungentuberkulose vermerkt.)

13. Sohn von Nr. 10, Bruder der Vorigen, Enkel von Nr. 2; Alter? Krebs des linken Lungenhilus (Bronchialkrebs). Metastase des Halsmarkes und der rechten Nebenniere. *Chronisches Lungenemphysem.* Keine Arteriosklerose. Kranzgefäße fleckenlos. Kalkherd in bronchialem Lymphknoten. Wurmfortsatz verwachsen, durchgängig. Schilddrüse klein, ohne Knoten.

Aus den *kursiv gedruckten* Befunden gehen die häufigen Wiederholungen bestimmter Organveränderungen in der Familie hervor, besonders im Zusammenhang mit einem bestimmten Habitus pyknicus das Lungenemphysem, bei den Männern die Wiederholung der Prostatahypertrophie. Sodann Status varicosus und Hernien, besonders Nabelbrüche. Endlich die vielleicht zufällige, aber doch eigenartige Wiederholung einer vereinzelten Metastase in der rechten Nebenniere, einmal bei der Tuberkulose von Nr. 6, das andere Mal bei dem Lungenkrebs von Nr. 13 bei sonst spärlicher Metastasierung. Endlich bei sonstiger Häufung von Kropfknoten der ausdrückliche Hinweis auf eine kleine knotenfreie Schilddrüse bei Vater (10) und Sohn (13). Uteruspolyp bei 2 Schwestern.

Familie Tro., Jena.

8 Personen: Vater, Sohn, Schwiegertochter, Enkel, Tochter des Vaters, Schwiegersohn (Mann einer 2. Tochter), Enkel (Sohn des Vorigen) des Vaters, Neffe des Vaters.

1. Großvater (August): 78jähriger Kantor. Groß, prop., Haar grau. Hals schmal und lang. Brustkorb symmetrisch, gut gewölbt. *Chronisches Lungenemphysem.* Stenose und Insuffizienz der Aortenklappen. *Fettherz.* Arteriosklerose. Hypertrophie und Dilatation des Herzens. Wassersucht. Gallensteine. *Nierencyste.* Schädel oval, symmetrisch. *Gallertknoten in mittelgroßer Schilddrüse.* Arteriosklerose der Hirnarterien. Foramen ovale geschlossen. Kotstein des Wurmfortsatzes. Prostata nicht vergrößert.

2. Ältester Sohn des Vorigen (August): 64jähriger Fleischer. Schlank. Haar schwarzbraun. Iris hellblau. Nase schmal. Hals prop. Narbe des Frenulum. Syphilitische Hirnerweichung. *Lungenemphysem.* Schädel oval-symmetrisch. *Knotenkropf.* Foramen ovale geschlossen. *Fettherz.* Rechtsseitige *Krampfadern.* Venenstein des Plexus prostaticus. Prostata mittelgroß. Rippenknorpel größtenteils verknöchert. Kehlkopfknorpel verknöchert.

3. Frau des Vorigen (Henriette): 64 Jahre alt, schlank. Haar schwarzbraun. Iris blau, zentral mehr braun. Nase prop., etwas nach rechts. Hals lang. Brustkorb sehr schmal, symmetrisch. *Warzen der Rumpfhaut.* Bronchopneumonie. Verknöcherung der Rippen- und Kehlkopfknorpel. Sklerose von Aorta und Pulmonalis. Cysten der linken Niere. Foramen ovale stecknadelkopfgroß, offen. Verkalkung von Bronchialdrüsen.

4. Sohn der beiden Vorigen (August): Enkel von Nr. 1: 34jähriger Fleischer. Haar braunblond. Iris braun, Rand grau. Nase kräftig, nach links gehend. Hals prop. Typhus mit Milzabsceß. Lungentuberkulose (Käseherde und schiefrige Induration). *Warze des Rumpfes. Gallertkropf. Verknöcherung des 1. Rippenknorpelpaares und des Kehlkopfknorpels.* Luftröhren- und Dünndarmtuberkulose.

5. Tochter von Nr. 1, Schwester von Nr. 2: 52jährige Köchin. Körperlänge 156 cm. Prop. Haar dunkelbraun, leicht kahl. Stirn hoch. Iris graublau. Nase leicht gebogen. Hals kurz und dick. Brustkorb gut gewölbt. Beingeschwür und *Krampfadern* des linken Beines. Alte Endokarditis der Aortenklappen. *Fettherz.* MECKELsches Divertikel des Dünndarmes. Eirundes Loch geschlossen.

6. Schwiegersohn von Nr. 1 (Karl): 83jähriger Zeugschmied. Haar braunblond. Glatze. Starker *Greisenbogen.* Iris graublau mit gelbem Innenrand. Thorax faßförmig, aber schmal.

Croupöse Pneumonie. Lungencirrhose mit Bronchiektasen. 3lappige linke Lunge. *Emphysem.*
Hämorrhoiden. Alte Rachitis. *Embolische Cyste in beiden Linsenkernen* und rechtem Hinter-
hauptslappen. Gallertkropf. Verruköse Endokarditis von Aortenklappen und Mitralis.
Kavernom und Cyste der Leber. Ulcera peptica und Narben des Magens und Duodenums.
Nierencyste. Schädel oval, breit, dünnwandig, symmetrisch. Spondylitis deformans.
Gallertknoten der Schilddrüse. Eirundes Loch linsengroß, offen.

7. Sohn des Vorigen, Enkel von Nr. 1 (Bernhard): 60jähriger Maschinenfabrikant. Prop.
Haar dunkelbraun, mäßig ergraut. Schmaler *Greisenbogen.* Iris blau. Blonder Schnurrbart.
Erysipel. *Chronisches Lungenemphysem.* Dilatation des Herzens. Fibröse Endomyokarditis.
Embolische Hirnerweichung des linken Linsenkernes. Käsige und kalkige Lungentuberkulose.
Hämorrhoiden. Eirundes Loch geschlossen. *Nierencyste.* Schädel breit-oval, dünn, dicht.
Hirnarterien zart.

8. Neffe von Nr. 1 (Karl): 72jähriger Auszügler. Iris braun. Nase gebogen. Haar
braunblond. Brustkorb faßförmig. Plötzlicher Tod bei *Lungenemphysem* mit Wassersucht. Dilatation und Hypertrophie des Herzens. *Geschwüre des rechten Beines.* Lebercirrhose. Nabelbruch mit Netzinhalt. Linksseitige Schenkelhernie. Prostata nicht vergrößert.

Häufung von Lungenemphysem und Varicen in der Familie, ferner
von Kropf und Fettherz. Zu beachten auch die Wiederholung von Arcus
senilis und Knorpelverknöcherungen, zum Teil in verhältnismäßig frühem
Lebensalter. Nichtwiederholung des Ulcus pepticum duodeni et ventriculi.

Familie Ve., Jena.

8 Personen: 2 Brüder, 2 Söhne des älteren Bruders, 1 Stiefschwester, 1 Enkel (Sohn
des älteren Sohnes), Frau des Bruders, Frau des 2. Sohnes.

1. Christian, 74jähriger Schuster (ein 3. Mal verheiratet, aus der 1. Ehe stammen die
Brüder Nr. 4 und 6, aus der 2. Ehe die Stiefschwester Nr. 8): Groß, schlank. Grau, nahezu
quadratischer Brustkorb. Chronische Pneumonie mit Bronchiektasen. *Frische Endokarditis
der Mitralis* und Herzthromben. Pulmonal- und Aortensklerose. *Geringe Atherosklerose.*
Gallertknoten der Schilddrüse. Hämorrhoiden. Polyp des Magens. Magenkatarrh. Fettherz.
Arthritis deformans. *Sehnenflecken des Epikards.* Foramen ovale geschlossen. Prostata o. B.

2. David, Bruder des Vorigen: 59 Jahre alt. Beruf? Groß, schlank. Haar braun. Etwas
grau, Kahlheit. Thorax gut gewölbt. Kavernöses Angiom am Hinterkopf. *Klinisch:*
progressive Muskelatrophie: *Pathologisch-anatomische Diagnose:* Amyotrophische Lateral-
sklerose mit Bronchopneumonie. *Endokarditis der Aortenklappen. Geringe Arteriosklerose.*
Gallertknoten der Schilddrüse. Magennarbe. Eirundes Loch geschlossen. Prostata o. B.

3. Rosine, Frau des Vorigen: 65 Jahre alt. Befundbericht belanglos. Todesursache:
ascitische Lebercirrhose.

4. 1. Sohn von Nr. 1 (Robert): 65jähriger Maurer. Prop. Haar schwarz, ergraut.
Iris braun. Hals kurz. After glatt. Peritonitis aus perforierter Appendicitis. *Lungenemphysem.* Verknöcherung von Rippen- und Kehlkopfknorpeln. Pulmonal- und Aortensklerose. Nabelbruch mit Netzverwachsungen und äußere Leistenhernie. *Peptische Geschwüre
des Duodenums und Magens.* Kavernom der Leber. Versprengte Nebennierenkeime der
Nieren. Papillome der Gallenblase. *Doppelseitige Hydrocele.* Vereinzelte Kalkknoten der
Schilddrüse. Fensterung des geschlossenen Foramen ovale.

5. Sohn des Vorigen (Eduard): 26jähriger Briefträger. Körperlänge 178 cm, Körpergewicht
50,5 kg. Schlank. *Haar dunkelbraun, gelockt.* Hals lang. Trommelschlegelfinger. Chronische
Lungen- und Kehlkopftuberkulose. Schilddrüse klein. Eirundes Loch geschlossen. *Doppelseitige Varicocele.*

6. Christian, 2. Sohn von Nr. 1, Bruder von Nr. 4. 60jähriger Schuhmacher. Körperlänge 177,8 cm, Körpergewicht 47 kg. Brustumfang 82,5 cm. Schlank. *Schwarzbraun,
gelockt,* ergraut, reich. Iris grau-gelb. Nase prop. Hals schmal. *Endocarditis ulcerosa*
der Tricuspidalis. *Polyp des Magens* und der Flexura sigmoidea (,,Endotheliom''?). *Beiderseitige Hydrocele. Sehnenflecken des Epikards.* Verknöcherte Struma substernalis. *Lungenemphysem. Hämorrhoidalknoten.* Atherosklerose der Aorta. Sehnenfäden im linken Ventrikel.
Coronarsklerose. Fetale Lappung der Nieren.

7. Frau des Vorigen: Schuhmacherswitwe, 58 Jahre alt. Chronisches Lungenemphysem. Im übrigen belanglos.

8. Karoline, Tochter von Nr. 1, Stiefschwester von Nr. 4 und 6: 45jährige Magd. Mittelgroß, sehr breit und untersetzt. Haar dunkelbraun, reich. Brustkorb symmetrisch. Chronische Lungen- und Darmtuberkulose. Peritonealtuberkulose mit Ascites. *Sehnenfleck des Epikards.* Myom des Uterus. Atherosklerose der Aorta. Eirundes Loch geschlossen.

Familie mit Emphysem, Endokarditis und Magenleiden. Gleichartige Todesursache bei Vater und Sohn an akuter Endokarditis. Sonst viele Unähnlichkeiten.

Familie Wei., Jena.

20 Personen: 2 Brüder (15 und 18), deren Frauen (16 und 19), 1 Schwägerin (1) (Frau eines ältesten Bruders, nicht seziert), Sohn (7) und Tochter (2) der Letzteren samt Gatten (3), Enkel und Urenkel. Sohn und Tochter des 2. Bruders (letzterer nicht seziert) sowie Enkel

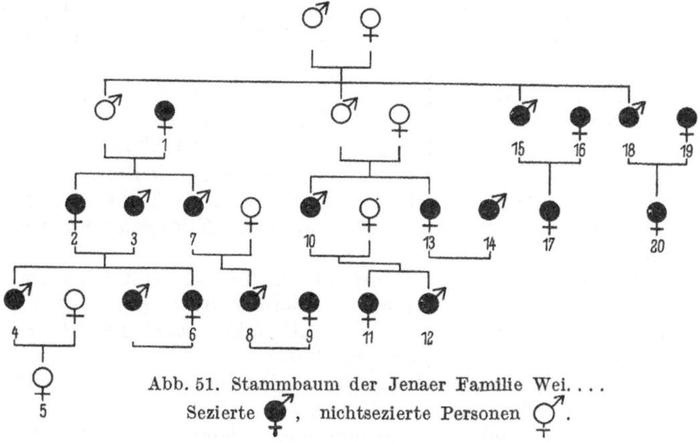

Abb. 51. Stammbaum der Jenaer Familie Wei. . . .
Sezierte ⚥, nichtsezierte Personen ⚥.

und Schwiegersohn, Tochter des 3. Bruders, Tochter des 4. Bruders. Mehrere entferntere Verwandte (Abb. 51).

1. Frau des 1., nichtsezierten Bruders: Scherermeisterswitwe, 95 Jahre alt. Schlank. Dunkelbraun, stark ergraut. Iris braun. Nase nach rechts. Greisenbogen. Doppelseitiger Star. *Pityriasis versicolor. Bronchopneumonie. Lungenemphysem.* Lungennarben. Geringe Pulmonal- und Aortensklerose. Starke Verkalkung der Bauchaorta und ihrer Äste. Verkalkung des Annulus fibrosus. *Hämorrhoidalknoten. Rechtsseitiger äußerer Leistennetzbruch, linksseitiger äußerer Leistenbruchsack.* Zwerchfellsfurchen der Leber. *Cysten der linken Niere.* Vereinzelte Gallertknoten der Schilddrüse. Foramen ovale geschlossen.

2. Friederike, Tochter der Vorigen: 74jährige Färberswitwe. Blond, ergraut. Iris blau. *Lungenemphysem. Bronchopneumonie. Endocarditis papillaris der Mitralis. Venenerweiterungen* der Harnröhre und der *linken Spermatica. Apfelgroße Cyste der rechten Niere. Flacher Uteruspolyp.* Verlängerung des rechten Leberlappens. Geringe Coronarsklerose. *Strahlige Narbe am Eingang zum rechten Schenkelkanal.*

3. Karl, Mann der Vorigen, Schwiegersohn von Nr. 1: 66jähriger Färbermeister. Braunblond. Iris blaugrau. Krebs der Speiseröhre. *Warze der linken Achsel. Sommersprossen.* Syphilitische Narbe des Gaumens. *Lungenemphysem.* Arthritis deformans. Knotiger Gallertkropf. Abgelaufene Endokarditis der Aortenklappen. *Fettleber. Gallensteine.* Sklerose von Pulmonalis und Aorta. Nierencysten. Prostatahypertrophie.

4. Hermann, Sohn der beiden Vorigen, Enkel von Nr. 1: 50jähriger Färbermeister. Schwarzblond, Haar gelichtet. Iris blaugrau. Thorax faßförmig. *Hautwarzen. Sommersprossen.* Rippen zum Teil verknöchert. *Lungenemphysem.* Sklerose von Pulmonalis und Aorta. *Lebercirrhose. Gallensteine.* Schrumpfnieren (Syphilis ?). Coronarsklerose. Bauchbruchpforten geschlossen.

5. Friedericke, Tochter des Vorigen, Enkelin von Nr. 2, Urenkelin von Nr. 1: 3 Tage alt. Bronchopneumonie. Braunblond. Iris blau. Bericht belanglos.

6. Therese, Schwester von Nr. 4, Tochter von Nr. 2 und 3: 68 Jahre alt, klein, weißhaarig, ebenmäßig, Obliteration des Herzbeutels, chronische Endokarditis der Mitralis und Aortaklappen, luische Mesaortitis, Narben der Scheide, allgemeine Arteriosklerose, leichte Coronarsklerose. *Polyp der Gebärmutter.* Ihr 63jähriger, ebenfalls sezierter Mann (Kommerzienrat) hatte auch Verwachsungen des Herzbeutels mit allgemeiner Wassersucht, eine Phimose mit Narbe des Gliedes, Lungenemphysem, starke Arteriosklerose.

7. Friedrich, Sohn von Nr. 1, Bruder von Nr. 2: 70jähriger Kaufmann. Haar blond, Iris blau. Greisenbogen. *Pityriasis versicolor.* Nase nach rechts. Embolie der Pulmonalarterie. *Lungenemphysem.* Chronische Tuberkulose. Verknöcherung von Kehlkopf- und Rippenknorpeln. Arteriosklerose der Aorta. Abgelaufene Endokarditis der Mitralis. *Lebercirrhose. Gallensteine. Cystom des rechten oberen Nierenpoles.* Dickdarmpolypen. Nieren glatt. Prostata gut mittelgroß.

8. Otto, Sohn des Vorigen (Beruf?). Enkel von Nr. 1: 40 Jahre alt. Untersetzt. Haar braun, leicht ergraut. *Klinisch:* Alte Lues. Pneumonie. Delirium tremens. *Pathologisch-anatomische Diagnose:* Embolie der Pulmonalarterie aus Thrombose des Plexus prostaticus. Arteriosklerose. Keine Coronarsklerose. Bauchbruchpforten geschlossen. Foramen ovale geschlossen. Prostata etwas groß.

9. Frau des Vorigen: 38 Jahre alt. *Klinisch:* Seit dem 6. Lebensjahre Herzfehler. *Pathologisch-anatomische Diagnose:* Rezidivierte Endokarditis der Aortenklappen und der Mitralis. Endometritis (Befundbericht belanglos, da keine Nachkommen).

10. Eduard, Sohn des 2., nichtsezierten Bruders: 55jähriger Kaufmann. Schlank. Haar braun. Iris blaugrau. Nase gerade. Rechtsseitiger Bronchialkrebs. Lungenemphysem. *Gallensteine.* Kalkherde der Lungenspitzen. Nieren glatt. *Krampfadern des linken Beines.* Prostata mittelgroß.

11. Helene, Tochter des Vorigen: $1^1/_4$ Jahre alt. Hellblond. Gut entwickelt. Bronchopneumonie und Darmkatarrh. Hydrocephalus. Foramen ovale geschlossen.

12. Erich, Bruder der Vorigen; Sohn von Nr. 10: $2^1/_2$ Jahre alt. Hellblond. Iris dunkelblau. Pneumonie nach Masern. Foramen ovale geschlossen.

13. Helene, Schwester von Nr. 10, Tochter des 2. Bruders: 56jährige Kaufmannswitwe. (Frau des Nächsten.) Schlank. Blond. Iris blaugrau. Nase zugespitzt. Thromben des Herzens nach Laparotomie und Choledochotomie. *Gallensteine.* Magennarben. Zum Teil substernaler Gallertkropf. Sklerose von Pulmonalis und Aorta. *Uteruspolyp.* Myom des Uterus. Pyosalpinx. *Hämorrhoidalknoten.* Arteriosklerose. Sehnenfleck des Epikards. Foramen ovale linsengroß, offen und ausgebuchtet.

14. Mann der Vorigen: 46jähriger Kaufmann. Miliare Aneurysmen der Hirnarterien. Multiple Erweichungsherde. Skoliose der Brustwirbelsäule. Gallertkropf. Arteriosklerose. Nephritis chronica (vermutlich arteriolosklerotische Schrumpfniere).

15. Ludwig, 3. Bruder: 80jähriger Kaufmann. Prop. Haar blond, ergraut, gelichtet. Nase nach rechts. Embolie der Pulmonalarterie aus Thrombose der Vena femoralis. *Hämorrhoiden. Krampfadern. Alte Beingeschwüre.* Lungenemphysem. Rechtsseitige äußere Leistenhernie. Gallertkropf, zum Teil substernal. Beiderseitige Cysto-Pyelonephritis, bei *Prostata-Hypertrophie.* Linksseitige Hydrocele. Coronarsklerose. Ungewöhnliche Länge des Wurmfortsatzes (135 mm). Starke, nach unten zunehmende kalkige Atherosklerose der Aorta.

16. Minna, Frau des Vorigen: 58 Jahre alt. Rötlich-blond. Iris grau, mit bräunlich-roten Flecken. Nase etwas breit. Unterkiefer etwas vorstehend. *Lungenemphysem.* Dilatation und Hypertrophie des rechten Herzens. Chronische Endokarditis der Tricuspidalis und Mitralis. Herzwassersucht. Hämorrhoiden. Gallertkropf mit Knoten. Sehnenfleck des Epikards. Foramen ovale geschlossen. Mäßige Atherosklerose der Aorta. Wurmfortsatz kurz, obliteriert.

Ein Bruder dieser Frau (56 Jahre alt) ist ebenfalls an Lungenemphysem und verkalkter Endokarditis der Aortenklappen und Mitralis gestorben, eine Schwester von ihr, ebenfalls 56 Jahre alt, hatte schweres Asthma mit *chronischem Lungenemphysem,* Fettsucht, Venenerweiterungen der Harnröhre; Sklerose der Pulmonalis und Aorta.

17. Helene, Tochter der beiden Vorigen: 52jährig. Mittelgroß, prop. *Chronisches Lungenemphysem.* Hypertrophie und Dilatation des rechten Herzens. Fettsucht. Sehnenflecken des Epikards. *Frische und abgelaufene Endokarditis der Mitralis und Aortenklappen.* Kranzgefäße o. B. *Venenerweiterungen der Speiseröhre.* Verkalkung von Bronchialdrüsen. Starker Knotenkropf.

18. Martin, 4. Bruder: 76jähriger Rentner. Prop. Haar blond, gelichtet. Iris grau. Krebs der Prostata. *Lungenemphysem.* Gallertkropf. Varicen des Halses. Sklerose von Pulmonalis und Aorta. Hämorrhoiden. Verkalkung des Anulus fibrosus. *Prostata-Hypertrophie.* Bauchbruchpforten geschlossen. Starke Verkalkung der Aorta. Sehnenflecken des Epikards. Coronarsklerose.

19. Friedericke, Frau des Vorigen: 80 Jahre alt. Bronchopneumonie bei Grippe. Blond, stark ergraut. Iris grau. *Hämorrhoidalknoten.* Netzbruch am Nabel. Erweichung der linken Stammganglien. Verknöcherung von Kehlkopf- und Rippenknorpel. Gallert- und Kalkknoten der Schilddrüse. Abgelaufene Endokarditis der Mitralis. Pulmonal- und Aortensklerose. *Myomatose des Uterus.* Uteruspolyp. Polypöses Fibrom des linken Ovars. Foramen ovale linsengroß, offen. Cholesterinsediment der Galle.

20. Marie, Tochter der Vorigen: Ledig, 40 Jahre alt. Posttyphöse Periostitis der 6. und 7. Rippe. Rippenresektion. Pneumothorax. Pericarditis fibrosa. Schlank. Haar schwarzbraun, ziemlich ergraut. Iris grau. Verknöcherung einzelner Rippenknorpel. Herzthrombose. Arteriosklerose der Aorta. *Myomatosis uteri.* (Gebärmutter fast mannskopfgroß.) Cystom des linken Ovars. Foramen ovale über linsengroß, offen. *Hämorrhoiden.*

Es fanden sich Wiederholungen von Emphysem, Venenerweiterungen, Nierencysten, Bruchanlagen, Gallensteinen (2mal mit Lebercirrhosen zusammen), Uteruspolypen (bei 3 Frauen der Familie). Weitere sezierte Mitglieder der Sippe sind fortgelassen, wenn keine Nachkommen aus der Probandenfamilie vorhanden waren.

Familie Böh. I, Jena.

7 Personen: Großvater, dessen 2 Söhne, Frau des 1. Sohnes, Enkel aus dieser Ehe und 1 Urenkel sowie dessen Mutter (Frau eines anderen Enkels).

1. Großvater: 73jähriger Rentner. Haar dunkelblond. Thorax fast faßförmig. Phimose. Frische Embolie. Prostata-Hypertrophie. Magengeschwür. Varicen der Nase. Narbe von Unterschenkelgeschwür. Ekzem beider Unterschenkel. Verkalkte Kropfknoten. *Alte Endokarditis von Mitralis* und Aortaklappen. *Papillome der Gallenblase.* Kotstein.

2. Sohn des Vorigen: 53jähriger Kaufmann. Haar schwarzbraun. Iris blaugrau. Keine Phimose. Lues. Alkoholismus. Aneurysma der aufsteigenden Aorta. *Alte Endokarditis der Mitralis.* Lebercirrhose. *Papillome der Gallenblase.* Obliteration des Wurmfortsatzes. Gallertkropf. Nabelbruch.

3. Frau des Vorigen: 46 Jahre alt. Haar hellbraun. Iris blaugrau. Nase spitz. Perikarditis. Pneumothorax. Emphysem. Lungenembolie. Endokarditis der Tricuspidal- und Aortenklappen. MECKELsches Divertikel. Gallensteine. *Gallenblase mit der Flexura coli hepatica verwachsen.*

4. Sohn der beiden Vorigen; Enkel von Nr. 1: 10 Jahre alt. Blond. Iris blau. Scharlach-Diphtherie. *Verwachsungen der Flexura hepatis coli mit der Gallenblase.* Abnorme Kerbe der Leber.

5. Neffe des Vorigen: Totgeboren. Protokoll belanglos (nur wegen der Frage der angeborenen Syphilis berücksichtigt).

6. Dessen Mutter: 27jährig. 1 Jahr später an Ruptur eines Aneurysmas der Arteria cerebri media gestorben.

7. Gustav, Sohn von Nr. 1, Bruder von Nr. 2: 22jähriger Kaufmann. Schlank. Gesicht schmal. Chronische Lungentuberkulose. Meningitis. *Geringe chronische Endokarditis der Mitralis.*

Der Fall zeigt das isolierte Vorkommen einer tödlichen Lungentuberkulose in der Familie, die Wiederholung von Endokarditis und die Wiederholung der sonst im allgemeinen seltenen Papillome der Gallenblase. Erwähnenswert ist noch die ausdrückliche Bemerkung über die Befestigung des Quercolons an der Gallenblase bei Mutter und Sohn.

Familie Dor., Jena.

9 Personen: Großvater, ältester Sohn mit Frau, 2. Sohn mit Sohn, dessen Frau und dessen Tochter aus 2. Ehe, sodann Nichte von Nr. 1 (Bruderstochter) und Enkelin von Nr. 1 (Schwester von Nr. 5). (Abb. 52.)

1. Großvater: Gottfried. 74jähriger Fleischer. Groß, sehr kräftig. Haar gelichtet. *Lungenemphysem.* Fettherz. Ulcus duodeni. *Hämorrhoiden. Oesophagusvaricen.* Pulmonal- und Aortensklerose. Erweiterung der Gallenwege. Ikterus. Prostatahypertrophie. *Rechtsseitige Leistenhernie.* Schilddrüse klein. Foramen ovale linsengroß, offen. *Arthritis deformans* und *Spondylitis deformans.*

2. Sohn des Vorigen, August: 66jähriger Hofmetzger. Untersetzt. Haar schwarzbraun, etwas gelichtet. Iris braun. Thorax stark gewölbt. Verknöcherungen der Rippenknorpel. Hirnerweichung durch Embolie der Arteria cerebri media bei Endokarditis der Aortenklappen, Mitralis und Tricuspidalis. *Varicen der Zungenbasis. Spondylitis deformans.* Spitzennarbe mit Bronchiektasen. Hyperplasie der Tonsillen. *Geringer Kropf mit Gallertknoten.* Foramen ovale geschlossen. *Starke Coronarsklerose.* Bruchpforten geschlossen.

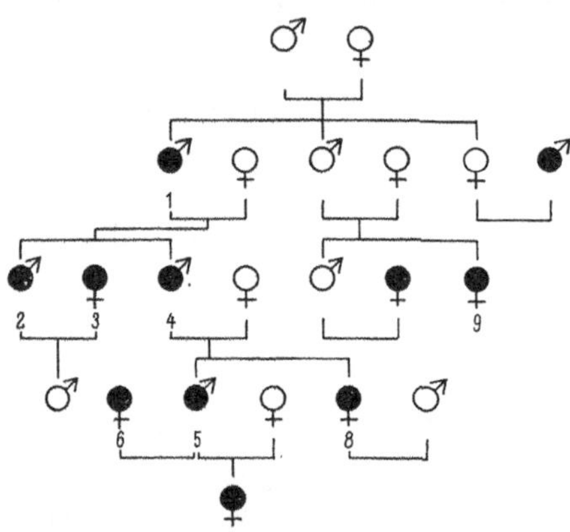

Abb. 52. Stammbaum der Jenaer Familie Dor.

Fettleber. Magenkatarrh. Eustachische Klappe schmal, *Ansatz einer Pulmonalklappe ungleich verdickt.*

3. Friedericke, Frau des Vorigen: 59 Jahre alt. Lungenemphysem. Rechtsseitige Dilatation und Hypertrophie des Herzens. Weiteres Protokoll belanglos, da keine Nachkommen. 1 Sohn ist im jugendlichen Alter ertrunken.

4. Hermann, Bruder von Nr. 2, Sohn von Nr. 1: 60jähriger Fleischer. Haar braunblond. Iris hellblau. Etwas untersetzt. *Glatze.* Senile Gangrän. *Lungenemphysem.* Verknöcherung der Rippenknorpel. *Nabelnetzbruch. Äußerer linksseitiger Netzleistenbruch. Arthritis.* Leichte Skoliose der Brustwirbelsäule. Harnsteine. Gicht. *Varicocele.* Rechtsseitige Spitzennarbe mit abgekapseltem Kreideherd. Geringe *Struma* mit Gallertknoten. Foramen ovale geschlossen.

Eustachische und Thebesische Klappe rudimentär. Verdickung der Tricuspidalsegel. *Ansatz der Pulmonalklappe leicht verdickt. Coronarsklerose.* Kleiner Polyp des Colon ascendens.

5. Hermann, Sohn des Vorigen, Enkel von Nr. 1: 37jähriger Fleischermeister. Haar dunkelbraun. Iris braun. *Glatze.* Renale Wassersucht. Hirnblutungen. Herzhypertrophie. *Hämorrhoiden.* Thrombose der Femoralis. Verknöcherung des 1. Rippenknorpels und Kehlkopfes. *Starker Kropf* mit Knoten. Foramen ovale geschlossen. Eustachische und Thebesische Klappe zart. *Mäßige Coronarsklerose.* Gallenblasenschleimhaut netzförmig. Fettleber.

6. Frau des Vorigen: 23 Jahre alt (sehr kurz). Typhus. Schilddrüse klein mit kleinen Gallertknoten. Übriger Befund belanglos, da keine leiblichen Nachkommen seziert wurden.

7. Else, Tochter von Nr. 5 aus 2. Ehe (Mutter nichtseziert): 6 Monate alt. Haar braunblond. Rachitis. Magen-Darmkatarrh. Befund belanglos.

8. Martha-Henriette, Schwester von Nr. 5, also mithin Enkelin von Nr. 1, Tochter von Nr. 4: 35 Jahre alt, verheiratet. Haare hellbraun. Iris blau. Sepsis nach Abort. *Peritonitis. Hämorrhoiden. Aortensklerose. Kropfknoten.* Schädel breit-oval, symmetrisch, mäßig dick, mäßig dicht. Leichte Verdickung des Tricuspidalsegels, stärkere des Mitralsegels.

9. Nichte von Nr. 1 (Bruderstochter): 49 Jahre alt, ledig. Schlank. Haar braun. Iris grau. Hals breit. Blasen- und Nierensteine. Peritonitis. *Beingeschwüre. Nierencyste.* Myom des Uterus. Foramen ovale linsengroß. Leichte Pulmonalsklerose. *Abgelaufene Endokarditis.*

Schwägerin der Vorigen und ein angeheirateter Enkel, Schwager von Nr. 1, die ebenfalls seziert wurden, haben im Zusammenhang der Blutsverwandtschaft der übrigen kein Interesse.

Der Fall zeigt eine Familie mit zahlreichen Äußerungen von Arthritismus, bei ausgesprochen pyknischem Habitus mit frühzeitiger Thoraxstarre, infolgedessen zunehmende Schwere und Häufigkeit des Emphysems im Alter. Verhältnismäßig frühe Arteriosklerose (vgl. Nr. 8), deren mehrfache Lokalisation an den Coronararterien. Vorkommen von Arteriolosklerose mit frühem Tod an vasculärer Schrumpfniere. Häufung von Varicen verschiedener Art. Endlich allmähliche Verstärkung von Kropf in der Descendens. Ansatz der Pulmonalklappen bei 2 Brüdern „verdickt".

Familie Bey. III, Jena.

8 Personen: Eltern, Tochter, Enkel (Söhne einer 2. Tochter), 2 Neffen, 2 Kinder des 2. Neffen (Abb. 53).

1. Friedrich, 74jähriger Fleischer. Magenkrebs. Arthritis (Gicht). Emphysem. Verknöcherung der Rippenknorpel. Arteriosklerose. (Protokoll kurz.)

2. Wilhelmine, Frau des Vorigen: 51 Jahre alt. Dunkelbraun. Zahlreiche Warzen. Brückenblutung. Miliare Hirnaneurysmen. Fettherz. Tuben*myom. Ovarialcysten. Kleine Gallertknoten der Schilddrüse.*

3. Tochter der Vorigen; Klara: Dunkelblond. Iris blaugrau. Lungenembolie. Arteriosklerose. *Beiderseitige Ovarialcysten. Uterusmyom.* Perimetritis. Keine Verknöcherung der Rippenknorpel.

4. Neffe der Vorigen, Enkel von Nr. 1 und 2: 1 Jahr, blond. Iris blau. Diphtherie. Lues congenita.

5. Neffe von Nr. 1: 46jähriger Fleischer. Haar braun. Chronische Lungentuberkulose (Kavernen und Induration). Darmtuberkulose. Rechtsseitige Scrotalhernie. Verknöcherung des 1. Rippenknorpelpaares und des Kehlkopfknorpels. Geringe Aortensklerose. Zwerchfellfurche der Leber.

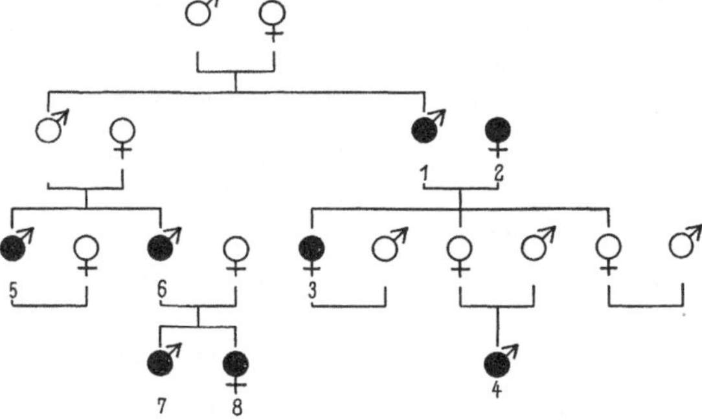

Abb. 53. Stammbaum der Jenaer Familie Bey. III.

6. Bruder des Vorigen, Neffe von Nr. 1: 64jähriger Invalide. Tuberkulöse Peritonitis und Pleuritis. Chronische Miliartuberkulose. Kyphoskoliose. Hämochromatose. Periphere Arteriosklerose. Kleine Kropfknoten.

7. Sohn des Vorigen (Großneffe von Nr. 1): Blond. Verbrennung. Frisches Duodenalgeschwür. Protokoll belanglos.

Nach der Krankengeschichte von Nr. 6 ist dessen Vater an Lungenschlag, die Mutter an Asthma gestorben, so daß er und sein Bruder, die beide an Tuberkulose gestorben sind, weder von dieser Seite noch von der Seitenlinie her (vgl. Nr. 1) belastet waren. Seine Frau war zur Zeit seines Todes noch gesund. Er selbst litt seit dem Feldzug 1870 an Rheumatismus. Schon 1906 hatte er einen Blutsturz (5 Jahre vor dem Tode).

8. Schwester von Nr. 7: Totgeborenes Mädchen: Maceration. Kein Befund.

Innere Ähnlichkeiten zwischen Mutter und Tochter, Arteriosklerose bei der letzteren bei arthritischer Veranlagung vom Vater her; verschiedenartige Tuberkulose bei 2 Brüdern.

Familie Ger., Jena.

6 Personen: Großvater, dessen Schwester und Bruder, Enkelin des Großvaters aus 1. Ehe, 2. Frau des Großvaters und Enkelin aus dieser Ehe.

1. Großvater: Fritz, 71jähriger Seiler. Untersetzt. Haar braunblond. Iris hellgrau. Nase und Wangen dick. Hals kurz. Brustkorb sehr umfangreich. *Herzruptur.* Endokarditis. Kardiale Wassersucht. Erweichung der linken Zentralwindungen. *Verknöcherung des 1. Rippenknorpelpaares und des Kehlkopfes. Lungenemphysem. Linksseitige Hydrocele.* Struma diffusa. Bruchpforten geschlossen. Atherosklerose der Aorta. (Schädel oval, symmetrisch.) Prostata nicht vergrößert.

2. Schwester des Vorigen: 69 Jahre alt. Schlank, mager. Haar blond. Iris bräunlich. Hals schlank. Nase gebogen, breit. Trunksucht. Schrumpfnieren. *Lungenemphysem.* *Verknöcherung des 1. Rippenknorpelpaares.* Hämorrhoiden. Arteriosklerose. Pulmonalsklerose. Magennarbe. Myome. Beiderseitiger Pyosalpinx. Ovariale und parovarielle Cysten. Schilddrüse etwas vergrößert, mit Gallertknoten. Reste von *Endokarditis* der Mitralis.

3. Bruder beider Vorigen: 68jähriger Rentner. Haar schwarzbraun. Iris blau. Nase spitz, Gesicht breit, Hals kurz. *Lungenemphysem.* Pulmonal- und Aortensklerose. *Herzruptur* bei Coronarsklerose. *Verknöcherung des 1. Rippenknorpelpaares und des Kehlkopfes.* Starker parenchymatöser Kropf. Varicen der Speiseröhre. *Beiderseitige Hydrocele.* Arthritis deformans. Kavernom der Leber. DUPUYTRENsche Kontraktur des 4. und 5. Fingers. Prostata etwas groß.

4. Enkelin von Nr. 1, Anna: Uhrmacherstochter. 34 Jahre alt. Geisteskrank. Seit über 10 Jahren im Irrenhaus. Nur Gehirnsekretion: „Diffuse Myelitis." Haar schwarzbraun, Iris braun.

5. 2. Frau von *Nr. 1:* 62 Jahre alt, nach ihrem Mann gestorben. Lungenemphysem. Kropf. Herzfehler. Weiterer (ausführlicher) Befund belanglos, da folgende klein gestorben.

6. Martha, Enkelin der Vorigen und von Nr. 1: $^3/_4$jährige Seilerstochter. Bronchopneumonie. Darmkatarrh. Konkremente in Nierenbecken und Harnblase.

Arthritische Veranlagung der Familie mit Emphysem, Arteriosklerose; wiederholte Herzruptur bei Coronarsklerose (vermutlich Herzinfarkt!). Vielleicht beruht auch die Konkrementbildung der Harnblase der letztgenannten Enkelin im frühesten Alter ($^3/_4$ Jahre) auf der gleichen arthritischen Veranlagung.

Familie Gra., Jena.

9 Personen: 2 Brüder, deren Stiefbruder, 4 Kinder des 2. Bruders, 2 Enkel desselben (Kinder einer Tochter des 2. Bruders).

1. Stiefbruder der beiden Folgenden, Friedrich: 80jähriger Mann. Beruf? Körperlänge 167 cm, Körpergewicht 68 kg. Brustumfang 94,8 cm. Iris grau. Blond. Schlank. Croupöse Pneumonie. Lungenemphysem. Verknöcherung von Rippen- und Kehlkopfknorpel. Sklerose von Aorta und Pulmonalis. Beiderseitiger äußerer Leistenbruch mit Verwachsungen von Dünndarmschlingen. Adenom und Hypertrophie der Nebennieren. Rechtsseitige Varicocele. Ekzem der Beine. Linksseitige *Hydrocele.* Vergrößerung der Prostata. Kropf von 82 g.

2. Stiefbruder des Vorigen, Bruder des nächsten: 65jähriger Fleischermeister. Schlank. Haar schwarzbraun. Iris braun. Magenkrebs. Gallensteine. Rechtsseitige *Hydrocele* (nur ganz kurzes Protokoll).

3. Bruder des Vorigen, Stiefbruder von Nr. 1: 46jähriger Fleischer. Schlank, Haar dunkelbraun. Thorax flach. *Chronische Lungen-, Kehlkopf-, Tracheal- und Darmtuberkulose.* Gallertknoten der Schilddrüse.

4. Sohn des Vorigen: 22jähriger Optiker. Schlank. Haar hellblond. Iris graublau. Warzen der Wange. Narbe des Penis. *Chronische Lungen-, Kehlkopf-, Tracheal- und Cœcaltuberkulose.* Rippenknorpel unverknöchert. Thorax flach. Abnorme Sehnenfäden des linken Herzens.

5. Anna, Schwester des Vorigen, Tochter von Nr. 3: 4 Jahre alt. *Lungen- und Darmtuberkulose.* Abnorme Lappung des linken Oberlappens.

6. und 7. Zwillinge. Geschwister der Vorigen, Kinder von Nr. 3. 10 und 16 Wochen alt. Schwester und Bruder, beide an *tuberkulöser Basilarmeningitis bei Miliartuberkulose* gestorben. Beide haben käsige *Bronchialdrüsentuberkulose.* Schilddrüse und Thymus o. B. Beide haben Ekzem des Kopfes. (Leider ist die Tuberkulose der Lungen zum Vergleich nicht genügend genau beschrieben. Bei dem einen Zwillingsbruder ist nur eine kirschgroße Kaverne des rechten Mittellappens erwähnt.)

8. Neffe der Vorigen, Enkel von Nr. 3: $4^1/_2$ Monate alter Optikerssohn. Darmkatarrh. Harngries. Keine Brust- und Kopfsektion. Haar blond.

9. Bruder des Vorigen, Enkel von Nr. 3: $2^1/_2$ Jahre. Haar hellblond. Kopf groß. Iris blaugrau. Diphtherie von Kehlkopf und Luftröhre. Thymus groß. Harnsediment in der Harnblase.

Während 2 von 3 Brüdern keine Tuberkulose gehabt haben, bei dem ersten, den Maßen nach zu urteilen, auch ein ganz anderer Habitus vorhanden war, stirbt der dritte mit 46 Jahren an solcher, sein Sohn und seine Tochter und ein Zwillingspärchen mit 10 und 16 Wochen an Tuberkulose. In der Krankengeschichte seines ältesten Sohnes (Nr. 4) ist angegeben, daß auch die Mutter an Lungenkrankheit gestorben ist. Sie ist nicht seziert worden. Er selbst hatte nach der Krankengeschichte eine galoppierende Lungenschwindsucht.

Familie He. I, Jena.

10 Personen: Großvater, dessen 2 Frauen, Tochter und deren unehelicher Sohn, ferner 2 Enkel, Söhne eines nichtsezierten älteren Sohnes und 3 Enkel (Söhne eines jüngeren Sohnes).

1. Friedrich, 90jähriger Rentner: Schlank. Hellbraun. Greisenbogen. Hautwarzen. Embolie der Pulmonalarterie. Lungeninfarkt. Verknöcherung von Rippen- und Kehlkopfknorpel. Pulmonal- und Aortensklerose. Hämorrhoiden. Schleimhautverdickungen und Varicen der Speiseröhre. Linksseitige *Leistenhernie.* Gallensteine. Magennarbe. Thrombose des rechten Vorhofes. Cysten der linken Niere. Linksseitige Hydrocele. Prostatahypertrophie. Lungenspitzennarben. Foramen ovale geschlossen.

2. 1. Frau des Vorigen: 58jährig. Chronische Lungentuberkulose. Weiteres Protokoll belanglos, weil diese Frau ohne Leibeserben geblieben ist.

3. 2. Frau von Nr. 1: 73 Jahre alt. Schlank. Braun. Iris blau. Bronchopneumonie. Pleuritis. Lungenemphysem. Rippenknorpel unverknöchert. Pulmonalsklerose. Allgemeine Arteriosklerose. Verwachsungen des Herzbeutels. Zwerchfellsfurche der Leber. Bruchpforten geschlossen. Schilddrüse klein. Coronarsklerose. Foramen ovale geschlossen. Erbsengroßes „Lipom" auf dem linken Ovar.

4. Martha, Tochter der Vorigen und von Nr. 1: 40 Jahre alt, ledig. Chronische Lungen- und Darmtuberkulose. Beiderseitige Kavernen und Narben. Herz sehr klein. Uterusmyome. Ovarien lang gestreckt, schlaff. Verschluß des rechten Tubenostiums.

5. Paul, unehelicher Sohn der Vorigen: $^1/_2$ Jahr alt. Blond. Iris blau. Darmkatarrh. Rachitis. Schilddrüse mittelgroß. Herz zweispitzig. Leber im Hypochondrium um 90° gedreht. *Der untere Teil des rechten Lappens bis zum Darmbeinkamm herabreichend.* Bruchpforten geschlossen. Fetale Lappung der Nieren.

6. Otto, Enkel von Nr. 1 und 3 (Sohn nichtsezierter Eltern): $1^1/_2$ Jahre alt. Blond. Iris blaugrau. Scharlach-Diphtherie. Nieren glatt.

7. Alfred, Bruder des Vorigen: $2^3/_4$ Jahre alt. Hellblond. Iris bräunlichgrau. Gleichzeitig an Scharlach-Diphtherie leidend. *Leber bis zum Darmbeinkamm nach abwärts reichend.* Nieren glatt.

8. Enkel von Nr. 1 und 3, Vetter der Vorigen (Eltern nichtseziert): 6 Wochen alt. Haar braunblond. Iris blaugrau. Darmkatarrh. Angeborene rechtsseitige äußere *Leistenhernie.* Normale Lage der Eingeweide. Niere leicht gelappt.

9. Bruder des Vorigen: 6 Tage alt. Blond. Iris blau. Angeborener Herzfehler (Defekt der Vorhofscheidewand). Thymus und Schilddrüse ziemlich groß. Fetale Lappung der Nieren.

10. Totgeborenes Mädchen, Schwester der Vorigen: Maceration. Frühgeburt.

Vereinzelter tödlicher Fall von Lungentuberkulose ohne vorheriges Vorkommen der Tuberkulose in der Ascendenz. Wiederholung verschiedener, aber entschieden gehäufter Anomalien der Eingeweide bei der 3. Generation.

Familie Hel., Jena.

6 Personen: 2 Brüder, Frau und Sohn des 1. Bruders, Sohn und Urenkel des 2. Bruders.

1. Ernst, 76jähriger Fleischer: Haar braunblond. Iris grau. Hals kurz und dick. Thorax faßförmig. Zungenkrebs. *Verknöcherung von einigen Rippenknorpeln und Schildknorpel. Lungenemphysem.* Linksseitige Spitzennarben. Pulmonal - und Aortensklerose. Athero-

sklerose der Hirnarterien. Chronischer Magenkatarrh. Bruchpforten geschlossen. Schilddrüse o. B. Foramen ovale linsengroß, offen. Beiderseitige Hydrocele. Arthritis deformans.
Schiefschädel. Ovales Schädeldach.

2. *Wilhelmine, 74jährige Frau des Vorigen:* Körperlänge 165 cm, Körpergewicht 61 kg.
Iris hellblau. Hals kurz und dick. Kräftiger Körperbau. Croupöse Pneumonie. *Lungen-
emphysem. Verknöcherung der Rippenknorpel.* Varicen der Speiseröhre. Gallensteine.
Insuffizienz der Aortalklappen. Herzgewicht 404 g. Gallertkropf mit Knoten. MECKELsches
Divertikel. Linksseitige Schenkelhernie. Foramen ovale geschlossen. *Atheromflecken
des Mitralsegels.*

3. *Eduard, Sohn der beiden Vorigen:* 31jähriger Fleischer. Groß, sehr untersetzt, kräftig.
Hals kurz und dick. *Thorax faßförmig.* Peritonitis aus perforierter Appendicitis. Allgemeine
Fettsucht. Gallertkropf. Diffuse und knotige Vergrößerung der Schilddrüse. Foramen
ovale geschlossen. *Atheromflecken des Mitralsegels.* Fleckung der ganzen Aorta.

4. *Friedrich, Bruder von Nr. 1:* 81jähriger Fleischer. Blond, Iris blau. Dicker Hals.
Erysipel. *Lungenemphysem. Rippenknorpel verknöchert.* Erweiterung des rechten Herzens.
Sklerose der Pulmonalis und Aorta. *Nabelhernie.* Krampfadern. Beingeschwür. Arthritis
deformans. Allgemeine Wassersucht. Verkalkung von Aortenklappen. Gallensediment.

5. *Gustav, Sohn des Vorigen:* 47jähriger Fleischer. Schlank, mager. Hellblond. Iris
blau. Nase leicht sattelförmig. Croupöse Pneumonie. Hautwarzen. *Bullöses Emphysem*
im linken Unterlappen. Pulmonal- und Aortensklerose. *Rechtsseitiger äußerer Leistenbruch.
Atheromflecken des Mitralsegels.* Akzessorische Klappenbildung an der Mündungsstelle
der oberen Hohlvene. *Schiefschädel* mit linksseitiger Stenose. Schaltbein an der großen
Fontanelle. Gallertkropf mit Knoten.

6. *Enkel des Vorigen, Otto:* 1 Tag alt. Blond. Iris blau. Struma congenita, Luft- und
Speiseröhre umgreifend. Bronchopneumonie.

Dieses Familienprotokoll ist bemerkenswert wegen der Gleichheit des
Berufes bei 4 männlichen Mitgliedern, davon haben 3 einen sehr ähnlichen
Körperbau. Es ist kein Zweifel, daß auch der jünger gestorbene nach
seinem Körperbau ein Emphysem bekommen hätte (oder war es nicht
notiert?), der 4., von anderem Körperbau (Nr. 5) hat Emphysem trotz
seines anderen Habitus. Obwohl die Todeszeiten zum Teil 10 Jahre auseinanderliegen und sonst offenbar nicht besonders auf Flecken des Aortensegels der Mitralis geachtet wurde, finden sich bei zwei und noch dazu erwachsenen Personen Atheromflecken des Mitralsegels erwähnt. (Sonst sind
solche Flecken bei Kindern wesentlich häufiger und sollen im allgemeinen
wieder nach dem Kindesalter verschwinden. Wie vorsichtig man aber in
der Bewertung solcher wiederholter Befunde sein muß, ergibt sich hier daraus, daß auch bei Nr. 5, nicht blutsverwandt mit Nr. 2, ebenfalls Atheromflecken der Mitralis angegeben sind.) Bei 2 Männern der Familie, Onkel
und Neffe, ist ausgesprochener Schiefschädel verzeichnet. Wo sonst hier
etwas über Schädelform verzeichnet war, ist sie als symmetrisch ausdrücklich erwähnt.

Familie Huf., Jena.

15 Personen: Vater, 3 Kinder, Schwägerin, Tochter, Enkel und 2 Urenkel der Schwägerin
Frau eines Neffen, deren Sohn, 2. Neffe, dessen Frau und 2 Enkel (Abb. 54).

1. *Vater, Friedrich:* 81jähriger Bäckermeister. Schlank. Braunblond. *Kahl.* Iris braun.
Greisenbogen. Nase leicht gebogen. Stirn mittelhoch. Hals etwas breit. Warzen des Gesichtes und der Körperhaut. Eitrige Pleuritis bei Bronchiektasen des rechten Unterlappens
und *Lungenemphysem. Kyphoskoliose.* Verknöcherung von Rippen- und Kehlkopfknorpel.
Narbe des Frenulum. Aneurysma der Brustaorta. Pulmonal- und Aortensklerose. Endokarditis der Mitralis und Aortenklappen. Gallertkropf. Volvulus des Blinddarmes. Lipom
des Netzes. Papillome der Gallenblase. Leiomyom des Jejunums. Lipom der Flexura

hepatica. Polypen der Flexura sigmoidea. Beiderseitige Nierencysten. *Prostatahypertrophie.*
Polyp des Rachens. Foramen ovale geschlossen. Rand stark gefenstert. Zwerchfellsfurchen der Leber. (Nach der Beschreibung muß die Aorta sowohl durch Mesaortitis luetica
als auch durch Aortensklerose verändert gewesen sein.)

2. *Gustav, Sohn des Vorigen:* 72jähriger Bäcker. Körperlänge 163,6 cm, Körpergewicht
48,6 kg, Thoraxumfang 82 cm, Kopfumfang 56 cm. Prop. Braunblond, *Kahlheit.* Iris
braun. Nase nach rechts. Croupöse Pneumonie. Alte Hirnerweichungsherde. Arteriosklerose
der Hirnarterien. *Lungenemphysem.* Verknöcherung von Kehlkopf- und Rippenknorpeln.
Sklerose der Pulmonalis und Aorta. *Leichte Skoliose der Brustwirbelsäule.* Starke Coronarsklerose. Arthritis deformans. *Phimose mit Narbe. Beiderseitiger Kryptorchismus.* Mehrfache
bis erbsengroße Cystome des rechten Nebenhodens. *Cysten* und Fibrome der *Nieren. Prostata-*
hypertrophie. Gallensteine. Magennarbe. Verkalkte Kropfknoten. Schädel breit, oval, leicht

schief. Linksseitige Stenose, zu
dick und dicht. (Nach ˚seiner
Krankengeschichte hat er seit
einigen Jahren rheumatisch-gich-
tische Beschwerden gehabt.)

3. *Eduard, Bruder des Vorigen,*
Sohn von Nr. 1: 45jähriger Eisen-
bahnangestellter. Körperlänge
164,9 cm, Körpergewicht 43,4 kg,
Kopfumfang 54,7 cm. Schlank.
Blond, beginnende *Kahlheit* (Hofratsecken). Iris grau. Nase spitz.
Chronische Lungentuberkulose
und Darmtuberkulose. Atherosklerose der Aorta. Papilläre Excrescenzen der Aortenklappen.
Amyloidose der Milz. Schilddrüse
mäßig groß. *Hämorrhoiden. Ero-*
sionen des Magens. Prostata und
Nebenhoden o. B. Schädel dick-

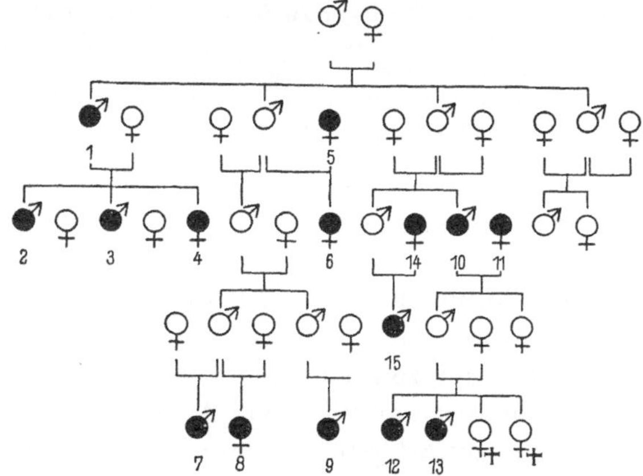

Abb. 54. Stammbaum der Jenaer Familie Huf.

wandig, mit reichlicher Diploe, oval, symmetrisch Schaltknochen der Lambdanaht.

4. *Marie, Tochter des 1. und Schwester der beiden Vorigen:* 35 Jahre alt. Geisteskrank.
Schlank. Blond, gelockt, *an Stirn und Scheitel spärlich.* Stirn breit. Iris braun. Nase kurz.
Bronchopneumonie. Lungenemphysem. Pleuritis. *Papillom des Pharynx.* Subseröses
Uterusmyom. Cysten der Tuben. Gallertartiger Knotenkropf. Foramen ovale geschlossen.
Nieren glatt. Bauchbruchpforten geschlossen. Schädel breit, oval, gleichmäßig zu dick. Diploe
spärlich. Nähte zum Teil obliteriert. Rippenknorpel unverknöchert. In der Krankengeschichte dieser Frau wird vermerkt, daß die Mutter hochbetagt gestorben ist und magenleidend war (nichtseziert). Von Geschwistern ist ein Bruder ein pathologischer Querulant,
6 Geschwister sind gestorben, 4 klein, 2 an Lungenleiden. Sie selbst war seit dem 17. Jahre
magenleidend, ist selbst etwas schwachsinnig und neigt zu Jähzorn.

5. *Luise, 2. Frau eines Bruders von Nr. 1:* 69jährige Schneidermeisterswitwe (wird
angeführt wegen erwachsener Tochter, Nr. 6). Untersetzt. Haar braunblond, stark ergraut.
Iris grau. Nase breit. Hals kurz und dick. Lungenemphysem. Verknöcherung von 1. Rippen-
knorpeln und Kehlkopfknorpel. *Gallensteine.* Meckelsches Divertikel. Lipom des Armes,
Lipom der Nierenkapsel. Uteruspolypen. *Uterusmyome.* Skoliose der Brustwirbelsäule.
Arthritis. *Varicen des Oesophagus. Gallertknotenkropf.* Sklerose der Pulmonalis und Aorta.

6. *Anna, Tochter der Vorigen:* 43jährige ledige Näherin. Alte Syphilis. Haar braunblond.
Iris grau. Nase schmal. Hals mittellang. Chronische und akute Lungentuberkulose. Kehl-
kopftuberkulose. Syphilitische Narben von Scheide und Gaumen. *Gallensteine. Hämorrhoiden.*
Uterusmyom. Hautwarzen. Überzähliger Sehnenfaden der linken Herzkammer. Kleiner
Gallertknoten der Schilddrüse. Schädel sehr kompakt, mitteldick.

7. *Urenkel des Bruders von Nr. 1, aus dessen 1. Ehe:* 6 Monate alter Tischlerssohn. Blond,
Iris braun. Tuberkulöse Basilarmeningitis. Rechtsseitiger *Kryptorchismus.*

8. *Hildegard, Stiefschwester des Vorigen:* 2 Monate alt. Bronchopneumonie. Darmkatarrh.
Blond. Iris dunkelgrau. (Prot. belanglos.)

9. Vetter des Vorigen: Totgeborener Schuhmacherssohn. Blond, Iris blau. Hoden im Hodensack. Weiteres belanglos.

10. Robert, Sohn des 3. Bruders von Nr. 1: 58 Jahre alt. Körperlänge 162 cm, Körpergewicht 39 kg, Thoraxumfang 82 cm. Schlank. Braunblond. Iris grau. Nase spitz. Keine Vorhaut (operierte Phimose ?, vgl. Nr. 2). Kleine Warze der Bauchhaut. Krebs des Pankreas. Emphysem. Bronchopneumonie. Atherosklerose der Aorta (im Bogen verkalkt). *Erosion des Magens. Prostatahypertrophie.* Gallertkropf mit Knoten. Verknöcherung von ersten Rippen- und Schildknorpeln. Foramen ovale geschlossen. Schädel oval-symmetrisch. Dura verwachsen.

11. Karoline, Frau des Vorigen: 71jährige Bäckermeisterswitwe. Herzthrombose. Influenza. Weiterer Befund belanglos, da die Folgenden zu klein gestorben sind.

12. Paul, Enkel der beiden Vorigen: $\frac{1}{2}$ Jahr alt. Darmkatarrh. Rachitis.

13. Karl, Bruder des Vorigen; Enkel von Nr. 10 und 11: 5 Monate alt. Bronchopneumonie. Rachitis Phimose. Hoden im Hodensack. Offener rechtsseitiger Processus vaginalis. Rechtsseitige Hydrocele. Zwei weitere Geschwister (weiblich) sind totgeboren.

14. Frau eines Sohnes des 3. Bruders (Schwägerin von Nr. 10 und 11): 52jährige Färbereimeistersfrau. Geisteskrank (Melancholie). Latente Lungentuberkulose. Haar dunkelbraun. Iris braun. Weiteres belanglos.

15. Paul, Sohn der Vorigen: Haar braunrot. Rachitis. Bronchopneumonie. Eitrige Periostitis.

Die Familie scheidet sich in 3 Gruppen, dadurch, daß sie von 3 Brüdern abstammt. Von diesen ist nur der erste Bruder samt seinen 3 Kindern seziert. Bei ihnen ergibt sich folgendes: Es handelt sich um eine Familie mit ausgesprochener dysplastischer Veranlagung, sobald sie ein genügendes Alter erreichen, zeigen sie mehr und mehr „multiple Tumoren". Ein Krebs findet sich aber nur bei einem Angehörigen der 3. Familiengruppe (Nr. 10). Unter den gutartigen Tumoren sind solche seltenerer Form, so daß die Wiederholung besonders auffällig ist, wie das Papillom (Polyp) des Rachens. Nr. 3 möchte ich als einen Mann auffassen, bei dem wegen seines verhältnismäßig jugendlichen Alters (45 Jahre) die Ausbildung der bei Vater und Geschwistern sehr auffälligen Multiplizität von Hamartomen noch nicht ausgereift ist. Ob die Skoliose bei der 1. Gruppe (Vater und Sohn Nr. 1 und 2) als erblich bezeichnet werden kann, bleibt dahingestellt. Die Wiederholung von Magennarben (Nr. 2) mit hämorrhagischen Erosionen (Nr. 3 und 10) darf vielleicht hervorgehoben werden. Äußerlich waren sich die Angehörigen der 1. Gruppe schon in Form durchgehender äußerer Kennzeichen ähnlich, vor allem durch die Glatzebildung. Die sehr wahrscheinliche Syphilis des Vaters (Nr. 1) hat sich offenbar nicht weiter ausgewirkt. Die ledige 43jährige Anna H. (Nr. 6) hat von Mutterswie Onkels-Seite her eine Belastung durch multiple Tumoren. Sie selbst hat eine ganze Anzahl von Hamartomen, obwohl sie erst 43 Jahre alt ist. Außerdem wiederholen sich bei ihr die Gallensteine und Phlebektasien. Kryptorchismus findet sich in der Familie 2mal, Prostata-Hypertrophie in der weiteren Familie ebenfalls 2mal (Nr. 1 und 10, Onkel und Neffe).

Familie Li., Jena.

14 Personen: Nachkommen zweier Brüder: Schwiegertochter des 1. Sohnes mit Sohn und Schwiegertochter sowie 2 Enkel; 2. Schwiegertochter mit Tochter, sodann Enkel des 1. Bruders von 3., nichtsezierter Tochter. 2 Söhne des 2. Bruders mit 3 Enkeln, der dritte von einem nichtsezierten Sohn.

1. Friedericke: 82 Jahre alt. Körperlänge 148 cm, Körpergewicht 48 kg, Brustumfang 76 cm, Kopfumfang 54,8 cm. Untersetzt. Gut genährt. Haar braun, ergraut. Greisenbogen. Iris braun, Peripherie grau. Hals und Thorax kurz, weit. Hängebauch. Verknöcherung der Rippenknorpel. Croupöse Pneumonie. Pleuritis. *Krampfadern. Varicen des Oesophagus.* Bauchbruch. Skoliose der Brustwirbelsäule. *Gallertkropf mit Knoten.* Atherosklerose der Aorta. Verkalkung des Annulus fibrosus. Nierencysten.

2. Ernst, Sohn der Vorigen: 77jähriger Rentner (Glasermeister). Körperlänge 161 cm, Körpergewicht 72 kg, Brustumfang 92,8 cm, Kopfumfang 57,8 cm. Prop. Gut genährt. Haar braun, Iris braun. Greisenbogen. Thorax stark gewölbt. *Lungenemphysem.* Diabetes mellitus. *Oesophagusvaricen.* Verkalkung der Brandungslinie der Aortenklappen. Lebercirrhose. *Struma mit Knoten.* Beiderseitige Hydrocele. Prostata groß.

3. Klara, Frau des Vorigen: 37 Jahre alt. Mittelgroß, schlank. Haar braun. Chronische Endokarditis. Lungenemphysem. (Weiteres Protokoll belanglos.) Mammae gut entwickelt. *Sehnenflecken des Epikards.* Myom des Uterus. Schilddrüse o. B.

4. Fritz, Sohn beider Vorigen: 5 Jahre alt. Typhus. Mittelgroß, schlank. Hellblond. Thorax gut gewölbt. Schilddrüse und Thymus o. B.

5. Marie, Schwester vom Vorigen, Enkelin von Nr. 1: 23 Jahre alt. Schlank. Haar hellblond. Iris braun. Brüste voll. Perforierte Appendicitis. Bronchopneumonie. Beginnende Arteriosklerose der Aorta. Gallertkropf. *Sehnenflecken des Epikards.* Linksseitige parovariale Cyste.

6. Sophie, Schwägerin von Nr. 1, angeheiratete Tante von Nr. 2, Mutter der Folgenden: 77jährige Hospitalitin. Schlank, sehr mager. Blond, stark ergraut. Iris grau. Thorax flach und schmal. Chronisches Lungenemphysem. *Krampfadern. Varicen der Zunge und der Speiseröhre sowie der Urethra.* Aneurysma der aufsteigenden Aorta. Verkalkte Endokarditis von Aortenklappen und Mitralis. *Magennarben.* Lebercyste. *Nierencyste.* Beiderseitige äußere Leistenhernie. Arthritis deformans. Sehnenfleck des Herzens. Mäßige *Struma* mit kleinen Gallertknötchen. Mesaortitis luetica. Magenerweiterung und leichter *Sanduhrmagen.* Enteroptose.

7. Auguste, Tochter der Vorigen, Base von Nr. 2: 57 Jahre alt. Prop. Gut genährt. Blond, ziemlich ergraut. Iris blaugrau. Hals prop. Thorax symmetrisch. Erysipel aus Unterschenkelgeschwür. *Varicen. Hämorrhoiden.* Verwachsung des Herzbeutels. Stenose der Aortaklappen. Mitralinsuffizienz durch abgelaufene Endokarditis. *Gallertkropf* mit einzelnen kleinen Gallertknoten. Verknöcherung der Rippenknorpel. Beiderseitige *Nierencysten.* Doppelseitige Nierensteinchen. Atherosklerose (+ Mesaortitis luetica?). Foramen ovale geschlossen. Beiderseitiger Plattfuß. *Magennarben* und *Magengeschwür.*

8. Christian, unehelich, Vetter von Nr. 3 und Nr. 7: 22jähriger Soldat. Selbstmord. Groß, ungewöhnlich kräftig. Haar braun, Hals kurz und dick. Thorax stark gewölbt. Herzschuß. (Protokoll belanglos.)

9. Edmund, Großonkel des Letzteren: 82jähriger Schuhmachermeister. Körperlänge 165 cm, Körpergewicht 40,5 kg. Brustumfang 75 cm, Kopfumfang 56 cm. Schlank, mager, muskulös. Weißgelockt, etwas Glatze. Iris blau. Croupöse Pneumonie. *Lungenemphysem. Verknöcherung von Kehlkopf- und Rippenknorpeln. Hämorrhoiden.* Arteriosklerose. Schiefrige Induration der linken Lunge. Langes Quercolon. Geschlossene Bruchpforten. Schilddrüse mäßig groß. Eirundes Loch geschlossen. Verwachsung der Milz. Ependym glatt. Kranzadern wenig gefleckt.

10. Franz, Sohn des Vorigen: 21jähriger Friseur. Groß, schlank. Habitus phthisicus. Schiefrige Induration und Kaverne der linken Lunge. Schilddrüse klein, o. B. Kehlkopf- und Darmtuberkulose. Alte Bronchial- und Mesenterialdrüsentuberkulose. Starke Verwachsungen der Milz.

11. Gottlieb-Ernst, Bruder von Nr. 10: 84jähriger Glasermeister. Körperlänge 157 cm, Körpergewicht 37,6 kg, Brustumfang 74 cm, Kopfumfang 55,6 cm. Schlank, sehr mager. Blond, etwas Glatze, stark ergraut. Iris grau. Thorax sehr schmal. Marasmus senilis. *Lungenemphysem. Rippenknorpel zum Teil verknöchert.* Embolie der Pulmonalarterie. *Hämorrhoiden.* Rechtsseitige Spitzeninduration. Gallertkropf mit einzelnen Knoten. Verwachsung des Herzbeutels. Magenpolyp. Verdickung der Milzkapsel. Ependymitis granulosa. Eirundes Loch geschlossen. Kranzadern glatt.

12. Max, Sohn des Vorigen: 1½ Jahre alt. Scharlach-Diphtherie. Rachitis. Haar blond. Foramen ovale geschlossen. Milzkapsel glatt.

13. Franz, 2. Sohn von Nr. 11, Bruder von Nr. 12: 15 Jahre alt. Körperlänge 143 cm, Körpergewicht 26,8 kg, Kopfumfang 53,5 cm. Schlank, mager, muskelschwach. Haar braunblond. Iris hellbraun. Thorax flach. Facialisparese durch Felsenbeincaries. Sinusthrombose. Leptomeningitis. Thrombophlebitis der Jugularis. Lungenabscesse. Schilddrüse o. B. Foramen ovale geschlossen. Gestielte Geschwulst des rechten Nebenhodens neben dem GIRALDÉschen Organ.

14. Paul, Vetter der Vorigen: 15$^1/_2$ Jahre alter Friseurssohn (Vater nichtseziert). Haar braun. Bronchopneumonie. Rachitis. Beiderseitige Femurfraktur. Kyphose der Brustwirbelsäule. Schilddrüse o. B. Eirundes Loch geschlossen.

Keine durchgehenden Familienähnlichkeiten in der weiteren Verwandtschaft. Die starken Ähnlichkeiten der Brüder 9 und 11 beruhen zum Teil auf gleichgerichteten Alterserscheinungen. Ob Wiederholungen, wie die Häufung von Milzkapselveränderungen oder Sehnenflecken des Epikards konstitutionell bedingt sind, bleibt fraglich.

Familie Lu., Jena.

7 Personen: 2 Brüder, deren 2 Söhne, 1 Nichte und 2 Neffen.

1. David, 34jähriger Maurer: Groß, kräftig, Thorax niedrig. *Delirium tremens.* Komplizierte Fraktur des rechten Unterschenkels. *Verwachsungen des Herzbeutels.* Fettembolie. Linksseitige Leistenhernie. *Hämorrhoiden.* Schädel oval, schwer, ziemlich dick, mit deutlicher Diploe. Arterien zart. Schilddrüse mäßig vergrößert, ohne Knoten. Geringe Fleckung der Aorta.

2. Karl, Sohn des Vorigen: 44jähriger Handelsmann. Körperlänge 165 cm, Körpergewicht 55 kg, Herzgewicht 340 g, Lebergewicht 1520 g. Mittelgroß, kräftig. Brustkorb faßförmig. *Verknöcherung der Rippenknorpel. Alkoholismus.* Geistesgestört. *Hypertrophische Pigmentcirrhose.* Chronische Gastroenteritis. Bauchfelltuberkulose. Chronische disseminierte Lungentuberkulose und Narben solcher. Kehlkopftuberkulose. Ikterus. Glatte Schrumpfnieren. Herzhypertrophie. Coronarsklerose. *Pachymeningitis haemorrhagica.* Hyper-Sstose und Osteoporose des Schädels (Schädel dick, bis 8 mm, dabei leicht). Ausgedehnte *oehnenflecken des Epikards.* Mäßige Atherosklerose der Aorta. Alte Perisplenitis. Schilddrüse ziemlich klein, kolloidarm. Kleiner Polyp des Rectums.

3. Friedrich, Bruder von Nr. 1: 70jähriger Maurer. Schlank, dunkelblond, stark ergraut. Iris blaugrau. Nase spitz. Thorax faßförmig. *Hämatom der Dura mater aus Pachymeningitis haemorrhagica interna.* Narbe des Frenulum. Lungenemphysem. *Verknöcherung von Kehlkopf- und Rippenknorpel. Varicen der Zunge, des Rachens und des Oesophagus.* Chronische Endokarditis der Mitralis. Linksseitige Schenkelhernie. Alte Perisplenitis. Schädel längsoval, ziemlich dick, dicht. Hirnatherosklerose. Atherosklerose der Aorta. Foramen ovale geschlossen. Geringe Coronarsklerose. Kleine Nierencysten.

4. Sohn des Vorigen: 55jähriger Privatier. Schlank. Schwarzbraun, mäßig grau. Iris blaugrau. Hellblonder Schnurrbart. Krebs des linken Bronchus. Rippenknorpel unverknöchert. Ecchondrose eines Rippenknorpels. Warzen der Brusthaut. Verknöcherung der Kehlkopfknorpel. Verdickungen der Milzkapsel. Geringe Atherosklerose der Aorta. Coronararterien glatt. Foramen ovale geschlossen. Schleife des Quercolons.

5. Ida, Nichte von Nr. 1 und 3, Base von Nr. 2 und 4: 1$^3/_4$ Jahre alt. Allgemeine Drüsentuberkulose mit Miliartuberkulose. Variolois (Vergrößerung des linken Leberlappens). Perisplenitis. (Unvollständiges Protokoll.)

6. Neffe von Nr. 1 und 3: 34jähriger Maurer. Klein, gedrungen. Haar dunkelbraun. Hals kurz und dick. Thorax faßförmig, leicht asymmetrisch. *Alkoholismus. Lebercirrhose.* Ascites. Atherosklerose der Aorta. Perisplenitis chronica. *Große Hämorrhoidalknoten.* Foramen ovale geschlossen. Schädeldach oval, von mittlerer Dicke.

7. Max, Bruder des Vorigen: 48jähriger M. (Beruf?). Haar braun, Iris blaugrau. Hals kurz und dick. Thorax tief. Croupöse Pneumonie. Chronisches Lungenemphysem. Fettleber. (*Alkoholismus?*) Narbe der linken Lungenspitze. Aorta schwach gefleckt. Schädel oval, elliptisch, ziemlich dick, Diploe breit. Körperlänge 162,5 cm, Körpergewicht 60,5 kg, Herzgewicht 349 g, Lebergewicht 3190 g.

Alkoholikerfamilie mit teils gleicher, teils ungleicher Wirkung des Alkoholismus (Wiederholung von Lebercirrhose), aber bei Nr. 7 Fettleber. Keine Wirkung auf die Arterien, besonders nicht Coronararterien.

Familie Mü., Jena.

8 Personen: 3 Geschwister, Gattin von einem derselben, Sohn und 2 Enkel sowie Frau eines 4. nichtsezierten Bruders.

1. Therese: 75 Jahre alt. Körperlänge 161 cm, Körpergewicht 53,5 kg, Herzgewicht 371 g. Proportioniert, eher schlank, wohl genährt. Haar schwarzbraun, reich, etwas grau. Iris dunkelbraun, Peripherie grau. Hals kurz. *Lungenemphysem.* Bronchitis. Herzhypertrophie. Wassersucht. Pulmonalsklerose mit Atherosklerose der Aorta und mit Kalkplatten. Gallert- kropfknoten. Plagiocephalus mit linksseitiger Stenose. Krampfadern. Varicen der Urethra. *Arteriosklerose der Hirnarterien.*

2. Wilhelm, Bruder der Vorigen: 69jähriger Fleischer. Körperlänge 163,5 cm, Körper- gewicht 41 kg. Schlank, abgemagert. Haar schwarzgrau. Iris grau. Beginnender Greisen- bogen. Nase spitz. Hals konisch. Thorax eher schmal, gewölbt. Hemiplegie bei beider- seitiger *Hirnerweichung* in Linsenkern und innerer Kapsel. Linksseitige Herzhypertrophie. Kalkige und ulceröse *Atherosklerose* der Aorta. Pulmonalsklerose. Arthritis deformans. Verknöcherung von Rippen- und Kehlkopfknorpeln. Gallensediment. Foramen ovale ge- schlossen. Megacolon sigmoideum. Prostata nicht vergrößert. Greisenbogen. Nieren glatt.

3. Johanne, Frau des Vorigen: 57 Jahre alt. *Apoplexie.* Hochgradige verkalkende und geschwürige *Atherosklerose* der Aorta. Weiterer Befund belanglos, da keine Leibeserben.

4. Edmund, Bruder von Nr. 1 und 2: 74jähriger Handelsgärtner. Proportioniert. Haar schwarzbraun, stark ergraut. Iris blaugrau. Greisenbogen. Nase etwas breit, ebenso Hals. Schrumpfnieren. Linksseitige Herzhypertrophie. *Apoplexie.* Fleckung der Kranzgefäße. Arteriosklerose, besonders der Aorta, aber wenig geschwürig. Chronisches *Lungenemphysem.* Verknöcherung der Kehlkopf- und Rippenknorpel. Papillom der Gallenblase. Cysten der linken Niere. Eirundes Loch geschlossen. Papilläre Verdickungen der Aortenklappen. Bruchpforten geschlossen. Schleife der Flexur. Prostata mittelgroß. Valvula Thebesii zart.

5. Minna, Schwägerin der Vorhergehenden: 72 Jahre alt, untersetzt. Blond, stark ergraut. Iris braun. Chronisches *Lungenemphysem.* Fibrinöse Pleuritis. *Wassersucht.* Herzhyper- trophie. Embolische Narbennieren (vermutlich *vasculäre Schrumpfnieren*). Verknöcherung von Kehlkopf- und Rippenknorpeln. Nabelbruch mit eingewachsenem Netz. Gallertknoten. mäßig vergrößerte Schilddrüse. Starke Coronarsklerose.

6. Edmund, Sohn der Vorigen: 42jähriger Fleischer. Proportioniert. Körperlänge 166 cm. Haar braunblond. Iris blaugrau. Nase spitz. Hals schlank. Lebercirrhose. Ikterus. *Lungenemphysem.* „Narben der Nieren." *Wassersucht.* Polyp der Flexura. Verknöcherung von Rippen- und Kehlkopfknorpel. Geringe Atherosklerose der Aorta. Unbedeutende Fleckung der Coronararterien. Schilddrüse klein. Eirundes Loch geschlossen. Valvula Thebesii fehlt.

7. Sohn des Vorigen: 5 Monate alt. Blond, Iris blaugrau. Nase breit. Darmkatarrh. Rachitis. Foramen ovale halblinsengroß, offen, Bruchpforten geschlossen.

8. Bruder des Vorigen: 5 Monate alt. Blond. Iris blaugrau. Nase stumpf. Darmkatarrh. Rachitis. Foramen ovale geschlossen. Bruchpforte geschlossen. Thebesische Klappe gefenstert.

Eine Jenaer Fleischerfamilie mit gehäuften Folgen von Arteriosklerose, mit Wahrscheinlichkeit heute als familiäre Arteriolosklerose zu deuten. Im übrigen Wiederholungen von Lungenemphysem.

Familie Ro., Jena.

6 Personen: Eltern, 3 Kinder, 1 Schwiegertochter.

1. Karl. 65jähriger Fleischermeister: Körperlänge 170 cm, Körpergewicht 61 kg, Herz- gewicht 397 g. Prop. Haar hellbraun, etwas grau, reich. Iris graublau, am Rande braun gefleckt. Hals konisch. *Thorax faßförmig.* Sternum vertieft. Croupöse Pneumonie. *Lungen-*

emphysem. Verknöcherung von Kehlkopf- und Rippenknorpel. Endokarditis der Aortenklappen. *Linksseitige Leistenhernie. Narbe am Eingang des rechten Leistenkanals. Gallensteine.* Chronischer Magen- und Speiseröhrenkatarrh. Fettherz. *Arthritis deformans. Hämorrhoiden* und *Krampfadern.* Narbe der Eichel. Schädel breit-oval, symmetrisch, mit mäßiger Diploe. Schilddrüse sehr klein. Aorta kaum gefleckt, eirundes Loch geschlossen. *Zwerchfellsfurchen der Leber.*

    2. *Frau des Vorigen, Henriette:* 80jährige Fleischerswitwe. Schlank, mager. Haar braunblond, stark ergraut, gelichtet. Breiter Greisenbogen. Star. Nase schmal, mäßig gekrümmt. Hals schmal. Lebercirrhose. Ascites. Magennarbe. Chronisches *Lungenemphysem. Verknöcherung der Rippenknorpel.* Gallertiger Knotenkropf. *Kyphose und Skoliose der Brustwirbelsäule.* Hypertrophie und Dilatation des rechten Herzens. Sklerose von Pulmonalis und Aorta. *Krampfadern.* Narben und Geschwüre sowie schuppendes Ekzem der Beine. *Arthritis* des Großzehengelenkes. Schädellücken im linken Scheitelbein. Schädel oval bis rundlich, mitteldick, mit rechtsseitiger Stenose. Reichliche Diploe. Eirundes Loch geschlossen. Bruchpforten geschlossen. Nieren glatt. Kirschgroßes Fibrom des linken Eierstockes.

    3. *Karl, Sohn der Vorigen:* 64jähriger Fleischermeister. Prop. Gut genährt. Haar braun, gelockt. Iris blaugrau. Blonder Schnurrbart. *Thorax faßförmig. Diabetische Gangrän* des Beines. Amputation. *Lungenemphysem.* Embolie der Pulmonalarterie. Mäßige Atherosklerose der Aorta. Verkalkung der Bauchaorta. Fleckung der Kranzgefäße. Papilläre Verdickungen der Aortenklappen, Verkalkung derselben und des Mitralsegels. *Gallensteine.* Narbe der Vorhaut. Verschwielung des linken Hodens. Starke Sklerose der Hirnarterien. *Rechtsseitige Schenkelhernie.* Nierencysten. *Gicht*ablagerungen im Großzehengelenk.

    4. *Luise, Frau des Vorigen:* 45 Jahre alt. Leberabscesse bei Gallensteinen und Fistelbildung zwischen Duodenum und Gallenblase. Genitale o. B. Arteriosklerose. Weiterer Befund belanglos.

    5. *Hermann, Sohn von Nr. 1 und 2. Bruder von Nr. 3:* 63jähriger Fleischermeister. Prop. Haar hellbraun, ergraut. Iris blaugrau. Körperlänge 172 cm, Körpergewicht 57 kg, Brustumfang 93 cm, Herzgewicht 436 g. Apoplexie (*klinisch:* linksseitige Hemiplegie). *Pathologisch-anatomische Diagnose:* Linksseitiger Bronchialkrebs mit Hirnmetastase. *Verknöcherung der Rippenknorpel.* Bruchpforten geschlossen. *Hämorrhoidalknoten.* Narbe der Vorhaut. Eirundes Loch geschlossen. Kavernom der Leber. Prostata etwas groß. Aorta unbedeutend flach gewulstet. Nieren glatt. *Zwerchfellsfurchen der Leber.*

    6. *Therese, Tochter von Nr. 1 und 2, Schwester von Nr. 3 und 5:* 70jährige Witwe. Körperlänge 179 cm, Körpergewicht 37 kg. *Diabetes mellitus* (Pankreas 45 g). Dementia senilis: Atrophie des Pankreas. Hochgradige Arteriosklerose der Aorta und der Kranzgefäße. Chronisches *Lungenemphysem.* Reste beiderseitiger Spitzentuberkulose. Sehnenflecken des Epikards. Myome des Uterus. *Kyphoskoliose der Brustwirbelsäule.* Osteoporose des Schädels. Enteroptose. Schleife des Quercolons. Hypoplasie des rechten Schilddrüsenlappens, cystische Kropfknoten des linken. Verkalkte *Atherosklerose* der Bauchaorta. Schädel leicht, sehr weit. Diploe außerordentlich reichlich.

Eine „arthritische" Familie, in der sich Emphysem, Atherosklerose, Gelenkerkrankungen und Gallensteine wiederholen. Der gleiche Beruf der Männer unterstützt offensichtlich die Veranlagung, bei Bruder und Schwester findet sich Diabetes mellitus, bei Mutter und Tochter eine Kyphoskoliose der Brustwirbelsäule; Hernien beim Vater und einem der Söhne.

Familie Sta. I, Jena.

    7 Personen: 2 Brüder, Schwägerin (Frau eines weiteren Bruders), 2 Enkel des 1. Bruders, 2 Enkelinnen der Schwägerin.

    1. *Wilhelm: 72jähriger Kaufmann:* Groß, schlank. Haar braun, grau untermischt. Stirn und Scheitel kahl. Hals schmal und lang. Genitaltuberkulose. Chronische und akute *Lungen*tuberkulose. *Frische Endokarditis der Mitralis. Abgelaufene Endokarditis von Aortenklappen. Kyphose der Brustwirbelsäule.* Dysphagia lusoria. Magennarben. Nierensteine. Kropf mit Gallertknoten. *Hämorrhoiden und Krampfadern.* Eirundes Loch geschlossen. Atheromatose der Aorta. Schädeldach oval, symmetrisch. Dura verwachsen.

2. Otto, Enkel des Vorigen: 22jähriger Rechnungsassistent. Schlank, sehr mager. Haar braunblond. Iris blau, Rand grau. Roter Vollbart. Verkäsende *Tuberkulose* des 1., 2. und 7. Halswirbels, mit Kompressionsmyelitis. *Hämorrhoiden.* Wassersucht der Beine. Keine weitere Sektion.

3. Enkelin von Nr. 1: 5jährige Kaufmannstochter. Scharlach-Nephritis. Schlank. Haar braunblond. Eirundes Loch geschlossen. Abnorme Sehnenfäden der linken Kammer. Weiterer Befund belanglos. Nichts über Tuberkulose.

4. Adolf, Bruder von Nr. 1: 75jähriger Kaufmann. Schlank, sehr mager. Braunblond. Iris zentral blaugrau, außen gelb. Nase spitz, gebogen, etwas rechts gehend. *Klinisch:* Vor 6 Jahren Nephritis. *Pathologisch-anatomische Diagnose:* Invagination des Dünndarmes in den Dickdarm. Gallertkrebs des Coecums. Polyp des Mastdarmes. Beiderseitige äußere Leistenhernie. 2 Polypen des Magens. *Lungenemphysem.* Verknöcherung von Rippen- und Kehlkopfknorpel. Wassersucht. *Verruköse und verkalkte Endokarditis der Mitralis.* Gichtschrumpfnieren. Nierencysten. *Skoliose der Brustwirbelsäule.* Schädel oval, symmetrisch, wenig Diploe. Harte Hirnhaut anhaftend. Eirundes Loch geschlossen. Mitralsegel gefleckt. Starke Fleckung der Aorta. Schuppendes Ekzem der Beine.

5. Karoline, Schwägerin von Nr. 1 und 4: 65jährige Kaufmannswitwe. 154 cm lang. Prop. ziemlich gut genährt. Haar hellbraun. Hals konisch. Brustkorb etwas schmal, unsymmetrisch wegen Wirbelsäulenverkrümmung. Arteriosklerose. Miliaraneurysmen des Gehirns; Narben von Hirnblutungen. *Hämorrhoiden* und Krampfadern. Venenerweiterungen der Diploe des Schädels. Osteome der Dura. Ulcusnarben des Duodenums. Rippenknorpel größtenteils verknöchert. Verkalkung von Bronchialdrüsen. Schilddrüse normal. Verschwielung der linken Lungenspitze. Eirundes Loch geschlossen. Coecum mobile. Genitale o. B.

6. Mathilde, Tochter von Nr. 5: 48 Jahre alt, verheiratet. Prop., gut genährt. Blond. Iris grau. Stirn 55 mm. Hals kurz. Brustkorb gut gewölbt, symmetrisch. *Verruköse und narbige Endokarditis der Mitralis* mit Insuffizienz und Stenose der Aortenklappen. Hypertrophie und Dilatation des Herzens. Embolische Hirnerweichungen. *Lungenemphysem.* Wassersucht. *Hämorrhoiden.* Warzen der Halshaut. *Gallensteine* und kalkige Schrumpfung der Gallenblase. Uterus vergrößert.

7. Schwester der Vorigen, Tochter von Nr. 5: 46jährige Kaufmannstochter. Schlank, ziemlich mager. Haar hellrötlichblond, reich. Iris dunkelgrau. Stirn 55 mm. Nase prop. Brustkorb schmal, symmetrisch. Frische Apoplexie in die 4. Hirnkammer. Ältere Erweichungsherde und Miliaraneurysmen des übrigen Gehirns (klinisch: alte Epilepsie). *Chronisches Lungenemphysem.* Fettherz. *Gallensteine.* Hydrops der Gallenblase. Nierencysten. Polypen des Uterus. Cyste des linken Eierstockes. Schilddrüse eher klein mit vereinzelten kleinen Gallertknoten. Schädel oval, symmetrisch, fast ohne Diploe, gleichmäßig verdickt. Harte Hirnhaut nicht anhaftend.

Bemerkenswert in der Familie ist die Wiederholung von Endokarditis, die Häufung von Wirbelsäulenerkrankungen (Tuberkulose, mehrfache Kyphose bzw. Skoliose), dabei bemerkenswert, daß die zuletzt genannten Schwestern Nr. 6 und 7 davon nichts aufwiesen, obwohl sie auch von der Mutterseite her in dieser Hinsicht belastet sein konnten; außerdem Wiederholung von Venenerweiterungen, darunter Hämorrhoiden in frühem Alter (2), Hirnerweichungen auf Grund von Arteriolosklerose bei Mutter und 2 (?) Töchtern (5—7).

Familie Schm. VII, Jena.

8 Personen: Großeltern, Tochter und deren Mann, Sohn und Enkel, Schwester und Schwager des Großvaters.

1. Christian: 66jähriger Färbermeister. Körperlänge 172,6 cm, 61,8 kg Körpergewicht. Herzgewicht 423 g. Braunblond. Iris blaugrau. Krebs der Speiseröhre. Syphilitische Narbe des Gaumens. Arthritis deformans. Emphysem der Lungen. Gallertkropf. *Papilläre Verdickung der Aortenklappen.* Fettleber. *Gallensteine.* Nierencyste. Prostatahypertrophie.

Pulmonal- und Aortensklerose. Foramen ovale geschlossen. *Sommersprossen an den Händen. Warze der linken Achsel.*

2. Frau des Vorigen: 74 Jahre alt. Blond, ergraut. Iris blau. Lungenemphysem. Bronchopneumonie. Verknöcherung von Kehlkopf- und Rippenknorpeln. *Endokarditis der Mitralis.* Pulmonal- und Aortensklerose. Apfelgroße Cyste des rechten Nierenpols. *Uteruspolyp.* Geringe Coronarsklerose.

3. Therese, Tochter beider Vorigen: 68 Jahre alt. Klein, ebenmäßig. Weißhaarig. *Chronische Endokarditis der Mitralis und Aortenklappen.* Allgemeine Arteriosklerose. Mesaortitis luetica. Obliteration des Herzbeutels. *Uteruspolyp.* Narben der Scheide. Schilddrüse klein.

4. Karl, Mann der Vorigen: 63jähriger Kommerzienrat. Blond, stark ergraut. Embolie der Pulmonalarterie. Phimose mit Narbe. Lungenemphysem. Obliteration des Herzbeutels. Allgemeine Wassersucht. Arteriosklerose. Coronarsklerose.

5. Hermann, Bruder von Nr. 3, Sohn von Nr. 1 und 2: 50jähriger Färbermeister. Prop. Haar schwarzbraun, gelichtet. Iris blaugrau. Thorax faßförmig. Ekzem der Beine. Teilweise Verknöcherung der Rippenknorpel. *Hautwarzen am Rumpf und rechten Bein. Hämorrhoiden.* Lebercirrhose. Nephritis chronica (syphilitica?). *Gallensteine.* Bauchbruchpforten geschlossen. Fleckung und teilweise Verkalkung der Aorta. Coronarsklerose.

6. Friedericke, Tochter des Vorigen: 3 Tage alt. Bronchopneumonie. Befund belanglos.

7. Friedericke, Schwester von Nr. 1: 63jährige Fleischermeistersfrau. Körperlänge 162 cm, 68,7 kg Körpergewicht, Herzgewicht 349 g. Tod durch Verblutung aus *Krampfadern.* Untersetzt. Haar schwarz, ergraut. Iris braun. Teilweise Verdoppelung der Mitralis. *Endocarditis papillaris.* Pulmonal- und Aortensklerose. Sehnenflecken. *,,Polypöses Fibrom'' der Haut an der rechten Brust.* Osteome der Falx. Sehnenflecken des Epikards. *Myom und Polypen des Uterus.* Lipom am Pankreaskopf. Starke Struma mit großen Gallertknoten. Bruchpforten geschlossen.

8. Karl, Mann der Vorigen: 85 Jahre alt. Schenkelhalsfraktur. Lungencirrhose mit Bronchiektasen. Endokarditis der Aortenklappen. Weiterer Befund belanglos, da keine Leibeserben.

Die Krebsdisposition des Vaters (Nr. 1) hat sich nicht wieder ausgewirkt. Seine Syphilis kehrt in fraglicher Form bei den Kindern wieder, denn bei der Tochter könnte die Mesaortitis luetica auch vom Mann herstammen. Wiederholt sind papilläre Verdickungen der Herzklappen (sog. LAMBLsche Excrescenzen) und außerdem Endokarditis verzeichnet. Uteruspolypen fanden sich gleichzeitig bei Tante und Nichte, bei letzterer auch von Mutterseite her begünstigt. Gallensteine bei Vater und Sohn. Nach weiterer Kenntnis der übrigen Familie ist der Kropf auch hier sehr verbreitet.

Familie Ton., Jena.

9 Personen: Bruder und Schwester, Frau des Bruders, Mann der Schwester, Sohn der beiden letzteren, Schwiegersohn und Enkel der ersteren, Schwager und Schwagerstochter der Geschwister.

1. 80jähriger Schuhmachermeister: Schlank. Haar braunblond, gelichtet und ergraut. Iris graublau. Nase schmal. Schusterbrust. Croupöse Pneumonie. Chronisches Lungenemphysem. Chronische Endokarditis der Mitralis. Embolische Erweichungscysten des Gehirns. Nabelbruch mit Netzverwachsungen. *Hämorrhoiden. Hautwarze.* Hirnarteriosklerose. Kleine Schilddrüse. Foramen ovale stecknadelkopfgroß offen. Starke Lappung der Milz. *Gallensteine.* Cysten der Nieren. *Varicocele.*

2. Schwester des Vorigen: Schuhmacherswitwe, 63 Jahre alt. Mittelgroß, prop. Haar grau. Gesicht schmal. Croupöse Pneumonie. Pleuritis. Sehnenflecken. *Hämorrhoiden. Krampfadern.* Schilddrüse o. B. Foramen ovale geschlossen.

3. Amalie, Frau des Ersten: 73 Jahre alt. Blond, mäßig ergraut. Iris braun, peripher grau. Stirn niedrig. Verkalkung der Trachealknorpel. Chronisches Lungenemphysem. Wassersucht. Gallertkropf mit mehreren kleinen Gallertknoten. Cysten der rechten Niere. Fleckung der Aorta. Coecum mobile. Foramen ovale geschlossen.

4. Schwiegersohn von Nr. 1 und 3: 62jähriger Kaufmann. Prop., wohlgenährt. Haar blond. Iris blau. Aneurysma der aufsteigenden Aorta. Chronische Nephritis (syphilitica?). Periorchitis. *Gicht.* Eirundes Loch geschlossen. Fettsucht. Lungenlappung wahrscheinlich richtig.

5. Sohn des Vorigen; Enkel von Nr. 1 und 3: 2 Jahre alt, 25 Jahre vor dem Vater gestorben. Prop., fett. Haar blond. Stirn etwas vorspringend. Iris braun, außen blau. Hals kurz und dick. 6. Rippenknorpel gespalten. Thymus sehr groß, rechte Lunge 4lappig. Foramen ovale geschlossen. *Uratkonkremente des linken Nierenbeckens.*

6. Mann von Nr. 2: 66jähriger Schuhmachermeister. Groß, ungemein kräftig. Haar dunkelbraun, leicht grau. Hals kurz und dick. Brustkorb stark gewölbt. Fettsucht. Ruptur eines Herzaneurysmas (vermutlich aus Herzinfarkt). (Endomyokarditis.) Arteriosklerose. *Magennarbe.* Gallertkropf mit Knoten. Linksseitige Hydrocele. *Hämorrhoiden.* Narbe des Gliedes. Foramen ovale geschlossen.

7. Sohn des Vorigen und von Nr. 2: 51jähriger Rektor. Schlank, mager. Haar schwarzbraun, mäßig ergraut, gelichtet. Iris graublau, Rand gelblich. Progressive Paralyse. Verödete Tuberkulose beider Lungenspitzen. Mäßige Fleckung der Kranzgefäße. Aorta wenig gefleckt und gewulstet. *Gallensteine.* Wassersucht. *Hämorrhoiden.* Schilddrüse klein. Foramen ovale stecknadelkopfgroß, offen. Längere Schleife der Flexur. Mittelstarke Prostatahypertrophie.

8. Karl, Schwager von Nr. 1 und 2: 81jähriger Beutler. Prop. Mager, Haar schwarzbraun, stark ergraut. Iris grau. Unterkiefer etwas vortretend. *Klinisch:* Dementia senilis. *Pathologisch-anatomisch:* Croupöse Pneumonie. Chronisches Lungenemphysem. Verknöcherung von Rippen- und Kehlkopfknorpel. Substernaler Kropf. *Varicen* und Divertikel der Speiseröhre. Prostatahypertrophie. Arthritis deformans. Psammom der Dura. Struma mit verkalkten Knoten, zum Teil substernal. Fettherz. Starke Atherosklerose der Aorta.

9. Tochter des Vorigen: 67jährig, verheiratet. Untersetzt, wohlgenährt. Haar blond, ergraut. Iris blau. *Unterlippe vorspringend.* Fibrinöse Perikarditis. Herzhypertrophie. Mitralfehler durch abgelaufene Endokarditis. Hydrothorax. „Linksseitige interstitielle Nephritis". Vikariierende Hypertrophie der rechten Niere. Myome des Uterus. *Gallensteine.* *Hämorrhoiden.* Eirundes Loch geschlossen. Schleife des aufsteigenden Colons. *Warzen der Haut.*

Zahlreiche Beispiele von Status varicosus. Familiäre Syphilis, wobei die Gattin des deutlich syphilitischen Vaters keine anatomischen Kennzeichen dafür bot. Ob die progressive Paralyse des Sohnes auf Lues congenita oder aquisita beruht, ist nicht zu entscheiden. Der Vater mit Gicht, der Sohn mit Nierensteinen behaftet. Gallensteine bei Onkel (1), Neffe (7) und Nichte (9).

Familie Schm. II, 974/Basel.

4 Personen: Vater und 3 Söhne.

1. Der Vater ist, 69 Jahre alt, an *Diabetes* und *Magenkrebs* gestorben. Er war ein kräftiger Mann mit faßförmigem Thorax, von 172 cm Größe, mit 62 kg Körpergewicht. Er hatte früher eine schwere Amputation wegen *diabetischer Gangrän* durchgemacht. Es fand sich eine leichte Insuffizienz der Mitralis und Aortenklappen mit Kalkeinlagerungen, eine *geschwürige Atheromatose der Aorta*, Thrombose der unteren Hohlvene, Zuckergußmilz, schiefrige Induration der linken Lungenspitze und größere schiefrige Narbe des rechten Oberlappens, ein Mastdarmgeschwür, *Fettleber* und Gallensteine, eine chronische diabetische Nephrose mit Kalkinfarkten und eine wenig vergrößerte Schilddrüse mit einem Kropfknoten.

2. Sein ältester Sohn, ein 63jähriger Uhrmacher, ist an *Apoplexie* mit Durchbruch in die Ventrikel gestorben. Er war 166 cm groß und wog 63,6 kg. Er war von kräftigem Körperbau, übermäßig genährt, Thorax gewölbt. Er hatte ein Fettherz, leichte Verdickung der Mitralis- und Aortaklappen und *allgemeine Arteriosklerose* mit Beteiligung der Kranzgefäße, Thrombose der rechten Beinvene und Milzkapselverdickung, Bronchiektasen, eine obsolete rechtsseitige Spitzentuberkulose und Emphysem. *Fettleber.* Der Wurmfortsatz war hinter dem Coecum hinaufgeschlagen und durchgängig. Schilddrüse war mittelgroß, ohne Knoten.

(Fortsetzung S. 150.)

Tabelle 10. Familie Diet., Basel. 6 erwachsene Geschwister.

	a) etwa 70jähriger Bruder (1904)	b) 65jähriger Bruder (1888)	c) 52jährige Schwester (1887)	d) 69jähriger Bruder (1905)	e) 91jährige Schwester (1915)	f) 50jährige Schwester (1879)
Herz	Nichts Besonderes	Chronische Endokarditis der Mitralis- und Aortaklappen. For. ov. offen	Fettherz, Thrombus des linken Vorhofs. Schwielen. Verdickung der Mitralis- und Aortaklappen (Insuffizienz und Stenose)	Myodegeneratio	Alte Endokarditis der Mitralis. Gleichzeitige Verdickung des Tricuspidalis. For. ov. geschlossen	Stenose der Mitralis durch alte Endokarditis. Desgl. alte Endokarditis der Tricusp.- und Aortaklappen
Aorta	Schwere allgemeine Atheromatose	Schwielige Verdickung der Aorta im Bogen und in der Bauchaorta mit Kalkplatten	Nicht protokolliert	Atheromatose mit fleckig verdickter Aorta	Fleckige Veränderung der Brustaorta. Verkalkung u. Geschwürsbildung der Bauchaorta. Dazu allgemeine Arteriosklerose	Fleckige Veränderung der Brustaorta
Andere Arterien	Kranzgefäße stark verdickt	Hirnarterien wahrscheinlich o. B.	Geringe Arteriosklerose der Hirnarterien, aber wiederholte klinische Apoplexien	Erstarrung der Hirnarterien. Kranzgefäße o. B.	Sklerose der Hirnarterien. Embolie und Thrombose der Art. Fossae Sylvii	Hirnarterien fast o. B.
Milz	Verwachsen			Verwachsung	Kapselverdickung	Kapselverdickung
Lungen	Obsolete Tbc. der linken Lunge, keine Verwachsungen	Linke und rechte Spitze verwachsen. Schiefr. Narben beider linken Spitzen, Emphysem	Braune Induration, Emphysem, akzessorischer 4. rs. Lappen	Geheilte beiderseitige Lungentuberkulose mit schiefr. Induration beider Spitzen, abgekapselte Käseherde, beiderseits Emphysem	Endothelkrebs der Pleura. Beide Spitzen verwachsen. Emphysem	Lungenemphysem, braune Induration

Magen				Pyloruskrebs		
Darm	Divertikel des Dickdarmes			Meckelsches Divertikel. Polypen des Rectums		
Wurmfortsatz	Verwachsen, dünn, durchgängig		Eingang verengt	Durchgängig	Frei, o. B.	
Leber				Grobhöckerige Lebercirrhose	Gallengangscyste	
Gallenwege	o. B.	o. B.	o. B.	Gallensteine	o. B.	
Nieren	Cyste der rechten Niere	Hydronephrose (siehe unten)	Chronische Interstit. Nephritis. Abnorme Form der linken Niere	Glatt	Arteriosklerotische Schrumpfniere	Embolische Narbenniere
Hoden				Cyste des rechten Samenstranges		
Prostata		Hypertrophie		Hypertrophie		
Uterus			Polyp der Cervix		o. B.	Uterus subseptus. Polypen
Gehirn			Erweichungsherde		Embolische Hirnerweichung	Embolische Hirnerweichung
Schilddrüse	Vergrößert, mit z. T. verkalkten Knoten	Vergrößert mit mehreren z. T. verkalkten Gallertknoten	Vergrößert, mit Kropfknoten	Struma colloides mit cystischen Knoten	Struma nodosa	Schilddrüse vergrößert

(Familie Schm. II, 974/Basel, Fortsetzung von S. 147.)

3. Der *2. Sohn,* pensionierter Bankbeamter, 79 Jahre alt, starb an einer Sepsis von Decubitus bei Dementia senilis. Er war eher schlank, ebenmäßig gewachsen, hatte eine Thoraxstarre, war 165,6 cm lang, 51 kg schwer. Er hatte ein *Fettherz,* Herzschwielen, *stark geschwürige und verkalkte Brustaorta;* bei zarten Hirnbasisgefäßen eine Thrombose der Becken- und Beinvenen, einen Kalkherd in rechtsseitigem bronchialem Lymphknoten. Sonst keine Tuberkulose. Chronischer Magen-Darmkatarrh. Polypen des Dickdarmes. Die Gallenblase war verwachsen, der Wurmfortsatz verödet und verwachsen, außer Infarktnarben an der Niere nichts. Schilddrüse klein mit kleinen Gallertknoten. Rechts eine leichte Schenkelbruchanlage.

4. Der *3. Sohn,* ein 72jähriger Postbeamter, starb an *Diabetes mellitus* und *Larynxcarcinom.* Er war 163 cm groß und wog 57 kg. Zahlreiche kleine Herzschwielen, fleckige und *verkalkte Brustaorta* mit abnormem Abgang der Kranzgefäße, beide stark verkalkt. Bauchaorta und Beckenarterien verdickt. Die Milzkapsel fleckig verdickt. Kavernösnodöse Spitzentuberkulose mit mehreren Kavernen in beiden Spitzen. Ein callöses Magengeschwür vor dem Pylorus. Wurmfortsatz hinter dem Coecum hinaufgeschlagen, durchgängig. *Fettleber.* Die Gallenwege frei. Leichte Schrumpfnieren. Schilddrüse mit Knoten.

Keiner der 4 Männer hatte eine veränderte Prostata. Bemerkenswert ist an diesem Falle die Häufung von Diabetes mit Fettsucht und Arteriosklerose, sowie das Vorkommen von Krebs bei Vater und einem Sohn (Nr. 4), ein 2. Sohn (Nr. 3) hat eine Polyposis coli!

Hinzuzufügen wäre noch, daß die Schädelformen ungleich waren, dabei die Gehirngewichte von Vater und 3 Söhnen wie folgt: 1300 g, 1378 g, 1170 g und 1380 g.

Um die Ähnlichkeiten und Unterschiede in den Sektionsbefunden bei verschiedenen Mitgliedern einer Familie noch deutlicher kenntlich zu machen, möge eine letzte Familie bestehend aus 6 erwachsenen Geschwistern in tabellarischer Form wiedergegeben werden, was in Anbetracht des dafür benötigten Umfanges nicht bei allen Familien angängig war (Tab. 10, S. 148.)

Man sieht bei dieser Familie die Häufung von Arterio- bzw. Arteriolosklerose, von Endokarditis (alle 3 Schwestern sind an Hirnerweichung gestorben). Sämtliche 3 Brüder hatten Prostatahypertrophie.

Die vorstehenden Auszüge aus der Gruppe „größere Familien" sollten dem Leser ein selbständiges Urteil über die Möglichkeiten und die Beschränkungen einer solchen Sammlung verschaffen. Ich selbst hätte kritisch zu dem schon auf S. 3ff. und S. 6 Gesagten noch folgendes hinzuzufügen: Erstens könnten die wiedergegebenen Familientafeln den Eindruck erwecken, als ob sie vollständig wären. Dies ist nicht der Fall; es sind z. B. jeweils nicht alle Kinder eines Ehepaares wiedergegeben, sondern nur die sezierten oder solche, die als notwendige Verbindungsglieder zwischen „Sezierten" anzuführen waren. Es wäre also aus dem Dargebotenen nicht etwa angängig, Schlüsse auf Kinderzahl, Lebensdauer der Angehörigen dieser Familien usw. zu ziehen. Zweitens mußte auf eine Wiedergabe der ganzen ausführlichen Sektionsbefunde, auch aller diagnostizierten Teilerkrankungen, verzichtet werden. Mit einer solchen Auswahl ist aber nur dem heutigen Stand unserer Kenntnisse genügt und ich kann nicht wissen, was alles von dem, was ich weggelassen habe, künftig noch von Wert sein könnte. Ich habe meine Arbeit schon oben mit der eines Archäologen verglichen; die ersten Ausgräber sind naturgemäß grob vorgegangen und bei Wiederholungen muß vielleicht der von ihnen zur Seite geworfene Schutt nochmals durchgesehen werden. Was aber das Wichtigste ist: seit ich die Jenaer und Basler Sektionsprotokolle auf zusammengehörige Familienmitglieder bearbeitet habe, sind 20 und 10 Jahre vergangen. Das macht aus, daß man heute nicht nur aus den schon bearbeiteten Familien wieder mehr Angehörige, deren Sektionen seitdem ausgeführt sind, ausfindig machen und so diese Arbeit hinsichtlich der letzten Generationen verbessern, sondern auch zahlreiche neue „Verwandten-Sektionen" aus neuen Familien sammeln könnte.

Gegenüber der immerhin kleinen Zahl von Familien, aus denen ich mehr als 4 oder 5 sezierte Mitglieder feststellen konnte, stehen die zahlreichen Fälle, in denen nur 2 oder 3 Personen mit autoptischem Befund auffindbar waren. Der Vergleich solcher kleinen Teilstücke einer Genfolge kann nun selbstverständlich nicht das wahre Bild weder über die nosologische Beschaffenheit dieser Familie, noch über die Durchschlagskraft, wahre Verbreitung, Variabilität einer pathologischen Erscheinung geben. Man kann höchstens aus der Häufigkeit oder Auffälligkeit eines Vorkommnisses sozusagen schließen, daß etwas Bedeutsames vorliegt: wenn ein seltener Befund sich bei 2 Blutsverwandten wiederholt oder wenn ein nicht seltener Befund sich bei Blutsverwandten noch wesentlich stärker häuft, als es nach den Erfahrungen im allgemeinen Sektionsgut der Fall ist, so darf man wohl auf eine Wiederkehr durch erbliche Anlage schließen. Es ist fast banal, auch auf folgendes dabei aufmerksam zu machen. Der Ähnlichkeit in pathologischer Hinsicht entspricht oft die Ähnlichkeit in physiologischen Merkmalen; letztere kann nun leider selten aus Sektionsprotokollen erschlossen werden, weil auch die ausführlichsten Befundberichte sich nicht mit dem äußeren, sozusagen dem, was dem „Exterieur" der Tierzüchter entspricht, zu befassen pflegen. Eine rühmliche und für die vorliegende Untersuchung bedeutsame Ausnahme bilden die Jenaer Protokolle W. MÜLLERs, da er offenbar beabsichtigte, mit ihnen anthropologische Ziele zu verfolgen (vgl. S. 5). Beispiele dieser Art Protokollierung durch MÜLLER sind in den obigen Familienauszügen wiedergegeben. In bezug auf die Syntropie von Habitus und inneren Veränderungen und Krankheitsdispositionen wäre zweifellos aus den Jenaer Protokollen noch mehr herauszuholen gewesen. Mir kam es aber zunächst nur darauf an, den Ähnlichkeiten des inneren normalen und krankhaften „Phänotypus" bei Verwandten nachzuspüren. Die jeweilige Übereinstimmung auch im Äußeren bei 2 Personen, die eine innere Übereinstimmung irgendwelcher Art aufwiesen, war mir für meine Absichten nur eine erwünschte Unterstützung der Annahme, daß die letztere kein Zufall war.

Aber die hier gewonnene Erfahrung ergab noch viel öfter eine völlige Unabhängigkeit der Einzelerscheinungen voneinander. Während aber in der normalen Erblehre die Selbständigkeit der Merkmale dem Einzelmerkmal eine feste Bedeutung verleiht, die nur an der ebenfalls experimentell verfolgbaren Koppelung und Modifikationsfähigkeit durch andere Gene ihre Begrenzung findet, stößt die Analyse der Anomalien und erst recht die der Krankheiten beim Menschen auf eine bei der Bastardierung der Versuchstiere oder Versuchspflanzen nicht im gleichen Ausmaße vorhandene Schwierigkeit: Nicht einmal die Anomalien sind durchwegs „feste Gestalten" in der Erbfolge, geschweige denn die „Krankheiten". Wir sind von gewissen erblichen schweren äußeren Mißbildungen her gewohnt, diese Dinge zu einfach zu sehen; aber selbst bei schweren Defekten, wie Spalthand, Polydaktylie und dergleichen schwankt das Erscheinungsbild in den Familien, wie ich mich selbst überzeugen konnte, erheblich. Immerhin liegen hier meist lokal determinierte Fehlbildungen vor.

Solche kommen nun auch zweifellos im Inneren des Körpers vor, wie die folgenden Beispiele ergeben werden. Eine andere Bewandtnis scheint es aber mit anderen Gewebsirrungen auf sich zu haben. Sie unterstehen irgendwie einer übergeordneten Regulation. Ich erkläre mir so das Zusammentreffen multipler Hamartome, besonders im höheren Alter, aus den verschiedensten Gründen; ich habe schon früher auf diese Gesetzmäßigkeit aufmerksam gemacht[1]; jetzt finde ich, daß sich die Neigung zur Multiplizität nicht nur bei Einzelpersonen, sondern bei Angehörigen derselben Familien auffällig wiederholt und bei den Mitgliedern in ihren Erscheinungsweisen wechselt, so daß man von einem hintergründigen, diese Spätentwicklung noch beherrschenden Habitus dysplasticus gesprochen hat.

Was die „Krankheiten" anbelangt, so ist grundsätzlich, schon vor der Besprechung der Fälle, folgendes vorauszusagen. Krankheiten sind Äußerungen und Folgen von Funktionsstörungen; Äußerungen insofern als beschädigte Zellen, Gewebe und Organe ihrer Vollwertigkeit beraubt sind, sei es durch Einbuße an leistungsfähigen Einheiten, sei es durch dauernde Abänderung der Leistung infolge veränderter Beziehung ihrer Bauteile untereinander (Blutgefäß-, Nervensystem und Parenchym). In diesem Sinne sind etwa Lebercirrhose, Schrumpfniere, Myokarditis, progressive Paralyse und andere Organkrankheiten aufzufassen. Krankheiten als *Folgen* von Funktionsstörungen sind zum Teil anderer Art und brauchen kein anatomisches Substrat darzubieten, etwa Versagen von örtlichen oder allgemeinen Leistungen bei primärer Unordnung in den zentralnervösen, humoralen, besonders auch den endokrinen Regulationen. Wir haben dann klinisch etwa eine lokalisierte Insuffizienz, aber keine morphologische Krankheit (Pankreasdiabetes ohne Pankreasveränderung). Man sieht, daß hier der Versuch einer Erblehre mit pathologisch-anatomischer Unterbauung versagen muß.

Endlich noch der wichtigste Punkt, über den von vornherein Klarheit geschaffen werden muß, wenn man an die Verfolgung erblicher Dispo-

---

[1] RÖSSLE: Multiple Tumoren und ihre Bedeutung für die Frage der konstitutionellen Entstehungsbedingungen der Geschwülste. Z. Konstit.lehre 5 (1919).

sitionen durch Generationen auf anatomischer Basis herangehen will. Nicht die Variabilität der einzelnen, vielleicht wirklich erblichen Erscheinung, und nicht die Schwierigkeit der Erfassung des Pathologisch-physiologischen, d. h. der gestörten Funktionen schafft die größten Hindernisse, sondern die Tatsache, daß die lokalisierte Organkrankheit selbst häufig nur eine zufällige, individuelle Bindung an einen Körperort darstellt, bei einer sie bedingenden, vielleicht erblichen Grundstörung der Gesundheit. Nehmen wir etwa die Frage, ob Endokarditis erblich ist, so könnte die ganze Frage falsch oder unklar gestellt sein. Eine in der Familie offenkundig sich häufende Entzündung der Herzklappen wäre auf Grund einer erblichen lokalen Disposition (erblicher Locus minoris resistentiae) denkbar, auch wenn feststeht, daß Endokarditis durch die verschiedensten Erreger erzeugt werden kann. Wenn wir aber etwa finden, daß eine sichere statistische Untersuchung die Häufung von Endokarditis in Familien ablehnt, ist damit etwa gesagt, daß die vorgekommenen Fälle nicht vererblich waren? Ich glaube, daß dieser Schluß voreilig wäre unter der Voraussetzung, daß Endokarditis, eine lokale Herzerkrankung, nur eine der möglichen Äußerungen einer übergeordneten, erblichen Organismus- oder Organkrankheit eines anderen Körperortes wäre. Setzen wir etwa den Fall, daß Endokarditis nur ein Mensch bekommen kann mit einer Veranlagung zu besonderen Reaktionslagen des Gefäßbindegewebes und diese Veranlagung wäre erblich, dann ist es klar, daß die Erwerbung der Endokarditis von zwei Faktoren abhängt, einem allgemeinen, anlagemäßigen und einem individuellen, die Lokalisation bedingenden, der nicht einmal erblich zu sein braucht, sondern von exogenen oder zeitlich vorübergehenden Ursachen abhängen kann. Wir wissen heute, daß die Verhaftung etwa eines rheumatischen Schadens an einen Körperort künstlich gelenkt werden kann (wofür ich den Ausdruck „*Epagoge*" vorgeschlagen habe, von „*ἐπαγογεῖν*" hinlenken[1]); einen rheumatischen Schaden kann aber nur bekommen, wer eine bestimmte allgemeine Disposition dazu erworben oder vererbt hat; wo er ihn bekommt, ist unter Umständen sein persönliches Schicksal. Angenommen der Rheumatismus würde nicht nur sehr verschiedene Organe, sondern diese auch in ganz verschiedenen Formen befallen, so wird die Analogisierung dieser Krankheiten über die Organschranken der Speziellen Pathologie hinweg notwendig sein und wir werden nur dann pathologische Erbkunde über unsere bisherige Systematik der Krankheiten hinaus fördern können, wenn erst die gemeinsamen Urgründe anscheinend verschiedener Krankheiten erforscht sind. Ich will zur Verdeutlichung des Gesagten noch ein anderes — hypothetisches — Beispiel wählen: Gesetzt den Fall, es gäbe eine konstitutionelle Schwäche, gewissermaßen ein frühzeitiges Altern der glatten Muskulatur erblicher

---

[1] RÖSSLE, R.: Die morphologischen Äquivalente der Allergie. Acta rheumatol. 8, Nr 29 (1936). — ASCOLI gebraucht statt dessen den Ausdruck „Anakorese" (griechisch: Ansammlung).

Art beim Menschen und je nach den individuellen Schicksalen der Mitglieder einer so belasteten Familie würde bald die Darm-, bald die Magen-, bald die Bronchial-, bald die Gefäßmuskulatur oder die Harnblase oder Gallenblase, etwa infolge besonderer Abnutzung versagen, so würden daraus, obgleich gemeinsamen Stammes, ganz verschiedene Krankheiten entstehen und in einer Familie müßten dann als erblich und gleichgeartet etwa Bronchiektasen, Gallensteine, Gastrektasie, Obstipation, Inkontinenz u. dgl. angesehen werden.

Mit dem Gesagten wollte ich klarlegen, daß die heutige Systematik der Krankheiten, welche organlokalisatorisch gerichtet ist, uns sicher nur zum Teil genügen kann. Ich habe schon wiederholt[1] der Überzeugung Ausdruck gegeben, daß für die Erforschung der Vererbung beim Menschen eine dem Lokalisationsgedanken übergeordnete Klassifikation der Krankheiten gewonnen werden müsse. Ich werde weiter unten auf diese Frage nochmals zurückkommen.

Das Gegenbild dieser Seite der Sachlage der anatomischen Beurteilung vererbter Krankheiten ist aber mindestens so wichtig. Ergab sich aus dem Gesagten die Notwendigkeit, aber auch gleichzeitig die ungeheure Schwierigkeit, über den Organizismus in der Pathologie hinwegzukommen, so mahnt eine andere Erwägung ebenfalls zur Vorsicht, nämlich die Tatsache, daß Krankheiten, welche auf vielerlei Wegen, nicht etwa nur, wie selbstverständlich, durch Zusammenwirken äußerer und innerer Ursachen, sondern durch eine Vielheit der äußeren Ursachen entstehen, eine Einheitlichkeit des Geschehens vortäuschen, die in Wirklichkeit nicht vorhanden ist. Häufen sich dann solche Krankheiten in einer Familie, so wird leicht der Eindruck erweckt, als ob dies die Folge einer erblichen Belastung wäre, während es nur der konvergierenden Wirkung der äußeren Schädigungen zuzuschreiben ist, daß dasselbe Krankheitsprodukt zustande kommt. Das was wir als Pathologen auf dem Leichentisch zu sehen bekommen, sind ja gewöhnlich die Endstadien der Auseinandersetzung zwischen Krankheit als Schädigungsvorgang und dem lebendigen Körper, also nicht einmal die Stadien der Krankheitsprozesse, die uns ihr Wesen am ehesten enthüllen könnten, vielmehr überwiegend schon die Narben der Krankheiten; gerade von den wichtigsten und häufigsten chronischen Organkrankheiten wissen wir vielfach noch recht wenig von den Anfängen. Der Einförmigkeit des schließlichen Erscheinungsbildes der Krankheit entspricht oft nicht die Vielfältigkeit ihrer Ursachen, aus dem einfachen Grunde, weil alle Gewebe und Zellen nur sehr beschränkte Möglichkeiten besitzen, auf pathogene Reize zu antworten; es kommt oft mehr auf die Stärke und Dauer als auf die Art des Reizes an. Diese Tatsachen werden wir uns auch vor Augen halten müssen, wenn wir die sich in Familien wiederholenden Krankheiten beurteilen wollen.

---

[1] Rössle: Virchow und die Konstitutionspathologie. Münch. med. Wschr. **1921**, 1277.— Zur Kritik des Konstitutionsbegriffes. In Konstitutions- und Erbbiologie, S. 16. Leipzig: Johann Ambrosius Barth 1934.

4. Besonderheiten des Körperbaues.

Vom Äußeren der untersuchten sezierten Personen, soweit sie hinsichtlich ihres Wachsens normal waren, wäre wenig zu sagen, was naturgemäß nicht schon in viel ausgedehnterem Maßstab in der Erblehre bekannt wäre, weil ihr die Untersuchung bisher überwiegend an den zugänglichen Oberflächen des menschlichen Körpers möglich war. Ich verzichte deshalb auf eine systematische Berücksichtigung der äußeren Körpermaße, obwohl vielleicht aus den Zahlen W. MÜLLERs mit einiger Mühe Beiträge zur Frage der Vererbung äußerer Proportionen herauszuholen wären und begnüge mich mit den gelegentlichen Hinweisen in den schon angeführten Familienbeispielen. Hingegen hatte ich Gelegenheit, an lebenden Familien mit Anomalien des äußeren Körperwuchses Untersuchungen anzustellen.

Familie mit erblichem primordialem Zwergwuchs.

Den Stammbaum dieser Familie (Abb. 55) habe ich bereits in der Dissertation von G. SELLE (Jena 1920) veröffentlichen lassen. Er umfaßte

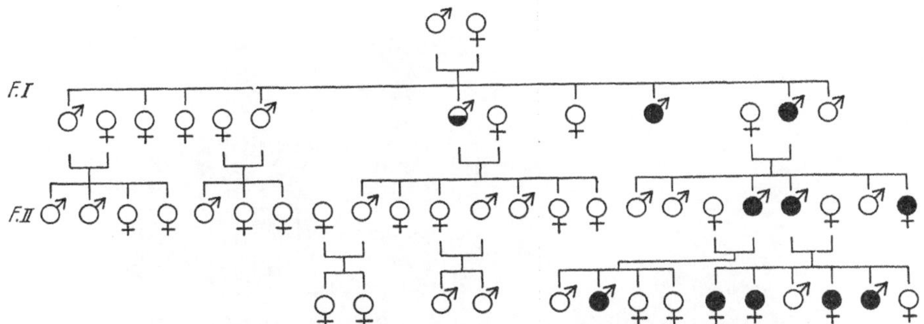

Abb. 55. Stammbaum einer Familie mit primordialem Zwergwuchs.

10 Zwerge in 3 Generationen, wobei der Zwergwuchs als dominante Anlage durch den Großvater auf Sohn und Enkel vererbt worden war. Der zwerghafte Großvater hatte 8 Geschwister und 1 zwerghaften Bruder, 1 kleinwüchsige Schwester; der Vater hatte 5 Geschwister, davon 2 (1 Bruder und 1 Schwester) zwerghaft. Dieser Bruder hatte unter 4 Kindern 1 Zwergensohn; der Vater selbst 6 Kinder, davon 4 Zwerge; den Vater und 3 seiner Kinder konnte ich selbst untersuchen, die Mutter war klein, aber nicht abnorm, hatte normal große Geschwister; die beiden ältesten Töchter, 18 und 17 Jahre, waren schon außer dem Elternhause, Mitglieder einer Liliputanertruppe; ich besitze nur ihre Bilder. Von sonstigen Mißbildungen in der Familie konnte ich nichts erfahren, als daß das älteste Kind des Bruders, ein Knabe, mit einer Atresia ani zur Welt kam.

Die Körpermaße von Vater und zweien seiner zwerghaften Kinder sind folgende (ich bringe die letzteren auch, weil im Schrifttum noch wenig über die Proportionen der primordialen Zwerge im Wachstumsalter bekannt ist).

	Vater, 48 Jahre	Marta, 14 Jahre	Karl, 12 Jahre
Körperlänge	129,5 cm	113 cm	96 cm
Sitzhöhe	70,4 cm	58,2 cm	51,8 cm
Rumpflänge	48 cm	37 cm	32,6 cm
Kopfhalslänge	22,4 cm	21,2 cm	19,2 cm
Brustumfang.	81 cm	57 cm	51 cm
Hüftbreite.	27 cm	17,5 cm	15 cm
Schulterbreite	24,5 cm	18,5 cm	17,5 cm
Klafterbreite.	130 cm	104,5 cm	91,5 cm
Armlänge	58 cm	47 cm	40,5 cm
Beinlänge	68,5 cm	61 cm	46,7 cm
Handlänge.	13,5 cm	12,4 cm	9,0 cm
Fußlänge	21 cm	17 cm	14,7 cm
Kopfumfang	54,5 cm	47 cm	46 cm

Der Vater (Ed. Rich. Ti.) hat mithin die Körpergröße eines 11jährigen Kindes, aber, wie es dem primordialen Zwergwuchs eigen ist, nahezu die Proportionen eines Erwachsenen, dabei großen Brust- und Kopfumfang,

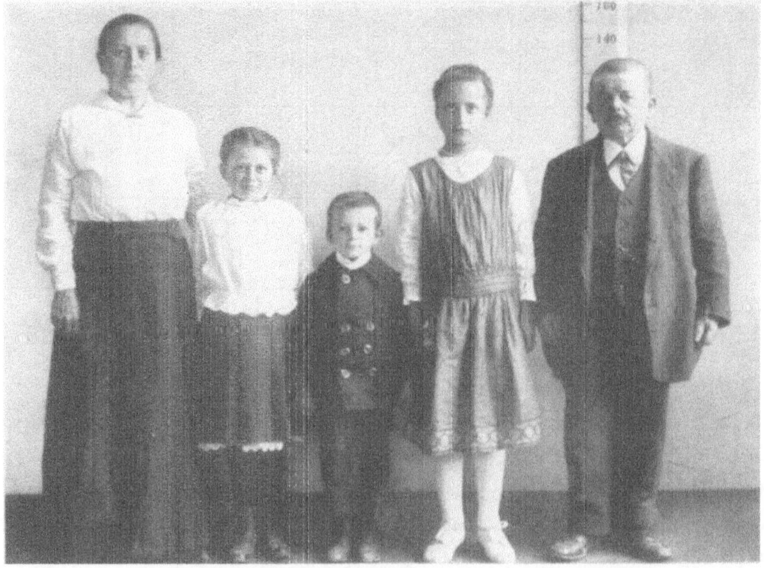

Abb. 56. Eltern und 3 Kinder derselben Familie.

er war ein leidlich intelligenter Mann, der seinen Beruf (Porzellanarbeiter und Bauer) ausfüllte. Er hatte einen rechtsseitigen Kryptorchismus. Die Körperlänge der 14jährigen Tochter entsprach einem Alter eines 7jährigen Mädchens, aber die Verhältnisse sind dazu nicht ganz entsprechend; die Sitzhöhe ist etwas gering, was durch die geringe Kopfhalslänge (auch bei Vater und Sohn, vgl. Abb. 56) bedingt ist; es bestanden die Zeichen beginnender geschlechtlicher Reifung. Die Körperlänge des 12jährigen Knaben entsprach derjenigen eines 4jährigen Kindes; bei

einem Sollmaß von etwa 136 cm betrug also das Wachstumsdefizit rund
40 cm, bei der Schwester rund 36 cm; für ein 4jähriges Kind stimmen

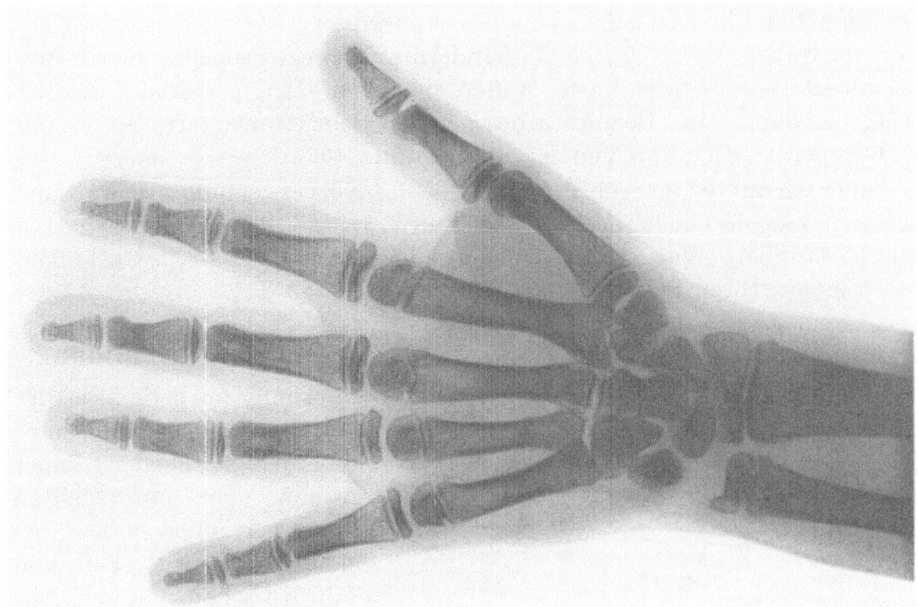

Abb. 58. Karl I, 12 Jahre. Primordialer Zwergwuchs.

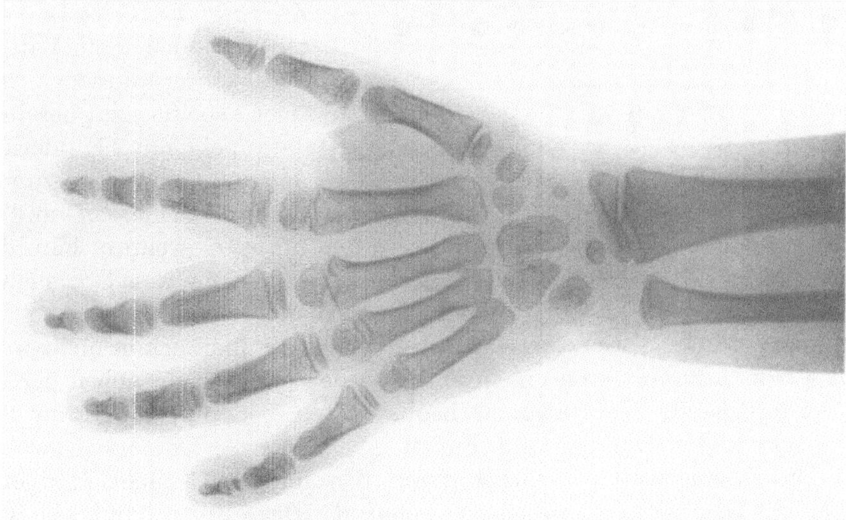

Abb. 57. Martha I, 14 Jahre. Primordialer Zwergwuchs.

aber seine Proportionen (die im einzelnen ausgerechnet wurden) auch
nicht ganz. Die Hoden waren im Hodensack nicht zu fühlen. Die Röntgenaufnahmen der Hände ergaben einen dem wirklichen Alter (nicht der
Körpergröße) entsprechenden Reifegrad der Knochenentwicklung (Abb. 57).

Die von mir ebenfalls gemessene gesunde 11jährige Tochter (Marta) war 127 cm lang. Auch bei ihr ist die Knochenreife des Handskelets altersgerecht (Abb. 58). Die älteste Tochter, 18 Jahre alt, war etwas größer wie der Vater, die zweite Tochter gleich groß. GILFORD (1911) berichtet über eine Familie mit wohl ebenfalls primordialem Zwergwuchs, wo ein zwergwüchsiger Vater unter 7 Kindern 1 zwergwüchsigen Sohn und 2 wohlgestaltete Töchter hatte; außerdem sollen 4 frühgestorbene Kinder Zwerge gewesen sein. Bezüglich des neueren Schrifttums verweise ich auf die Berliner Dissertation von K. SIEDENBIEL (1937)[1].

Bevor ich auf die inneren Proportionen des Körpers bei blutsverwandten Personen eingehe, möchte ich noch einige weitere Befunde über pathologische familiäre Wachstumsformen wiedergeben, die ich teils an Lebenden, teils an Toten zu erhalten Gelegenheit hatte.

Familie mit progressiver Vererbung körperlicher Mißbildung.

Einen besonders merkwürdigen Fall von Vererbung körperlicher Mißbildung hatte ich Gelegenheit im Jahre 1921 zu untersuchen. Ich hatte unter den Mitgliedern einer von mir ganz untersuchten Liliputanertruppe einen besonders „schönen" Fall von infantilistischem, und zwar wahrscheinlich hypophysärem Zwergwuchs (Fritz Be., s. unten) gefunden. Sein Vater, ein intelligenter und sehr vernünftiger Arbeiter, ging bereitwillig darauf ein, mit 2 Kindern nach Jena zu kommen, sie und sich messen zu lassen und vermittelte weitere Familienerhebungen. Eine Übersicht über die Familie gibt nebenstehender Stammbaum (Abb. 59) mit 5 Generationen. In der vorletzten Generation erscheint plötzlich in nicht weniger als 4 bzw. 5 Exemplaren ein infantilistischer Zwergwuchs neben der schon 3 vorhergehende Generationen beobachteten Verkrüppelung und Sechsfingrigkeit von Händen und Füßen.

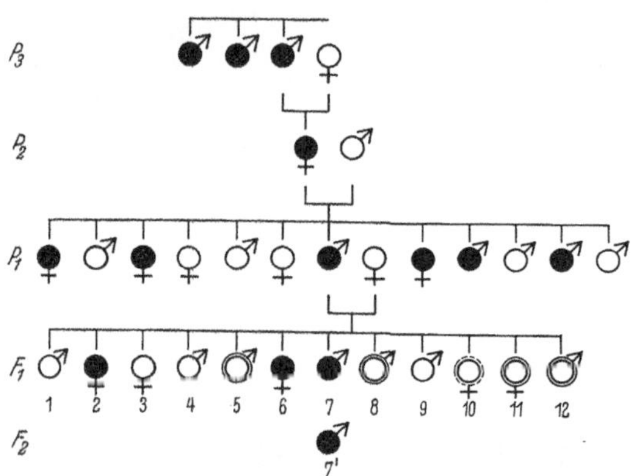

Abb. 59. Stammbaum einer Familie mit Gliedmaßenmißbildungen und infantilistischem Zwergwuchs.

Die Zwerge waren 12 Geschwister, davon waren 3 nicht zwergenhaft, aber mit dem alten Familienübel behaftet. Das älteste Kind, ein Knabe, starb mit 3 Wochen; keine äußeren Mißbildungen (keine Sektion!); die

---

[1] *Anmerkung bei der Korrektur.* Zum Unterschied von dem hier angeführten Beispiel des gewöhnlichen dominanten Erbganges haben kürzlich v. VERSCHUER und CONRADI den Nachweis des Vorkommens eines recessiven Erbganges beim primordialen Zwergwuchs erbracht [Z. Konstit.lehre **22**, Nr 3 (1938).]

älteste Tochter, mit „verkrüppelten" Händen und Füßen, starb 30jährig
an Epilepsie. Das dritte Kind, ein Mädchen, normal, starb mit $1^1/_2$ Jahren;
das vierte, ein Knabe, wurde totgeboren (normale Glieder), das fünfte,
ein Knabe, zur Zeit der Untersuchung $11^1/_2$ Jahre alt, ist Zwerg mit normalen Händen und Füßen; die beiden nächsten, 27 und 25 Jahre, Tochter
und Sohn, haben verkrüppelte Hände und Füße; der letztere hat einen
damals 6jährigen unehelichen Sohn mit „wohlgebildeten" je 6 Fingern
und 6 Zehen (Polydaktylie!). Es folgt der unten genauer beschriebene
24jährige Fritz B. (hypophysärer Zwerg), ein 21jähriger normaler Bruder,
die unten beschriebene Zwergin Lisbet B., 18 Jahre, sodann eine zwar kleine
und dicke, 17jährige, aber nicht zwerghafte Schwester und endlich der
ebenfalls zwerghafte 14jäh-
rige Karl B. (s. unten).

Der Vater dieser 12
Kinder ist der von mir
untersuchte Adolf Richard
Be., 59 Jahre, Bauhand-
werker, von kräftiger Statur (etwa 170 groß); an
beiden Füßen Syndaktylie
der 2. und 3., am linken Fuß
auch der 4. und 5. Zehe;
die rechte Hand zeigt Syndaktylie der Grundpha-
lange des 3. und 4. Fingers,
Spaltung der 2. Grund-

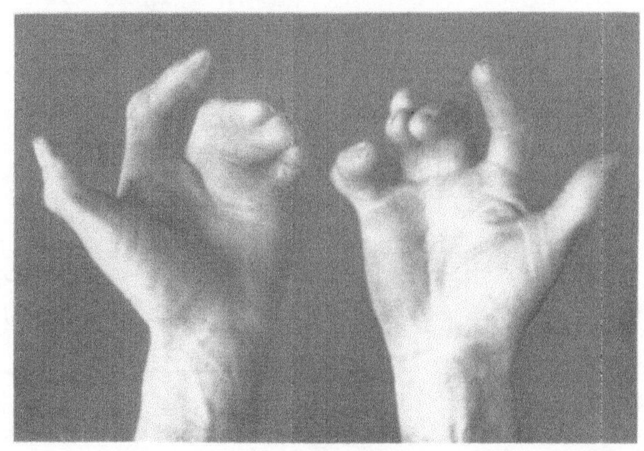

Abb. 60. Hände des Vaters der Folgenden.

phalange und der Endphalange des 4.; Kontrakturen der mißgebildeten
und des 5. Fingers. Die linke Hand zeigt dieselben Verwachsungen, Spaltbildungen und Kontrakturen (Abb. 60). Muskulatur ohne Anomalien.
Seine Frau war wohlgebildet und stammte aus ebensolcher Familie.

Vater Be. hatte 11 Geschwister; von diesen 12 Kindern waren 6 normal,
6 verbildet an den Händen (Füße nicht ausdrücklich erwähnt), und zwar
3 Brüder und 3 Schwestern. Unter den Kindern aller dieser Geschwister
sollen sich keine Mißbildungen gefunden haben. Der Vater dieser Kinder
war normal, starb mit 77 Jahren; die Mutter, gestorben mit 56 Jahren,
war an Händen und Füßen mißgebildet, desgleichen ihr Vater (Urgroßvater der Liliputaner) und seine 2 Brüder. Sicher sind die Kinder des
Vater Be. die ersten Zwerge in der Familie. Ich gebe die Maße der drei
von mir untersuchten Kinder wieder (s. Tabelle, S. 160).

Fritz B., 24 Jahre, kräftig, der Größe nach wie ein 5jähriger Knabe, etwas fettsüchtig,
puttenhaft (Abb. 61), klug, zu Scherzen aufgelegt; Zahnwechsel im Gang, einige Stellungs-
anomalien, Stimme heiser und hoch, äußere Genitalien sehr klein, im Hodensack nur
ein einziger, sehr kleiner Hoden fühlbar. Schilddrüse undeutlich zu fühlen. Sexuelle Behaarung fehlt ganz. Sella turcica im Röntgenbilde vielleicht etwas zu weit. Die Entwicklung
des Handskelets entspricht einem Alter von 6—8 Jahren (Abb. 62). Er muß sehr häufig

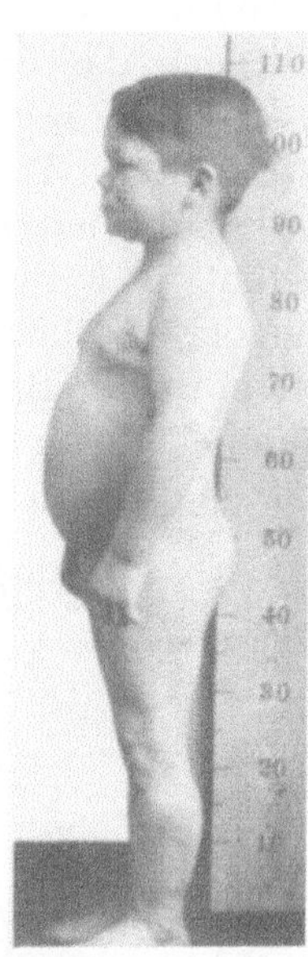

Abb. 61. Infantilistischer Zwerg, Sohn des Vorigen. 19 Jahre, 107 cm.

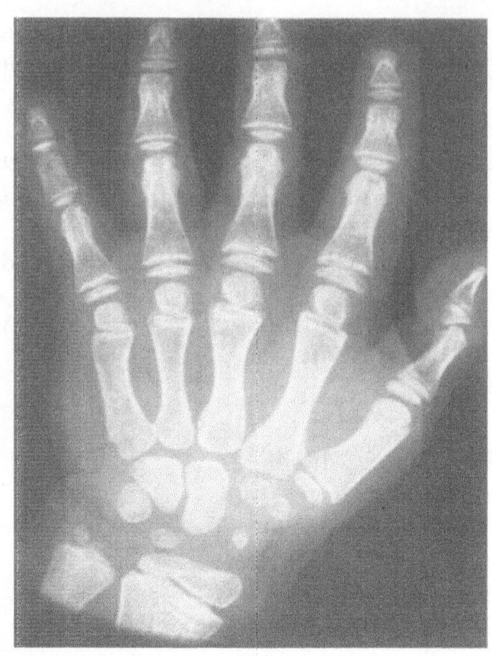

Abb. 62. Röntgenbild der Hand des Vorigen (19 Jahre) (vgl. Abb. 61).

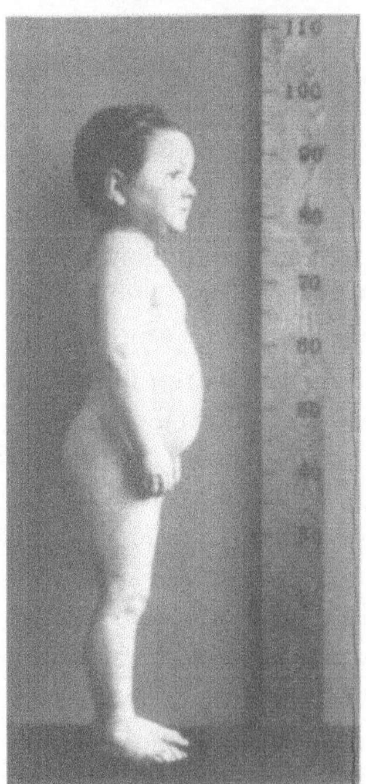

Abb. 63. Schwester des Vorigen, 18 Jahre alt, 94,6 cm.

	Fritz B. 24 Jahre	Lisbet B. 19 Jahre	Karl B. 14 Jahre
Körperlänge . .	107,3 cm	94,6 cm	102 cm
Körpergewicht .	25 kg	etwa 15 kg	—
Sitzhöhe. . . .	60,3 cm	54,4 cm	56,0 cm
Rumpflänge . .	37,8 cm	34,5 cm	36,6 cm
Brustumfang. .	67 cm	57 cm	59,3 cm
Hüftbreite (Dist. troch.) .	20,5 cm	18,5 cm	18,5 cm
Schulterbreite .	24 cm	20,5 cm	21 cm
Klafterbreite. .	102 cm	87,3 cm	101,0 cm
Armlänge . . .	43,2 cm	36,2 cm	41,5 cm
Handlänge. . .	12,2 cm	9,7 cm	11,0 cm
Beinlänge . . .	51 cm	45,0 cm	49,0 cm
Fußlänge . . .	17 cm	13,9 cm	15,5 cm
Schädelumfang .	53,6 cm	48,7 cm	50,6 cm
Schädelform . .	kurz u. breit, steile Stirn 18 cm	Rundkopf	Rundkopf
Nasenwurzel . .	stark eingezogen	eingezogen	schwach eingezogen

(während der Untersuchung mehrmals) Urin lassen. Leider war zu genauen klinischen Untersuchungen keine Möglichkeit.

Die Gestalt von Lisbet, 19 Jahre, ist sehr ähnlich (Abb. 63). Auch sie ist stramm und etwas fettsüchtig, geistig wesentlich kindlicher als ihr Bruder; sekundäre Geschlechtsmerkmale fehlen. Gebiß zum Teil noch kindlich mit einigen Anomalien. Sonst keine Mißbildungen. Schilddrüse mittelgroß.

Karl, 14 Jahre, an Gestalt und geistiger Entwicklung sehr kindlich, etwas fett, mit beiderseitigem Kryptorchismus und Hypoplasie des äußeren Genitale, ebenfalls im Zahnwechsel.

Die Geschwister Lisbet und Karl haben denselben Grad von Skeletunreife (Abb. 64 und 65): Es fehlt der distale Ulnakern (normale Erscheinungszeit mit 7—8 Jahren); es fehlen Lunatum (3.—5. Jahr), Naviculare (5.—7. Jahr), Multang. majus und minus (5.—7. Jahr), Os pisiforme (9.—12. Jahr).

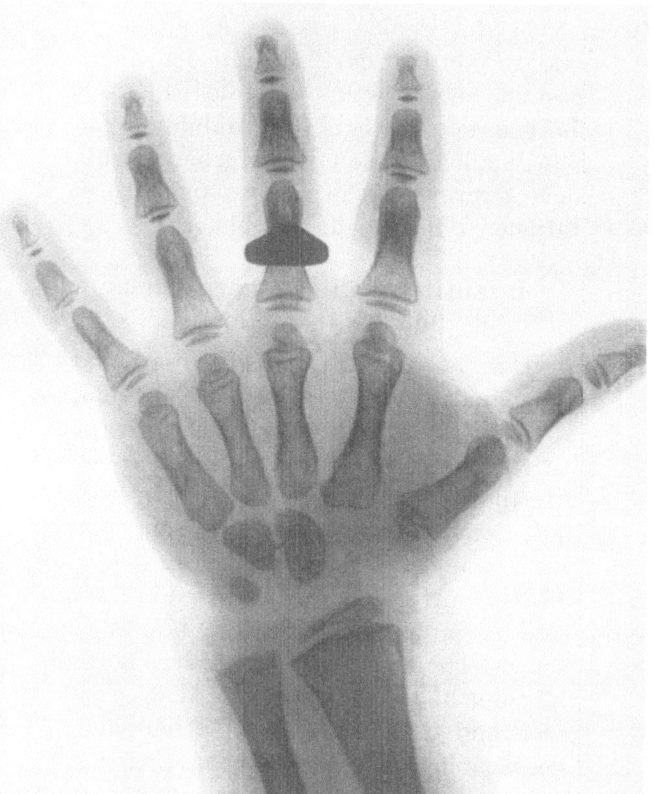

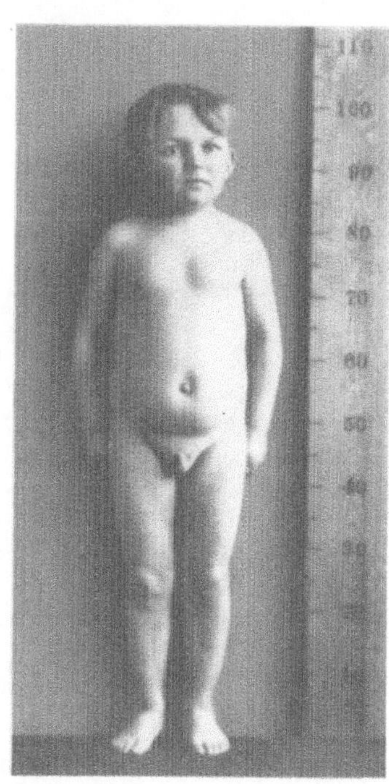

Abb. 64.   Abb. 65.

Abb. 64. Röntgenbild der Hand der 18jährigen Zwergin (vgl. Abb. 63).
Abb. 65. Bruder des Zwerges (Abb. 61) und der Zwergin (Abb. 63) 13 Jahre, 102 cm.

Es handelt sich in diesem Falle meines Erachtens um jene in der menschlichen Erblehre schon häufiger gemachte Beobachtung einer Steigerung der erblichen Abweichungen mit den Geschlechtserfolgen. Diese als „progressive Vererbung" bezeichnete Erscheinung wurde bisher trotz ihrer zuletzt noch von K. Henke und S. Seeger betonten offensichtlichen Richtigkeit, desgleichen von Hanhart für den erblichen Diabetes belegt, von den Genetikern unter den Zoologen und Botanikern skeptisch beurteilt, hat aber kürzlich durch Richard Goldschmidt eine Rechtfertigung und Erklärung gefunden; er verglich sie der mit den Generationen sich verstärkenden pathologischen Mutation der progressiven

Flügeldefekte bei Drosophila (Vestigial gen) und erklärt sie einleuchtend auf Grund seiner Theorie von den Beziehungen zwischen Gen-Quantum und den von diesem abhängigen Zeitpunkten und Wirkungsgrößen der Entwicklungsstörung durch das pathologisch-mutierte Gen. Bei der progressiven Vererbung beobachtet man gleichzeitig, daß mit der Verstärkung der erblichen Krankheit in den aufeinanderfolgenden Generationen ein immer früheres Vorrücken im Lebensalter verbunden ist. Ob in meinem Falle der infantilistische Zwergwuchs durch eine solche „Acceleration" erklärt werden darf, möchte ich dahingestellt sein lassen, weil die genetische Beziehung zwischen der Mißbildung der Gliedmaßen in den vorhergehenden und dem Zwergwuchs in den späteren Generationen ohnedies unklar bleibt.

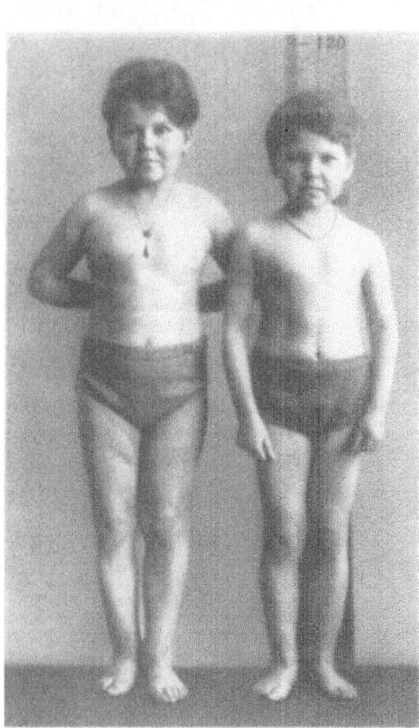

Abb. 66. Infantilistischer Zwergwuchs zweier Schwestern von 24 und 21 Jahren, 105 und 110 cm.

Infantilistischer Zwergwuchs bei 2 Schwestern.

Das nebenstehende Schwesternpaar, Agnes und Sophie Fr. (Abb. 66), gehörte einer von mir untersuchten Liliputanertruppe an. 2 Schwestern der Mutter sollen nach Angabe der intelligenten Mädchen ebenfalls zwergwüchsig gewesen sein. Der Vater war Landarbeiter, soll groß sein, die Mutter mittelgroß. Agnes war die zweitälteste, Sophie die drittälteste von 12 Geschwistern, Agnes, 24 Jahre, wuchs normal bis zum 3. Jahre, bei Sophie Wachstumsstillstand im 4.—5. Jahre. Beide sind in der Schule gut mitgekommen, hatten angeblich als kleine Kinder Rachitis. Die Regel ist bei beiden nie aufgetreten. Gebiß bei beiden zum Teil noch Milchgebiß. Sophie erinnert sich, mit 14 Jahren 92 oder 93 cm groß gewesen zu sein.

	Agnes, 24 Jahre	Sophie, 21 Jahre
Körpergröße	105,8 cm	110,8 cm
Gewicht.	21 kg	26 kg
Sitzhöhe	57,8 cm	63,4 cm
Klafterbreite	102,8 cm	105 cm

Einen **Fall von Kleinwuchs** bei zwei einander auch sonst ähnlichen Schwestern von 66 und 75 Jahren konnte ich in Basel sezieren (Nr. 1316).

	Größe	Gewicht	Herz	Milz	Leber	Nieren	Gehirn	Schädel
a)	141	42	275	175	995	180	1100	157/135
b)	143	50	300	82	916	142 + 44	1130	174/137

Beide hatten große, fette Brüste, ungewöhnlich reichliche Sommersprossen, besonders an Händen und Vorderarmen, verwachsene Aortaklappen, starke Coronarsklerose, Herzschwielen, allgemeine Arteriosklerose. Dabei besonders außer der Aorta die Hirn- und Beinarterien beteiligt; arteriosklerotische Schrumpfnieren, Lungenemphysem, Knotenkropf. Nur die zweite, jüngere, hatte eine Hypoplasie der einen Niere, eine alte Lungentuberkulose und ein sehr chronisches, vereinzeltes tuberkulöses Geschwür des Coecums sowie Uterusmyome; die ältere hatte einen Uteruspolypen, Cysten des Pankreasschwanzes und Gallensteine. Beide dürften schwachsinnig gewesen sein (Insassinnen des Versorgungshauses), von der älteren ist Idiotie vermerkt, die zweite war Lumpensortiererin. Beide Schädel waren dick, beim ersten die Diploe reichlich, beim zweiten spärlich.

Endlich sei ein Fall von **Hochwuchs bei Vater und Sohn** (Bo. Basel) erwähnt, weil er zeigt, wie bei äußerer Ähnlichkeit zehrende Krankheit zu denselben Minderungen der inneren Organe führen.

Tödliche Krankheit	Alter	Länge	Herz	Leber	Schädel
Vater: Speiseröhrenkrebs.	51	*192*	300	1720	175/149
Sohn: Lungentuberkulose	27	*193*	290	1900	178/143

Beide hatten Lungentuberkulose, beide Endokarditis der Mitralis.

5. Vergleich der Größe der inneren Organe bei Blutsverwandten.

Was den Vergleich der Gewichte und Maße der inneren Organe anlangt, so habe ich mich, wie im allgemeinen nicht anders erwartet, sehr schnell davon überzeugen müssen, daß er für den vorliegenden Zweck einen eingeschränkten Wert hat, da die Organe allzusehr vom Alter, von den Krankheiten, vom Ernährungszustand, bzw. von der persönlichen Ernährungsweise, ja — wie man für gewisse endokrine Organe (Schilddrüse, Thymus, vielleicht Hoden) annimmt — auch von der Jahreszeit in ihrer Masse bzw. auch in dem das Gewicht beeinflussenden Blutgehalt abhängig sind. Die unübersehbaren Beeinflussungen des Gewichts gelten auch für das Gehirn, auf das ich zuerst noch Hoffnung hinsichtlich einer Vergleichsmöglichkeit bei Verwandten gesetzt hatte; bei ihm erfolgen noch erhebliche Gewichtsveränderungen nach dem Tode, so daß sein Gewicht sogar von der Zeit abhängt, zu welcher die Sektion ausgeführt wurde, wie ich mit H. Böning[1] in Übereinstimmung mit Panofsky und Staemmler festgestellt habe.

Im folgenden möchte ich ein paar Beispiele für den zahlenmäßigen Vergleich der äußeren Körpermaße und der Organgewichte geben.

1. Familie Li., Jena. a) Edmund, 82 Jahre alt, gestorben an crouposer Pneumonie und Lungenemphysem, schlank, mager, blond, etwas Glatze, Iris blau.

b) Ernst, Bruder des Vorigen, 84 Jahre alt, gestorben 2 Jahre vorher an Marasmus senilis, Lungenemphysem. Stark ergraut. Iris grau, Rand braun. Schlank, sehr mager, blond, etwas Glatze.

---

[1] Böning, H.: Zur Kenntnis des Spielraumes zwischen Gehirn und Schädel. Z. Neur. **94**, H. 1, 72 (1924).

c) Franz, Sohn des Vorigen, Neffe des Ersten, 15 Jahre alt, gestorben 23 Jahre vor dem Vater an Felsenbeincaries, schlank, mager. Haar braunblond, Iris hellbraun-gelb.

	Länge	Gewicht	Brustumfang	Kopfumfang	Gehirn
Edmund	165,4	40,5	75	56,0	1481
Ernst	157,1	37,6	74,1	55,6	1593
Franz	143,3	26,8	—	53,5	1385

Der Fall ist von mir nicht nur wegen des Vergleichs schlechthin, sondern wegen der in einer langlebigen Familie auffällig geringen Altersatrophie des Gehirns ausgewählt. Eine Base der beiden Brüder, Friederike L., ist 82 Jahre alt, an croupöser Pneumonie und Emphysem gestorben; ihr Gehirn wog 1705 g (bei 148 cm Körperlänge und 48 kg Körpergewicht, Kopfumfang 54,8). Bei der Sektion eines Sohnes von ihr, der mit 77 Jahren an Diabetes starb, ist leider das Gehirn nicht seziert (Kopfumfang 57,8 cm); bei einer Schwester der Friederike, 77 Jahre alt, an Emphysem gestorben, leider ebenfalls nicht.

2. Familie Zie., Jena. Unter 3 Geschwistern war 1 Bruder mit Makrocephalie behaftet; dieser, ein 51jähriger Schuhmacher, starb an Pyloruskrebs und hatte ein Hirngewicht von 2072 g; im Bericht ist ausdrücklich auch die „Hyperplasie" des Rückenmarks hervorgehoben. Der Schädelumfang betrug 61 cm! Sein Bruder starb als Schriftsetzer mit 65 Jahren an chronischer Bleivergiftung und hatte ein Hirngewicht von 1421 g. Bei einer Schwester ist es leider nicht angegeben, nur gesagt, daß der Schädel „ziemlich groß" war (aber 56,3 cm Umfang!).

3. Zwei Schwestern (Ha.), nach Statur und Pigmenten (Haar schwarz, Iris braun) einander ähnlich, starben im Alter von 71 und 81 Jahren an Pneumonie. Beide hatten Magengeschwüre und Kropf. Die eine war 143,5, die andere 142,6 cm groß. Trotz verschiedenen Kopfumfanges (49 und 53,2) hatten sie *fast genau dasselbe Hirngewicht,* nämlich 1147 (die jüngere) und 1146 (die ältere). Dabei war der Schädel auch der Form nach verschieden, die erstere hatte einen „rhachitischen" vorn schmalen, hinten breiten, leicht asymmetrischen Schädel, der der zweiten war „oval symmetrisch", mit Osteophyten besetzt.

4. Ein weiterer **Fall von gleichem Hirngewicht** bei sonst sehr verschiedenen anderen Organgewichten, mithin ein Beispiel von Verschiedenheit der inneren Massenproportionen, wohl bedingt durch Alter und Krankheit, sei der folgende:

50jährige Witwe (Kam. Jena) (Mann im Felde gefallen), gestorben an Apoplexie des Balkens bei allgemeiner Arteriosklerose; die Tochter, kurze Zeit nach der Mutter, 19jährig, im Coma diabeticum gestorben, hatte starke fettige Fleckung des Mitralsegels und der Aorta bis in den absteigenden Brustteil. Beide hatten gemeinsam die Lage und Beschaffenheit des Wurmfortsatzes, eine lange Quercolonschlinge und einen

Gallertkropf. Die Tochter hatte eine zweilappige rechte Lunge, abnorme Sehnenfäden des rechten Herzens und Hyperostose des Schädels (bei der Mutter war er von mittlerer Dicke und porös).

	Körpergewicht	Länge	Gehirn	Herz	Leber	Nieren	Milz
Mutter . . .	45	161	*1220*	326	1235	150	106
Tochter. . .	34	152	*1200*	152	1070	208	84

5. Familie Wei. (1263/Basel). 84jährige Mutter mit *allgemeiner Arteriosklerose*, renaler *Herzhypertrophie* mit relativer Mitralinsuffizienz, *vasculärer Schrumpfniere* (mikroskopisch bestätigt). *Bauchaorta verkalkt und geschwürig*, Brustaorta fleckig. *Aortenklappen* etwas steif, *leicht verwachsen* und *gefenstert*. Abnormer Sehnenfaden der linken Kammer. Foramen ovale schlitzförmig offen. Herzschwielen. Sehnenflecken des Epikards. *Coronararterien* stark sklerotisch, desgleichen Hirnarterien. Perisplenitis cartilaginea. Wurmfortsatz frei. *Etat criblé des Gehirns. Chronische Leptomeningitis. 1. Rippenknorpel verkalkt.* Leichte Skoliose der Brustwirbelsäule, Schilddrüse vergrößert, beiderseits großer Knoten. Uteruspolypen. Wurmfortsatz frei o. B.

Sohn, 63 Jahre alt: Speiseröhrenkrebs, *vasculäre Schrumpfniere* (mikroskopisch bestätigt). Frühere Prostatektomie. Exzentrische *Hypertrophie des Herzens*, besonders links. Foramen ovale geschlossen. *Aortenklappen* zum Teil *gefenstert, leicht verwachsen*. Mesaortitis luetica. Brustaorta narbig uneben und fleckig. *Bauchaorta atheromatös geschwürig. Allgemeine Arteriosklerose*, auch stark verdickte, fleckige *Coronarien*. Milzkapsel zart. Chronisches Lungenemphysem. *Etat criblé des Gehirns. Chronische Leptomeningitis. 1. Rippenknorpel* verknöchert. Schilddrüse etwas groß. Wurmfortsatz frei. Kotdivertikel des Sigmoids.

Größe	Gewicht	Herz	Milz	Leber	Nieren	Gehirn
146	56	550	260	1120	260	*1230*
167	64	450	190	1420	170	*1230*

6. Mutter und Tochter. Als Gegenstück diene ein von mir in Jena gerichtlich sezierter Fall, wo Mutter und Tochter gleichzeitig ermordet wurden, der Einfluß der Krankheit auf die Organgewichte infolgedessen wegfällt. Sie sahen sich äußerlich sehr gleich, hatten auch denselben Beruf (Prostituierte). Beide waren fettsüchtig, die Mutter mit Fettherz behaftet, keine hatte Arteriosklerose (auch nicht die Mutter, trotz etwa 70 Jahren), beide hatten ausgedehnte alte Perimetritis, die Mutter Narben von Lungentuberkulose, die Tochter eine latente Lungentuberkulose. Nur die Mutter hatte Gallensteine. Keine von beiden zeigte irgendwelche besonderen Anomalien.

	Körperlänge	Gewicht	Herz	Nieren	Milz	Leber	Gehirn
Mutter	160	59	380	235	197	1350	1100
Tochter . . .	160	60	340	290	148	1350	1330

7. Als Beispiel für die **fast zwillingsartige Ähnlichkeit zweier erwachsener Geschwister** und für eine dem Äußeren analoge Übereinstimmung der autoptischen Befunde soll ein Bruderpaar (St. aus Jena) dienen. Der Altersunterschied betrug 10 Jahre; ob sie zusammenlebten ist mir nicht bekannt. Der ältere Bruder, ein 51jähriger Eisenbahnbeamter, starb 2 Jahre vor dem anderen, einem 43jährigen praktischen Arzt.

Erster Bruder	Zweiter Bruder

Äußeres:

166 cm, untersetzt, kräftig, sehr fett, ungewöhnlich ausgedehnte Kahlheit. Bräunlicher melierter Bart. Nase leicht gebogen. Hals kurz und dick. Brustkorb faßförmig. Hängebauch	Untersetzt, wohlgenährt, unten abgemagert. Gesicht mäßig voll. Braunblond, · stark melierter Bart. Nase gebogen. Hals kurz und dick. Brustkorb breit, gut gewölbt. Hängebauch

Todesursache:

Eingeklemmte Nabelhernie. Peritonitis	Coronarsklerose. Herzruptur

Herz:

Fettherz	Fettherz

Gallenblase:

Verschlußstein	Inkrustation der Gallenblase

Skelet:

Alte Rachitis	Rs. X-Bein, Skoliose

Arterien:

Arteriosklerose, auch der Carotiden	Arteriosklerose, besonders Kranzgefäße

Schilddrüse:

Struma diff. „ohne Knoten"	Struma diff. „ohne Knoten"

Schädel:

Elliptisch, symmetrisch, wenig dick, wenig Diploe	Dünn, oval, symmetrisch, fast ohne Diploe

Anomalien:

2 Div. des Duodenums. Warzen	Spermatocele. Neurom. Osteophyten

8. Ein weiteres Beispiel für die Ähnlichkeit der inneren Veränderungen bei ähnlichem Habitus: 2 Brüder (Pne. aus Jena) und der Sohn des jüngeren Bruders.

a) Wilhelm P., 73jährig. 166 cm, untersetzt, kräftig, ziemlich gut genährt. Haar hellbraun, zum Teil grau. Stirn flach. Greisenbogen, Iris grau, Nase etwas spitz, Thorax faßförmig.

Croupöse Pneumonie beider U.L. Chronisches, zum Teil *bullöses Lungenemphysem*, Dilatation des ganzen, Hypertrophie des rechten Herzens. Verknöcherung der Rippenknorpel. Endocarditis verrucosa und fibrosa der Mitralis. *Hämorrhoiden, Venenerweiterungen der Speiseröhre, Cysten beider Nieren,* Leistenbruch. Schwere, teilweise geschwürige Atherosklerose der Aorta. *Gallensteine* und Veröddung der Gallenblase. Gallertknoten der Schilddrüse. *Foramen ovale linsengroß, offen.*

b) Karl P., 83jähriger Zeugschmied (2 Jahre nach dem Bruder gestorben). 151 cm, 37,7 kg, untersetzt, abgemagert, Haar braunblond, spärlich, Stirn niedrig. Greisenbogen, Iris graublau mit gelb. Nase gebogen, Hals ziemlich stark, Thorax faßförmig, aber schmal.

Croupöse Pneumonie des L.U.L., *Emphysem* mit Koniose und Bronchiektasen. Dreilappige linke Lunge. Sehnenflecken des Herzbeutels. Papilläre Endokarditis von Aortaklappen und Mitralis. Varicen des Magens. *Krampfadern. Kavernom der Leber. Venenerweiterungen des Schädels, Angiome der Haut. Nierencysten.* Verwachsung des Netzes mit der vorderen Bauchwand (Nabelbruch?), Magengeschwüre und -narben. Arthritis deformans. Hirnerweichungsherde. Gallertknoten der Schilddrüse. *Foramen ovale linsengroß offen.*

c) Ein Neffe des ersten, Sohn des zweiten Bruders. Nach mehreren angegebenen Merkmalen beiden ähnlich. (Haar, Iris, Greisenbogen) nur größer als sein Vater (166 cm), ist als 60jähriger Maschinenfabrikant an Lungenemphysem mit Wassersucht gestorben und hatte wie sein Vater Erweichungsherde im Gehirn, wie beide *Venenerweiterungen (Hämorrhoiden),* wie der Onkel *Gallensteine.*

Im Rahmen der Vergleiche zwischen Körperäußerem und -innerem sind schon mehrfach Beispiele über die schwankenden Beziehungen auch der Hirngrößen angeführt worden. Im folgenden sei nun noch näher auf den Vergleich von Gehirnen Blutsverwandter und die Verhältnisse der gebräuchlichsten Schädelmaße eingegangen.

6. Vergleiche von Gehirnen und Schädeln.

Die verhältnismäßig große Zahl von Zwillingen, die mir zu anatomischen Zwecken zur Verfügung stand, mußte selbstverständlich auch in der Richtung eines Vergleiches des groben Gehirnbaues, vor allem des Windungsreliefs der Hirnoberfläche verwertet werden. Aber es ergab sich, daß doch sehr viele Paare nicht brauchbar waren, sei es, daß die Gehirne allzu unreif, sei es, daß sie durch Maceration oder durch sonstige Beschädigung ihre Form eingebüßt hatten. Es blieben bis zum Frühjahr 1937 rund 2 Dutzend Gehirnpaare zu dem gesagten Zwecke übrig. Über sie habe ich bereits an einem anderen Orte[1] berichtet. Daher begnüge ich mich hier mit der Hervorhebung der wichtigsten Ergebnisse und der Wiedergabe der im Schrifttum bisher niedergelegten Meinungen und Befunde.

Um mir ein eigenes Urteil über die Norm der Furchenentwicklung des Großhirns zu bilden, habe ich meinen Assistenten Dr. H. MEYER veranlaßt, unser großes Sektionsgut an Frühgeborenen und Neugeborenen einer systematischen Untersuchung auf die Reifungsverhältnisse des Oberflächenreliefs der fetalen Gehirne zu unterwerfen[2]. Diese Untersuchung verfolgte gleichzeitig das Ziel, die Beziehungen zwischen den Stadien dieser Reifung und der übrigen Körperentwicklung, vor allem dem Längenwachstum zu bestimmen. Dies war nötig, um bei den häufigen Größenunterschieden zwischen Zwillingen, und zwar nicht bloß den Pärchenzwillingen, sondern ausgesprochen auch den gleichgeschlechtlichen Eineiigen, Anhaltspunkte dafür zu haben, ob etwaige unterschiedliche Befunde in der Furchenentwicklung mehr auf den allgemeinen Unterschied des fetalen Wachstums oder auf den speziellen des Gehirnorgans bezogen werden müßten. Auch die durchschnittliche Reihenfolge im Auftreten der Furchen und Windungen war möglichst genau festzulegen. Es ergab sich unter Zugrundelegung von 180 Fällen aus dem 6.—10. Schwangerschaftsmonat, daß man in der Tat mit einem Parallelgehen von Körper- und Gehirnwachstum rechnen kann, so daß die Körperlänge als Maßstab der Hirnmassenentwicklung und der groben Hirndifferenzierung angesehen werden darf. Finden sich also etwa bei gleich großen Frühgeburten auffällige Unterschiede in der Prägung der Hirnrinde, so darf dies mit Vorsicht als ein konstitutioneller Unterschied gebucht werden.

---

[1] Sitzgsber. preuß. Akad. Wiss., Physik.-math. Kl. **14** (1937).
[2] Virchows Arch. **300** (1937).

Kein Organ trägt so viele individuelle Züge wie das Gehirn und der Vergleich des Furchenverlaufs schon in seinen ersten Anlagen ergibt zwischen Nichtverwandten eine große Zahl von „normalen Möglichkeiten". Diese mehren sich bis zur Erreichung der fertigen Form am Gehirn in einer Weise, daß der Vergleich reifer Gehirne von erwachsenen Blutsverwandten eine geradezu schwierige, wenigstens mühevolle Arbeit ist und eine gewisse Übung insofern erfordert, als es nicht nur darauf ankommt, Furche mit Furche zu vergleichen, sondern auch gewisse Ähnlichkeiten und Unterschiede im allgemeinen Grundplan, im Windungscharakter der verschiedenen Hirnregionen zu erkennen. Auch KARPLUS, dem wir (s. unten) die ersten genauen Untersuchungen über „Erblichkeit der Hirnwindungen" verdanken, spricht sich im gleichen Sinne aus.

Von erblicher Übereinstimmung werden wir aber wiederum (wie bei den anderen Organen) nicht sprechen dürfen, wenn es sich lediglich um die Wiederholung normaler Formgebung handelt. Es bedarf eben einer gewissen Erfahrung und Übung, um ein Urteil darüber zu haben, was nun schon oder noch als eine Besonderheit im Furchenbild angesehen werden darf, auffällig genug, um deshalb bei Wiederholung, etwa an Zwillingen, die Vorstellung von etwas Erblichem zu erwecken.

Aus dem Schrifttum liegt meines Wissens kein Fall vor, daß Gehirne erwachsener Zwillinge miteinander verglichen werden konnten[1]. Aber Beobachtungen an fetalen und kindlichen Zwillingsgehirnen sind verschiedentlich früher schon gemacht worden. Nebenbei spricht schon RETZIUS (1896) von „vererbter Wachstumsenergie der einzelnen Hirnbezirke". RÜDINGER, der wie WALDEYER (s. unten) u. a. die Gehirne von verschiedengeschlechtlichen Zwillingen hauptsächlich wegen der Frage der geschlechtlichen Wachstumsunterschiede verglich, fand auffallende Differenzen am Gehirn von solchen Pärchenzwillingen und hat dabei bereits die Notwendigkeit annähernd gleicher Länge und gleichen Gewichtes betont. KARPLUS hat in der ersten Auflage seiner Monographie „Variabilität und Vererbung am Zentralnervensystem" (Wien 1907) zwar 10 Zwillingspaare in seinem Material mit aufgeführt, war aber der Ansicht, in der ihm dann auch WALDEYER zustimmte, daß „für die Vererbungsfrage die unreifen Gehirne nicht verwendbar seien". Aus derselben Meinung heraus hat er offenbar auch in der 2. Auflage von 1921 trotz eines Reichtums an 31 Zwillingsgehirnen diesen wenig Beachtung geschenkt und nur einen Fall von gleichgeschlechtlichen Zwillingen von 39 und 40 cm (Nr. 39) genauer beschrieben, ohne dabei besondere Ähnlichkeiten festzustellen; auch er hat sein Augenmerk mehr auf die Frage der geschlechtlichen Unterschiede in dem Tempo des Wachstums und der Reifung des Gehirns gerichtet. Demgegenüber verdient eine Beobachtung von BOLK (1910) genauere Erwähnung; er schreibt, er habe sich von der Erblichkeit der Gehirnfurchen

---

[1] Es sei auf eine eigene solche Beobachtung im Kapitel über die Ähnlichkeit von Schädel und Gehirn bei Erwachsenen verwiesen. Vgl. Anmerkung S. 57.

im allgemeinen durch Beobachtung an den Gehirnen eines gleichgeschlechtlichen Paares vom 8. Monat überzeugen können und fügt hinzu, es sei merkwürdig, wie das Furchensystem des einen Gehirns bis zum Verwechseln genau dem anderen ähnlich sei; auch bei einem Thorakopagen bestand eine auffallende Ähnlichkeit, daneben aber auch Unterschiede, weiter gekreuzte Ähnlichkeiten („heterolaterale Homologie").

Was die eigenen Fälle anlangt, so seien aus der zur Verfügung stehenden größeren Zahl, da sie schon am angeführten Orte beschrieben sind, nur die folgenden herausgegriffen. Zuvor mag aber ausdrücklich gesagt sein, daß die Ansicht WALDEYERs und KARPLUS', wonach sich unreife Gehirne nicht für die Prüfung auf erbliche Ähnlichkeit eignen sollen, m. E. nicht zutreffend ist. Gar nicht zustimmen kann ich vor allem der Bemerkung BECHERs, daß das Gehirn des fetalen Lebensabschnittes deshalb keine Auskunft über Konkordanz gebe, da er die Hauptfurchen bei jüngeren Feten immer bezüglich Lage und Ausbildung übereinstimmend gefunden habe. Im Gegenteil möchte ich bei der schon oben betonten frühzeitigen Sonderentwicklung sogar der ersten Furchen behaupten, daß ein Urteil über Ähnlichkeit und Unähnlichkeit gerade im späteren fetalen Leben sich leichter und sicherer abgeben läßt als beim Vergleich erwachsener Gehirne, falls an diesen nicht wiederkehrende Varietäten besonderer Art zutage treten.

Im großen und ganzen hat sich ergeben, daß selbstverständlich auch im embryonalen Stadium kein Gehirn völlig dem anderen gleicht, auch nicht bei EZ; daß ferner, was ebenfalls erwartet werden konnte, Übereinstimmungen auch bei sicher ungleicherbigen Zwillingen vorkommen; dazu kommt, daß Zwillinge, besonders auch EZ (s. S. 13ff.), verschieden groß sind und der größere dem kleineren in der Furchenbildung vorauseilen kann, was auch SIEBERT betont (vgl. Abb. 67a). Aber dies scheint mir doch sicher, daß man am ehesten bei identischen Zwillingen auf die gleiche allgemeine Formgebung und auf Wiederholung von Besonderheiten trifft, soweit ich dies auf Grund des immerhin noch kleinen Materials und der Schwierigkeit des Nachweises von Eineiigkeit bei Frühgeburten und Neugeborenen sagen kann. Da die Bestimmung der Eiigkeit, wie an anderer Stelle schon ausgeführt wurde, an früh- und neugeborenen Zwillingen aus dem Äußeren unzureichend und der Eihautbefund oft fraglich bzw. im Einzelfall, wenn bekannt, nicht ausschlaggebend ist, so war die Berücksichtigung von Ähnlichkeitszeichen durch anatomischen Vergleich der inneren Organe in diesen Fällen für das Urteil über die Eiigkeit von Wert; es ergaben sich in der Tat Anhaltspunkte, daß die Häufung innerer Ähnlichkeit oft auch mit Ähnlichkeit am Gehirn parallel ging.

1. Männliche Zwillinge. S.-Nr. 1229 und 1230/1935. Körperlänge 33,5 und 34,5 cm. Nach dem Eihautbefund eineiig. Es besteht starke äußere Ähnlichkeit und ebensolche weitgehende innere Übereinstimmung, z. B. in bezug auf abnorme Sehnenfäden, Verdoppelung der Herzspitze, Vorhandensein von einer Nebenmilz und abnormer Lungenlappung. Die Leberfurchung ist sehr ähnlich und die Form der Schilddrüse dieselbe.

Gleiche Unreife, im einzelnen folgendes:

A. Rechte Hirnhälfte: Form und Boden der SYLVISchen Spalte gleich. Auch die Kerbungen des oberen Randes ebenso. Der Sulcus centralis von gleicher Ausdehnung, gleicher Richtung und gleichem Verlauf. Der Sulcus praecentralis in gleicher Weise unterbrochen. Die einzige Temporalfurche und die übrigen, erst angedeuteten Furchen des Schläfen- und

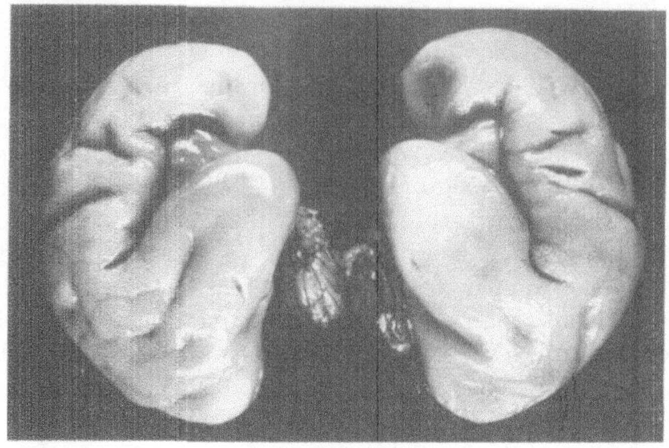

a

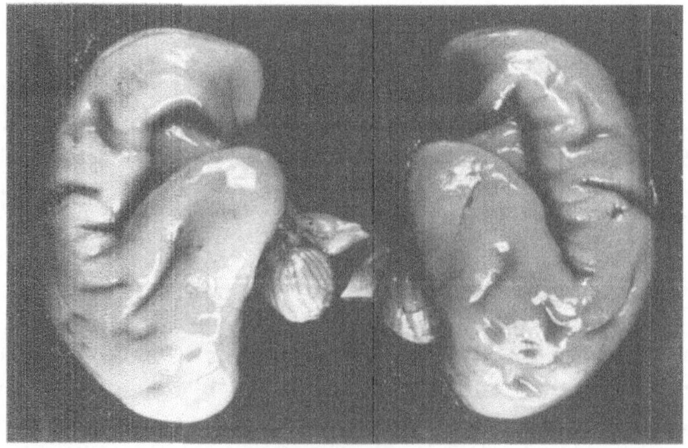

b

Abb. 67 a und b. Vergleich zweier embryonaler Zwillingsgehirne von wahrscheinlich eineiigen Zwillingen (33,5 und 34,5 cm) (S. 1229 und 1230/1935, Berlin).

Hinterhauptslappens stimmen in Zahl und Lage überein. Die hintere Zentralfurche ist bei I und II noch nicht angedeutet, die Interparietalfurche in gleicher Weise angelegt.

Mediale Fläche: Unvollkommene Übereinstimmung in Verlauf und Länge des Sulcus calloso-marginalis, der Fissura occipito-parietalis und der Calcarina. Feine angedeutete Furchen der medialen Fläche der Stirnlappen stimmen gänzlich überein. Desgleichen die Form des Balkens. Das gleiche gilt von der medianen Fläche der linken Hemisphäre.

B. Linke Hirnhälften: Entsprechen sich in vielen der für rechts genannten Einzelheiten.

Urteil: Große Ähnlichkeit. Am auffälligsten ist die Übereinstimmung in der Knickung des l. Sulcus praecentralis und in der Art seiner Unterbrechung auf den rechten Halbkugeln.

2. Pärchen-Zwillinge. S.-Nr. 428 und 429/1933. Körperlänge 40,4 und 40,7 cm. Äußere und innere Unähnlichkeiten.

Gehirne von gleicher Größe und gleicher Reife (Abb. 68a und b).

A. Rechte Hirnhälfte: Form und Nachbarschaft der noch offenen SYLVISCHen Spalte sehr ähnlich, besonders schlägt sich die oberste Temporalwindung um das hintere Ende der

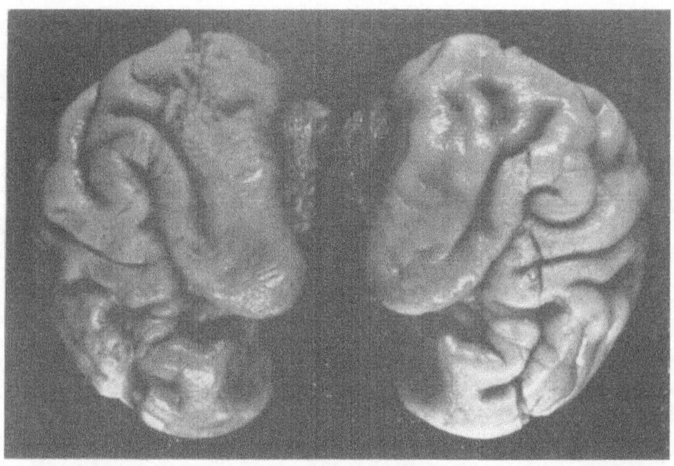

a

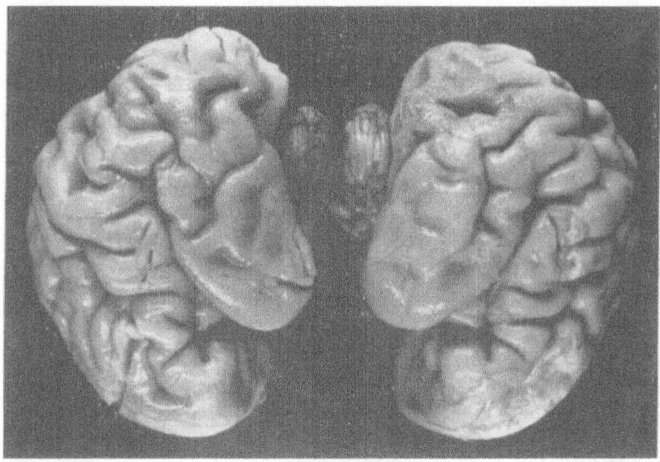

b

Abb. 68 a und b. Gehirne von Pärchenzwillingen 40,4 und 40,7 cm. Vergleiche die oberen rechten Temporalwindungen.

SYLVISCHen Spalte hakenförmig herum. Davor liegen in übereinstimmender Gestaltung die beiden Zentralwindungen in Form einer bis zur SYLVISCHen Spalte reichenden Schleife. Die zwischen ihnen liegende Zentralfurche schneidet die Mantelkante ein. Das Stirnhirn ist bei beiden etwas beschädigt, die erhaltenen Teile zeigen Verschiedenheiten, desgleichen sind der hintere Teil des Scheitellappens, die angrenzenden Teile des Hinterhauptlappens verschieden gefurcht. Bei II ist die Fissura interparietalis breit und tief und geht nach hinten in die Parieto-occipitalis über, bei II ist sie zweifach unterbrochen und die Parieto-occipitalis seichter (Abb. 69).

Mediale Fläche: Bei I reicher gestaltet, der Sulcus calloso-marginalis fängt bei II erst über dem Balkenknie an, der hintere Verlauf ist eher ähnlich. Fissura calcarina verschieden.

B. Linke Hirnhälfte: Zeigt wesentlich mehr Verschiedenheiten, vor allem auch in bezug auf die bei I unterbrochene vordere Zentralwindung. Bei II anastomosiert sie mit der mittleren Stirnwindung; das Stirnhirn bei I reicher gestaltet, selbst ohne oberflächliche Ähnlichkeit mit II. Auch der Schläfenlappen ist bei II viel einfacher. Die Fissura interparietalis bei II ungewöhnlich tief und einheitlich, bei I kürzer und unterbrochen.

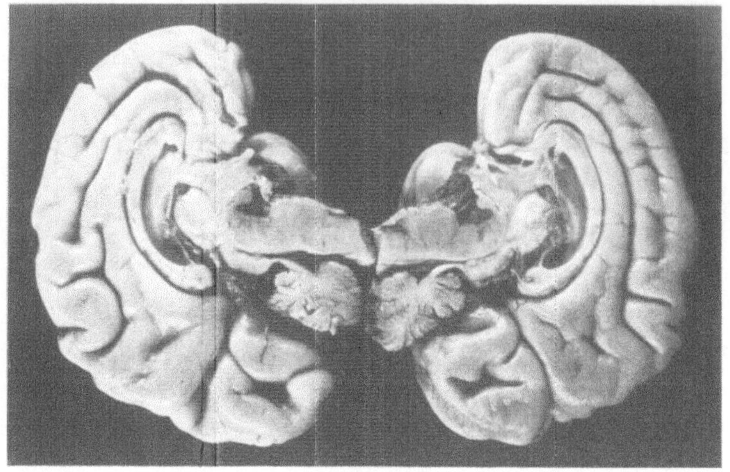

a

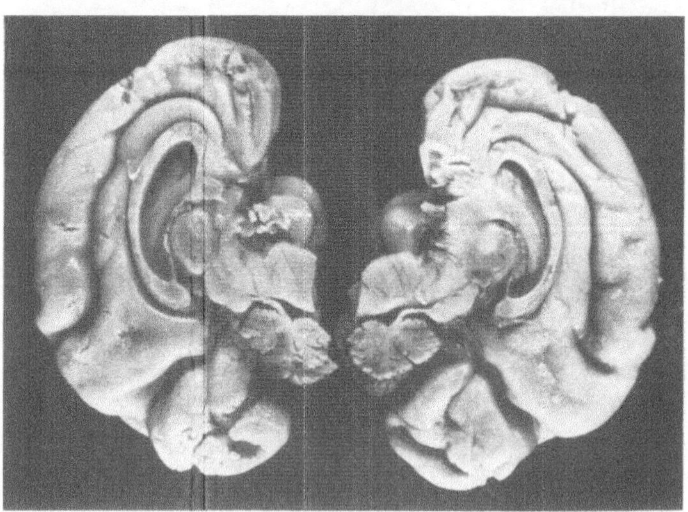

b

Abb. 69 a und b. Dieselben Gehirne mit ihrer medialen Fläche.

Mediale Fläche: Ebenfalls bei II wesentlich einfacher, die Hauptfurchen in Stirn- und Scheitelteil verschieden, die Calloso-marginalis nur bei I unterbrochen. Die Zentralfurche schneidet bei I tiefer in die Kante ein. Hinterhauptslappen sehr einfach, dabei ähnlich.

Es geht aus dem Gesagten hervor, daß sowohl bei Zwilling I als auch bei II die Gestaltung der Hemisphären in Einzelheiten stark asymmetrisch ist.

Urteil: Außer dieser nur teilweisen Ähnlichkeit, überwiegend verschieden.

3. Männliche Zwillinge. S.-Nr. 1052 und 1053/1934. Körperlänge 42 und 43,5 cm. Eihautverhältnisse unklar. Äußere Ähnlichkeiten, innere Formen überwiegend ähnlich.

A. Rechte Hirnhälfte: Zentralfurche von ähnlichem Verlauf, kerbt die Mantelkante ein und endigt kurz vor der Sylvischen Grube. Über dieser bildet sie zusammen mit der vorderen Zentralwindung und der untersten Stirnwindung eine Windungslyra von auffällig gleicher Gestalt (Abb. 70a und b). Der mittlere Teil der Lyra gabelt sich nach oben in beiden Gehirnen, wobei nach vorn bei I erst die vordere Zentralfurche von tiefer Längsausdehnung folgt, bei II ist sie unterbrochen durch eine Furche, die nach vorn in die erste Stirnfurche übergeht. Die übrigen Stirnfurchen sind unähnlich. Die hintere Zentralfurche zeigt bei I einen ausgeprägten Furchenstern, der bei II nicht in derselben Regelmäßigkeit vorhanden ist. Infolgedessen ist auch die Interparietalis und ihre Beziehung zu der Parietooccipitalis verschieden. Immerhin sind die letzteren und die anschließenden Hinterhauptswindungen, z. B. der S. occipitalis transversus sehr ähnlich. Die Sylvische Grube ebenfalls in bezug auf Größe und Ausläufer sehr ähnlich, desgleichen die oberste Schläfenlappenwindung.

Mediale Fläche: Verlauf und Verzweigungen der F. calloso-marginalis sehr ähnlich, nur bei II über dem Balkenende durch eine tiefliegende kleine Windung unterbrochen. Der Verlauf der Parietooccipitalis und der Calcarina sowie der Winkel zwischen beiden gleich.

B. Linke Hirnhälfte: Bei I entschieden reicher gestaltet. Zentralfurche von gleichem Verlauf und Länge, die vordere Zentralfurche in verschiedener Weise unterbrochen, die hintere eher ähnlich. Interparietalis bei I unterbrochen. Stirnfurchen unähnlich.

Mediale Fläche: Unähnlicher als die entsprechenden rechten Furchenbilder, aber gewisse Züge finden sich im Scheitel- und Stirnlappen wiederholt.

Urteile: Die für die Körperlänge verhältnismäßig vorgeschrittenen

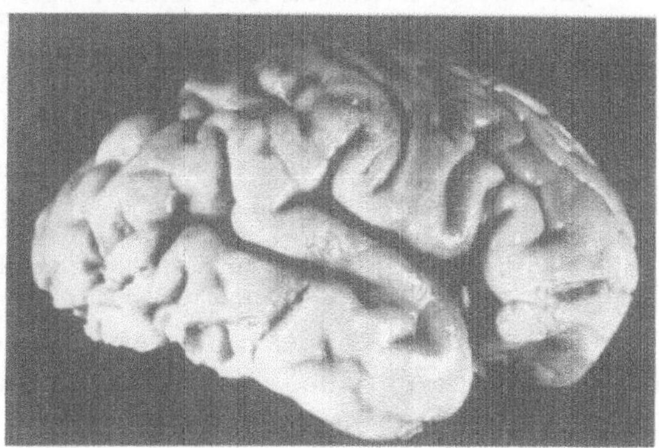

a

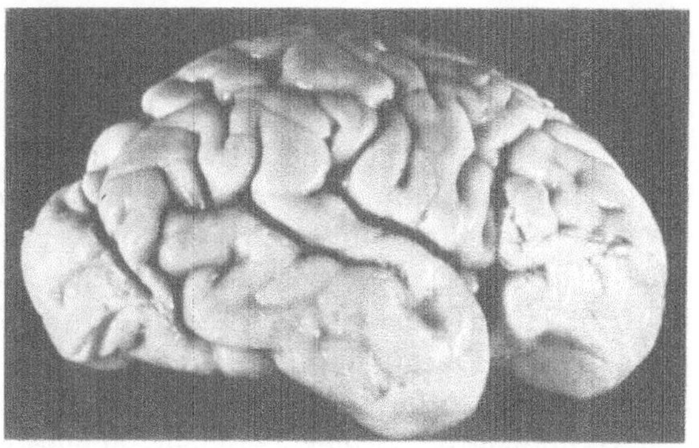

b

Abb. 70 a und b. Ähnlichkeit der Hirnwindung besonders im Bereich des unteren Endes der rechten vorderen Zentralwindung („Lyra") bei wahrscheinlich eineiigen männlichen Zwillingen von 42 und 43,5 cm.

Gehirne der beiden wahrscheinlich eineiigen Zwillinge zeigen in dem allgemeinen Furchenbild, besonders aber in einzelnen Besonderheiten Übereinstimmung, so in bezug auf den unteren Verlauf der rechten Zentralwindungen, das Relief des Schläfenlappens und der medialen Flächen.

4. Männliche Zwillinge. S.-Nr. 1079 und 1081/1930. 39,5 und 38 cm lang, 1255 und 1200 g schwer, beide an Vena terminalis-Blutung gestorben. Nach dem Eihautbefund einoiig mit starker anatomischer Ähnlichkeit der inneren Formen (Schwertfortsatz, Rippen, Lungenlappung, Leberkerben, Milzkerben, Form von Schilddrüse und Thymus).

Gleiche Unreife der Gehirne.

A. Rechte Hirnhemisphäre: Gleicher Verlauf und Ausdehnung der Centralis. Gleichartige Unterbrechung der Präcentralis und Anastomose der Teilstücke mit der oberen und mittleren Stirnwindung. Auch einzelne angedeutete und anscheinend nicht ganz typische Furchen des Stirnlappens gleichartig. Die Sylvische Grube bei I etwas weiter, der Rand sehr gleich. Sehr ähnlicher Verlauf des G. temporalis superior und seiner

Seitenäste. Die Postcentralis mündet bei I in die Interparietalis, die bei II nach unten mit der oberen Temporalfurche anastomosiert.

Mediale Fläche: Calloso-marginalis einfach bei beiden, der Ramus marginalis bei II tiefer und bis zur Kante reichend. Die Fissura parieto-occipitalis hört bei I vor der Mantelkante auf. Dafür ist die Calcarina länger als bei II. Der Cuneus bildet einen schmäleren Keil.

B. Linke Hirnhemisphäre: Zentralwindungen annähernd gleich, bei I im oberen Teil nach vorn mit der Präcentralis, nach hinten mit der Postcentralis anastomosierend, bei II nicht so. Die Gegend der hinteren Umrandung der Fossa Sylvii zeigt recht ähnliche Anordnung der Windungen und Furchen, desgleichen die wenigen vorhandenen Furchen des Schläfenlappens, wobei auffällt, daß bei beiden die obere Temporalfurche nicht parallel dem Rand der Sylvischen Grube verläuft, bei II in Form eines Grübchens beginnt. Stirnlappen nicht vergleichbar.

Mediale Fläche: Nur in den Hauptfurchen gezeichnet, dabei die Calloso-marginalis einfach und von gleichem Verlauf und Länge. Die Cuneus wieder verschieden, bei II mit viel stumpferem Winkel als bei I.

Urteil: Überwiegend ähnlich, auch in bezug auf besondere Varietäten. Zum Teil unähnlich, vor allem der Hinterhauptslappen.

Soviel über die Vergleichung der Gehirne von Zwillingen. Sie vermag die Grundlage für eine entsprechende Untersuchung der Gehirne von anderen Verwandtschaftsgraden zu geben.

Hier möchte ich zunächst wieder auf das im Schrifttum bereits über Vergleichungen des Furchenbildes Bekannte kurz verweisen. So hat E. A. Spitzka Schädel und Gehirn dreier hingerichteter Brüder beschrieben (1904): die Schädelformen waren etwas verschieden und doch ähnlich, die Hirngewichte unterschiedlich; bei allen dreien fand sich eine besondere Konfiguration der Gegend der linken Fiss. interparietalis, ferner auffällige Übereinstimmungen an den medialen Flächen der Hirnhalbkugeln. Karplus berichtet über eine größere Reihe von Verwandtengehirnen; nach Abzug der oben schon erwähnten Zwillingspaare verfügte er über 25 Gruppen. Er verweist mit Recht darauf, daß schon am Einzelgehirn die Länge, Tiefe, Verlauf und Anastomosierung der Furchen zwischen beiden Hemisphären differieren; schon deshalb ist Übereinstimmung zwischen den Hemisphären zweier Personen bemerkenswert; er fand, wenn solche bestand, gewöhnlich die ähnliche Form auf der gleichen Körperseite und oft Ähnlichkeiten nur in einer Hemisphäre. Schon in der Ausgabe seiner „Familienforschung am Zentralnervensystem" von 1907 hat er auch Tierfamilien berücksichtigt, dabei starke individuelle Varietäten und keine überzeugenden Familienähnlichkeiten bei Affen, wohl aber auffallende solche bei Hunden und Katzen gefunden; neben normalen Vorkommnissen beim Menschen, z. B. Windungsarmut der linken Hemisphäre bei einer Mutter und — abgeschwächt — ihren beiden Kindern, entdeckte er sich wiederholende pathologische Befunde, so eine Hydromyelie bei 2 Schwestern, ungleiche Stärke der Vorderstränge bei Vater und Sohn, besondere Herde im Hypoglossuskern bei 3 Geschwistern. Aus der Auflage von 1921 lassen sich folgende Ergebnisse von Karplus zusammenstellen:

Gruppe Mutter und Sohn 6mal: 2mal auffallende Übereinstimmungen, 2mal eher gering, 2mal eher auffallende Verschiedenheiten.

Gruppe Mutter und Tochter 3mal: 1mal sehr große Ähnlichkeit, 1mal geringer, 1mal fehlend.

Gruppe Mutter-Sohn-Tochter: Gleicher Hirnhabitus, Einzelheiten zwischen Mutter und Tochter übereinstimmender als zwischen Mutter und Sohn.

Gruppe Mutter und 2 Söhne: Auffallende Verschiedenheit.

Gruppe Vater und Sohn: Große Ähnlichkeit der Furchen.

Gruppe Vater und 2 Töchter: Keine Ähnlichkeit in Einzelheiten.

10mal Geschwister: Befund wechselnd, nichts Gesetzmäßiges.

Altersunterschiede sind bei solchen Vergleichen nicht allzu störend, KARPLUS hat selbst Mutter und Neugeborenes verglichen und damit selbst zugegeben, daß unreife Hirne brauchbar sind. Gerade der Fall Mutter und Kind gibt — neben den Fällen von gewaltsamem Tod bei mehreren Familienmitgliedern — am ehesten die Gelegenheit, solche Vergleiche anzustellen, wegen des gleichzeitigen Todes bei Entbindung und Geburt. Ich selbst habe mehrfach Gelegenheit gehabt, Gehirne von Blutsverwandten aus diesem Anlaß und bei gerichtlichen Sektionen miteinander zu vergleichen[1].

Mehrere solche Fälle habe ich bereits in meiner Arbeit, „Zur Frage des Windungsbildes an Gehirnen von Blutsverwandten" usw. (s. oben) angeführt. Diese Beobachtungen seien hier nur soweit nochmals wiedergegeben, als sie für den vorliegenden Zusammenhang nötig sind.

Eine 64jährige Mutter war durch Leuchtgas gleichzeitig mit ihren beiden 40- und 37jährigen Söhnen umgekommen (S.-Nr. 480—482/1937 Berlin) (vgl. S. 114). Die Brüder sahen sich untereinander auffällig gleich, weniger der Mutter. Wegen der gleichen Todesart und Todeszeit war ein Vergleich auch der Hirngewichte statthaft: sie betrugen 1435, 1510 und 1590 g. Das Windungsbild war recht verschieden, und zwar war es bei dem schwersten Gehirne (37jähriger Sohn) weitaus am einfachsten. Trotzdem konnte man sagen, daß es im Grundplan mit den beiden anderen übereinstimmte. Übereinstimmende Besonderheiten waren also unter den dreien nicht vorhanden. Im übrigen Körper waren solche in geringer Zahl vorhanden; Fettsucht und ein sehr weites Colon und die Zugehörigkeit zu Blutgruppe A waren allen dreien gemeinsam. Am auffälligsten war die Übereinstimmung in der Schädelform (Abb. 71); auf sie soll weiter unten noch eingegangen werden. Sie ist schon hier angesichts der Verschiedenheit des Gehirns beachtlich.

Auch in einem zweiten Falle (S.-Nr. 176—178/1937 Berlin) (vgl. S. 203) fehlte bei einem Vater und 2 Kindern, die gleichzeitig umgekommen waren, eine Ähnlichkeit des Windungs-

---

[1] *Anmerkung bei der Korrektur.* Während des Druckes erschien aus der Feder B. PATZIGs im 5. Band des neu erscheinenden Handbuches der Erbbiologie des Menschen eine Wiedergabe unserer heutigen Kenntnisse über die Erbpathologie des Gehirns. Dort finden sich noch einzelne, hier nicht angeführte Angaben aus dem Schrifttum zur vergleichenden Anatomie der Gehirne von Zwillingen, vor allem aber eigene Beiträge PATZIGs über Ähnlichkeit und Unähnlichkeit bei solchen; er drückt das Wesentliche, in Übereinstimmung mit meinen Befunden, sehr gut mit der Bemerkung aus, daß sich im Windungsbilde „ein dauerndes Nebeneinander von konkordanten und diskordanten Bildungen ergibt". Auch mit der weiteren Angabe PATZIGs stimme ich überein, daß die Ähnlichkeiten sich fast immer auf den entsprechenden Hirnhälften finden, ein spiegelbildliches Auftreten der Furchenbilder sich nicht sicher nachweisen läßt. PATZIG hat dort u. a. auch das Ergebnis einer eigenen Untersuchung über die Gehirne zweier 80- und 81jährigen Zwillingsschwestern wiedergegeben. Er fand neben vielen Unterschieden Ähnlichkeiten, so in der „Hauptanlage des Windungsbildes", sowie in der Gestaltung einzelner Windungen und Furchen.

reliefs im einzelnen; alle 3 Gehirne waren windungsarm, dabei reich an Sondergestaltung, kaum daß zwischen den Geschwistern (Knabe von 3, Mädchen von 2 Jahren) einige Ähnlichkeit im rechten Stirn- und linken Scheitellappen vorhanden war. Haar- und Irisfarbe waren bei allen dreien gleich, die Ähnlichkeit der Gesichtszüge war zwischen Vater und Sohn ausgesprochen; alle 3 hatten Kuchennieren, die Tochter solche nur auf einer Seite (vgl. Abb. 76).

Von einer dritten Familie, aus der die Eltern und 3 Söhne von 5, 3 und 1 Jahr eines gewaltsamen Todes verstorben waren, konnten nur die Gehirne von Mutter und Söhnen verglichen werden (S.-Nr. 256—259/1937 Berlin) (vgl. S. 114); der Vater ist von anderer Seite seziert worden; es bestand äußere Ähnlichkeit zwischen Mutter und Kindern, in bezug auf Haar und Irisfarbe auch zwischen Vater und Söhnen; Mutter und ältester Sohn gehörten zu Blutgruppe B, Vater und die beiden jüngeren zu Blutgruppe 0. Beide Eltern und 2 Kinder hatten überzählige Sehnenfäden des Herzens, Mutter und die 3 Söhne große Thymus (beim Vater nicht notiert). Das Furchenbild der 4 Gehirne von Mutter und Söhnen war im allgemeinen eher unähnlich, nur bestand eine gemeinsame Eigentümlichkeit in bezug auf einen besonders knieartig nach vorn gerichteten Knick der rechten vorderen Zentralwindung.

Auf weitere Fälle mit durchgehender Unähnlichkeit der Gehirne (Mutter von 30 und Tochter von 5 Jahren) (1491 und 1492/1937, vgl. S. 111); Vater, Mutter, Tochter (1042 bis 1044, 1937), braucht nicht eingegangen zu werden.

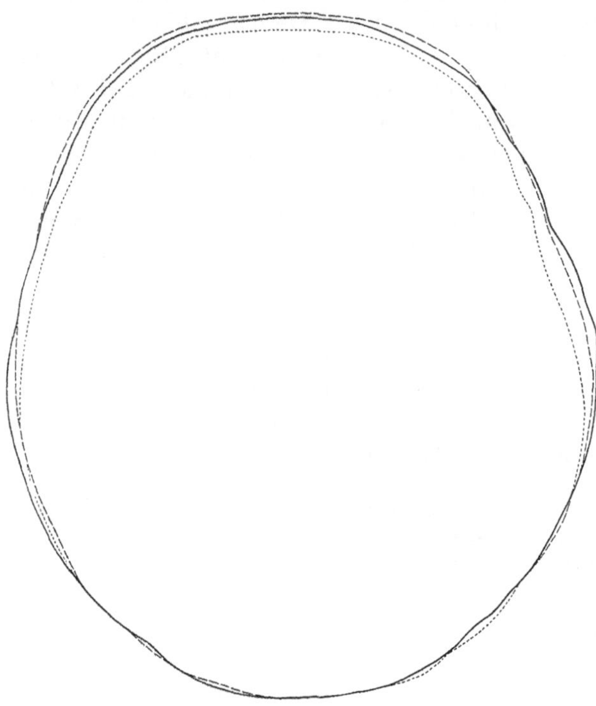

Abb. 71. Umrißzeichnung dieser drei Schädel.
————— Mutter, — — — Sohn, 40 Jahre, -------- Sohn, 37 Jahre.

Ich verfüge aus meinen Jenaer und Basler Aufzeichnungen noch über eine große Anzahl von Gehirngewichten bei Blutsverwandten; aber ihre Wiedergabe hat nur zu einem kleinen Teil einen Sinn, weil durch die ungleiche Todesursache und infolge der Verschiedenheit der zwischen Tod und Sektion verstrichenen Zeit ein Vergleich nur beschränkten Wert hat. Das Gehirn kann ja durch Blutfülle, Quellung, Ödem und durch die postmortale Aufsaugung von Liquor erheblich schwerer werden. Daher haben nur starke Abweichungen der Größe und Form, wenn sie gehäuft und gleichartig in Familien vorkommen, Anspruch auf Beachtung.

Der Einfluß des Alters auf das Hirngewicht ist wohl bekannt, aber nur aus Statistiken, welche einen Begriff über das durchschnittliche Ausmaß der Altersatrophie des Gehirns vermitteln können. Sie ergeben keine hinreichende Vorstellung darüber, um wieviel ein einzelnes Gehirn mit dem Alter schwindet, und auch die Bestimmung des größeren ,,Spielraumes", welchen das gealterte Gehirn im Schädel hat, vermag kein Maß über seinen Verlust an Volumen und Substanz zu geben, weil der Schädel noch in hohem Alter durch Umbau seinen Innenraum verändert.

Da die Gehirne auch äußerlich einander ähnlicher Verwandter im mittleren Lebensalter nach den Sektionsergebnissen in der Größe nicht unerheblich voneinander abweichen können, so ist auch kein Ausweg in der Frage des Maßes der Altersatrophie in dem Versuch zu sehen, die Gehirne von greisenhaften und jugendlichen Personen derselben Familie sicher zu vergleichen; trotzdem möchte ich Beispiele anführen, wo wegen der Ähnlichkeit der Körpergestalt und der Todesart (Unfall) z. B. bei Vater und Sohn eine Vorstellung über die individuelle Größe einer senilen Hirnatrophie möglich ist. Sie stimmt übrigens in ihrem Ausmaß von 150 g gut mit dem Ergebnis von Sammelstatistiken überein.

1. Basel, Nr. 936.

	Vater 82 Jahre	Sohn 39 Jahre		Vater 82 Jahre	Sohn 39 Jahre
Haar	braun	braun	Herz	354	200
Länge.	165,7	160,5	Schilddrüse . . .	75	67
Gewicht	46,5	39,5	Hoden	48	28,5
Kopfumfang . . .	51,1	53,5	Deltoideus . . .	181	217
Hirngewicht . . .	*1181*	*1332*			

2. Basel, Nr. 343.

	Alter	Größe	Gewicht	Gehirn	Schädel
Großvater.	75	165	75	1258	193/154
Großmutter	78	152	36	960!	174/143
Sohn	51	170	53,5	1390	170/140
Enkel	23	171	67	1400	170/195
Enkelin.	2	78	10,3	1057	—

Die Personen dieser Familie sind in den Protokollen einschließlich des Kindes, ausschließlich der (an Marasmus senilis und Lungentuberkulose gestorbenen) Großmutter als kräftige Gestalten geschildert.

3. Basel, Licr. Vater, 72 Jahre; Tabes, Lebercirrhose, metastasierender Nierenkrebs. Chronischer Magenkatarrh. Schädel mit der Dura verwachsen, Diploe spärlich, Kompakta verdickt. Sohn, 47 Jahre: Pleuraempyem, wiederholte Lungenembolien, chronischer Magendarmkatarrh. Schädel vorn etwas kielartig sich verschmälernd, im ganzen sehr dick, porös, mit der Dura etwas verwachsen.

	Alter	Länge	Gewicht	Schädel	Gehirn
Vater	72	170	53	175/136!	*1200*
Sohn	47	175,5	54,2	175/136!	*1440*

Die Wiederholung von Mikrencephalie und Makrencephalie in Familien ist beobachtet. Im älteren Schrifttum (z. B. bei HITZIG 1876) ist sicher nicht immer zwischen echten Hirnhypertrophien, welche R. Vir-chow „Kephalone" hieß und Hirnschwellung unterschieden worden. In den 4 Fällen, die Virchow 1857 beschrieb, ist nichts von familiärer Belastung angegeben, dagegen hat Walsem eine Beobachtung von 3 mit Makrocephalie behafteten Brüdern mitgeteilt. Durch W. Fritze (In.-Diss. Jena 1919) habe ich das Gehirn eines 29jährigen, plötzlich verstorbenen Soldaten mit einem Gewicht von 1930 g beschreiben lassen, von dessen Mutter uns bekannt wurde, daß sie einen „starken Kopf" hatte. Ein geringerer Fall von Megalencephalie bei Vater (46 Jahre) und Sohn (24 Jahre) aus Basel (Stu., Nr. 1131) sei mit den Maßen für Gehirn und Schädel gleichzeitig angegeben.

Es bestand somit beim Vater eine Hyperbrachykranie, bei dem Sohn eine Mesokranie bei fast gleichem überdurchschnittlichem Hirngewicht.

	Vater	Sohn
Todesursache	Tuberkulöse Meningitis	Lungentuberkulose
Körperlänge	172	168
Schädel	173/150	175/137
Hirngewicht	1610	1630
Längenbreitenindex .	86,7	78,3

Unter den Sektionsprotokollen W. Müllers in Jena fand ich den ganz ungewöhnlichen Fall einer „Hyperplasie des Gehirns und des Rückenmarks" mit 2072 g Hirngewicht bei einem 51jährigen, an Pyloruskrebs gestorbenen Schuhmacher (Jena, Nr. 1361); der Schädel von 61 cm Umfang ist als oval und symmetrisch in der Form, die Gehirnsektion weiterhin ausführlich beschrieben. Die Körperlänge betrug 162 cm, die Organe waren stark atrophisch. Die Nachforschung ergab, daß noch die Sektionsprotokolle einer Schwester und eines Bruders vorliegen: der Bruder, ein 65jähriger Schriftsetzer, ist an chronischer Bleivergiftung gestorben; er hatte bei einer Körperlänge von 159 cm ein Hirngewicht von 1421 g; von der 79-jährigen Schwester, gestorben an Tuberkulose, liegen leider keine Angaben über Organgewichte vor; im Befundbericht ist vermerkt, daß der Schädel „ziemlich groß, ziemlich dick, wenig dicht" war und daß sich am vorderen Ende der Hirnsichel ein 20 mm langes Osteom befand.

Ein weiterer Fall von Megalencephalie aus Jena (Ap.) soll zeigen, wie sie sich auch bei sonst auffallend gleichenden Brüdern nur vereinzelt findet.

1. Bruder, 72 Jahre, Zimmermann	2. Bruder, 69 Jahre, Maurer
Untersetzt, Haar braun	Untersetzt, Haar braun
Iris graublau	Iris braun
Adipositas	Adipositas
Lungenemphysem	Lungenemphysem
Offener Leistenkanal	Nabelbruchsack
Lebercirrhose	
	Cholelithiasis
Polyp der Flex. sigm.	Polyp des Colons
Arteriosklerose	Atherosklerose
Länge 170,5 cm	Länge 159,0 cm
Gewicht 85,2 kg	Gewicht 88,5 kg
Kopfumfang 57,0 cm	Kopfumfang 54,5 cm
Gehirn 1476 g	*Gehirn 1816 g*

Um das *Verhältnis von Gehirngewicht zur Schädelform* bei Verwandten zu beleuchten, seien im folgenden aus einer Reihe von Fällen einige herausgehoben. Bei den Schädeln sind jeweils in Höhe des üblichen Sägeschnittes die größte Länge und die größte Breite gemessen; auf unbedingte Genauigkeit haben die Maße insofern keinen Anspruch, als im täglichen, oft eiligen Sektionsbetrieb die Anlegung des Sägeschnittes trotz dahingehender Anweisung wohl nicht immer im Bereich seines größten Umfanges gelingt. In Ermangelung besserer Untersuchungen, die von einer Hand ausgeführt werden müßten, mögen aber doch die Beispiele dienen, wie verschieden sich bei gleichem Längenbreitenindex das Gehirnvolumen und umgekehrt bei gleichem Gehirngewicht die Schädelform verhält.

Der erste Fall soll lediglich ein Beispiel dafür zeigen, wie schwankend sich die Zahlen für Gehirngewichte überhaupt in einer Familie erweisen unter den gegebenen Verhältnissen verschiedenen Alters der Toten, der tödlichen Krankheiten und der Sektionszeiten (Ke.-Basel,).

	Schwester 68 Jahre	Bruder 69 Jahre	5 Kinder des Bruders				
			8 ♀	21 ♀	3 ♂	16 ♀	6 ♂
Todesursache. .	Cystitis	Diabetes	Scharlach	Allg. Tuberk.	Scharlach	Miliartuberk.	Scharlach
Schädel	167/132	175/145	—	160/130	—	165/139	166/146
Gehirn	1240	1350	1362	1250	1160	1458	1430
Körperlänge . .	162	172	117	157	91	167	? 160

Im nächsten Fall handelt es sich um den Leuchtgastod einer Mutter und ihrer 3 kleinen Kinder, bei gleicher Todesart und Todeszeit sind die Gehirngewichte der Kinder in der Weise verschieden, daß das jüngste das schwerste Gehirn besaß, aber alle 4 sind, mit unseren Normzahlen (nach RÖSSLE und ROULET) verglichen, unter dem Durchschnitt; vielleicht liegt hier eine Familienähnlichkeit vor (Fall Pfu.-Basel).

	Mutter, 31 Jahre	Tochter, 5½ Jahre	Sohn, 4 Jahre	Sohn, 2½ Jahre
Todesursache	Co-Vergiftung	Co-Vergiftung	Co-Vergiftung	Co-Vergiftung
Schädel	162/136	153/130	140/130	162/132
Gehirn	1230	1120	1050	1200
Körperlänge	160	115	100	91

Auf die Körperlänge bezogen, finden sich gelegentlich bei Verwandten auffällig gleiche Gehirngewichte, so bei 2 Schwestern (Sche.-Basel), die im selben Alter an Lungentuberkulose starben, 2 Brüdern (Jl.-Basel), die fast gleichaltrig, ebenfalls beide einer Lungentuberkulose erlagen und endlich 2 Brüdern (Web.-Basel), die, 64 und 56 Jahre alt, gleich groß (und gleichen Berufes) an verschiedenen Krankheiten starben.

Scherr.-Basel	Todesursache	Größe	Ge-wicht	Herz	Milz	Leber	Nieren	Hirn	Schädel
1. Schwester, 23 J.	Lungen-tuberkulose	166	40	210	260	1450	270	1265	160/134
2. Schwester, 23 J.	Desgl.	165	37,5	245	180	1440	250	1270	166/130

Schädel dolichocephal, bei beiden mit reichlicher Diploe!

Jl.-Basel	Bruder, 39 Jahre	Bruder, 38 Jahre
Todesursache . . .	Lungentuberkulose	Lungentuberkulose
Größe	167	166
Schädel	165/132	160/134
Gehirn	*1230*	*1230*

Web. IV-Basel	Bruder, 64 Jahre	Bruder, 56 Jahre	
Todesursache . .	Arteriosklerose, Etat criblé	Tub. pulmon. et periton.	Gleicher Beruf (Ferger)
Körperlänge . . .	173	173	
Schädel	177/146	176/136	
Gehirn	1290	1280	

Folgende Beispiele zeigen die Unterschiedlichkeit der Hirngewichte bei annähernd gleichen Schädelformen (wie oben zweidimensional gemessen!) (Leu., Has., Mo. I-Basel).

Leu.	Bruder, *65* Jahre	Bruder, *63* Jahre
Todesursache . . .	Prostatakrebs	Cancroid des Pharynx
Körperlänge . . .	162	156
Schädel	189/144	185/145
Gehirn	1355	1200

Has.	Bruder, 32 Jahre	Bruder, 21 Jahre	
Todesursache . .	Lungentuberkulose (+ Cystenerweichung der Stammganglien)	Lungentuberkulose	(Mutter Lues + Tub.)
Körperlänge . . .	175	172	
Schädel	185/143	187/142	
Gehirn	1260	1428	

Mo. I	Schwester, 21 Jahre	Schwester, 19 Jahre	
Todesursache . .	Lungentuberkulose + Mening.	Lungentuberkulose	(Beide 1911 gest.)
Körperlänge . . .	160	170	
Schädel	172/135	173/135	
Gehirn	1250	1390	

Im folgenden Falle erscheint der Sohn in bezug auf die Körperlänge dem Vater, in bezug auf die Schädelform der Mutter nachgeartet; der

Vergleich des Hirngewichtes war wertlos, da die Mutter an einer Apoplexie gestorben war (Gro.-Basel).

	Vater, 57 Jahre	Mutter, 66 Jahre	Sohn, 49 Jahre
Todesursache . .	Lebercirrhose	Apoplexie	Krebs des Sinus piriformis + Lungentuberkulose
Körperlänge . . .	176	157	175
Schädel	178/152	164/138	165/137
Gehirn	1218	—	1350

In den folgenden 2 Fällen lassen sich keine Ähnlichkeitsbeziehungen zwischen Schädelform und Gehirngewicht unter den Verwandten ausfindig machen, im ersten Falle (Gut.-Basel) höchstens in dem Sinne, daß es sich um eine eher kleinwüchsige Familie mit entsprechend leichteren Gehirngewichten gehandelt hat, wobei der verhältnismäßig größte Angehörige (durch Unfall mit 20 Jahren umgekommen), das schwerste Gehirn, aber nur von 1300 g Gewicht besaß.

	Großvater 72 Jahre	1. Sohn 58 Jahre	Enkel 20 Jahre	2. Sohn 42 Jahre	3. Sohn 37 Jahre	4. Sohn 3 Jahre
Todesursache .	Encephalomalacie	Tuberkulöse Perikarditis	Unfall	Mitralfehler	Lungentuberkulose	Phlegmone
Körperlänge . .	152	152	160	155	157	112
Schädel	183/140 (?)	177/133	162/126	—	165/135	—
Gehirn	1162	1190	1300	1320	1210	1120

Schn. IV	Vater, 40 Jahre	1. Sohn, 41 Jahre	2. Sohn, 21 Jahre
Todesart	Croupöse Pneumonie	Lungentuberkulose	Typhus
Körperlänge	163	164,3	157
Schädel	182/153	172/134	170/135
Gehirn	1365	1360	1310

Die Gunst des Zufalls schickte es, daß ich durch das Entgegenkommen von Prof. MÜLLER-HESS die Sektion einer Mutter und ihrer erwachsenen Söhne ausführen konnte, die durch Selbstmord mittelst Leuchtgas gestorben waren und bei denen sich ganz auffallende Übereinstimmungen im Schädelbau fanden (S.-Nr. 480, 481, 482/1937, vgl. S. 114). Die Gehirne dieser 3 Personen sind auf S. 175 bereits im Rahmen der Hirnvergleiche berücksichtigt worden. Die Schädelmaße betrugen:

	Längenbreitenindex	Hirngewicht
S.-Nr. 480/37, Mutter, 64 Jahre, 175 : 149	85,1	1425
S.-Nr. 481/37, 1. Sohn, 40 Jahre, 180 : 149	82,7	1510
S.-Nr. 482/37, 2. Sohn, 37 Jahre, 178 : 154	86,5	1590

Die Formen der 3 Schädel sind in der Skizze S. 176 wiedergegeben. Man sieht die auffällige Übereinstimmung der Form in Höhe des Sagittalschnittes, der an Stelle des größten Umfanges angelegt wurde, wobei zu beachten ist, daß vielleicht nicht einmal trotz meiner Aufsicht die Stelle der größten Übereinstimmung genau getroffen worden ist. Eine geringere Übereinstimmung besteht in bezug auf die Tiefe der Schädelgruben, wodurch

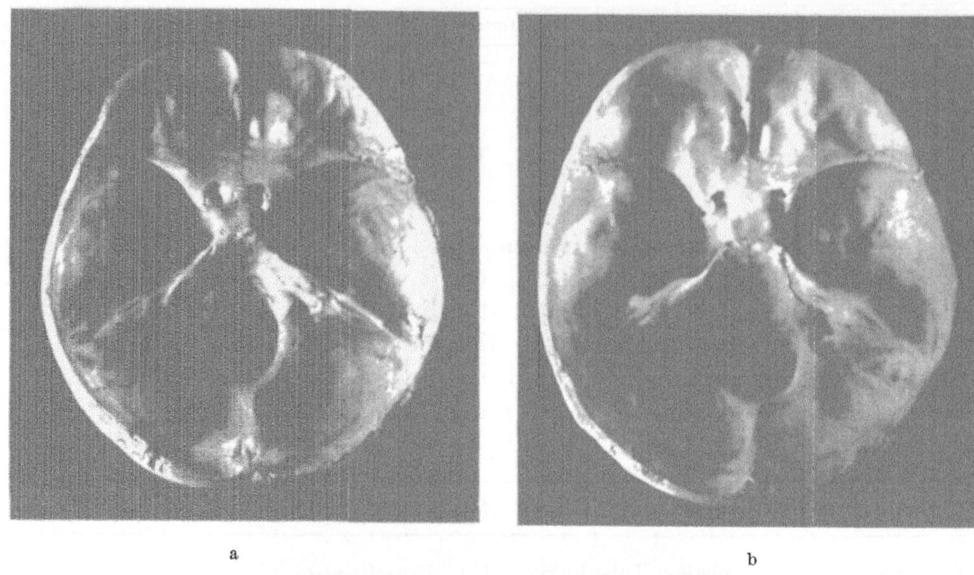

a   b

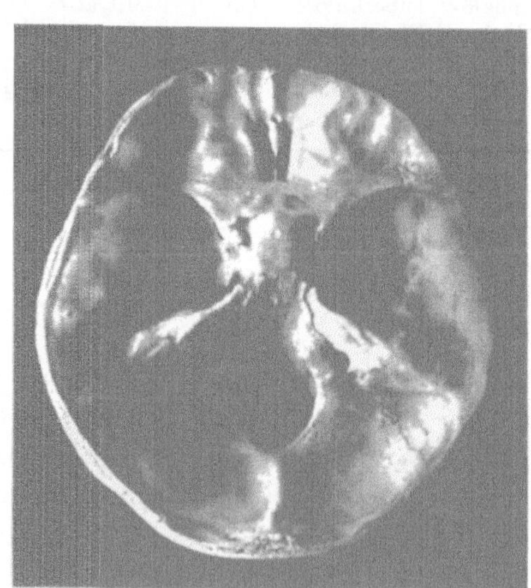

c

Abb. 72 a—c. Schädel von Mutter (64 Jahre) und Söhnen (40 und 37 Jahre).

wohl bei sonst ähnlicher Gestalt des Schädeldaches der Unterschied in den Gewichten der Gehirne erklärt ist (s. oben).

Eine weitere Übereinstimmung besteht in der Schichtung und Dicke des Schädeldaches. Sämtliche 3 Schädel können als nahezu osteosklerotisch und dabei knapp mitteldick bezeichnet werden. An übereinstimmenden Stellen ist etwas Diploe vorhanden, vor allem an der Protuberantia frontalis interna und der Hinterhauptsschuppe an ihrer stärksten Stelle. Befunde, die übrigens sehr gewöhnlich sind.

Bei dem älteren Sohn ist die Stirnhöhle etwas weiter als bei Mutter und Bruder. Das innere Relief der vorderen und mittleren Schädelgrube stimmt in auffallender Weise überein, desgleichen die Abgangsstelle der Kanäle und Spalten für Nerven und Gefäße. Die Gestalt der beiden Keilbeinflügel und vor allem die Form des Türkensattels ist bei den beiden Brüdern samt seiner knöchernen Umrandung auffallend ähnlich und von der Gestalt bei der Mutter etwas verschieden. Letztere zeigt mehr Vertiefung des Türkensattels. Die Form der Felsenbeine ist wiederum bei den Brüdern bis in Einzelheiten viel ähnlicher als bei der Mutter, deren Felsenbeine etwas plumper gestaltet sind. Die Furchen des Sinus sigmoideus sind bei allen dreien sehr ähnlich, die S. transversi etwas verschieden. Die Umrahmung des Hinterhauptsloches ist bei den 3 Schädeln nicht ganz gleich, aber ähnlicher bei den Brüdern als bei der Mutter. Auch die Gefäßfurchen, vor allem der rechten Meningea media, sind ähnlich in bezug auf Tiefe und die Hauptverzweigungen. Auffallend gleichartig ist der Verlauf und die Zähnelung der Kranz- und Sagittalfurche, weniger diejenige der Lambdanaht. Da das Gesicht geschont werden mußte, konnte die Schädelbasis nur bis zur Nasenwurzel entfernt werden. Die Jochbögen gleichen sich sehr, ebenso Sitz und Form des knöchernen Gehörganges, der nur bei dem 2. Bruder weiter ist. Die Warzenfortsätze haben oberflächliche Ähnlichkeit, besonders ist der rechte bei der Mutter kürzer als bei den Söhnen. Processus xyloideus anscheinend gleich. Die Form der Stirnhöhlen etwas verschieden, diejenige der Gelenkflächen des Hinterhauptsbeines zum Atlas sehr ähnlich.

Durch die Untersuchungen von SCHWARZ und von LEICHER ist bekannt, daß die Vererbung für die Pneumatisation des Warzenfortsatzes am Schädel maßgebend ist: Bei eineiigen Zwillingen fand sich in 66,1% der Fälle, bei zweieiigen nur in 37,1% eine Übereinstimmung, wobei letztere bei „sehr gut pneumatisierten" Warzenfortsätzen sich für EZ sogar auf 92,2% steigerte. Es lag daher nahe, diese Verhältnisse auch an den vorliegenden, sonst so sehr ähnlichen 3 Schädeln zu prüfen. Herr Prof. VOGEL von der Universitätsklinik für Hals-Nasen-Ohrenkrankheiten hatte auf meine Bitte die Liebenswürdigkeit, kunstgerechte stereoskopische Röntgenaufnahmen der Felsenbeine zu machen. Nach seinem Urteil lagen hier aber so durchschnittliche Verhältnisse vor, daß von einer auffallenden Familienähnlichkeit nicht gesprochen werden konnte.

Gegenüber den obigen Angaben über das Verhältnis der Schädelform unter Verwandten in Beziehung zum Gehirngewichte liegt der Einwand nahe und ist berechtigt, daß die Messung des Schädels in der größten Breite und Länge ohne Berücksichtigung der Knochendicke ja nichts über die Kapazität, also über den Innenraum des Schädeldaches, geschweige des ganzen Schädels aussagte. Bei einem Vergleich der Schädel und Gehirne konnte zunächst von der Voraussetzung ausgegangen werden, daß bei sehr ähnlicher Formung des Schädeldaches auch Übereinstimmung der vertikalen Dimensionen (Wölbung des Schädels, Tiefe der Schädelgruben) herrschen könnte. Die große Verschiedenheit der Gehirngewichte zeigt aber, daß hier wesentliche Differenzen bei gleicher horizontaler Formung vorliegen können; und weiter könnte nun auch eine verschiedene Knochendicke für das Volumen mit maßgebend sein. Es lag daher bei dem Vergleich von Schädeln Blutsverwandter nahe, auch zu prüfen, ob die Beschaffenheit des Schädels in bezug auf sonstige Formgebung, z. B. Symmetrie, Dicke, Schichtung, Nahtverhalten mehr oder mindere Übereinstimmungen aufweist.

In Hinsicht auf Dicke und Schichtung ist nun allerdings zu bemerken, daß es in Anbetracht des dauernden Umbaues des Schädels, wie sie uns insbesondere die letzte Arbeit ERDHEIMs (1938) so meisterhaft anschaulich geschildert hat, zweifelhaft erscheint, ob man Schädel von Personen verschiedenen Alters überhaupt in bezug auf diese Eigenschaften miteinander vergleichen darf, solange noch überhaupt kein Anhaltspunkt dafür vorliegt, welche Bedingungen für Apposition und Resorption am Schädelknochen zeitweise maßgebend sind. Man denke nur an die senile Hyperostosis frontalis der Frauen im Sinne des von F. HENSCHEN beschriebenen endokrinen „Syndroms von MORGAGNI", nämlich des Zusammentreffens von wulstiger Osteophytose des Stirnbeins mit Fettsucht und Virilismus, so wird man z. B. sofort sehen, daß ein Vergleich zwischen dem Schädel einer Großmutter und ihren Enkeln keinen Sinn haben kann. Die Verhältnisse sind um so unübersichtlicher, als der Schädel offenbar neben in ihm selbst liegenden Gestaltungen weitgehend vom Gehirn und endokrinen Beeinflussungen, auch in seiner späteren Formung, d. h. nach Erreichung des Wachstumsstillstandes des übrigen Skeletes abhängig ist. Zu den mehr selbständigen Gestaltungen sind wohl die Asymmetrien, die Schaltknochenbildung, die Persistenz von Nähten zu zählen.

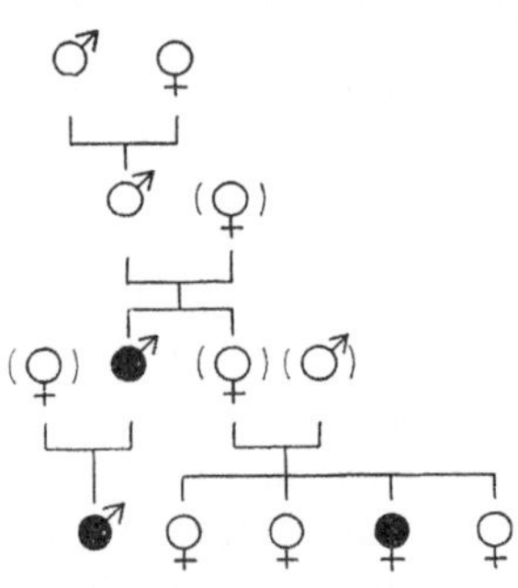

Abb. 73.
Erblichkeit des Metopismus.

Beginnen wir mit dem verhältnismäßig einfachsten Fall, der Anomalie einer *erhaltenen Stirnnaht,* so hat sie sich zunächst in 9 Familien, wo sie vorkam, nicht wiederholt gefunden. Das kann Zufall sein, zumal in der Hälfte meiner Fälle nur je 2 Personen untersucht waren; aber es sind darunter auch ein Vater mit 3 Kindern, die 4 Geschwister eines behafteten Knaben (Kü.-Jena), Bruder und 6 weitere Verwandte eines Knaben (Sei.-Jena), Vater (behaftet) mit 2 Töchtern (Die.-Basel). In einer Familie von 12 blutsverwandten Personen aus Basel (Hi.), dabei 5 Geschwister mit Söhnen und Enkel fand sich nur bei einem Bruder von 54 Jahren ein Metopismus (Persistenz der Stirnnaht), bei einem weiteren 63jährigen Bruder allerdings noch ein Knochendefekt neben der Pfeilnaht und bei einer 4jährigen (!) Großnichte beider eine 5-Frankenstück große Exostose.

Hingegen fand ich in einem kleinen Ausschnitt einer größeren Jenaer Familie (vgl. Gö.-Jena 340, S. 287, s. Stammbaum) die dreimalige Wiederholung einer erhaltenen Stirnnaht wie die Abb. 73 zeigt; seziert sind 4 Generationen. Bei der Sektion des Urgroßvaters ist der Schädel wahrscheinlich so genau beschrieben, daß die etwa vorhanden gewesene Stirnnaht wahrscheinlich vermerkt worden wäre; vom Schädel des Großvaters ist dies zweifelhaft; behaftet waren dann Vater, Sohn und ein Tochtersohn des Großvaters, die Tochter selbst leider nicht seziert, für 3 andere klein gestorbene und sezierte Kinder dieser Tochter ist Persistenz der Stirnnaht nicht vermerkt. Der Verschluß der Stirnnaht geschieht spätestens im 2. Lebensjahr. Da die Persistenz verhältnismäßig selten ist, dürfte die geschilderte Wiederholung für Erblichkeit sprechen; im Schrifttum findet sich nur bei REMANE (zitiert nach MATERNA 1936) ein Hinweis auf Erblichkeit.

Das Vorkommen von Exostosen, auch in 2 Fällen multipler solcher, war in meiner Sammlung immer nur vereinzelt (sonst bekanntlich oft familiär beobachtet).

In dem weiter oben (S. 179) angeführten Fall von Gastod von Mutter und 3 kleinen Kindern (Pfu.-Basel) fanden sich die Schädelnähte der letzteren in ganz verschiedenen Graden der Ausbildung. *Schaltknochen* fanden sich jedesmal (in 5 Fällen) nur vereinzelt bei einem einzigen Familienmitgliede angegeben, desgleichen außer den genannten Exostosen und den Osteophytosen der alten Frauen, die Schaltbeine und die Osteome der Falx; das gleiche gilt von einem Chordom der Basis (63, Tochter), der Vater hatte einen Schiefschädel. Eine Oxycephalie ist einmal bei einem 26jährigen Weibe (Mey.-Basel) mit Hyperostose des Stirnbeins und Osteosklerose des Schädeldaches notiert; ihre Mutter (mit 35 Jahren verstorben) hatte verknöcherte Nähte an dem „schweren" Schädel.

Zur *Asymmetrie des Schädels* kann ich nur soviel sagen, daß eine klare Entscheidung über ihre Erblichkeit nach den mir vorliegenden Aufzeichnungen nicht möglich ist. Es stehen 10 Fällen von Wiederholungen einer solchen in Familien 26 vereinzelte Fälle gegenüber. Wenn man aber bedenkt, daß sicher mancher Fall übersehen oder der Niederschrift nicht wert gehalten worden ist, muß man doch zugeben, daß die Wiederholungen um so stärker ins Gewicht fallen, als die sezierten

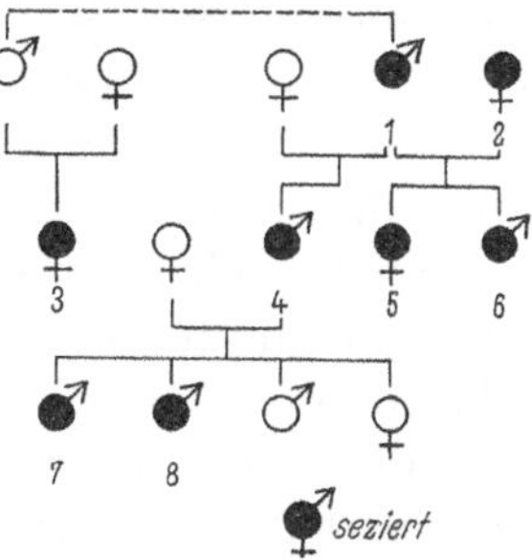

Abb. 74. Stammbaum der Familie Herz.-Jena.

Fälle bei den wenigen Personen, die gewöhnlich aus einer Familie beobachtet worden sind, zufällig negativ oder nachlässig beobachtet gewesen sein können.

Unter den negativen Fällen wären nur solche herauszuheben, wo mehrere Verwandte miteinander verglichen werden konnten. Im Falle Hart.-Jena hatte der Vater mit 61 Jahren eine Osteoporose des Schädels mit auffällig weiter Stirnhöhle, die Tochter, 8 Jahre alt, einen Schiefschädel mit rechtsseitiger Stenose, der Sohn, 10 Jahre alt, einen ovalen dünnen Schädel.

Von der Familie Herz.-Jena liegen 8 Sektionsprotokolle mit Schädelbefunden vor (Abb. 74). Ein Großvater (1) und seine zweite Frau (2), eine Nichte des ersten (3), ein Sohn aus erster Ehe (4), 2 Kinder aus zweiter Ehe (Tochter 5 und Sohn 6), ferner 2 Enkel (Nr. 7 und 8, Söhne von Nr. 4). Alle Kinder von Nr. 4 waren geisteskrank, auch die beiden sezierten 7 und 8, sowie die oben erwähnte Nichte des Großvaters Nr. 3. Allein Nr. 7, 47jähriger Schlosser, hatte einen stark asymmetrischen Schädel, bei allen übrigen ist ausdrücklich die Symmetrie angegeben (nur bei 4, dem Vater des letzteren, ist leider keine Hirnsektion ausgeführt). Bei Nr. 8 (Bruder) ist gesagt: Schädel breit, oval, mäßig dicht, Nähte in Obliteration.

In einem Basler Fall (Rot.) hatte ein Sohn einen asymmetrischen Schädel, beide Eltern nicht. In einem weiteren Basler Fall (Kel. I) hatten von Mutter, ihren 2 Söhnen und 1 Enkel (Sohn des älteren Sohns) nur der ältere Sohn eine Asymmetrie des Schädels, also weder dessen Mutter, noch sein Bruder, noch sein Sohn. Gehirn- und Schädelmaße auch sonst sehr verschieden bei diesen 4 Personen.

Von Fällen wiederholter Asymmetrie des Schädels führe ich folgende an:

Mutter und Sohn (Ba., Häg.), Bruder und Schwester (Ba., Li.), 2 Brüder (Bür.-Jena,) (die Seite der Stenose beim zweiten nicht angegeben), ein weiteres Brüderpaar (Bey. IV-Jena, mit linksseitiger Stenose), Vater und Sohn (Gö.-Jena, 64 und 43 Jahre alt). Weiterer Fall von Vater und Sohn (Spitt.-Jena): Beim Vater Schädeldach oval, dünn, fast ohne Diploe, linke Hälfte bedeutend breiter als rechte; beim Sohn Schädeldach oval, mit linksseitiger Stenose, Diploe deutlich. Ebenfalls bei Vater und Sohn (Fei.-Jena), beide an Dementia paralytica gestorben: Beim Vater (62 Jahre) der Schädel stark schief durch linksseitige Stenose, dabei dünn, mäßig dicht und mit flachem Osteom des rechten Stirnbeins; beim Sohn (44 Jahre) Schädel sehr asymmetrisch, mit linksseitiger Stenose, breit-oval, sehr dünn, sehr wenig dicht, mit deutlichen Nähten und tiefen Gefäßfurchen.

Bei 6 Geschwistern (Ott.-Jena) wurde 2mal der Schädel nicht beschrieben, 2mal Asymmetrie notiert (2 Jahre alt und 5 Jahre, hier als starke linksseitige Stenose bezeichnet), 2mal Symmetrie ausdrücklich betont. Allzufrühes Vorkommen dürfte wegen der Möglichkeit des späteren Ausgleichs nicht belangreich sein; immerhin sei wegen gleichzeitiger anderer Anomalie des Schädels eine Beobachtung aus Jena (Hoen.) erwähnt, wo im Säuglingsalter bei Geschwistern Asymmetrie beschrieben ist: 14 Tage altes Mädchen mit einem Schaltknochen der Lambdanaht, Andeutung einer Sutura occipitalis und einer linksseitigen Stenose; der Bruder, 4 Monate alt, hatte einen Schiefschädel mit linksseitiger Stenose. Eine Wiederholung bei Großvater und Enkel ist im Falle Sulz. (Basel) verzeichnet; eine unverheiratete Tochter des ersteren, durch Selbstmord bei „Hysterie" umgekommen, hatte zwar sonst zahlreiche Anomalien, aber eine Asymmetrie ist bei der Beschreibung des Schädels nicht vermerkt. Endlich seien 2 Fälle angeführt, wo die Stenose der Kranznaht sich zwar wiederholte, aber auf verschiedene Seiten lokalisiert war: Bei dem einen von 2 Brüdern (2 und 5 Jahre) (Helb.-Jena) saß die Stenose rechts, beim anderen links; im anderen Fall heißt es von den Schädeln eines Geschwisterpaares (Nebe.-Jena) bei der 66jährigen Schwester: Schädel breit oval, leicht schief, mäßige rechtsseitige Stenose, mitteldick, wenig dicht, Nähte verödet; bei dem 74jährigen Bruder: Schädel breit oval, linksseitige Stenose, verdickt, mäßig dicht, Nähte deutlich, Glastafel über dem hinteren Teil der Pfeilnaht mit flachen Osteophyten.

In einer Anzahl von Fällen fiel auf, daß sich die *Verwachsung der Dura mit dem Schädel bei Erwachsenen,* deren Bedeutung unklar, weil vielleicht vieldeutig, am ehesten auf eine andauernde Knochenapposition an der inneren Glastafel zu beziehen ist, bei Verwandten wiederholte, so bei Bruder, Schwester und Enkelin des ersteren (Hi. II-Basel), bei Mutter und Sohn (von Ge.-Jena), bei einem Vater (39 Jahre) und seinen beiden Söhnen (51 und 41 Jahre; Amm.-Basel).

Osteosklerose des Schädels wiederholt sich öfter in den Sektionsprotokollen Blutsverwandter, was an sich bei ihrer Häufigkeit nicht verwunderlich, aber bei ihrer unklaren Genese leider nicht verwertbar ist. Es darf aber vielleicht auf einen Fall kurz hingewiesen werden, wo sie sich bei beiden Eltern und ihren 2 Töchtern (Cap.-Basel) fand, desgleichen bei 2 Brüdern von 32 und 25 Jahren (Dieb.-Basel). Auch *Hyperostose* fand sich einige Male wiederholt, so bei Vater und Sohn (Jena 32/33), Mutter (70 Jahre) und Tochter (29 Jahre!) (Jena, 32). 3 Fälle seien wörtlich wie in den ausführlichen Protokollen wiedergegeben:

1. Familie Lu.-Jena: Vater, 34jähriger Maurer, Schädeldach oval, schwer, ziemlich dick, mit deutlicher Diploe; 1. Sohn, 44jähriger Händler, geisteskranker Alkoholiker: Hyperostose und Osteoporose des Schädels; Schädel dick, bis 8 mm, dabei leicht. Bruder des Vaters, 70jähriger Maurer: Schädel längs-oval, geringe linkseitige Stenose, ziemlich dick, dicht. Ein Neffe der Brüder, 48 Jahre alt: Schädel oval, eher elliptisch, ziemlich dick, Diploe stark entwickelt.

2. Familie Huf. I.-Jena: 1. Bruder, 72 Jahre alt: Schädel breit-oval, leicht schief (linksseitige Stenose), zu dick, dicht. 2. Bruder, 45 Jahre alt: Schädeldach oval, symmetrisch, dickwandig, mit reichlicher Diploe, Schaltknochen der Lambdanaht. Schwester, 35 Jahre alt, geisteskrank: Schädel breit-oval, gleichmäßig zu dick, Diploe spärlich, mediale Teile der Kranznaht und der Pfeilnaht obliteriert. Base, 43 Jahre alt: Schädel sehr kompakt, mitteldick.

3. Vater, Professor der Chirurgie, 86 Jahre alt: Schädel oval, annähernd symmetrisch, ziemlich dick, sehr dicht, Nähte in Obliteration, Osteophyten der inneren Glastafel des Stirnbeins. Mutter, 54 Jahre alt: Schädeldach ungemein schwer, kompakt, leicht asymmetrisch. Sohn, stud. med., 24 Jahre alt (Schädelbasisbruch): Schädel dick, sehr wenig Diploe.

Sehr überzeugend sind die Wiederholungen nicht, zumal reichliche Gegenbeispiele aus dem Jenaer und Basler Material gebracht werden könnten. Die Wiedergabe geschah mehr, um die Aufmerksamkeit auf diese noch nicht beobachteten Eigenschaften des Schädels hinsichtlich ihrer etwaigen genetischen Bedingtheit zu lenken.

In Anbetracht der außerordentlichen Schwierigkeiten, die sich der Klärung der *Vererbung* der *Kopfform* schon am Lebenden entgegengesetzt haben, verzichte ich auf die Wiedergabe von Beschreibungen über Ähnlichkeit und Unähnlichkeit, die aus den ja nicht eigens darauf angelegten Sektionsprotokollen meiner Sammlung entnommen werden könnten. Ich fürchte auch, daß die zahlreichen, noch nicht erwähnten Messungen der Länge und der Breite des knöchernen Schädels von blutsverwandten Personen nicht genügen würden, um irgendwelche Schlüsse über erbliche Bedingtheiten zu erlauben. R. Martin meint, daß es sehr wahrscheinlich sei, daß in dem Längenbreitenverhältnis mehrere Erbeinheiten stecken,

„die natürlich für sich gesondert betrachtet werden müßten, ein Umstand, der das ganze Problem der Entstehung der Schädelform außerordentlich kompliziert" (1928).

Einen ähnlichen Standpunkt hat HILDIN (1925) eingenommen und E. FISCHER (1936) ist, besonders wegen der exogenen Beeinflußbarkeit der Schädelform, z. B. durch bestimmte Ernährungsarten, der Ansicht, daß uns für eine Erbtheorie des Schädels immer noch wesentliche Voraussetzungen fehlen. Sogar für pathologische Abweichungen der Schädelform wie den Turmschädel ist, wohl wegen verschiedenartiger Genese, eine sichere Feststellung der Erblichkeit nicht geglückt (K. W. SIEMENS 1924, H. GÜNTHER 1930). GÜNTHER hat mit Recht hervorgehoben, daß vieles,

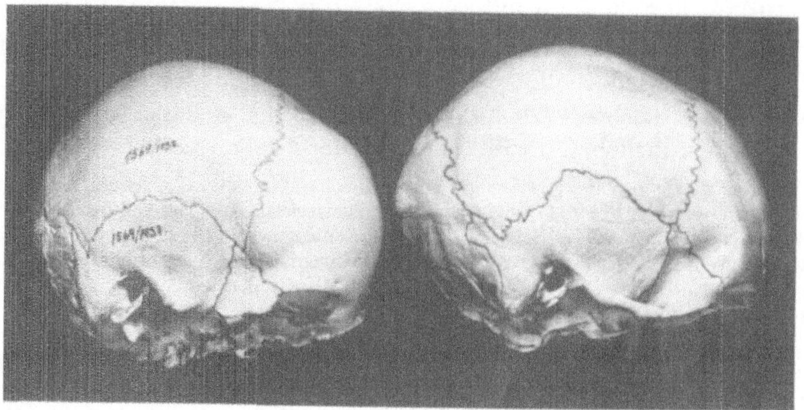

Abb. 75. Schädel von Mutter (32 Jahre) und Sohn (9 Jahre).

was wir mit dem Blick als ähnlich oder unähnlich beurteilen können, nicht meßbar ist, und gleiche Einwände gegen die Verwertung von Indices hat auch schon ALETTE SCHNEIDER (1923) gemacht, unter anderem durch den Hinweis auf die Verschiedenheit des Cephalindex bei zusammenhängenden Zwillingen von sehr großer physiognomischer Ähnlichkeit.

Demgegenüber sucht neuerdings PATZIG (1937) über die Schwierigkeiten in der Vererbungsfrage der Schädelform dadurch Herr zu werden, daß er möglichst viele Maße auf röntgenologischem Wege am lebenden Schädel in ausgedehnten Familienuntersuchungen feststellt; so hat er von 49 Merkmalspunkten unter besonderer Berücksichtigung der Schädelbasis die gegenseitigen Entfernungen bestimmt.

Erblichkeit von Formen wird auf Grund von Übereinstimmung oder Ähnlichkeit festgestellt. Ich bin wie A. SCHREINER der Meinung, daß die Übung des Blickes dabei mehr besagt und häufig auch der gesicherte Gesamteindruck einer Formensumme wie bei einem Gesicht, einer Kopfform wertvoller ist als die nur immer auf 2 Punkte beziehbaren Verhältniszahlen. Gewiß: Zahlen sind etwas Objektives, aber wo hört bei ihnen die gleitende Ähnlichkeit der Formen auf ? Ich habe absichtlich bei der

Beschreibung der so erstaunlich ähnlichen Schädel der Mutter und ihrer erwachsenen Söhne (S. 175, Abb. 71) keine Maße angegeben. Der Anblick scheint mir mehr zu besagen als die minutiöseste Anthropometrie. Dies dürfte auch aus einem Vergleich der beiden nebenstehenden Schädelprofile hervorgehen, die von einer 32jährigen Mutter und ihrem 9jährigen Sohne stammen (S.-Nr. 1568 und 1569/1937 Berlin) (Abb. 75). Niemand wird, trotz der offenbar verschiedenen Maße, die Familienähnlichkeit daran verkennen. Die Zahl der möglichen Merkmale, die am Schädel verglichen werden könnten, ist zudem so unendlich groß, daß schon aus diesem Grunde eine mathematische Bewältigung undenkbar erscheint; es gehören zur Charakteristik des Schädels ja auch Eigenschaften, die schlechterdings nicht in Maß und Zahl einzufangen sind und doch bedeutungsvoll für Erblichkeitsfragen sein könnten, wie die schon erwähnte Schichtung und Dichtigkeit des Knochens.

Ich füge noch einen Fall an, der die Vielgestaltigkeit der Merkmale, deren Vergleich notwendig wäre, gut zu zeigen vermag.

Es handelt sich um die Familie „Die.“ aus Basel mit 6 sezierten erwachsenen Geschwistern; sie zeichnet sich pathologisch durch eine Häufung ausgeheilter Tuberkulose, Endokarditis und schwerer Arteriosklerose aus; nicht weniger als 3 der Geschwister haben Apoplexien gehabt.

	Alter	Ge-schlecht	Größe	Tödliche Krankheit	Weitere Krankheiten	Gehirn	Schädel
1	etwa 70	♂	156	Arteriosklerose	Endokarditis, Prostatahypertrophie	1255	194/154
2	65	♂	159	Prostatahypertrophie	Endokarditis	1272	—
3	52	♀	141	Klappenfehler	Hirnerweichung	—	—
4	69	♂	159	Pyloruskrebs	Klappenfehler	1330	180/149!
5	91	♀	143	Endothelkrebs der Pleura	Apoplexie	1000	165/138
6	50	♀	—	Endokarditis	Apoplexie	—	—

Die Beschreibungen der Schädel lauten:
Zu 1. Schädel symmetrisch, sehr schwer.
Zu 2. Schädeldach regelmäßig, mitteldick.
Zu 3. Schädel schief, dick und schwer, Synostose der rechten Lambdanaht.
Zu 4. Schädel mesocephal, symmetrisch, dünn, hart.
Zu 5. Schädel 4—5 mm dick, Diploe reichlich.
Zu 6. Schädel Mitte breit, Stirn schmal. Furchen dicht verwachsen (Hyperostose und Exostose des Stirnbeins), Schaltknochen der Lambdanaht.

7. Mißbildungen, Anomalien und Varietäten.

Aus der Beschreibung der anatomischen Befunde der Zwillinge (1. Teil) ist hervorgegangen, daß der äußeren Ähnlichkeit eine innere entspricht, wenn auch nicht erwartet werden konnte, daß einzelne äußere Stigmata mit bestimmten inneren verbunden sein müßten. Dabei handelte es sich vielmehr äußerlich um die gewöhnliche normale Ähnlichkeit, wie zwischen Verwandten überhaupt, nur gesteigert; es kann daher nicht wunder nehmen, daß Übereinstimmungen zwischen Äußerem und Innerem sich auch sonst bei Verwandten finden, wie die vorhergehenden Beispiele gezeigt haben.

Die Verfolgung der *Thoraxform* in den Familien ergab einige lehrreiche Feststellungen. Daß in Emphysemfamilien (s. unten) der faßförmige Brustkorb vererbt wird — Beispiele finden sich dafür unter den obengenannten Fällen — ist fast, aber nicht ganz selbstverständlich, weil ich auch erbliches Emphysem ohne solchen Thorax in meinen Aufschreibungen gefunden habe. Mit dieser inspiratorisch fixierten Brustkorbgestalt verknüpft sich bekanntlich die Thoraxstarre durch Verknöcherung der Rippenknorpel. Freilich ist diese letztere Veränderung durchaus nicht eine sekundäre, aber auch nicht, wie oft geglaubt wird, eine nahezu physiologische Altersveränderung. Vielmehr ließ sich auch nach den hier vorliegenden Beobachtungsreihen feststellen, daß dabei eine konstitutionelle, genauer gesagt, familiäre Disposition eine nicht unerhebliche Rolle *neben* dem Alter spielt. Bei der Häufigkeit des Befundes war Vorsicht am Platze; Fällen, wie den in meinem Material gewöhnlichen, daß zwei alte Eltern und alt gewordene Kinder Verknöcherung der Rippenknorpel zusammen aufwiesen, habe ich daher kein besonderes Gewicht beigelegt. Schon etwas mehr Wert in erbbiologischer Beziehung haben die Fälle, wo gleichzeitige Rippen- und Kehlkopfknorpelverknöcherung auch bei den weiblichen Mitgliedern der Familie notiert waren, nicht weil es ein von den möglicherweise erworbenen Thoraxstarren unabhängiges Vorkommnis an den Knorpeln überhaupt anzeigte, sondern weil erfahrungsgemäß die Schildknorpelverknöcherung bei alten Frauen viel seltener als beim Manne ist.

Die meiste Bedeutung kam aber meines Erachtens den Fällen zu, wo in verhältnismäßig jungen Jahren die *Degeneration und die Metaplasie der Rippenknorpel* auftraten. Hier mußte wohl am ehesten ein familiäres Moment Geltung haben. Ich gebe kurz einige Beispiele:

1. Ein 60jähriger Fleischer (Jena 228) mit Verknöcherung von Rippen- und Kehlkopfknorpeln hat einen 37jährigen Sohn, ebenfalls Fleischer, mit dem gleichen Befund; dagegen sind bei einer 35jährigen Tochter die Knorpel noch unverknöchert.

2. Ein 61jähriger Vater mit bullösem Emphysem, Thorax- und Kehlkopfstarre und eine 61jährige Mutter mit chronischem Emphysem und denselben Knorpelveränderungen haben einen 33jährigen Sohn, gestorben an Lungentuberkulose, mit demselben Befund.

Ich bemerke nebenbei, daß, während im allgemeinen zwischen chronischem Emphysem und Lungentuberkulose eher eine negative Syntropie besteht, wenn es sich nicht etwa um das „Tuberkulöse Emphysem" im Sinne ORTHs handelt, solche Fälle, wie der eben erwähnte, in dieser Beobachtungsreihe nicht Ausnahmen waren. Übrigens hatten Vater und Sohn in diesem Falle eine 2lappige rechte Lunge.

3. Ein 37jähriger Vater (Jena 898) hat faßförmigen starren Thorax und Schildknorpelverknöcherung, bei dem 26jährigen Sohn (gestorben an Typhus) waren einzelne Rippen und der Kehlkopf verknöchert.

4. Eine 82jährige Mutter (Jena 992) mit Knochensyphilis hat, wie ihr 33jähriger unehelicher Sohn, Rippen- und Kehlkopfverknöcherung. Bei diesem war wiederum (wie in Beispiel 1) Lungentuberkulose vorhanden.

5. Vater (Jena 1000) von 67 Jahren hat Rippen- und Kehlkopfverknöcherung; der Sohn (Prof. Dr. med.!) mit 35 Jahren nur Verknöcherung des 1. Rippenknorpelpaares und trocken-käsige Reinfekte der Oberlappenspitzen.

6. Mutter, 61 Jahre (Basel 220), grazil, fettsüchtig. Thoraxstarre mit Verknöcherung der Rippenknorpel (Tod an Miliartuberkulose); die Tochter, 22 Jahre, grazil, Rippenknorpel verknöchert! (Tod an M. Basedowii.) Dazu Osteosklerose und Osteophytose des Schädels („Stirnbeine stark gewulstet"). Keine Fettsucht!

Die Fälle, wo die Kinder in den vierziger Jahren schon *Rippen-* und *Kehlkopfknorpelverknöcherung* aufwiesen, könnten noch vermehrt werden [z. B. (203) Vater, 54jährig, und Tochter, 41jährig, sonst gesund, durch Selbstmord umgekommen, ferner Jena 1038 und 1094), wobei noch bemerkenswert ist, daß die tödliche Krankheit von einer Art war, die mit diesem Befund nichts zu tun hat, wie z. B. Endocarditis ulcerosa oder Glioblastom. Leider ist nur selten in den Jenaer Sektionsberichten von den *Gelenken* die Rede; es wäre wissenswert gewesen, ob nicht auch deren Knorpel sich gleichzeitig verändert erwiesen hätten.

Bei der Familie Jena 113 hatte der älteste Bruder mit 69 Jahren ein Emphysem, eine Arthritis deformans und Ecchondrosen der Rippenknorpel bei Verknöcherung dieser und des Kehlkopfes. Seine älteste „untersetzt gewachsene" Schwester (75 Jahre) Lungenemphysem, chronische Bronchitis, Ecchondrosen auf den Knorpeln der rechtsseitigen falschen Rippen, Arthritis deformans der Wirbelsäule, Schamfuge und der Gelenke; Verknöcherung von Rippen- und Kehlkopfknorpeln. Die jüngere Schwester, 80 Jahre alt, schlank gebaut, hat ebenfalls Lungenemphysem, aber nur eine Verknöcherung des ersten Rippenknorpelpaares, während der Schildknorpel nicht verknöchert ist; von Arthritis ist bei ihr nichts gesagt.

Daß auch bei *beiden* Vergleichspersonen nur das oberste Rippenknorpelpaar verknöchert ist, kommt auch nicht zu selten vor, so z. B. bei einem 58jährigen Schneider (mit Emphysem, Jena) und seiner 40jährigen Tochter, die an chronischer Pneumonie starb, ebenso bei einer 82jährigen Mutter und ihrer 76jährigen Tochter; ich erwähne dies, um zu zeigen, daß diese Lokalisation der Thoraxstarre möglicherweise ein konstitutionelles Ereignis besonderer Art ist. Daß auch Unterschiede zwischen nahen Verwandten vorkommen, braucht kaum hervorgehoben zu werden.

Endlich kurz ein Beispiel dafür, daß trotz Emphysem, offenbar familiärer Art, und hohem Alter sowie bei sonst ähnlicher Beschaffenheit zwischen Verwandten, die Ähnlichkeit darin bestehen kann, daß die Knorpel unverknöchert bleiben (Jena 643; 74jähriger Bruder und 72jährige Schwester). Daß rachitische Deformitäten, ebenso wie bei den jungen Geschwistern frische Rachitis, sehr oft gehäuft vorkamen, braucht wohl kaum erwähnt zu werden, da heute wohl allgemein die Ansicht v. Pfaundlers, daß neben den exogenen Auslösungen eine erbliche Veranlagung eine Rolle spielt, geteilt wird. Ich verweise auf den „Atlas und Grundriß der Rachitis" von Wohlauer, wo das frühere Schrifttum über diese Frage zusammengestellt ist.

Die *Haut* allein bot in den Befundberichten nicht selten bei den verwandten Personen dieselben Besonderheiten, so war oft vom Vorkommen von Glatze, von Sommersprossen, gelegentlich von Pityriasis versicolor, Verdickung der Nägel (Onychogryphosis), Ekzemen bei den Angehörigen derselben Familie die Rede, was ja sonst genügend bekannt ist und hier nur als Hinweis für die Sorgfalt der Berichte angeführt sein mag. Etwas genauer möge auf das Vorkommen von *Warzen* eingegangen sein, obwohl sie ja ebensogut oder vielmehr besser vom Kliniker als vom pathologischen Anatomen betrachtet werden. Nicht weniger als 14mal sind Warzen mehrfach von mir vermerkt worden. Dabei sind natürlich nicht die gewöhnlichen (ansteckenden) Warzen der Finger und Hand, sondern warzige Geschwülste des Rumpfes, Gesichtes und der Gliedmaßen gemeint; ob freilich histologisch immer dieselbe Art (Naevus, Fibrom usw.) vorlag, läßt sich nicht sagen. Verwechslung mit Lipomen, die ich niemals wiederholt angeführt fand, dürfte ausgeschlossen sein.

2mal fanden sich Warzen bei Großvater und Enkel erwähnt, 1mal statt Warzen Angiome der Haut. Die Lokalisation war selten die gleiche. Auch ein Lipom fand sich etwa bei einer Tochter, wenn die Mutter Warzen hatte.

Bei 2 Schwestern (74 und 60 Jahre alt) (S.-Nr. 303/1927, 482/1922) aus meinen Basler Sektionen fand ich eine Kinnbehaarung (bei der einen auch Oberlippenbehaarung), wie sie für den Hirsutismus eigentümlich ist. Bei der Mutter, die rund 40 Jahre früher seziert wurde, ist nichts davon notiert. Sie war auch zum Unterschied von den Töchtern nicht fettsüchtig; die Töchter hatten beide Herzklappenfehler, es sind keine Adenome der Nebennieren und keine Besonderheiten am Schädel vermerkt.

Klumpfuß (Jena 3mal, Basel 2mal), Plattfuß, Polydaktylie (1mal), Anomalien der Rippen[1] (Brücken- und Spaltbildungen), Trichterbrust (Basel 3mal), Verknöcherung des Lig. stylohyoideum sind immer nur vereinzelt aufgeführt gewesen, desgleichen tiefe Spaltung oder ungewöhnliche sonstige Form des Schwertfortsatzes des Brustbeins. Ich betone aber ausdrücklich nochmals, daß die Nichterwähnung in den Befundberichten der Verwandten der damit behafteten Personen nur dann verwertbar wäre, wenn eine Bemerkung über das Fehlen dieser Veränderung ausdrücklich angegeben wäre. Die eben erwähnten Abweichungen von der Norm können aber leicht übersehen oder der Aufnahme in die Protokolle nicht für wert erachtet worden sein.

Dies ist aus folgenden Gründen sehr wahrscheinlich. Was für die schwereren Mißbildungen gilt, dürfte auch für die kleineren zutreffen. Nun hat aber D. P. MURPHY (1936) den statistischen Beweis für die hohe Belastung der Familien erbracht, in denen Mißgeburten vorkommen. In 275 Familien folgte auf die Geburt eines mißgebildeten Kindes noch eines oder mehrere in 12,4%, also auf 8,9 Geburten 1 Mißbildung, in der übrigen Bevölkerung war das Verhältnis 1 Mißbildung: 213 Geburten (24mal seltener).

Einige Male konnte die *Form des Hymens* bei Schwestern im Kindesalter verglichen werden. In 6 Fällen war 4mal die gleiche (z. B. ,,schnabelförmig"), 2mal eine verschiedene Form angegeben; die letzteren Angaben lauten z. B.: Hymen ringförmig, Hymen halbmondförmig; oder bei der ersten Schwester ,,schnabelförmig", bei der zweiten ,,ringförmig", der dritten ,,scharfrandig". Ringförmig und kreisförmig habe ich als übereinstimmend gezählt.

Einige Male scheint die *Lage der Gebärmutter* bei nahe verwandten Frauen die gleiche gewesen zu sein; aber auch das Gegenteil ist notiert (z. B. Gebärmutter bei der Mutter nach vorn, bei der Tochter nach rückwärts

---

[1] 1mal fanden sich bei einem Großvater Auswüchse der falschen Rippen und bei seinem Enkel Spaltung des 6. rechten Rippenknorpels neben anderen Anomalien.

gelagert); von 2 Schwestern hatte die eine einen Uteruspolyp und Retroversio, die andere einen Uteruspolypen und Rechtslagerung der Gebärmutter. Ich gebe nicht alle Fälle einzeln an. Bei der gerichtlichen Sektion
eines Elternpaares (Vater 75, Mutter 73 Jahre) und ihrer 41jährigen Tochter
fand sich bei der Tochter allein ein Uterus bicornis); weder das Genitale
der Mutter noch das des Vaters zeigte überhaupt eine gröbere Fehlbildung
(S.-Nr. 1355—1357/1938 Berlin).

Kryptorchismus ist 5mal, immer vereinzelt, angetroffen worden; dabei
waren freilich mehrere Fälle von Knaben, bei denen sich bei längerem
Leben die falsche Lage der Hoden noch hätte ausgleichen können. Mit
anderen Worten, die Verfolgung der Anomalie ohne Berücksichtigung des
Alters der Betroffenen hat nur beschränkten Wert. Jedenfalls braucht
sich auch der Kryptorchismus des Vaters nicht einmal andeutungsweise
bei seinem kleinen Sohn zu wiederholen. Die Erbverhältnisse beim Kryptorchismus sind noch nicht geklärt; meine Beobachtungen genügen dazu
auch nicht. In der oben beschriebenen Familie B. mit Syndaktylie und
Zwergwuchs (vgl. S. 158ff.) ist Kryptorchismus von mir wiederholt gesehen worden.

FRÜHMANN und STERNBERG haben aus ihren Untersuchungen an Kryptorchen und
Hypospaden den Schluß gezogen, daß bei nicht weniger als einem Viertel aller Fälle bei den
Vorfahren, in der Verwandtschaft oder bei den Nachkommen Leisten- und Bauchhoden
oder Leistenbrüche festgestellt werden können. Eine Vererbung der Hypospadie, die sonst
als sicher erbbedingte Mißbildung angesehen wird (vgl. LENZ 1936), lehnen sie dagegen ab.
BIRKENFELD hat Kryptorchismus und Leistenbruch bei eineiigen Zwillingen gesehen. Ein-
seitiger Hodenmangel (Monorchie) und Hypospadie kam nur je 1mal und dann vereinzelt
in meinem Beobachtungsgut vor (Basel 1043 und 228).

Die Befunde an der *Wirbelsäule* waren gelegentlich schwer zu deuten.
Wenn etwa ein 85jähriger Landwirt (Jena 1186) eine Kyphose, seine
48jährige Tochter eine starke Skoliose, ein 48jähriger Bruder nichts davon
hat, so wird man daraus um so weniger entnehmen können, als die Natur
der Skoliose nicht angegeben und die Kyphose des Vaters wohl reine
Alterskyphose gewesen sein kann. In 2 Fällen war Skoliose nur 1mal,
in 2 Fällen dagegen übereinstimmend vorhanden. Der eine Fall, 81jährige
Mutter und 36jähriger Sohn (Jena 121), war deshalb bemerkenswert,
weil außer der anscheinend gleichartigen Skoliose der Brust- bzw. der
Lendenwirbelsäule (letzteres bei der Mutter) sonst mehrfache krankhafte
Ähnlichkeiten vorlagen (alter Mitralfehler, Varicen der Beine bzw.
Hämorrhoiden); bei beiden waren die Rippenknorpel unverknöchert.
Ich verweise auf die Angaben über hohe Vererblichkeitsziffern für Skoliose
aus dem älteren Schrifttum (EULENBURG 25%, HOFFA 27,5%; vgl. auch
SCHULTHESS) und auf die jüngst erschienene Arbeit von ALEX. FABER[1]
(1936) „Über die Erblichkeit der Skoliose". In einem weiteren Fall, der
ebenso Mutter (79jährig) und Sohn (41jährig) betraf, war für die Skoliose

---

[1] FABER, ALEXANDER: Zur Erbbiologie der seitlichen Wirbelsäulenverkrümmungen. III.
Erbarzt **73** (1936).

Rössle, Patholog. Anatomie der Familie. 13

des Sohnes die Deutung als rachitisch angegeben. Bei der Mutter lag eine senile Osteoporose vor. Sie hatte überdies chronische Pneumonie mit Bronchiektasien und eine alte Endokarditis der Aortaklappen, der Sohn starb an Hirnsyphilis. In einem Basler Falle (16 Ang.) hatte eine Großmutter von 77 Jahren eine Kyphoskoliose mit Emphysem, Bronchitis und Pleuritis bei „schmalem Brustkorb". Die 47jährige Tochter, als „grazil" beschrieben, hat ebenfalls eine Kyphoskoliose neben einer Mitralinsuffizienz. Weitere Beispiele von Wiederholungen von Wirbelsäulenverkrümmung finden sich unter den S. 122—150 wiedergegebenen „größeren Familien".

Einen bemerkenswerten Fall von offenbarer konstitutionell gleicher oder ähnlicher Beschaffenheit der Wirbelsäule sezierte ich 1907 in München: Eine alte Frau hatte in ihren letzten Lebensjahren infolge hochgradiger seniler Osteoporose eine starke Kyphose bekommen; bei ihrer Mutter war Osteomalacie Todesursache gewesen! Sie selbst hatte auffällig große Ovarien! Einen gleichen Fall kenne ich aus Basel (Nr. 325): eine 82jährige Pfründnerin (gestorben an eingeklemmter Hernie) hatte Kyphoskoliose und senile Osteomalacie; ihre 84jährige Tochter (28 Jahre später an malignem Myom des Duodenums gestorben) hatte Kyphoskoliose ohne Malacie. Die Wirbelsäule einer 36jährigen Enkelin war gesund.

Ein 3. Fall betrifft 3 Geschwister aus Basel (723 Matz.). Bei dem Bruder von 70 Jahren, von „grazilem" Knochenbau, gestorben an allgemeiner Arteriosklerose, wird nichts über die sonstige Beschaffenheit der Knochen gesagt; die erste Schwester, 79 Jahre, ebenfalls grazil und von allgemeiner Senilität, hat eine osteoporotische Osteomalacie; bei der zweiten Schwester, 70 Jahre, steht in der Diagnose: Starke senile Osteoporose, Kyphoskoliose. Aber dies sind Ausnahmefälle; in Basel allein zählte ich unter meinen Aufzeichnungen nicht weniger als 16 vereinzelte Fälle von Kyphoskoliose bei den Gruppen Eltern-Kinder und 7 vereinzelte Fälle in der Gruppe „Geschwister-Sektionen".

8. Besonderheiten der Lage der Eingeweide.

Vergleiche über die *Lage der Eingeweide* sind von mir bei den übrigen Blutsverwandten ebenso wie bei den Zwillingen angestellt worden. Bei diesen war die starke Variabilität in der Anordnung des *Wurmfortsatzes* aufgefallen. Wenn man bedenkt, daß eine bestimmte Lage für ihn wohl als die Norm zu gelten hat, so kann zunächst die Wiederholung dieser nicht als eine besondere Ähnlichkeit gelten. Um aber das Ausmaß der Unterschiede zu erhalten, habe ich in allen Fällen, wo die Topographie des Wurmfortsatzes angegeben war, vermerkt, ob gleich oder ungleich. Es stehen dann 21 Fälle ungleicher Lage 14 Fällen gleicher Lage gegenüber. (Weiteres über den Wurmfortsatz S. 208.) Weitere Fälle findet man unter den oben wiedergegebenen Fällen aus gerichtsärztlichen Sektionen (S. 108 ff.).

Ein Situs inversus fand sich in meinem ganzen Beobachtungsgut nicht, so daß ich zur Frage des familiären Vorkommens (OCHSENIUS) keine Stellung nehmen kann. A. W. HOFFMANN fand vollständigen Situs inversus bei Bruder und Schwester.

Coecum mobile habe ich 13mal aus fremden Sektionsberichten vergleichen können; 12 Fällen ohne Übereinstimmung stand 1 Fall gegenüber, wo die Sektionen von 2 Brüdern (24 und 31 Jahre alt) und deren beiden Eltern vorlagen; hiebei wiederholte sich ein Coecum mobile bei der Mutter und 1 Sohn[1]. In einem gerichtlichen Falle von Gastod einer 41jährigen Frau und ihrer beiden Eltern (75 und 78 Jahre) besaß nur die Tochter ein Coecum mobile (S.-Nr. 1355 bis 1357/1938). In einem weiteren (S. 117 bereits erwähnten) Falle von Selbstmord einer Mutter mit ihren beiden Töchtern (S.-Nr. 931—933/1939 Berlin) hatten alle 3 Personen ein Coecum mobile, die Mutter gleichzeitig mit freiem Gekröse des Colon ascendens. Zu bemerken ist aber, daß Coecum mobile sich nicht nur bei ein und demselben Menschen zusammen mit Schleifenbildung des queren und absteigenden Dickdarms findet, sondern daß diese kleinen Varietäten, sich anscheinend vertretend, in denselben Familien nicht selten sich wiederholen. Außerdem sei noch auf weitere Beobachtungen verwiesen (vgl. Sachverzeichnis).

Besonders genaue Angaben lagen nämlich aus den Jenaer Protokollen über die *Längenverhältnisse des Colons* vor. Obwohl bekannt ist, daß langes Colon die Folge besonderer schlackenreicher Ernährung sein kann (vgl. den sog. langen russischen Darm der deutschen pathologischen Weltkriegsliteratur!), liegen doch sehr oft, wie die kindlichen Sektionen erweisen, schon erhebliche angeborene Unterschiede vor und Schleifenbildung (V- oder W-förmige Schleife) des Quercolons, sowie große Flexura sigmoidea-Schleife, auch Schleifen des Colons ascendens (seltener) werden so häufig erwähnt, daß es mir lohnend erschien, einen Vergleich anzustellen. Es ergab sich, daß 17mal sich der Befund von Schleifenbildung am Quercolon wiederholte und 21mal der Befund sich nur bei einem Familienmitglied verzeichnet fand. Megacolon sigmoideum wiederholte sich 6mal bei Blutsverwandten, 11mal war es vereinzelt in den Befundberichten. Da der Ausdruck „Megacolon sigmoideum" insofern vieldeutig ist, als alle Arten von großer Sigmoidschleife, auch die harmlosen Nebenbefunde solcher, darunter verstanden sein können, so läßt sich meine Erfahrung nicht ohne weiteres mit den Angaben über Vererblichkeit der „HIRSCHSPRUNGschen Krankheit" vergleichen. Ich verweise deshalb nur kurz auf die klinische Arbeit über diesen letzteren Gegenstand durch P. BUTTERSACK (1927). (Dort ist auch ältere Literatur angegeben.) BUTTERSACKs Fälle betrafen 3 sichere und 1 wahrscheinlichen Fall aus 2 Generationen. Seine Auffassung, daß diese Veränderung sowohl als auch die anderen, uns hier

---

[1] In Wirklichkeit dürfte die Wiederholung viel häufiger sein, wie schon aus meinen Zwillingsbefunden hervorgeht, sowie aus den simultanen Sektionen (3. Teil, Kap. 2).

angehenden Vergrößerungen des Dickdarmrohres partielle Riesenwüchse sind, kann ich nicht teilen. Ich verweise noch auf einen von GÄNSSLEN (1930) veröffentlichten Stammbaum familiärer HIRSCHSPRUNGscher Krankheit, wo in 2 Generationen 7 Mitglieder behaftet waren, so daß er im Zusammenhang mit einer früheren Feststellung (1922) dominante Vererbung annimmt.

Unterstelle ich, wohl mit Recht, daß diese Dinge in den Sektionsprotokollen auch oft nicht erwähnt sein dürften, wenn sie tatsächlich vorhanden waren, während die vorhandenen Fälle sicher keine Phantasiegebilde sind und man höchstens darüber verschiedener Meinung sein kann, ob solche Varietäten überhaupt einen erbbiologischen oder ärztlichen Wert haben, so möchte ich es doch als auffallend bezeichnen, wie häufig sie sich in Familien wiederholt haben. Sie dürften wohl in den Protokollen der verwandten Personen nicht häufiger notiert oder vergessen worden sein als in den übrigen Protokollen. Ich mache mir immerhin den (in Anbetracht des jugendlichen Alters nicht ganz stichhaltigen) Einwand, daß mir trotz darauf gerichteter Aufmerksamkeit bei den neugeborenen Zwillingen keine derartige Übereinstimmung in dem topographischen Verhalten des Darmes aufgefallen ist. Einige Fälle mögen noch besonders hervorgehoben sein:

1. Familie Fü.-Jena: Bei einer Großmutter und deren Sohn fand sich das Quercolon in einer Schleifenform, dagegen bei keinem von 3 Enkeln.

2. Jena 1356: Ein 60jähriger Vater hat ein Megacolon sigmoideum mit einer Narbe des Mesosigmoids, seine Frau, 77jährig, eine V-förmige Schlinge des Quercolons, eine Schleife der Flexura lienalis, ein 33jähriger Sohn eine geringe Schleifenbildung des Quercolons, aber ein Coecum mobile mit Drehung des Coecums um 90°. Bei einer 32jährigen Tochter ist nichts von abnormer Lage des Dickdarmes erwähnt.

3. Jena 284: Ein 89jähriger Vater hat, außer einem Volvulus des Coecums, beiderseitige Inguinalhernien. In einem der beiden Leistenbruchsäcke befindet sich das tief herabgesenkte rechte Colonknie; ein 27jähriger Sohn, gestorben an Appendicitis, hat, ausdrücklich erwähnt, keine anormale Lagerung der Eingeweide. Bei einem 2. Sohn ist das Protokoll der Bauchhöhle abgekürzt. Ein 3. Sohn, 53jährig, hat eine lange Schleife der Flexura sigmoidea; ein 4. Sohn, 61jährig, hat, wie der Vater, eine Drehung des Coecums um 90°, sonst wird die Lage der Eingeweide als die gewöhnliche bezeichnet.

4. Jena 1347: Ein 55jähriger Vater hat, außer einer V-förmigen Schlinge des Quercolons, ein Megacolon sigmoideum. Von seinen jung verstorbenen 4 Kindern ist nur bei zweien die Lage der Eingeweide genau beschrieben. Bei einem 2jährigen Sohn lag offenbar nichts vor. Bei einem 1jährigen Sohn ein um 180° gedrehtes Coecum und eine Schleife der Flexura sigmoidea, die nach oben bis an den Nabel reichte.

5. Jena 1352: Ein 62jähriger Mann ist behaftet mit einer ausgeprägten Schleife des Quercolons; weder bei seiner Mutter noch bei seiner Schwester sind abnorme Lagen des Colons erwähnt, hingegen ist eine Großnichte (3 Monate alt) mit einer großen Schleife des Quercolons behaftet.

6. Jena 1371: Bei einem Zwillingspärchen fand sich weder bei Bruder noch Schwester die Schleife des Quercolons wieder, die neben anderen Varietäten der Eingeweidelage bei der Mutter gefunden worden waren.

7. Jena 851: Ein 26jähriger cand. theol. hat außer einer V-förmigen Schleife des Quercolons und einem Volvulus des Coecums einen intersigmoidalen Bruchsack, die übrigen Bruchpforten sind geschlossen. Der 71jährige Vater, gestorben an Krebs der Gallenblase, hat nichts von diesen Befunden aufgewiesen.

8. Jena 791: Ein 71jähriger Großvater hat eine Verlagerung der vergrößerten Flexura sigmoidea in einen linksseitigen äußeren Leistenbruchsack. Sein 70jähriger Sohn hat eine

V-förmige Schlinge des Quercolons, 2 Enkel sind seziert, davon ist bei dem einen, einem 26jährigen Mann, ein Megacolon sigmoideum („Flexurschleife“) angegeben.

9. Jena 891: Von 2 Geschwistern hat der Bruder eine V-förmige Schlinge des Quercolons, die Schwester nicht, wohl aber ist 1 Vetter der beiden mit einem starken Megacolon sigmoideum behaftet.

Ich verweise noch auf die Beobachtungen von Darmformen in den Fällen S. 110ff.

Es ist eigenartig, daß ein Leiden bzw. eine Anomalie, die sich im großen und ganzen klinisch so leicht feststellen läßt wie die *Unterleibsbrüche* in bezug auf seine Erblichkeit noch nicht genauer untersucht ist. Lenz gibt an (1936, S. 404), daß in manchen Sippen Leistenbrüche sich derart gehäuft finden, daß die Annahme dominanter Anlage nahe läge. Er setzt hinzu, daß der Erblichkeit für die Entstehung von Leistenbrüchen eine größere Bedeutung beizumessen sei, als der Auslösung durch äußere Ursachen; er beruft sich gleichzeitig auf die Feststellung von Weitz, wonach bei eineiigen Zwillingen mehrfach Leistenbrüche in übereinstimmender Form beobachtet werden konnten. Die Frage liegt, wie ich glauben möchte, in mehrfacher Beziehung verwickelter: nicht nur wären auch andere Hernien als die Inguinalhernien zu berücksichtigen, sondern vor allem die Kombination von verschiedenen Hernien beim Einzelnen und innerhalb der Sippe; man sollte nicht, etwa durch die besonders große Übereinstimmung bei den eineiigen Zwillingen verleitet, nur Leistenbruch mit Leistenbruch vergleichen. Was aber dann den Erbgang noch undurchsichtiger macht, ist die Tatsache, daß eine Anzahl zweifellos angeborener Bruchanlagen von selbst oder unter Kunsthilfe (nichtoperativer Natur) verschwindet, wie die kleinen Nabelhernien; ich habe deshalb im folgenden auch die Fälle als positiv mitgezählt, bei welchen ein Netzzipfel am Eingang einer Bruchpforte verwachsen war, ohne daß noch ein Bruchsack vorlag (die Fälle waren im Vergleich zu den übrigen nicht häufig). Da bei Feststellung der Erblichkeit eines Befundes auch die nur andeutungsweise positiven Fälle gezählt werden sollten, so ist zu fürchten, daß es weder klinisch noch pathologisch-anatomisch gelingen kann, die Veranlagung in diesen Fällen zu fassen. Dies um so mehr, als nun den im Laufe des Lebens bzw. des Wachstums verschwindenden Hernien diejenigen gegenüberstehen, die erst mit den Jahren erfaßbar werden, so daß jung gestorbene Familienangehörige zweifelhaft bleiben können.

D. v. Hansemann erwähnt einen Fall, wo ein Vater von 6 Söhnen erst im späteren Leben eine Hernie bekam und darnach 2 Söhne mit angeborenen Hernien zeugte (was irrigerweise, wie er richtig bemerkt, als Vererbung erworbener Eigenschaften gedeutet werden könnte); aber auch 2 der vorher geborenen Söhne wurden erst im späteren Alter Träger von Unterleibsbrüchen. Das besagt, daß die Mitberücksichtigung der Kindersektionen ein Für und Wider hat. Ich habe sie mitberücksichtigt, weil erstens dabei Hernien bei sorgfältiger Situsprüfung nicht selten sind und weil sie noch augenscheinlicher die kongenitale Veranlagung verraten als die der Erwachsenen. Es fragt sich meines Erachtens nämlich, ob die Hernien überhaupt als einheitliche Vorkommnisse im ursächlichen Sinne zu betrachten sind; es ist durchaus denkbar, daß gewisse Hernien auf Hemmungsmißbildungen, etwa durch mangelhaftes Zusammenrücken der Bauchdeckenteile (analog einer Hasenscharte) beruhen, andere, eben gerade ein Teil der bei starker Inanspruchnahme der Bauchpresse auftretenden Brüche der Erwachsenen, eher eine konstitutionelle Schwäche des Bindegewebes zur Grundlage haben. Der letztere Gedanke ist ja wegen der Syntropie der Hernien mit anderen Äußerungen der universellen bzw. der mesodermalen Asthenie schon öfter geäußert worden. Ich mußte diese Bedenken gegen die Ergebnisse einer einfachen Zählung der Hernien vorausschicken, da ich selbst nicht zu einer klaren Vorstellung über das Maß und die Art ihrer Vererbung gelangen konnte. Dies ist aus einem doppelten Grunde verständlich: erstens sind nur immer einzelne Mitglieder von größeren Familienzusammenhängen untersucht worden, zweitens wäre im Falle anscheinender Häufung eine Gegenprobe in Form zuverlässiger Angaben über die negativen Fälle wiederum wichtig. Zwar findet sich sehr häufig in unseren Befundberichten die Notiz „Bauchbruchpforten geschlossen", „keine Bruchanlagen" und es ist natürlich, daß sich eine solche Feststellung oft in Familien wiederholt, trotzdem kann man sich quantitativ weder auf die positiven noch auf die negativen Mitteilungen verlassen.

Trotz dieser Bedenken möchte ich die von mir mit vieler Mühe zusammengestellten Zählungen wiedergeben und mit fremden Angaben vergleichen. Nach BERGER ist die allgemeine Häufigkeit von Hernien mit 5 bis rund 3 % aller Menschen zu veranschlagen. In meiner Jenaer Sammlung fanden sich 118 Familien, in denen Hernien vorgekommen waren; davon waren Hernien nur 1malig notiert in 93 Fällen. In 25 Familien waren Hernien 2mal oder öfter vorgekommen, 10mal war dabei das Verhältnis der Personen Eltern zu Kinder, 15mal waren Geschwister gleichzeitig behaftet. Hernien von gleicher Art, d. h. gleicher Lokalisation gab es 10mal, solche mit verschiedenem Sitz bei den verschiedenen Familienmitgliedern 15mal. Leider ist mir die Gesamtzahl der Familienmitglieder in den behafteten Familien nicht bekannt, so daß ich den Grad der Belastung in diesen Sippen nicht errechnen kann. Ich muß mich darauf beschränken, folgende Rechnung zu machen: 1321 Personen sind ohne Auswahl auf bestimmte Krankheiten aus Familienregistern nur unter dem Gesichtspunkt zusammengestellt worden, daß Sektionen von Verwandten vorlagen; unter diesen 1321 Personen sollten nach der oben genannten, allerdings klinischen Statistik von BERGER höchstenfalls 5 % mit Hernien behaftet sein, d. h. unter der Voraussetzung, daß sie in keiner Weise miteinander verwandt wären. Da aber unter diesen 1321 Personen tatsächlich 143 (nämlich die 93 Einzelgänger und die 50 Hernien-Doppelgänger) behaftet sind, d. h. 10,8 %, und zwar offensichtlich nur deshalb, weil sie in kleinen Gruppen, auf 384 Familien verteilt, miteinander blutsverwandt sind, so dürfte aus dieser groben Rechnung doch eine erbliche Mitbedingung für die Hernien hervorgehen.

Bevor ich an der Hand von Einzelfällen Beispiele für typische und besondere Vorkommnisse wiedergebe, seien noch einige Bemerkungen zur Kasuistik vorausgeschickt. Eine Gesetzmäßigkeit im Erbgang habe ich nicht ausfindig machen können. Häufig ist, wenn 1 Elter behaftet ist, von mehreren Kindern nur eines behaftet; oder 2 Brüder sind behaftet, der Sohn des einen nicht; oder 1 Vater hat multiple Hernien, die Tochter geschlossene Bruchpforten. 1 Vater hat einen Nabelbruch, der eine Sohn ebenfalls, der andere nicht. 2 Brüder und die Tochter des einen hatten Nabelbrüche. Sehr eigenartig war 1 Fall von wiederholter Hernia obturatoria (s. unten); die Wiederholung einer so außerordentlich seltenen Hernie spricht sehr für ihren erblichen Charakter; dagegen blieb ein anderer seltener Bruch, nämlich eine Hernia duodeno-jejunalis vereinzelt (unter 3 Geschwistern).

Beispiele von Unterleibsbrüchen.

1. Jena 555: Wiederholung eines Nabelbruches in 3 Generationen: 65jährige Großmutter Netzbruch am Nabel, 45jähriger Vater „Nabelbruch", 11 Monate alter Enkel Nabelhernie.

2. Jena 643: Ein 74jähriger Steindrucker hat sowohl eine linksseitige Schenkelhernie als auch die seltene rechtsseitige Hernia obturatoria. Genau dasselbe ist bei seiner 72jährigen Schwester vermerkt.

3. Jena 846: Eine 60jährige Tischlersfrau hat einen verwachsenen Netzbruch am Nabelring. Ihr 57jähriger Bruder hat eine rechtsseitige äußere Leistenhernie. Ein 2. Bruder eine Nabelhernie mit verwachsenem Netz.

4. Jena 964: Ein 60jähriger Seiler ist mit einem rechtsseitigen Leistenbruch behaftet, sein 1. Bruder hat einen gleichartigen Bruch, bei einem 3. Bruder sind ausdrücklich „die Bruchpforten als geschlossen" bezeichnet.

5. Basel 1155: Eine 72jährige Frau hat einen mit dem rechten Leistenkanal verwachsenen Wurmfortsatz, ihr 69jähriger Bruder zeigt den Wurmfortsatz nach hinten oben in eine abnorme Bauchfelltasche verlagert und verwachsen.

6. Basel 879: Vater von 73 Jahren hat eine große rechtsseitige Scrotalhernie mit verlagertem Coecum, der Sohn von 45 Jahren beidseitige Schenkelbruchtaschen.

7. Basel 420: Vater von 76 Jahren hat beidseitige Schenkelbruchanlagen, der Sohn von 39 Jahren dasselbe und Verwachsungen im Bauchraum.

8. Helm-Jena: Vater mit Nabelhernie, sein Sohn mit rechtsseitigem äußerem Leistenbruch. Bruder des Vaters hat geschlossene Bruchpforten.

9. Bei 2 totgeborenen Zwillingsknaben (EZ), die sich in verschiedener Beziehung unterschieden, in vielem gleich waren (Thymus-, Schilddrüsen- und Leberform), waren beim einen (315/1937) beide Leistenkanäle bis ins Scrotum, beim anderen (314) nur der rechte und nur 2 cm weit offen.

Das MECKELsche *Divertikel des Dünndarms* wäre an sich ein sehr dankbarer Gegenstand für die Verfolgung einer fraglich erblichen inneren Mißbildung. Aber abgesehen von dem immerhin berechtigten Mißtrauen gegen die Genauigkeit der Befundberichte, gerade was den bei manchen Obduzenten unbeliebten Darm anbelangt, ist auch jedem Pathologen die Tatsache geläufig, daß rudimentäre Fälle solcher Divertikel auch sorgfältiger Beobachtung leicht entgehen können. Somit sind die folgenden, der Annahme etwa einer dominanten Vererbung entgegenstehenden Zählungen mit Vorsicht zu bewerten: In 16 Familien (Jena), wo überhaupt solche vorkamen, waren 18 MECKELsche Divertikel. Also würde sich das

Divertikel nur 2mal wiederholt gezeigt haben: aus der einen Familie (Jena 303) liegen die Sektionsberichte von Großmutter, Mutter und 2 Enkeln vor; für die Mutter ist einfach „MECKELsches Divertikel" vermerkt, für ihren älteren Sohn (3¹/₂ Jahre) steht im Bericht: Strang zwischen Ileum und Nabel. In der anderen Familie (Jena 679) wiederholt sich das Divertikel bei Großmutter und 1 Enkel, ist dagegen bei 3 anderen Enkeln nicht erwähnt (sonst in dieser Familie Wiederholungen anderer Anomalien!). In meinen Basler Protokollen fand ich das MECKELsche Divertikel in 6 Fällen und in den Familien immer nur vereinzelt. Aus dem Schrifttum kenne ich nur 2 autoptisch beglaubigte Fälle familiären Auftretens des MECKELschen Divertikels. RIETKOHL berichtet 1874 über 3 Todesfälle von Geschwistern infolge Ileus durch MECKELsches Divertikel bald nach der Geburt; 2 davon sind durch Sektion gesichert. H. GREBE beschrieb kürzlich (1937) männliche Drillinge mit konkordantem MECKELschen Divertikel.

Mit der Besprechung der Bruchanlagen und der entwickelten Eingeweidebrüche sowie des MECKELschen Divertikels sind wir bereits wieder in das Gebiet der Dysontogenese eingetreten. Wir werden im folgenden uns zuerst mit den ärztlich unbeträchtlichen, aber für die Kenntnis der inneren Ähnlichkeiten zwischen Blutsverwandten nicht belanglosen Formabweichungen der Organe beschäftigen, vor allem mit Spezialarten ihrer Oberflächengestaltung.

Da ist zunächst die *Renkulifurchung der Niere,* als Zeichen der Zusammensetzung der Niere aus Teilkörpern während ihrer embryonalen Entwicklung häufig noch bis in das Stadium des ausgewachsenen Organs erhalten. Eine pathogenetische Bedeutung hat das Verbleiben der fetalen Furchung, soviel wir wissen, nicht einmal als Stigma. Da aber, wie wir bei den Zwillingsanalysen gesehen haben, gerade die Oberflächengestaltung der großen Drüsen ein beliebter Spielplatz für individuelle Besonderheiten ist, so wurde von mir auf die Häufigkeit der Übereinstimmung in bezug auf Renkulifurchung bei Verwandtensektionen geachtet. Da die fetale Lappung schon beim Neugeborenen außerordentlich verschieden stark sein kann und beim Erwachsenen die schwächsten Grade sicher nicht immer in den Protokollen vermerkt sind, so hat die Zählung der konkordanten und diskordanten Fälle nur einen beschränkten Wert; beim Vergleich von Eltern und Kindern mußten natürlich Fälle sicher noch halbphysiologischer Furchung (die Grenze des Normalen ist hier kaum zu ziehen) mitverwertet werden. Es stehen nach unserer Zählung aus Jena 10 Fälle von übereinstimmender Persistenz 11 Fällen von vereinzelten Lappungen der Nieren gegenüber. (Siehe außerdem weitere Fälle in Kapitel III 2 und S. 109 ff.). Da die allgemeine Häufigkeit im selben Sektionsmaterial nicht bekannt ist, kann daraus nicht viel gefolgert werden[1].

---

[1] Auch die sonst sorgfältige Arbeit von NAUMANN: „Über die Häufigkeit der Bildungsanomalien der Niere" versagt in dieser Beziehung. (Inaug.-Diss. Kiel 1897.)

Aber auf eins sei vielleicht noch hingewiesen: bei Wiederholungen der Renkulifurchungen bei Eltern und Kindern ist es durchaus nicht so, daß immer der Elter die schwächere Furchung hat, wie man bei dem physiologischen Abflachen mit dem Alter erwarten sollte, sondern es kann, wie eines von mehreren Beispielen lehrt, ein 26jähriger Vater eine starke Nierenlappung und sein 2jähriges Kind eine schwache haben.

Aus meiner Basler Sammlung seien folgende Fälle von *Nierenlappung* angeführt:

Basel 573. Kel. I. Mutter: 77 Jahre. Embryonale Furchung der Nieren, Zwerchfellsfurchen der Leber. 1. Sohn: 51 Jahre. Renkulifurchung. Beiderseitige Verdoppelung der Nierenbecken und links auch des Ureters. Enkel: 11 Jahre. Nieren glatt. 2. Sohn: 49 Jahre, Renkulifurchung.

Basel 860. Preg. Mutter: 60 Jahre, Sohn: 39 Jahre. Beide behaftet.

Basel 253. Egg. Mutter: 43 Jahre, Tochter: 2 Tage. Beide mit besonders starker Renkulifurchung.

Basel 25. Alte. Vater: 53 Jahre, Sohn: 26 Jahre.

Basel 554. Kalte. Schwester: 24 Jahre, Bruder: 8 Monate.

Basel 853. Plat. Bruder: 20 Jahre, Schwester: $8^3/_4$ Jahre.

Im Vergleich dazu einige Fälle mit *unterschiedlichen Befunden:*

Basel 1021. Schor. Mutter: 59 Jahre. Nieren glatt. 1 Tochter: 29 Jahre und 1 Sohn: 24 Jahre, haben embryonale Furchung der Nieren.

Basel 328. Gal. Vater: 42 Jahre, fraglich. Mutter: 43 Jahre und Tochter: 17 Jahre mit embryonaler Furchung der Nieren.

Basel 270. Esch. Vater: 47 Jahre. Glatte Nieren. Niere von 21jährigem Sohn und 25jähriger Tochter embryonal gefurcht.

Basel 290. Fisch. I. 1. Bruder: 70 Jahre. Prostatahypertrophie. Nierencysten (Furchung?). 2. Bruder: 67 Jahre. Nieren leicht gefurcht. 3. Bruder: 50 Jahre. Schrumpfniere mit embryonaler Furchung.

Basel 1059. Silv. Schwester: 9 Jahre. Keine Furchung erwähnt. Bruder: 3 Jahre. Renkulifurchung. 2. Schwester: $3^1/_2$ Jahre. Schwache Renkulifurchung.

Im Anschluß an die fetale Lappung der Niere seien ihre übrigen Fehlbildungen besprochen.

Nierencysten fanden sich in Jena im ganzen 97mal erwähnt, davon waren 55 Fälle vereinzelt und 21 Fälle mehrfach in Familien. Dies ist sicher zu wenig, wie eine Durchsicht der Befundberichte über simultane Verwandtensektionen (Berliner Fälle) erweist, in denen die Wiederholungen von Nierencysten geradezu auffällig häufig sind, einfach deshalb, weil dabei darauf geachtet wurde. Da auch hier die schwächsten Fälle wohl öfter übersehen worden sein dürften, aber bekanntlich die Anlagen zu Cystenbildung nicht nur durch entzündliche Prozesse in den Nieren gereift werden, sondern auch Cysten dabei ohne Anlage entstehen können (Retentionscystchen bei Schrumpfniere), so könnten wir über diese Frage hinweggehen, wenn nicht doch einzelne Vorkommnisse sehr für angeborene Veranlagung sprächen. Auch bei vorhandener Nephritis muß natürlich die daneben gefundene Cystenbildung nicht eine zufällig erworbene sein, zumal wenn andere Fehlbildungen daneben zu beobachten sind, wie in folgendem Falle:

Jena 840. Mau. 1. Bruder: 67jähriger Gärtner. Lungenembolie bei Apoplexie. Fettherz. Schwere Aortensklerose. Nierennarben. Nierencysten. 2. Bruder: 68jähriger Rentner.

Lungenembolie. Gicht, alte Apoplexie. Allgemeine Arteriosklerose. „Chronische Nephritis.“ Rechtsseitige Nierencysten. Beide Brüder haben Polypen des Colons.

Jena, Helb. Beide Eltern und die Tochter haben Nierencysten.

Aus meiner Basler Sammlung greife ich folgende Fälle von wiederholten Nierencysten heraus:

Basel 1027. Schü. Vater: 66 Jahre, walnußgroße Cyste der rechten Niere. 1. Sohn: 43 Jahre, kleine Cyste der linken Niere. 2. Sohn: 54 Jahre, Cysten der Nieren. 3. Sohn: 48 Jahre (Potator, nach der Hypertrophie der Nieren zu urteilen und interstitielle Nephritis. Cysten nicht erwähnt).

Basel 676. Löl. Mutter: 71 Jahre. Nierennarben. Nichts von Cysten erwähnt. 1. Sohn: 6 Jahre und 2. Sohn: 4 Jahre, „Nieren glatt“. 3. Sohn: 71 Jahre, Cysten der linken Niere. Dessen Sohn (Enkel) 38 Jahre, linksseitige Nierencystchen. Markfibrom.

Als Beispiele für weniger brauchbare, immerhin erwähnenswerte Befunde gebe ich folgende zwei wieder:

Basel 201. Dec. Vater: 77 Jahre. Chronische Nephritis. Rechts zwei Cysten. Sohn: 78 Jahre. Chronische Nephritis, rechts eine Cyste. Sohn: 73 Jahre. Narben der Nieren. Cysten nicht erwähnt.

Basel 1107. Stof. 1. Bruder: 57 Jahre. „Nephritis cystica“ (anno 1890). 2. Bruder: 62 Jahre. Chronische Nephritis. Cyste der linken Niere.

Basel 166. Bue. Mutter: 83 Jahre. Marasmus senilis. Beiderseitige Hydronephrose. Arteriosklerotische Schrumpfniere. Cyste der linken Niere. Uterusprolaps. Sohn: 66 Jahre. Leberkrebs. Hydronephrose der rechten Niere durch Klappenbildung am Ureter und leichte Kuchenniere. Viele Cysten der Nieren.

Weitere Fälle von familiär gehäuften Nierencysten werden noch bei Besprechung der multiplen Tumoren (S. 218) erwähnt werden.

Wichtiger ist schon wegen der großen klinischen Bedeutung der Mißbildung die Frage der erblichen Anlage zu *Cystennieren*. In unserem Jenaer Material steht ein vereinzelter Fall einem Doppelfall (Vorkommen bei Elter und Kind) gegenüber. Dominante Vererbung bei Cystenniere ist bereits gut bekannt (WEITZ 1935, MARQUARDT 1936). Die jüngste Zusammenstellung erblicher Mißbildungen der Harnorgane überhaupt findet man bei G. B. GRUBER (1935). Für die Syntropie mit anderen Cystenbildungen (Leber, Pankreas, Kleinhirn) oder weiteren Mißbildungen kann ich aus den Familien-Protokollen kein Beispiel bringen. Schon R. VIRCHOW hat über eine Beobachtung von erblichen Cystennieren berichtet. Die neuesten Mitteilungen stammen von W. MARQUARDT (1936), G. LIEBEGOTT (1938) und SCHOCH und SCHWEIZER; die letzteren sahen doppelseitige Cystennieren bei einem Vater und allen seinen 6 Kindern (1 ♀ und 5 ♂♂). Im Falle LIEBEGOTTs handelte es sich um 2 Schwestern von 64 und 67 Jahren, die beide gleichzeitig mit Lebercysten behaftet waren und in deren Familie die Cystennieren bereits in 3 aufeinanderfolgenden Generationen bekannt sind. E. ASK UPMARK (1929) fand in einem Fall von juveniler maligner Nephrosklerose an einer Niere eine Fehlbildung eines Nierenbeckenkelches und Verkümmerung sowie cystische Umwandlung des zugehörigen Renkulus; der Vater dieser Kranken (46 Jahre), 2 ältere Brüder, 1 Vetter und 1 Base (Sohn und Tochter der Schwester des Vaters) hatten *Cystennieren!*

In bezug auf die an sich nicht seltenen *Anomalien der Nierenbecken und Ureteren,* besonders deren Verdoppelungen habe ich meinen Familienprotokollen nichts entnehmen können. Allein in Basel zähle ich 13 Fälle ohne familiäre Wiederholung. Daß aber Wiederholungen bei Blutsverwandten vorkommen, weiß ich durch eine mündliche Mitteilung meines verstorbenen Kollegen Paul Ernst in Heidelberg, der bei der Sektion von Vater und Sohn (aus bekannter dortiger Gelehrtenfamilie, Friedrich und Julius A.) doppelseitige Verdoppelung der Ureteren gesehen hat. In einem Basler Falle (Fürb., Nr. 325) hatte die 82jährige Großmutter eine Verdoppelung des rechtsseitigen Nierenbeckens, die 84jährige Tochter einfache Nierenbecken, aber etwas Kuchenniere, die 76jährige Enkelin offenbar keine Anomalien.

6 Fälle von *Kuchenniere* (5 in Basel) waren vereinzelt[1]. Eine schwache Wiederholung sah ich bei Mutter und Sohn in dem S. 110 wiedergegebenen Fall aus Berlin. Eine ausgesprochene Wiederholung von Kuchenniere (Abb. 76) fand sich bei einem Vater und seinen beiden Kindern, einem 3jährigen Sohn und einer 2jährigen Tochter (S.-Nr. 176, 177, 178/1937) in der Weise, daß der Vater diese Anomalien auf beiden Seiten, die Tochter und der Sohn sie nur links besaßen. Sonst fanden sich in diesem

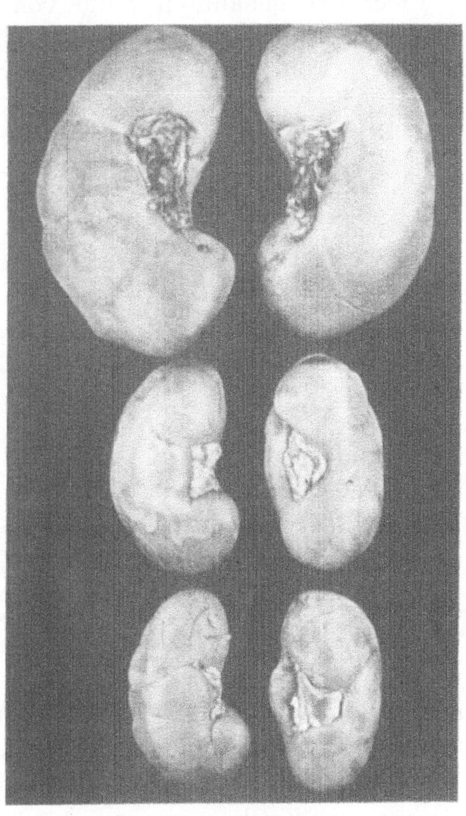

Abb. 76. Erbliche Kuchenniere (Vater, Sohn und Tochter).

Falle, in dem ein unmittelbarer Vergleich der Organe möglich war, weil der Vater die Kinder und dann sich selbst erschossen hatte, wenig Anomalien. Es bestand äußerliche Ähnlichkeit, besonders zwischen Vater und Sohn. Weitere Fälle sind S. 119 erwähnt. Desgleichen waren 4 Fälle von *Hufeisenniere* (3 in Basel), ebenso einer von angeborener *Hydronephrose,* sowie 2 Fälle von einseitigem Nierenmangel ohne Gegenstücke. Auch 7 Fälle (4 in Basel) von versprengten Nebennierenrindenkeimen der Niere hatten kein Gegenstück. Das gleiche gilt von 4 subkapsulären Verlagerungen der

---

[1] Da ich unterdessen in Berlin mehrfach bei Zwillingen Wiederholungen von Kuchenniere gesehen habe, muß ich annehmen, daß es an der ungenügenden Protokollierung liegt, wenn so viele Fälle negativ waren.

Nebennieren unter die Nierenkapsel. Aber in einem Berliner Fall von sicher eineiigen Zwillingsknaben von 4 Jahren fand sich genau an derselben Stelle der linken Niere eine solche. Hinweis auf neuen Fall. In München hatte ich einmal bei Vater (73 Jahre) und Tochter (36 Jahre) ungleich große Nieren mit deutlich größeren linken Nieren bei beiden gefunden; die linke Niere der Tochter stand zudem noch auffallend tief.

Einer der genannten Fälle von *Hufeisenniere* betrifft einen Basler Ferger (1255), dessen Bruder (ebenfalls Ferger von Basel) zwar keine Hufeisenniere, wohl aber eine linksseitige Beckenniere besaß; die Brüder (64

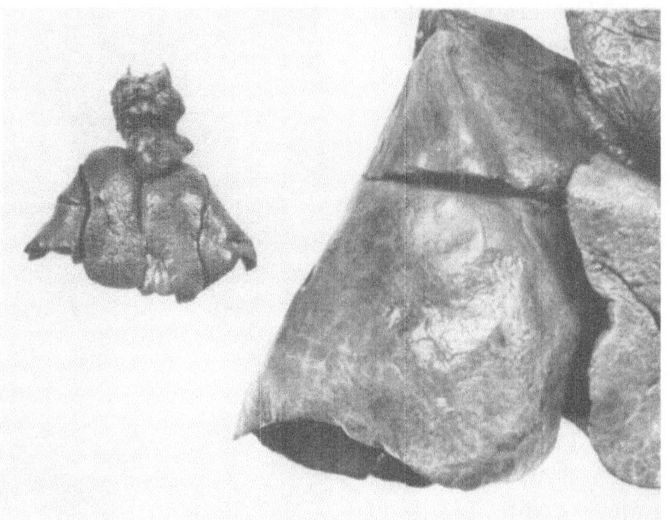

Abb. 77. Abnorme Lappung des rechten Lungenunterlappens bei Mutter und Kind.

und 56) waren einander sonst ähnlich (gleiche Körpergröße von 175, gleiches Hirngewicht, beide hatten starke Coronarsklerose).

Bei einem Manne von 66 Jahren (Basel 166) bestanden neben der mäßig ausgeprägten Kuchenniere eine durch Klappenbildung des Ureters bedingte Hydronephrose der linken Seite und zahlreiche Nierencysten (gestorben an primärem Leberkrebs); seine Mutter (83 Jahre) hatte nur eine Cyste der linken Niere und eine (wohl durch einen Uterusprolaps bedingte) beiderseitige Hydronephrose.

Je ein Fall von Aplasie und von Hypoplasie der Niere (Basel Nr. 195 und 1301) sind vereinzelt gewesen.

In einem Jenaer Falle mangelte einem 5 Wochen alten Knaben die linke Niere und der linke Harnleiter. Weder bei seinem Vater noch bei dessen Schwester war dies der Fall. Sonst waren erbliche Fehlbildungen (mehrfach Hernien) in der Familie und die genannte Tante hatte außerdem beiderseitige Parovarialcysten, ihre rechte Niere stand tief und war abnorm beweglich.

Viel lehrreicher und ergiebiger war der Vergleich der *Lungenlappung*. Wiederum stimmt dies mit der gleichen Erfahrung bei den Zwillingen. Während wir aber bei diesen bis in Einzelheiten, d. h. bis zum Vergleich kleiner Kerbungen gehen und dort überraschende Ähnlichkeiten finden konnten, handelt es sich bei der Durchmusterung von früheren eigenen und fremden Sektionsprotokollen begreiflicherweise höchstens um die Beschaffenheit der groben Lappung. Bei 27 Jenaer Familien genügten die zusammengetragenen Sektionsbefunde für einen Vergleich; in 21 davon war nur bei einem Mitglied die Rede von abnormer Lungenlappung, in 6 aber wiederholt sich dieser Befund. Ich verweise auch auf die im Kapitel über Familientod (S. 108ff.) wiedergegebenen Berliner Fälle. Meist handelte es sich um die dabei häufigste Abweichung, nämlich um unvollkommene Absetzung oder Fehlen des rechten Lungenmittellappens. Dies ist allerdings am Sektionstisch ein so alltäglicher Befund, daß er schon durch Zufall sich in einer Familie häufen kann. In Basel steht nach meinen Aufzeichnungen 21 Fällen von abnormer Lappung der Lungen, die kein Gegenstück bei einem anderen Verwandten fanden, ein einziger Fall von Wiederholung gegenüber, was nur besagen kann, daß diese so häufige Varietät meist nicht notiert oder übersehen wurde. Deshalb sind die Fälle von unmittelbarem Vergleich bei gleichzeitiger Sektion, etwa von Zwillingen oder

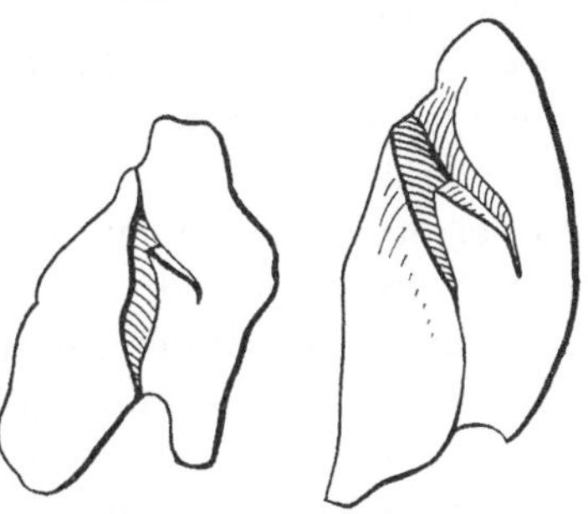

Abb. 78. Unvollkommene Absetzung des rechten Mittellappens der Lunge bei Mutter und Kind.

Mutter und Kind (vgl. oben S.-Nr. 416/1928) für die Beurteilung dieser Frage weitaus bedeutungsvoller (Abb. 77).

Einen weiteren Fall mit unvollkommener Dreilappung der rechten Lunge bei Mutter und Kind (691 u. 692/1936) aber mit tiefer Anfangskerbe zum Mittellappen zeigt die Abb. 78.

Allein es gab doch auch in der nicht sehr reichlichen Ernte dieser Anomalie in meiner Jenaer Protokollsammlung eine sehr für Erblichkeit sprechende Erfahrung: während in der Gruppe von 9 Fällen, wo ich nur 1 Elter mit 1 Kind vergleichen konnte, keine Wiederholung dieser Anomalie vorkam, habe ich in der Gruppe „Beide Eltern und 1 Kind" unter 5 Fällen 3 konkordante und in der Gruppe „Vater — mehrere Kinder" unter 3 Fällen 2 konkordante. Das will wohl besagen, daß, sobald die Möglichkeit vorliegt, entweder beide Eltern mit einem behafteten Kind oder einen behafteten Elter mit mehreren Kindern zu vergleichen, die Wiederholung der Mißbildung ungleich wahrscheinlicher ist. Ein sehr auffälliges Beispiel von Wiederholung bei Geschwistern betrifft eine schon aus GOETHEs Zeiten bekannte Jenaer Familie.

1. Familie Fro.-Jena: Ein 89jähriger Buchhändler hat eine Anzahl kleinerer Anomalien, u. a. ist sowohl die rechte als auch die linke Lunge 3lappig, sein ältester Sohn, 27jähriger

Gymnasiallehrer, besitzt dieselbe Lungenlappung; ein 2. Sohn, 45jähriger Buchhändler, hat ebenfalls 6 Lungenlappen, rechts und links 3 Lappen. Ein 3. Sohn, 53jähriger Gymnasiallehrer und ein 4. Sohn, 61jähriger Univ.-Professor, ebenfalls. Es sind also zusammengefaßt: Vater und 4 Söhne mit derselben, in diesem Falle offenbar dominant vererblichen Mißbildung behaftet.

2. Familie Mü. I-Jena: Ein 56jähriger Mann mit einer 3lappigen linken Lunge hat eine 27jährige Tochter, bei der derselbe Befund erhoben wurde. Bei ihrer Mutter ist nichts Besonderes über die Lungenlappung vermerkt. Ein Bruder des Erstgenannten hat eine 2lappige linke Lunge und desgleichen seine Tochter.

Nur kurz sei bemerkt, daß eine SCHMORLsche Furche des rechten Oberlappens (Azygos-Furche) eines Individuums bei seinen Verwandten, soweit notiert, nicht wieder vorkam. Da diese Furchen heute röntgenologisch festgestellt werden können, wäre diese Frage auch klinisch nachprüfbar.

Ein Befund, der sicherlich oft übersehen oder auch nicht notiert wird, ist die *Verlängerung des linken Leberlappens,* manchmal nur in Form einer kleinen Zunge nach links, manchmal aber auch als mächtige Parenchymmasse, bis über die Milz hinüberreichend. In einem Berliner Fall von Leuchtgasvergiftung (S.-Nr. 1355—57/1938) fand sich bei einem Vater ein stark verlängerter, bei der erwachsenen Tochter ein mäßig verlängerter und bei der Mutter kein verlängerter linker Leberlappen; das Furchenbild der Leberunterflächen war bei Eltern und Tochter durchschnittlich und ohne ähnliche Besonderheiten. Auch das Zusammentreffen des verlängerten linken Leberlappens mit anderen Anomalien, zum Teil der Leber selbst, ist bemerkenswert. In einem Fall (Jena 1154) hatte eine 54jährige Mutter eine solche Verlängerung des linken Leberlappens mit einem Kavernom der Leber, der Sohn wies eine abnorme Furche und eine überzählige Lappenbildung der Leberunterfläche auf. In einem weiteren Fall (Jena 492) hatten unter 4 Geschwistern, die alle klein gestorben sind, 2 abnorme Leberform; bei der einen Schwester typischer zungenartig ausgezogener linker Leberlappen neben einem Uterus bicornis, bei einem Bruder ist nur vermerkt: „Leber in die Quere entwickelt."

Zwerchfellfurchen der Leber sind in Jena 5mal, in Basel 10mal erwähnt, fast niemals haben sie sich in Familien zusammengefunden. Eine Wiederholung fand sich bei Vater und Sohn (vgl. S.-Nr. 60, Ro.-Jena). Auch sonst war abnorme Furchung und Lappung meist nur vereinzelt vorhanden.

Weitere Beobachtungen: Bei Geschwistern (Nr. 3/4) aus Basel fand sich beim Bruder (55 Jahre) im rechten Lappen eine Schnürfurche (Zwerchfellsfurche), bei der Schwester (72 Jahre) mehrere Zwerchfellsfurchen und ein ausgezogener linker Leberlappen. Bei einem weiteren Basler Geschwisterpaar (Nr. 197) hatte die 5 Monate alte Schwester ein besonders tiefes Bett der Gallenblase, der Bruder (8 Tage alt) eine abnorme Kerbe der Leberunterfläche (eigene Sektionsfälle). 2 Brüder (Säuglinge, Jena Cl. 197) zeigten Anomalien der Leberbasis, 2 Vettern (Her.-Jena, vgl. S. 137) falsche Lage der Leber (Hepatoptose); 1 anderer Vetter hatte einen angeborenen Leistenbruch und 1 Bruder einen kongenitalen Herzfehler.

Die Verbindungen der Leber mit der Nachbarschaft sind, soweit überhaupt notiert, zuweilen ähnlich vermerkt, insbesondere trifft dies für die sog. „Verwachsungen" der Gallenblasengegend mit Quercolon-Knie und Duodenum zu, die ja auch von Chirurgen oft nicht als einfache Bauchfellduplikaturen bewertet werden. Eine Unterscheidung hinterher aus Protokollen ist für diese verschieden zu bewertenden Vorkommnisse nicht möglich.

Ein angeborener Mangel der *Gallenblase* samt der Gallenblasenfurche fand sich unter 4 Geschwistern (6 Jena) nur 1mal. Hypoplasie der Blase (Basel 1131) ebenso nur vereinzelt. Unter 6 Geschwistern (Diet.-Basel) fand sich eine Gallengangscyste nur 1mal bei 1 Schwester, 1 Bruder hatte eine Nierencyste und Divertikel des Dickdarms, 1 anderer eine Samenstrangcyste, derselbe ein MECKELsches Divertikel, 1 weitere Schwester eine Uterusmißbildung (dysplastische Veranlagung ?).

Lebercysten sind in 6 Familien vorgekommen, dabei nicht weniger als 4mal nur mit Nierencysten als Gegenstücken. Z. B. hatten von 2 Schwestern (Ho.-Basel) die eine Nieren-, die andere nur Lebercysten. Bekanntlich kommen beim einzelnen Individuum zwar sehr häufig Nierencysten allein vor, Lebercysten aber recht oft mit Nierencysten bzw. Cystennieren zusammen vor (s. oben S. 202). JUL. BAUER (1924) hat angesichts dieser typischen Syntropie von Leber- mit Nieren- (zuweilen mit noch anderen) Cysten an einen gemeinsamen erblichen Störungsfaktor von Röhrensystemen im embryonalen Leben gedacht und spricht geradezu von einer „cystischen Diathese". Lebercysten selbst haben sich nicht gehäuft gefunden. SCHMINCKE fand bei der schwäbischen Landbevölkerung verhältnismäßig häufig Enterocystome und erklärt die größere Zahl der sonst auch in einem größeren Sektionsgut als dem des Tübinger pathologischen Institutes seltenen Cystome mit den zahlreichen Verwandtenehen des dortigen Landes.

Leberkavernom hat sich unter 8 Fällen einmal bei einem älteren Geschwisterpaar (70jähriger Mann und seine 69jährige Schwester) gleichzeitig gefunden. Der Fall (Jena 382) war insofern bemerkenswert, als diese beiden Personen sich noch in zwei anderen Hinsichten glichen; sie hatten beide multiple Venenerweiterungen und beide Gallensteine. Auf die Frage der Zusammengehörigkeit von Angiomen mit Status varicosus komme ich später zurück.

Die *Lappungen der Milz,* einschließlich der mit ihnen fließende Übergänge bildenden, abnormen Kerbungen und Gewebsabschnürungen sind begreiflicherweise nicht genau und regelmäßig genug beschrieben, um sie in den familiär zusammengehörigen Protokollen vergleichen zu können. Es wäre dies allerdings nur wertvoll im Vergleich zu meinen Zwillingsbefunden, aus denen gelegentlich Übereinstimmung auch in der feineren Oberflächengestaltung der Milz bei ähnlichen Zwillingen sich ergeben hat. Wiederum zeigt sich, wie überlegen die Simultansektionen in dieser Beziehung sind[1]. Hier werden doch öfter auffallende Übereinstimmungen der

---

[1] Vgl. die Fälle 14, 15 und 16 auf S. 115, 116 und 117.

Milzform offenbar, so u. a. in einem bei den übrigen Simultanfällen nicht verwerteten Fall von Leuchtgastod bei Vater und Kind (Nr. 1725 u. 1726/1939), wo der obere Milzpol durch eine gleichartige quere Kerbe tief abgetrennt war. Sonst gilt leider dasselbe von dem Vorkommen von *Nebenmilzen*, wo ich, zu meiner Überraschung, in meinen Jenaer Protokollen nur 12 Fälle und alle davon vereinzelt, finde. In Basel neben 7 „negativen" Fällen 2 positive: in einem Fall (Mey. 752) sind bei Bruder und Schwester, nicht aber bei der Mutter Nebenmilzen notiert; einen weiteren Fall bei Mutter und Kind aus meinen Basler Sektionen hat WERTHEMANN in seiner Arbeit über „Impetigo herpetiformis" (1928) erwähnt. Ich verweise noch auf die Fälle von Simultansektionen (S. 108 ff.), besonders auf den Fall (256—259/1937) und die Abb. 46 (vgl. S. 115). In einem Falle von gleichzeitiger Sektion von Mutter (32 Jahre) und 2 Töchtern (11 und 9 Jahre) (Selbstmord, S.-Nr. 931—933/1939 Berlin) konnte auf die etwaige Wiederholung des Vorkommens einer Nebenmilz genau geachtet werden; sie fand sich aber nur bei der älteren Tochter; dabei waren auch in der Form (Kerbung) die Milzen der 3 Personen verschieden; die Milz der jüngeren Schwester war stärker, die der Mutter gar nicht gekerbt. Bei einer während der Entbindung an Anaerobensepsis gestorbenen 37jährigen Frau (S.-Nr. 188/1940 Berlin) fand sich wie bei ihrem Kinde eine stark abnorme Milzform, nämlich tiefe Querkerben, dazu bei der Mutter zwei Nebenmilzen, beim Kinde ein durch eine tiefe Kerbe fast zu einer Nebenmilz abgeschnürter unterer Milzpol. Vergebliches Suchen bei gleichzeitigen Sektionen Blutsverwandter ist mir wiederholt vorgekommen.

Von der Beachtung des *Wurmfortsatzes* habe ich mir von vornherein nicht viel versprochen, hauptsächlich wiederum auf Grund der Erfahrung bei Zwillingen, wonach sowohl Lage als auch Befestigung (damit zusammenhängend seine Form, wie Ringelung usw.) und Länge sehr variabel sind. Im ganzen erscheinen auch in dieser Beobachtungsreihe (Jena u. Basel, Blutsverwandte) die ähnlichen Fälle (normale Lage einbegriffen) eher spärlicher als die unterschiedlichen. Zuweilen ist mir bei dem Vergleich von Befunden aufgefallen, wie in Familien die gesunden Wurmfortsätze bis ins hohe Alter hinein öfter vorkommen und ich habe daraus — freilich mit Vorbehalten mangels rechnerischer Unterlagen — auf die Möglichkeit gleicher gesundhafter Konstitution (Schutz gegen Koprostase und Entzündung) geschlossen. Da die Appendektomie heute sehr häufig geworden ist, und man bei einer Sektion mit altem operativem Defekt des Wurmfortsatzes nie wird sagen können, ob die Wegnahme wirklich angezeigt war, so wird man allerdings die hier berührte Frage nach einer „besonderen familiären Gesundheit des Wurmfortsatzes" nur an einem früheren, d. h. aus der voroperativen Zeit stammenden genau protokollierten Material, wie demjenigen von W. MÜLLER in Jena, nachprüfen können. Sicher steht mir, daß nebeneinander in den Familien gesunde und veränderte Wurmfortsätze durcheinander und mit allen möglichen primären Varietäten vorkommen und daß gelegentlich Hinweise auf gleichartiges Verhalten (z. B. Beteiligung an einer Darmtuberkulose bei Geschwistern, Jena 213, 211) vorkommen, die nicht allzuschwer wiegen. Ein einzelner Fall sei schließlich noch herausgegriffen: ein wahrscheinlich eineiiges Zwillingspaar (Mädchen) hatte ähnliche und richtig gelagerte Wurmfortsätze von fast gleicher Länge; ein 1 Jahr vorher totgeborener Bruder einen Hochstand des Coecums.

In bezug auf die äußere und innere *Gestalt des Herzens* konnten folgende Beobachtungen gemacht werden: Die Verdoppelung der Herzspitze, d. h. die deutliche Einkerbung zwischen rechter und linker Kammerspitze im Bereich der Kammerscheidewand habe ich selbst mehrmals in

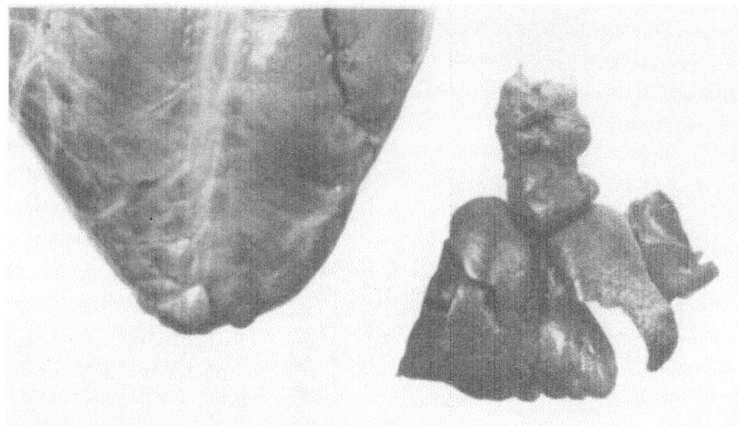

Abb. 79. Spaltung der Herzspitze bei Mutter und Kind.

so eindrucksvoller Weise bei Blutsverwandten gesehen, daß ich an der Vererblichkeit dieser harmlosen Varietät nicht zweifle, obwohl sie in den Familienprotokollen 5mal vereinzelt vorkommen. Sie kann eben doch zu leicht übersehen werden. Ich verweise auf den Befund der Drillinge auf S. 73, wo die beiden gleichgeschlechtlichen männlichen Zwillinge diese Herzform hatten, der weibliche Drilling dagegen nicht, verweise ferner auf den in der Abb. 79 wiedergegebenen Fall von Mutter und Kind aus Basel (416/261), wo der Zufall auch sehr unwahrscheinlich durch den Umstand gemacht wurde, daß nebenbei noch gleichartige abnorme Lappung der Lunge bei beiden vorhanden war. Übrigens stammte einer der Fälle mit vereinzelter Verdoppelung der Herzspitze bei einem Mädchen aus einer Familie (Jena 673), wo der Vater dieses 11jährigen Mädchens den gleich zu erwähnenden abnormen Muskelbalken im linken Herzen hatte! Sehr auffällig war die Beobachtung einer gleichartigen Aufteilung des äußeren Papillarmuskels der Mitralis und der Verbindung der Teilstücke durch feine quere Sehnenfäden bei einer gleichzeitig (infolge gemeinsamen Selbstmordes) sezierten Mutter und ihren beiden 9- und 11jährigen Töchtern (Abb. 79a). (Der Fall ist ausführlicher S. 117 wiedergegeben.)

Abnorme Sehnenfäden der Herzhöhlen sind, soweit sie den linken Ventrikel betreffen, bei genauen und vorsichtigen Herzsektionen ein sehr häufiger Befund. Die echten — und das ist die Mehrzahl — sind selbstverständlich angeboren und gelten zum Teil als Varietäten des linken Schenkels des Hisschen Bündels (Tawara, Mönckeberg). Nach meinen Erfahrungen an Zwillingen kommen sie überwiegend vereinzelt vor. Dies stimmt mit den Erfahrungen bei den anderen Gruppen von Blutsverwandten überein: unter 27 Fällen war nur einer, der der gleichen Familie angehörte, was bei der erwähnten Häufigkeit der Befunde Zufall sein könnte. Der Fall betraf einen 48jährigen Mann (Jena 1164) und seine 26jährige Tochter; beide waren an Lungentuberkulose gestorben und glichen sich äußerlich; das genaue Sektionsprotokoll der Mutter (gestorben an Herzfehler bei ausgeheilter Lungentuberkulose) vermerkt nichts über abnorme Sehnenfäden. Immerhin ist es auffällig, daß ich bei den gleichzeitigen Todesfällen in Familien, wo der unmittelbare Vergleich der Organe möglich ist, viel häufiger die Wiederholung überzähliger Sehnenfäden gesehen habe.

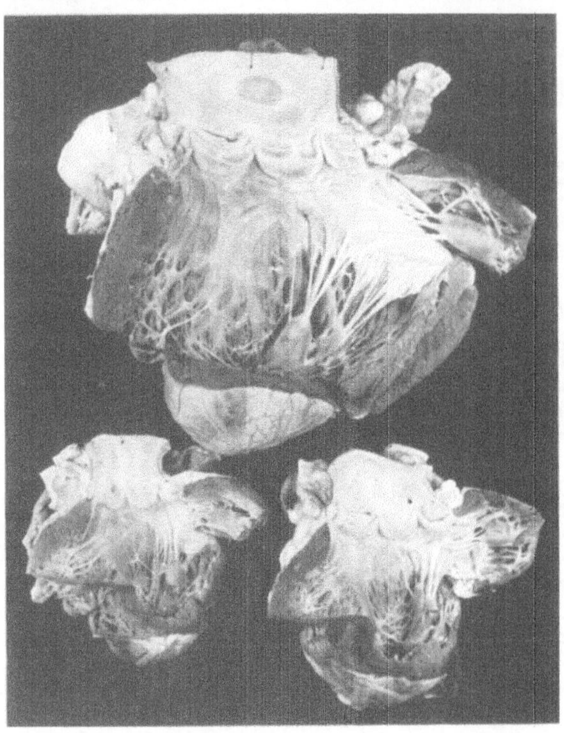

Abb. 79 a. Mitralis (3mal).

So bei Mutter (30 Jahre) und Tochter (5 Jahre) (1491 u. 1492/1937 Berlin) mit genau demselben Verlauf, bei Mutter (32 Jahre) und Sohn (9 Jahre) mit etwas verschiedener Lokalisation (1568 u. 1569/1937 Berlin), wobei gleichzeitig das linke Herzohr ungewöhnlich lang und stark bei beiden Personen gelappt war. Bei einem mit seinen beiden Töchtern von 3 und 2 Jahren durch Leuchtgas umgekommenen Manne fanden sich in allen 3 Herzen mehrfache ungefähr gleichlaufende abnorme Sehnenfäden; desgleichen bestand Übereinstimmung in dem etwas verschobenen Abgang der rechten Kranzarterie; die Thebesische Klappe war bei dem Vater und der 2. Tochter gleich, bei der ersten gefenstert; der Vater allein hatte einen kleinen quer verlaufenden Sehnenfaden des Conus pulmonalis.

Diese Sehnenfäden sind nicht selten nur teilweise sehnig, d. h. bindegewebig und können muskulöse Teile des Hisschen Bündels enthalten;

ja gelegentlich bestehen sie teilweise oder ganz aus PURKINJEschen Fasern. Daß sie sich wie reine Muskelbalken schon für die Betrachtung mit bloßem Auge darstellen, ist gewiß so selten, daß man das doppelte Vorkommen in einer Familie nicht als zufällig betrachten kann, zumal wenn noch andere, möglicherweise erbliche Mißbildungen in der Familie sich wiederholt haben.

Aus der betreffenden Familie (Ka.-Jena) (vgl. S. 125) besitze ich 6 Sektionsprotokolle: Großmutter, 1 Sohn, 4 Enkel, davon 3 Kinder dieses Sohnes. Die Großmutter hatte von Fehlbildungen Warzen der Haut und ein MECKELsches Divertikel von 45 mm Länge; da sie an Herzkrankheit (Insuffizienz bei arteriosklerotischer Schrumpfniere) gestorben und die Beschreibung des Herzens genau ist, scheint es eher unwahrscheinlich, daß eine Abnormität daselbst, wie abnorme Sehnenfäden, übersehen sein sollte, die sonst in den Protokollen der gleichen Jahre registriert zu sein pflegt. Bei ihrem 47jährigen Sohn, der ihr äußerlich in bezug auf Haarfarbe nicht glich, fand sich „*ein ziemlich dicker Muskelbalken, quer durch die linke Kammer*" verlaufend. Bei keinem seiner 3 Kinder ist etwas Ähnliches vermerkt; sie sind jung gestorben (11 Jahre, 3 Jahre und 4 Monate alt) und zum Teil leider oberflächlich seziert. Bei der 11jährigen ist aber, wie schon oben erwähnt wurde, eine Verdoppelung der Herzspitze notiert. Hingegen ist beim Neffen jenes 47jährigen Mannes mit dem Muskelbalken in der linken Kammer außer einer überzähligen Coronararterie (häufiger Befund!) in der Diagnose vermerkt: Persistentia musculi interventricularis cordis sin. und in der Beschreibung: *Muskeltrabekel zwischen lateraler Wand des linken Ventrikels und dem Conus aorticus.*

In einem weiteren Falle von *abnormem Muskelbalken des linken Herzens* bei einem 67jährigen Manne fand sich der Befund bei dem 35jährigen Sohne (Jena 1000) nicht wiederholt. Ebenso bei den Sektionen von 2 Tanten eines Knaben von 3 Jahren mit einem „überzähligen Papillarmuskel" des Conus pulmonalis (Basel 1001). Desgleichen kamen nur vereinzelt vor: Anomalien der Pulmonalis- und Aortaklappen (Unterzahl, Überzahl, z. B. 4 Pulmonalklappen (Basel 191), 2 Aortaklappen (Basel 959) und Septumdefekte (3 Fälle). Wegen der letzteren und gleichschweren Herzmißbildungen wäre daran zu denken, daß sie frühzeitig letal wirken und die Mehrzahl schon in ganz frühen Fetalmonaten unerkannt zugrunde geht. Immerhin besitze ich den Fall einer Mutter mit einem überraschend schweren Kammerscheidewanddefekt, wo die Sektion der Kinder nichts dergleichen ergeben hat. Nach dem Schrifttum zu urteilen, gehen die Ansichten über die Vererblichkeit angeborener Herzfehler auseinander, was angesichts der frühen Sterblichkeit der meisten Formen nicht wunder nehmen kann. CLAUSSEN meint, daß mit starken Schwankungen des Durchschlags und des Ausdrucks (Spezifität) der Anlage zu rechnen sei. Die Kasuistik darüber ist eigentlich schon recht umfangreich. Ich verweise auf die jüngste einschlägige Arbeit von R. RABL und FRIEDR. SCHULZ (1939) und den dort beschriebenen Fall von zweieiigen männlichen Zwillingen mit Atresie der Pulmonalis und Septumdefekt bei gleichzeitiger konkordanter Lippen-Kiefer-Gaumenspalte; 2 weitere Geschwister der Zwillingsknaben hatten Hasenscharten und Wolfsrachen. Wertvoll sind bei dieser Beobachtung auch die graduellen Unterschiede in der Herzmißbildung der Zwillinge.

In einem Basler Fall (Schm. IV, Nr. 980) hatte eine 30jährige Person einen 5—6 cm offenen Defekt der Vorhofscheidewand (fraglich, ob offenes

Foramen ovale), daneben eine chronische Endokarditis der Mitralis und Tricuspidalis, ihr 15jähriger Bruder, gestorben an Miliartuberkulose wies eine Anomalie der Aortenklappen auf, wobei die Verbindungsstelle der vorderen beiden Klappen verlängert war; alle Aortaklappenränder waren außerdem verdickt.

Aus dem Schrifttum, dessen ausführliche Wiedergabe sich hier erübrigt, zumal W. WEITZ es in seinem trefflichen Buche über die „Vererbung innerer Krankheiten" (Stuttgart 1936) berücksichtigt hat, sei zusammenfassend nur zur Ergänzung meiner eigenen spärlichen Beobachtungen erwähnt, daß eigentlich sämtliche Arten angeborener Herzfehler bisher wiederholt bei nahen Blutsverwandten, am häufigsten bei Geschwistern, Eltern und Kindern, beobachtet worden sind. Indem ich im vorliegenden Zusammenhange natürlich nur die durch Autopsie gesicherten Fälle hervorhebe, zitiere ich unter ihnen nur ein paar beispielhafte Beobachtungen: Offener Ductus Botalli bei Zwillingen (SMITH), Isthmusstenose und Septumdefekt (COOPER, ENGELNOT)[1], Stenose der Pulmonalis (FRIEDBERG), Septumdefekt mit anderen Mißbildungen am Herzen (BRÖMSER), Transposition der großen Gefäße (KELLY), Persistenz des Ductus Botalli und des Foramen ovale (MEDVEI und RÖSLER). Nach meinen Erfahrungen kann man aber glücklicherweise behaupten, daß die weitaus größte Mehrzahl der angeborenen Herzfehler nur vereinzelt vorkommt; WEITZ hat diskordantes Vorkommen auch bei eineiigen Zwillingen beobachtet; ich selbst sah bei weiblichen Zwillingspaaren fraglicher Eiigkeit einmal nur beim einen Paarling eine Transposition und im anderen Fall ein diskordantes Vorkommen eines kleinen Septumdefektes (s. das Zwillingskapitel S. 51).

LUCKSCH und STÖHR beschrieben eine „Herzfehlerfamilie", aus der 2 weibliche Kinder gleich nach der Geburt an angeborenem Herzfehler gestorben sind. Der Vater war herzleidend nach Gelenkrheumatismus, der Großvater väterlicherseits und die Großmutter mütterlicherseits hatten ebenfalls Herzfehler.

Eine vom pathologisch-physiologischen Standpunkte aus belanglose häufige Anomalie der Klappen an Pulmonalis und Aorta ist deren *Fensterung*. Man findet diese unterhalb des Klappenrandes befindlichen zartwandigen Löcher sicher schon angeboren und bei Erwachsenen besonders häufig dann, wenn die Klappen im ganzen übermäßig durchsichtig zart sind. Insofern könnten sie vielleicht die Bedeutung eines konstitutionellen Stigmas haben; es ist mir nicht gelungen, Klarheit in dieser Hinsicht zu gewinnen. Wenn FOXE recht hätte, so wäre es wegen ihrer sehr großen Häufigkeit — er findet sie in 82 % aller Sektionsfälle — überhaupt belanglos, auf sie zu achten. Nach LAUCHE ergibt eine histologische Analyse von Fällen keine Entscheidung darüber, ob diese gewöhnlichen Fensterungen

---

[1] Siehe weiter unten eine eigene Beobachtung dieser Art.

kongenitale Anomalien oder Atrophien sind. Jedenfalls steigt ihre Zahl mit dem Alter an (vgl. FOXE).

Am Basler Material meiner Verwandtenprotokolle habe ich sie gezählt und 60 Fälle gefunden, wo sie nur vereinzelt vorgekommen sind gegenüber 4 Fällen, wo sie sich wiederholt an derselben Klappe fanden, dazu 2 Fälle, wo ein Mitglied der Familie die Fensterung etwa an der Aorta, das andere an der Pulmonalis besaß (Basel 1202 und Basel 836). In Anbetracht der absoluten Häufigkeit des Befundes überhaupt dürfte mithin das Zusammentreffen bei mehreren Verwandten nichts für Erblichkeit besagen; sicherlich sind auch Fälle übersehen oder nicht notiert worden, so daß ich mich auf genaue zahlenmäßige Berechnungen nicht einmal stützen kann. Mehrfach ist bei Erwähnung wiederholter Fensterungen auch Wiederholung von Endokarditis verzeichnet, vielleicht nur wegen einer in diesen Fällen in gesteigertem Maße den Klappen gewidmeten Aufmerksamkeit! In einem Fall von 4 Geschwistern (Basel 1055) hatte der älteste Bruder (64 Jahre) keine Fensterung, der zweite (58 Jahre) an Pulmonalis und Aorta eine solche, die Schwester (25 Jahre) keine, der letzte Bruder (57 Jahre) Fensterung der Aortaklappen. In 2 Fällen waren Fensterungen der Tricuspidalklappen ohne Wiederholung vorhanden. Endlich sei noch ein Fall (Ba. 191, Cap.) kurz erwähnt, wo ein Vater gefensterte Pulmonalis und verwachsene Aortaklappen hatte, eine Tochter eine überzählige 4. Pulmonalklappe besaß, während für die Mutter und eine 2. Tochter nichts Entsprechendes vermerkt war.

Was das Foramen ovale der Vorhofscheidewand anlangt, so besitze ich über seine Persistenz bei älteren Blutsverwandten eine große Anzahl von Notizen, konnte mich aber nicht entschließen, sie zu verwerten, weil das Offenbleiben dieses fetalen Kreislaufweges erfahrungsgemäß zu ungenau beobachtet und so verschieden ausgeprägt, dabei in vielen Varianten so häufig ist, daß nur ganz bestimmt geartete Fälle, etwa sehr weites Offenbleiben ein erbbiologisches Interesse hätten. Mein Eindruck ist der, daß ein ganz regelloses Verhalten bei den nächsten Blutsverwandten vorliegt. In Fällen von Simultansektionen habe ich den Befund aber öfter angeführt.

Ein „CHIARI*sches Netz*" im rechten Vorhof im Bereich der THEBESISchen Klappe fand sich bei Mutter (52 Jahre) und Tochter (21 Jahre) (Jena 738) in der Weise wiederholt vor, daß bei der ersteren „die THEBESISche Klappe ein Netz bildete", während bei der Tochter die THEBESISche Klappe als „gefenstert" geschildert wird; wegen der auch sonst beobachteten Häufung von Anomalien in solchen Fällen (vgl. Beispiel auf S. 209) sei noch hinzugefügt, daß die Herzspitze bei der Tochter verdoppelt war. Daß hier kein Zufall gewaltet hat, ergibt sich aus einem durch die Abb. 80a—c belegten weiteren Fall aus Berlin (S.-Nr. 1042, 1043, 1044/1937): Vater (39 Jahre), Mutter (44 Jahre) und Tochter (12 Jahre) waren durch Leuchtgas umgekommen. Die Tochter glich im Gesicht, in der Haar- und Irisfarbe der Mutter, die Stirn war hoch wie beim Vater, sie hatten gleiche Blutgruppe A (Vater B).

Vor der Valvula Thebesi fand sich beim Vater (Abb. 80a) ein filigranartig
gestaltetes Netz von Fäden, bei der Tochter (Abb. 80b) ein ähnliches

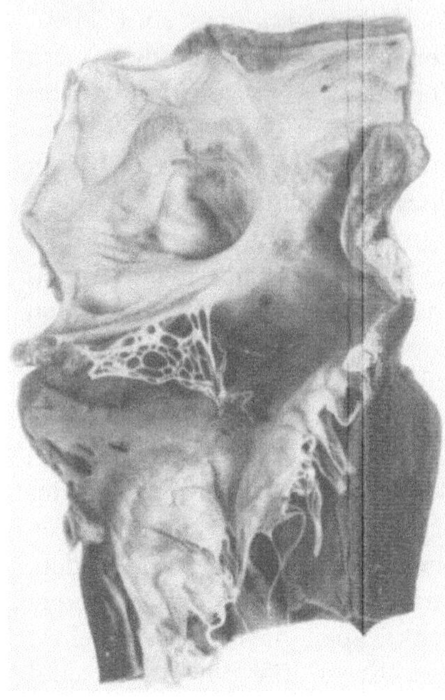

kleineres, bei der Mutter (Abb. 80c)
fehlte eine THEBESIsche Klappe überhaupt. Zwischen Tochter und Vater
fand sich noch Übereinstimmung in bezug auf die Kerbung des Oberlappens
der rechten Lunge (unvollkommene Absetzung des Mittellappens); die Mutter
hatte nur eine Andeutung einer Furche
daselbst. Milz- und Leberfurchung waren
bei den 3 Personen verschieden. In
einem weiteren Falle, wo die Sektionsprotokolle von Großmutter, Vater und
2 Enkeln vorliegen, ist für den Vater
das „Fehlen der THEBESIschen Klappe"
und bei seinem 5 Monate alten Sohn
die Fensterung derselben vermerkt.
Ein weiterer Fall von „Fadennetz der
THEBESIschen Klappe" bei einem 33jäh-
rigen unehelichen Sohn fand keine
Wiederholung bei dessen 82jähriger,

a

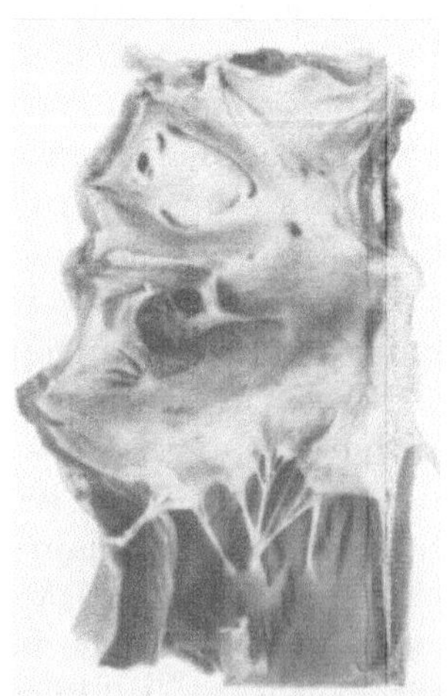

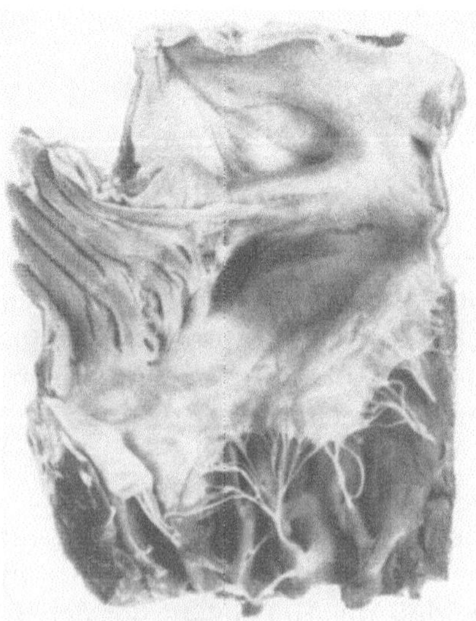

b   c

Abb. 80 a—c. CHIARIsches Netz der Valvula Thebesii bei Vater (a) und Tochter (b), fehlt bei der Mutter (c).

sonst in mehreren Punkten gleichbehafteten Mutter (Jena 992). In einem
unter den gleichzeitigen Todesfällen gewaltsamer Art in Familien noch
nicht angeführten Falle (S.-Nr. 931—933/1939) fanden sich bei Mutter

und 2 Töchtern (32, 11 und 9 Jahre alt) Endokardfäden über der Mündungsstelle der Vena cor. magna cordis angespannt, bei der Mutter in Form eines feinen Netzes.

Die an sich sehr häufigen, beim kleinen Kinde aber oft schwer sichtbaren „*akzessorischen Kranzgefäße*" des Herzens habe ich, weil doch zu ungenau protokolliert, nicht berücksichtigt, zumal sie sehr häufig sind, nur sind sie bei den Zwillingen immer genau nachgesehen worden; dort haben sie sich als überwiegend diskordant erwiesen. Nur ein Fall von gleichzeitiger Sektion von Eltern (75 und 73 Jahre) und Tochter (41 Jahre) sei hervorgehoben, dort fand sich bei allen 3 Personen eine überzählige rechte Kranzschlagader, wie die nebenstehende Skizze (Abb. 81a—c) sie wiedergibt. Bei der Mutter, die übrigens zwei akzessorische rechte Coronararterien hatte, und der Tochter war außerdem neben dem Foramen ovale der Vorhofsscheidewand ein abnormes Maschenwerk, allerdings in verschiedener Lage zum Foramen ovale. Gleichsinnige Verschiebungen der Abgangsstellen der Kranzgefäße in den Sinus Valsalvae kann man bei Blutsverwandten-Sektionen öfter beobachten, wie ich durch Beispiele an anderen Stellen dieses Buches belegt habe. Sie erscheinen als Ähnlichkeitszeichen bei einem so verwickelten Stück Ontogenese wie der Bildung der Coronarien bedeutsam. So sah ich erst kürzlich wieder bei der Sektion von Mutter und Frucht (9. Monat) das rechte Kranzgefäß nach links verschoben. Aber kurz sei ein Fall wegen Häufung von Varianten am Herzen bei einer Mutter erwähnt, welche

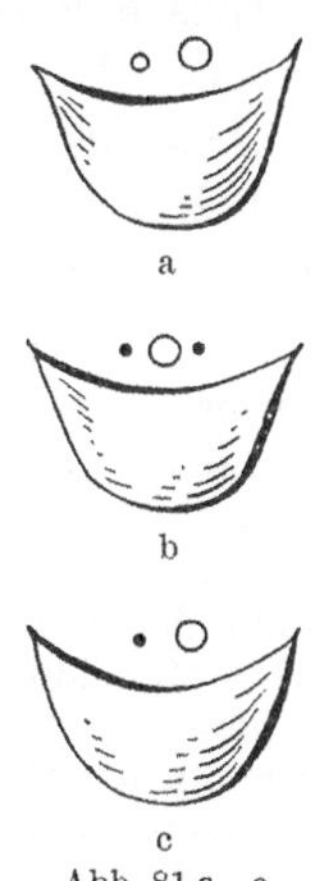

Abb. 81 a—c. Skizze von überzähligen rechten Kranzschlagadern des Herzens bei Eltern und Tochter.

außer starker Kerbung der Milz und beiderseitigem Leistenbruchsack gefensterte Aortaklappen, einen abnormen Sehnenfaden der linken Kammer und akzessorische Kranzgefäße aufwies; der 2jährige Sohn, der ihr in bezug auf Häufung von Anomalien glich (beiderseitige Schenkelbruchanlagen, starke Renkulifurchung, große Hydatiden am Nebenhoden), hatte auffällige akzessorische Nierenarterien; vielleicht können solche Fälle besser künftig nicht so sehr unter dem Gesichtspunkt der Wiederholung derselben Varietät, sondern einer Neigung zu *Varietäten am Gefäßsystem* überhaupt und im ganzen Körper betrachtet werden (s. unten). Eine *Verdoppelung der oberen Hohlvene* fand sich nur bei einem von 8 Brüdern. Die EUSTACHISCHE Klappe am oberen Ende der unteren Hohlvene fand sich einmal bei 2 Brüdern (Jena 240) ausdrücklich als gefenstert beschrieben, worauf bei der Häufigkeit dieses Befundes kein großer Nachdruck gelegt werden kann. In einem zweiten Falle war bei 2 Schwestern (Jena 473) das Fehlen bzw. rudimentäre Vorhandensein derselben Klappe hervorgehoben.

An den Aortenklappen finden sich zuweilen *zottige Verdickungen der Noduli Arantii* gleich kleinen Papillomen (sog. LAMBLsche Excrescenzen);

über ihre Entstehung und Bewertung gehen die Meinungen auseinander; ihre endokarditische Natur wird bezweifelt. Merkwürdigerweise fand ich außer einer Wiederholung bei Bruder und Schwester (Schm. VII) einen Fall von familiärem Vorkommen in folgender Form: Eine 80jährige Großmutter (Jena 519) hat solche „verkalkte und mit papillären Auswüchsen versehene" Noduli Arantii; ihre 58jährige Tochter zeigt „überwiegend verdickte Noduli Arantii", deren noch als Kind (an Scharlach-Diphtherie) gestorbene Tochter eine „Verdickung der Aortaklappen". Ein Bruder der Mutter (also auch Sohn der erstgenannten Frau) hat „Verdickung der Aortenklappen an den Noduli".

Dies eigenartige Vorkommnis läßt an eine anlagemäßige Bedingung denken. Ebenso die von mir gesehene Wiederholung der *Verkalkung des Annulus fibrosus* bei Onkel und Neffen (Tim.-Jena). Eine seltene Verdickung des Ansatzes der Pulmonalklappen fand ich bei 2 Brüdern (Dornbl.-Jena).

Ein lehrreicher Fall von *erblicher Isthmusstenose der Aorta* sei aus meinen Basler Sektionen noch hinzugefügt.

Fall Hal.-Berlin. 35jährige Mutter, an puerperaler Sepsis nach Entbindung von Zwillingen durch Zangengeburt mit schwerer Atonie der Gebärmutter gestorben.

Sektionsbefund bei der Mutter (S.-Nr. 419/1926): *Isthmusstenose der Aorta.* Kongenitaler Defekt der rechten Pulmonalis. Pulmonalostium und Aortenostium mit zwei Klappen. Kleine Mißbildungen der Mitralis und Tricuspidalis. Foramen ovale und Ductus Botalli geschlossen. Abnorme Lungenlappung. Schwache embryonale Furchung der Nieren. Chronische Pneumonie und Bronchiektasen der rechten Lunge. Verkalkter Konglomerattuberkel des linken Unterlappens. Ausdehnung der linken Pleurahöhle im oberen Mediastinum nach rechts herüber. Kontraktion des Uterus. Scheidenriß. Herpes labialis. Starke Pigmentierungen.

Von den beiden Zwillingen ist der eine, weiblich, gestorben. Die Sektion ergab Blutung aus Tentoriumrissen. Geringe *Isthmusstenose der Aorta.* Die rechte Pulmonalis ist vorhanden, die Herzklappen richtig. Ductus Botalli weit, die Lungenlappung richtig. Leberunterfläche abnorm gefurcht. Die Nieren ohne ausgesprochene Renkulifurchung. (Ein genauer Vergleich mit den mütterlichen Organen konnte nicht vorgenommen werden, weil zur Zeit des früheren Todes des Kindes der voraussichtliche Tod der Mutter nicht bekannt war.)

In jüngster Zeit beschrieb K. Mildenberger (1937) eine abnorme Einmündung der rechten Lungenvenen in den rechten Vorhof bei einem 3 Monate alten Knaben, dessen 2 Brüder angeborene Herzfehler haben, der ältere vermutlich eine „Mitralstenose", der jüngere eine Pulmonalstenose mit Septumdefekt.

Von *einzelnen Mißbildungen aus dem übrigen Körper* seien noch kurz angeführt: Dysphagia lusoria sind 3 Einzelfälle beobachtet, Dermoidcysten des Ovars auch nur vereinzelt, Uterus bicornis dreimal ohne verwandtschaftlichen Zusammenhang. Da die Dysphagia lusoria sicher sehr häufig übersehen wird, also auf Sektionsprotokolle fremder Hand kein großer Verlaß in dieser Hinsicht ist, ist es bemerkenswert, daß ich eine solche bei einem 11jährigen Mädchen (S.-Nr. 932/1931) fand, während dessen gleichzeitig sezierte Mutter (32 Jahre) und Schwester (9 Jahre) die Fehlbildung nicht hatten (vg. oben S. 117).

Eine *Verdoppelung des Zäpfchens* (Uvula bifida) fand sich bei 2 Brüdern von 54 und 72 Jahren (Jena 1037). Bei dem Sohn des zweiten ist solches nicht vermerkt. Alle drei waren untersetzt und fettsüchtig, ohne sonstige besondere pathologische Ähnlichkeiten. Konkordantes Vorkommen sah ich auch bei neugeborenen (wahrscheinlich eineiigen) Zwillingen, diskordantes bei einem anderen Zwillingspaar (vgl. auch Fr. R. Jentsch 1937, der denselben Befund in einer Familie nur bei einem EZ-Paar erheben konnte).

Zur Dysontogenese sind auch die *geschwulstartigen Fehlbildungen (Hamartome)* und wohl auch ein großer Teil der sog. gutartigen Tumoren zu zählen. Sie mögen deshalb hier an die Besprechung der Varietäten und Mißbildungen angeschlossen sein.

Von dem Gedanken ausgehend, der schon oben flüchtig berührt wurde, daß der Häufung von „multiplen Tumoren" im Individuum eine Häufung solcher in Familien entsprechen könnte, gerade vom Gesichtspunkte aus, daß sie nichts anderes als sehr spät zur Reife kommende Entwicklungsstörungen der Gewebe sein möchten und als solche, dem Kreise der Mißbildungen im weitesten Sinne zugehörig, unter erblichen Einflüssen stehen könnten, wurden die Fälle gesammelt, in denen sich gewebliche Keimlinge von der Natur von Fehlbildungen mit gutartigen Gewächsen kombinierten. Da die Kombinationen solcher schon im Einzelindividuum, wie ich früher gezeigt habe (S. 152), stark schwankten, war zu erwarten, daß dies auch familiär in der Weise der Fall sein könnte, daß aus einer Kombination a, b, c, d, e, f, wie sie beim Einzelnen in ausnahmsweiser Häufung vorkommt, das eine Familienmitglied etwa a, c, f, das andere a, b, e besitzen würde. Dies scheint nun auch in der Tat zuzutreffen. Eine Schwierigkeit ergibt sich aber in der ganzen Frage durch den entscheidenden Faktor des Alters, ein Umstand, der auch das Urteil über das Maß der Erblichkeit bei anderen Spätentwicklungen krankhafter Befunde erschwert (Krebs, Varicen usw.); es ist ganz deutlich, daß sich die hierher gehörigen Vorkommnisse sogar noch im höchsten Alter steigern. Da wir nun begreiflicherweise mehr einzelne sehr alte Leute in einem Sektionsmaterial als Familien mit Greisen und Greisinnen haben, so sind meine Beispiele nicht zahlreich. Dazu kommt, daß ja eine, wie ich glaube, eben besondere und vererbliche Körperverfassung dazu gehört, was mir schon daraus hervorzugehen scheint, daß diese „Tumormenschen" nebenbei mit anderen, nicht geschwulstmäßigen Abnormitäten recht häufig behaftet sind. Außerdem habe ich einige wenige langlebige Familien in meinem Material, welche eben den ganzen Komplex nicht zeigten.

Es war mir auch wichtig, bei der Zusammenstellung der Fälle zu sehen, daß zum Teil entgegen meiner früheren Meinung, das Zusammentreffen von gehäuften gutartigen Tumoren mit Krebs durchaus nicht gewöhnlich ist. Dies könnte meines Erachtens dafür sprechen, daß mindestens ein großer Teil der malignen Tumoren des späteren Lebens eben nicht auf Veranlagung erblicher Natur beruht.

Ich gebe zunächst ein paar Beispiele von Häufung von multiplen Tumoren in Familien; absichtlich habe ich dabei den Knotenkropf ganz und die nicht gewächsartigen Fehlbildungen meist weggelassen, nur einiges als Beweis für das oben Gesagte herausgegriffen und mitangeführt.

Beispiele für Häufung von Fehlbildungen.

1. Familie Ha.-Jena 429: 77jähriger Vater mit Cystom des Dünndarmes und starke Spaltung des Schwertfortsatzes, seine 75jährige Ehefrau hat Warzen der Haut und einen Magenpolypen, beiderseitige parovariable Cysten, eine Nierencyste und Uterus bicornis. Der Sohn, 55 Jahre alt, hat eine Cyste der rechten Niere, ein Cystom des Pankreas, eine Azygosfurchung des rechten Lungenoberlappens und eine deutliche fetale Lappung der Nieren.

2. Familie Ap.-Jena 15: Ein 72jähriger Mann hat Warzen der Haut, Lipome des Darmes, einen Polypen der Flexura sigmoidea, ein Lipom der Leberkapsel, Nierenrindentumoren, ein Lipom des Samenstranges, eine Spermatocele und eine Verdoppelung des Promontoriums. Sein 69jähriger Bruder hat Polypen des Colons und eine Prostatahypertrophie. Ein Sohn des Vorigen, 59 Jahre alt, hat Warzen der Bauchhaut, Prostatamyom und eine Spaltung des 3. Rippenknorpels.

3. Familie Neu.-Jena 900: 84jähriger Vater mit Prostatahypertrophie, Angiom der rechten Niere, Kavernom der Leber. Sein 66jähriger Sohn hat Prostatahypertrophie, 2 Nebenmilzen, Nierencysten und ein Sarkom des Rachens.

4. Familie Hä.-Jena 416: Ein 70jähriger Vater hat Prostatahypertrophie und Nierencysten. Seine 39jährige Tochter erliegt einem Gliosarkom, sie hat Hautwarzen, Osteome der Falx, ein Lipom des Gekröses, einen Uteruspolyp und ein Cystom des rechten Eierstockes. In diesem Falle ist die Neigung zur multiplen Geschwulstbildung verhältnismäßig frühzeitig aufgetreten.

5. Familie Har.-Jena 469: Ein 64jähriger Vater stirbt an Nierenkrebs, er hat außerdem versprengte Nebennierenkeime, Nierencysten, eine geringe Prostatahypertrophie und eine abnorme Milzkerbung. Seine Tochter, deren Alter nicht angegeben war, hat beiderseitige Ovarialcysten, linksseitige Nierencysten, ein Myom des Uterus und eine Verlängerung des linken Leberlappens.

Außerdem verweise ich auf die unter den größeren Familien angeführte *Familie Hu.-Jena 646* (S. 138), wo 5 Mitglieder Häufungen von Tumoren hatten, zum Teil in verhältnismäßig jugendlichen Jahren und zum Teil Wiederholungen seltener Tumoren, wie Papillom des Rachens; aus Basel auf den S. 148 angeführten Fall (Diet.).

Auf Grund der Kenntnis solcher Häufungen muß angenommen werden, daß die Entwicklung zum Tumorträger häufig durch den Tod unterbrochen wurde und daß dementsprechend jugendliche Menschen mit einer Anzahl von nichtgewächsartigen Fehlbildungen später noch gewächsartige hinzubekommen hätten.

Als Beispiele hierfür mögen folgende Fälle angeführt sein:

1. Jena 487: Ein 61jähriger Vater hat eine Schmorlsche Lungenfurche, einen Tumor des Samenstranges, eine Lebercyste, eine linksseitige Kuchen- und Wanderniere. Diese Niere wiegt gegenüber der rechten 134 g schweren nur 80 g. Seine 11jährige Tochter hat eine linke Niere von 93 g, eine rechte von 81 g und ein schleifenförmig gelegtes Colon. Eine zweite 8jährige Tochter hat ein Megacolon sigmoideum, eine Verlängerung des linken Leberlappens, einen Klumpfuß, kleine Cysten des Eierstockes. Über die Nieren ist vermerkt, daß die rechte größer ist als die linke. Endlich hat sie eine Hypoplasie der linken Arteria vertebralis.

2. Stei.-Jena 1094: Ein 74jähriger Vater hat eine Prostatahypertrophie, Hautwarzen, ein kavernöses Angiom der Milz, Cysten der linken Niere, eine Cyste der Harnröhre. Sein 45jähriger Sohn stirbt an Gliosarkom. (Bei den Gliosarkomen ist mir häufig aufgefallen, daß sie in jugendlichem Alter tadellose sonstige Körperbeschaffenheit haben können.) Ältere an Glioblastomen Gestorbene zeigen meiner Erinnerung nach öfter multiple Fehlbildungen. Der vorliegende Fall würde noch zu der ersteren Gruppe gehören.

3. Bau.-Jena 63: 4¹/₂jähriger Knabe. Abnorm tiefe Lage der Gallenblase, Renkuli-furchung, abnorm eng stehende Orbitae. Sein 11 Monate alter Bruder zeigt eine abnorme Lappung des rechten Lungenoberlappens, eine Uvula bifida, 3 rechte Coronararterien, Nebenmilzen und eine abnorme Milzlappung.

4. Mi.-Jena 853: 1¹/₂ Monate altes Mädchen mit Palatoschisis, Plagiocephalie, Syn-daktylien an Händen und Füßen, MECKELschem Divertikel und einer Cyste der Epiphyse. Ihre 29jährige Schwester stirbt an Epilepsie durch früh erworbene Encephalitis. Sie ist im Wachstum zurückgeblieben (146 cm lang) und leidet an Epilepsie und Tetanie seit dem 3. bis 4. Lebensjahre. Sie hat eine Mikromelie der Zehe, eine Dermoidcyste des linken Ovars. Ferner abnorme Balken- und Fädenbildung in beiden Vorhöfen.

Der Fall ist seinerzeit von mir als Beispiel eines cerebralen Kleinwuchses veröffentlicht worden in „Wachstum und Altern", Wiesbaden-München 1922.

5. Hü.-Jena 643: Ein 74jähriger Mann mit mehrfachen Hernien, linksseitiger Varico-cele und Zwerchfellsfurchen der Leber sowie abnormen Sehnenfäden des Herzens, hat einen Sohn, der mit 5 Wochen an Darmkatarrh stirbt und einen Defekt der linken Niere und des linken Ureters bei abnormer Gestalt der Nebenniere aufweist. Eine Tante dieses Kindes hat rechtsseitige Wanderniere mit Dystopie der Niere, ein Megacolon sigmoideum, Myo-matose des Uterus, Cysten beider Parovarien und die gleichen mehrfachen Hernien wie der Vater, darunter eine Hernia obturatoria.

9. Gutartige Geschwülste.

Von gutartigen Geschwülsten habe ich keine auffälligen familiären Wiederholungen gesehen, die nicht schon bekannt wären. Von Verwandten-fällen mit Hautwarzen war schon die Rede (S. 131 und 146), daß es „Myomfamilien" (LENZ) gibt, ist seit langem den Frauenärzten bekannt. Nach WINKLER und HOFFMANN (1938) ist dabei nicht die Geschwulstkeim-anlage als solche, sondern eine Störung des innersekretorischen Zusammen-spiels erblich. In einem Fall fand ich bei der Mutter das Myom an der Tube und bei der verheirateten Tochter am Uterus lokalisiert ange-geben, beide hatten außerdem Ovarialcysten. 8 Einzelfällen von Myom unter Verwandten standen nicht weniger als 6 weitere Doppelfälle (12 Trägerinnen) in der gleichen Familie gegenüber; ich zähle dabei als positiv mit hinzu eine 64jährige Mutter (Jena 161), wo ein „Fibrom des Bauchfelles im Douglas" diagnostiziert ist; die Tochter hatte bereits mit 29 Jahren ein Myom; eine Tante von ihr (Vatersschwester) starb an Vulvakrebs mit 43 Jahren, der Vater hatte Prostatahypertrophie (s. unten). Ich verweise u. a. auf den Fall Bey. III - Jena (S. 135), wo Mutter und Tochter mit Myom und Ovarialcysten behaftet waren; ferner auf die Myomatosis uteri bei Mutter und Tochter (S. 131, Wei.-Jena). Ein Myom des Oesophagus fand sich unter 4 Brüdern nur 1mal. Aufgefallen ist mir die mehrfach wiederholte Beobachtung, daß Brüder und Väter von Frauen mit Gebärmuttermyomen oder Gebärmutterpolypen an Pro-statahypertrophie litten; es fragt sich, ob dabei nur eine allgemeine dysplastische Disposition und das Altern als auslösender Faktor eine Rolle spielt oder doch die entwicklungsgeschichtliche ähnliche, wenn auch durchaus nicht homologe Stellung der beiden Organe. Ich stelle einige Fälle kurz zusammen: Vater 71 Jahre (Jena 828), Tochter 65 Jahre (Myom); Vater 81 Jahre (Jena 1204), Tochter 67 Jahre (Myom); Vater

66 Jahre (Jena 1126), Tochter 63 Jahre (Polyp); Vater, Onkel und Bruder mit Prostatahypertrophie (Jena, Timm. 1212, vgl. S. 128), 2 Schwestern des letzteren mit Uteruspolypen! Endlich Bruder von 74 Jahren mit Prostatahypertrophie (Jena, Gre. 384), Schwester (30 Jahre) mit Polyp *und* Myom der Gebärmutter! Dazu kommt noch der eben erwähnte Fall von erblichem Myom (Jena 169). Aus Basel führe ich den Fall dreier Schwestern (1135, Su.) von 50, 76 und 69 Jahren an, die alle drei mit Uterusmyomen (die beiden ersten auch mit Polypen der Gebärmutter) behaftet waren. In dem schon (S. 193) erwähnten Fall, wo die Tochter und nicht die Mutter einen Uterus bicornis besaß, hatten beide allerdings Myome (73 und 41 Jahre alt).

Polypen der Gebärmutter fanden sich 6mal bei Mutter und Tochter (ohne Myome), 9mal nur bei einer der weiblichen Personen einer Familie.

Wie aus den eben angeführten und früheren obigen Beispielen hervorgeht, ist *Prostatahypertrophie* nicht selten in Familien gehäuft. Nicht weniger als 8mal unter 20 Fällen, in denen sie überhaupt in der Familie vorkam, war die Prostatahypertrophie in Jena doppelt und mehrfach vertreten. Aber auch das gemeinsame Fehlen scheint mir bemerkenswert zu sein; es gibt Familien mit einer Reihe alter Männer, wo nicht ein einziger behaftet ist, was angesichts der allgemein starken Verbreitung der Veränderung (ich sage nicht einmal „des Leidens!") hervorgehoben werden darf. Prostatahypertrophie ist ja anatomisch noch viel gemeiner als klinisch.

Auch in meiner Basler Sammlung bestätigte sich der ausgesprochene Gegensatz zwischen positiver und negativer Disposition zu Prostatahypertrophie. Von den 7 Fällen gehäufter solcher führe ich folgende im einzelnen an:

1. Basel 1206: Vater 54, Sohn 60 Jahre; Mutter hatte Ovarialcystom.

2. Basel 202: Vater 77 Jahre, 1. Sohn 78 Jahre, 2. Sohn 73 Jahre. Grad der Prostatavergrößerung verschieden.

3. Basel 214: 6 Geschwister, davon alle 3 Brüder (über 60 Jahre) mit Prostatahypertrophie. Alle 3 Schwestern hatten Uteruspolypen, die zweite auch ein Ovarialcystom, die dritte inkomplette Verdoppelung der Gebärmutter.

4. Basel 290: Vater († Lymphosarkom) 52 Jahre mit geringer Prostatahypertrophie, 1. Sohn (70 Jahre) mit tödlicher solcher, 2. Sohn (67 Jahre) gestorben an Rectumkrebs ohne Angabe über Prostata, 3. Sohn mit starker Prostatahypertrophie. Die drei ersteren hatten auch Polypen des Dickdarmes [über dieses Zusammentreffen habe ich schon früher in meiner Arbeit über die Multiplizität von Tumoren (1919) berichtet].

5. Basel 1055: 3 Brüder von 64, 58 und 57 Jahren mit Prostatahypertrophie.

Vielleicht darf noch bemerkt werden, daß in keinem Falle einer familiären Belastung mit Prostatahypertrophie ein Prostatakrebs vorgekommen ist.

In 5 Familien kam *Lipom* vor, nur 2mal dabei mehrfach bei Verwandten; der Sitz war zudem ein verschiedener. Familiäres Vorkommen ist übrigens bekannt. Von pathologisch-anatomischer Seite ist durch Harbitz ein Fall von multiplen Lipomen bei 5 Geschwistern mitgeteilt worden. Kavernome (Leber), Angiome (Knochen, Haut) habe ich — vielleicht zufällig — nicht zusammen angetroffen, desgleichen nicht Psammome, Osteome (Falx) (4 Fälle), Hypernephrome der Niere, Adenome der Nebenniere und Papillome von Schleimhäuten [mit Ausnahme des S. 114 erwähnten Falles, sowie von Papillom des Rachens und „Papillomen" der Gallenblase bei Vater und Sohn (Böh.-Jena, vgl. S. 133)]. 7 Einzelfällen von *polypösen Adenomen des Darmes* aus Jena stehen 2 Doppelfälle gegenüber (beide vom Colon bzw. Mastdarm); 8 Magenpolypen hatten jeweils kein Gegenstück bei einem anderen Mitglied derselben Familie.

Aus Basel führe ich folgende Fälle von gleichzeitigem Vorkommen geschwulstartiger Fehlbildungen an:

Basel 772: Chylangiome des Dünndarmes bei Mutter und Sohn; die Mutter hatte außerdem ein Myom des Dünndarms; ihr Mann eine Adenomyomatose der Prostata wie auch dessen Vater, letzterer gleichzeitig Dickdarmpolypen; ein anderer Sohn war (gute Sektion vorausgesetzt) frei von gleichen Neubildungen.

Basel 289f.: Vater von 52 Jahren stirbt an Lymphosarkom des Halses, hat daneben *Polyp des Dickdarms* und geringe Prostatahypertrophie; 1. Sohn: Prostatahypertrophie und *Dickdarmpolypen*; 2. Sohn: Mastdarmkrebs und *Polyp* des *Coecums*; 3. Sohn: Prostatahypertrophie.

Unter *12 Ovarialcysten* gehörten je 2 in dieselbe Verwandtschaft, 8 also fanden sich vereinzelt (dabei sind natürlich nur Fälle mitgerechnet, wo andere erwachsene Frauen der gleichen Familie seziert waren). Nicht gezählt ist dabei ein Fall von „Cysten des linken Eierstocks" bei 2 Schwestern von 3 und 2 Jahren, die sich äußerlich nach der Beschreibung glichen (Jena 360). Ein Cystom des Dünndarmes und eines der Bauchspeicheldrüse waren vereinzelt. Einmal kombinierte sich ein apfelgroßes Cystom des Eierstocks einer Mutter mit einem gestielten Fibrom des Eierstocks der Tochter (Jena 1293). Einer kleincystischen Degeneration der Eierstöcke mit einem Gewicht von 19 g bei einer 44jährigen unverheirateten Tochter (Jena 510), die außerdem Myome, Polypen und Cervixcysten hatte, entsprachen normale (atrophische) Ovarien der Mutter (2,6 g), die ebenfalls Cervixpolypen hatte.

In bezug auf die Wiederholung von Ovarialcysten scheint mir der auf S. 30 bei den vermutlich zweieiigen Zwillingen angeführte Fall 23 lehrreich. Dort war von den totgeborenen ausgetragenen Zwillingsschwestern nur die erste mit Eierstockscysten behaftet, nicht die zweite. Diese aber kam maceriert zur Welt. Dies läßt daran denken, daß die hormonalen Einflüsse des mütterlichen Blutes, welche nach den Untersuchungen meines Mitarbeiters DIACA die Follikelcysten der Neugeboreneneierstöcke hervorrufen, den Eierstock der früher abgestorbenen Frucht nicht mehr beeinflußt hatten, sondern nur den der überlebenden Schwester. Daraus geht auch hervor, daß man mit dem Vergleich mütterlicher Ovarien mit denen ihrer frühgeborenen und totgeborenen Töchter wird vorsichtig sein müssen; weder Übereinstimmung noch Unterschied in bezug auf die Anwesenheit von Ovarialcysten wird erbbiologisch viel besagen.

10. Krebs.

Wenn ich im Anschluß an die Besprechung der Fehlbildungen und gutartigen Geschwülste die Frage des familiären Vorkommens von Carcinom und Sarkom in meinen Verwandtengruppen folgen lasse, so liegt der Grund nicht etwa darin, daß es meine persönliche Überzeugung wäre, die Verwandtschaft von gut- und bösartigen Geschwülsten sei eine besonders große. Vielmehr muß ich meine Meinung wie früher dahin festlegen, daß der Krebs nichts Einheitliches ist und daß mir scheint, daß für die größere Zahl der Fälle die exogenen Ursachen weit überwiegen, d. h. eine *besondere* angeborene Disposition des alternden Menschen nicht für die Carcinomgenese unerläßlich ist.

Genau wie seinerzeit unter dem Einfluß des Aufschwungs der Ätiologie der Infektionskrankheiten Erreger für alle möglichen und unmöglichen Krankheiten gesucht und zum Teil auch „gefunden" wurden, so liegt zur Zeit, wo eine berechtigte Begeisterung für die Fortschritte in der Vererbungslehre die Einbeziehung vieler, ursächlich unbefriedigender Teilgebiete in die Erbbiologie antreibt, eine Neigung vor, Einzelvorkommen am Menschen und gewisse Ergebnisse der experimentellen Forschung, z. B. über die Vererbung der Tiergeschwülste, zu überschätzen.

Unter den Pathologen sind begreiflicherweise diejenigen Anhänger der Anschauung, daß für die Entstehung von Krebs ein nicht etwa genereller, sondern familiär-erblicher Faktor unentbehrlich ist, welche auch rein formal die Genese der bösartigen Gewächse auf besondere Gewebskeime zurückführen und somit die Veranlagung für die spätere Geschwulst als angeboren und solche Stellen zum mindesten für Loci minoris resistentiae ansehen, wenn auch neben dem lokalen Dispositionsfaktor (der immerhin greifbar gedacht werden kann) noch ein dunkles allgemeines Dispositionsmoment in Betracht gezogen wird. Mit dem letzteren sucht man sich darüber hinwegzuhelfen, daß bei Wiederholung von Krebs in einer Familie der Sitz der Krebskrankheit meist ein verschiedener ist, ja nicht einmal systemweise erklärbar ist, wie es bei der Kombination von Magen- und Dickdarmcarcinomen, Uterus- und Eierstockskrebs, Mamma- und Genitalkrebs annehmbar wäre.

Besonders suggestiv mußten im Sinne einer Vererblichkeitstheorie des Krebses natürlich die Fälle wirken, wo Carcinome bei eineiigen Zwillingen beobachtet worden sind (KRANZ, McFARLAND und MCADE). Im ganzen hat K. R. BAUER bis 1937 im Schrifttum nur 15 Fälle dieser Art finden können. Wie ich aber schon weiter oben ausführte, bedeutet Identität bei eineiigen Zwillingen nur Gleichheit der Konstitution; ob diese Konstitution vererbt ist, ist, strenggenommen, damit nicht gesagt; gewisse Elemente der Konstitution könnten sehr wohl durch Mutation gegenüber der Erbmasse der Eltern und Voreltern abgeändert sein und gerade im Falle einer Mißbildung oder der damit verwandten früh angelegten, nämlich dysontogenetisch bedingten Geschwülste [1] (einschließlich der bösartigen), wäre dies nach der Erfahrung der Drosophila-Züchtung eine besonders naheliegende Annahme. Es fehlt, mit anderen Worten, auch in diesem Punkte der Zwillingsforschung der Nachweis der Erblichkeit von den Vorfahren her.

Ich bin also der Meinung, daß erstens die bösartigen Neubildungen (entgegen ihrer formalen Übereinstimmung als Ausartungsvorgänge des Wachstumsvermögens der Zellen und Gewebe) ihrer inneren Natur nach und besonders in bezug auf ihre Entstehungsbedingungen nichts Einheitliches sind, daß zweitens die Gruppe der auf ererbter Veranlagung beruhenden dysontogenetischen Tumoren die kleinere Gruppe der bösartigen Geschwülste ausmacht, weiter, daß daran die Tatsache, daß Mäusekrebs sich als vererblich hat nachweisen lassen, nichts zu ändern braucht, weil dieser ein Sonderfall eben der Gruppe der dysontogenetischen Geschwülste ist, der nicht verallgemeinert werden darf und daß schließlich das Auftreten von Krebsen bei eineiigen Zwillingen wiederum nur dann ein Beweis für die Vererblichkeit des Krebses wäre, wenn deren Carcinom sich in der Ascendenz wiederfände. Was die Sippenforschung für die Frage der Vererblichkeit des Krebses geleistet hat, ist sehr schwer zu beurteilen, da man bei vielen der einschlägigen Arbeiten den Eindruck nicht los wird, daß die Erfordernisse einer wirklich wissenschaftlichen Statistik nicht erfüllt sind, deren Befolgung für einen Nichtfachmann auf diesem Gebiet schwieriger ist, als gemeinhin angenommen zu werden pflegt. Sonst könnten auch die Zahlen für vererbliches Krebsvorkommen nicht so stark voneinander abweichen. Der letzte Untersucher der Frage hat sich denn auch sehr vorsichtig ausgedrückt (W. DENK 1939); die erbliche Disposition spiele in der Ätiologie des Krebses „irgendwie eine, wenn auch nicht ausschlaggebende Rolle". „Nur bei einem Bruchteil aller Krebskranken (im eigenen Krankengut DENKs in 20,2 %) kommen Carcinome in der Verwandtschaft vor; diese geringe familiäre Belastung berechtigt nicht zu dem Schluß, daß Erbfaktoren im allgemeinen eine ausschlaggebende Rolle in der Genese des Carcinoms spielen". Ich verweise unter anderem auf die Kritik, welche VERSLUYS an den bisherigen Berechnungen geübt hat (1934).

In ihrem kürzlich (1935) erschienenen Werke „Krebs und Vererbung" vertreten H. R. SCHINZ und FRANZ BUSCHKE unter Berücksichtigung zahlreicher Gesichtspunkte und Verfahren die erbliche Veranlagung des Menschen für Geschwülste und für Krebs im besonderen. Sie unterscheiden neben einem „Tumorgen" noch eine Tumordeterminierung, d. h. eine erbliche, mehr allgemeine und eine die Lokalisation bestimmende Veranlagung. Dieselbe Ansicht vertrat schon J. BAUER und vertritt noch neuerdings B. FISCHER-WASELS (1938). Bei SCHINZ und BUSCHKE finden sich auch die bisherigen Zwillingsbeobachtungen zusammengestellt. Es verlohnt sich, von meinem Standpunkt aus, nicht, nochmals hierauf

---

[1] H. CUHSING hat (1930) die gleichen großzelligen cerebellaren Medulloblastome bei Zwillingen gesehen.

einzugehen, weil ich ihnen eine prinzipielle Bedeutung in der Frage der Vererbung des Krebses absprechen muß[1]. Es handelt sich, wenn man glaubt die Zwillingsforschung hätte die Entscheidung in dieser schwierigen Frage gebracht, um es zu kurz zu sagen, um eine Verwechslung von Konstitutionsforschung und Erbforschung. Ich meine, daß das Vorkommen von Krebs bei eineiigen Zwillingen am gleichen Körperort, zu gleicher Zeit und von gleicher mikroskopischer Struktur [2], ein großartiger Beweis der Ähnlichkeit zweier Konstitutionen ist und nichts mehr.

So kommt es, daß ich mehr Wert auf die genealogische Verfolgung von gesicherten Krebsen in Familien lege. Wie vorsichtig man aber angesichts der Häufigkeit des Krebses mit der Annahme zu sein hat, daß Wiederholungen in der Familie mehr als natürlicher Zufall sind, hat mich unter anderen eine meiner durchsezierten Familien gelehrt. Ein Großvater starb an Magenkrebs, niemand von den untersuchten Kindern und Kindeskindern, wohl aber seine beiden Schwiegersöhne auch an Magenkrebs!

Und doch: Man kann sich dem *Eindruck* (!) nicht entziehen, als ob bösartige Tumoren sich familiär zuweilen wirklich häuften; vor allem ist mir aufgefallen das Vorkommen jugendlicher Krebsträger in dieser Beziehung.

Ich beziehe mich im folgenden zunächst auf Erfahrungen, die ich außerhalb meiner systematisch betriebenen Zusammenstellungen von Familientafeln gesammelt habe [3].

Beispiele.

1. Im Jahre 1918 bekam ich die Brustdrüse einer 18jährigen Arzttochter zur Untersuchung. Es fand sich ein auf dem Boden einer Mastitiscyste gewachsener Krebs mit metastasierendem Einbruch in die Nervenscheiden. Wie aus dem beiliegenden (unvollständigen) Stammbaum hervorgeht, ist nicht nur die Mutter des Mädchens, sondern mehrere von deren Blutsverwandten an Krebs gestorben; von der Seite des Vaters ist mir nur von gehäufter

---

[1] Ich sehe davon ab, daß selbst bei „erbgleichen" Zwillingen häufiger, wie auch KRANZ sowie SCHINZ und BUSCHKE selbst betonen, Diskordanz in bezug auf Tumoren vorliegt.

[2] Der neueste und eindruckvollste (bei SCHINZ und BUSCHKE noch nicht wiedergegebene) Fall ist von MILITU (1935) mitgeteilt: Zwei 70jährige identische Zwillinge erkranken gleichzeitig an einem mikroskopisch übereinstimmenden Adenocarcinom derselben Magenpartie.

[3] In folgenden Fällen habe ich bei den nächsten Verwandten von jugendlichen Krebsträgern nichts über weitere Krebse in der Familie erfahren können:

a) 22jähriger Soldat (Gärtner), S.-Nr. 340/1918 Jena: Großer Kiemengangs- (oder Zahnfleisch!) -Krebs.

b) $14\frac{1}{2}$jähriger Knabe mit malignem Hepatom (E. 584/1915).

c) 21jähriges schwangeres Weib: Scirrhus des Magens (E.-Nr. 635/1919).

d) 14jähriges Mädchen: Ovarialkrebs (7. 10. 15).

e) 23jähriges Weib: Carcinom des Gehörganges.

f) 18jähriges Weib: Magenkrebs (Berlin 1930).

g) 16jähriger Jüngling mit Gallertkrebs des Mastdarms (Februar 1916); Vater Trinker, Mutter an Tuberkulose gestorben, Geschwister gesund. Von den Großeltern leben drei, eine Großmutter an Lungenentzündung gestorben. Dies sind nur herausgegriffene Fälle, in denen der Versuch gemacht wurde, aus der Familie etwas zu erfahren. Im ganzen sind in meinem Jenaer Sektionsmaterial zwischen 1911—1919 17 Fälle von jugendlichem Carcinom bei Personen unter 30 Jahren (vgl. BILZ: In.-Diss. Jena 1921).

Tuberkulose gemeldet worden. Nach der Mitteilung des Vaters (Dr. med.) sind außer bei der Tochter keine Krebse im jugendlichen Alter vorgekommen, wohl aber noch bei einer „näheren Verwandten" der Großmutter (mütterlicherseits) des Mädchens ein weiterer Speiseröhrenkrebs (56 Jahre alt) (Abb. 82).

2. 29jähriger Mann (E. 155/1918) mit Duodenalbzw. Choledochuscarcinom. Sein Vater und sein Onkel sind an Krebs (wahrscheinlich Magenkrebs) gestorben (nicht seziert!).

3. 25jähriger Mann mit Lungenkrebs, ein Bruder (Alter nicht angegeben, aber 39 Jahre später) an Papillom der Harnblase, Vater an Mammakrebs (!) gestorben (E.-Nr. 76/1922 Jena).

4. Der folgende Stammbaum zeigt die Voreltern mütterlicherseits eines 21jährigen Mädchens mit Scirrhus ventriculi, das ich im Jahre 1918 sezierte. Der Vater

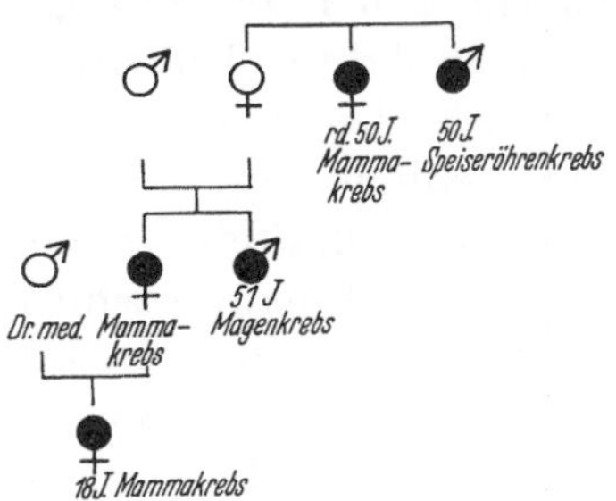

Abb. 82.
Stammbaum einer „Krebsfamilie".

war an Pneumonie gestorben, über seine Familie habe ich nichts erfahren können. Die Angaben über die mütterliche Familie gründen sich auf die Mitteilungen verschiedener Verwandten, besonders eines Vetters des Mädchens, der sich für die Familiengeschichte besonders interessierte und zum Beweis, daß schon die Urgroßmutter magenleidend war, mitteilte, diese „habe es immer mit dem Magen zu tun gehabt, sie habe des Morgens eine Stunde mit dem Kaffee zugebracht, weil sie ihn nicht herunterkriegte". Welcher Art die Krebse beim Urgroßvater und beim Großonkel waren, ist mangels Sektion nicht genau festgestellt; bemerkenswert ist, daß der andere Großonkel mit 35 Jahren an Leberkrebs gestorben sein soll (Abb. 83).

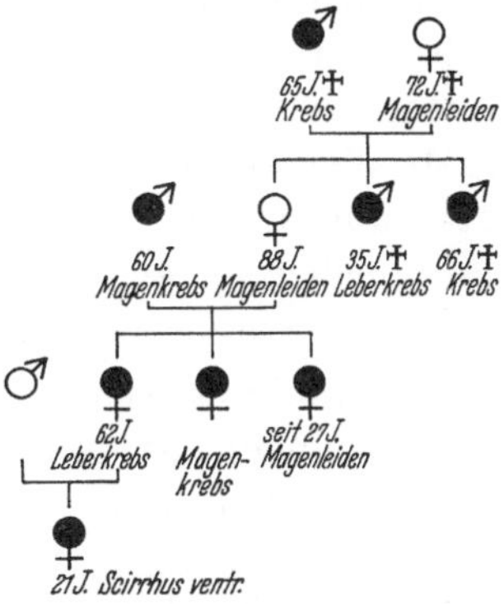

5. 2 Fälle aus Basel von Krebs des Colon transversum bei Brüdern, von denen ich nur das Operationspräparat untersucht habe, seien wegen des verhältnismäßig jugendlichen Alters und der Übereinstimmung des Sitzes sowie wegen der Belastung von mütterlicher Seite angeführt: 1. Mutter, Frau Ho. (Basel), 60 Jahre, operiert Mai 1919 wegen Coecumkrebs (histologisch untersucht); 2. Ernst Ho., 25 Jahre, operiert wegen Krebs des Colon transversum Juni 1922 und Mai 1923 (Rezidiv); 3. Otto Ho., 38 Jahre,

Abb. 83.
Stammbaum einer „Krebsfamilie".

operiert wegen Krebs des Colon transversum im März 1924! 4. Frl. Ho., Schwester des vorigen, 41 Jahre alt, Cervixkrebs (E.-Nr. 866/1925) histologisch bestätigt.

6. Den folgenden, von mir schon vor 25 Jahren notierten Fall verdanke ich einem Arzte, Vetter eines 1911 in München von mir sezierten 18jährigen Mannes mit polypösem Magenkrebs (S.-Nr. 458/1911). Zu den Diagnosen ist zu bemerken, daß die Diagnose „Leberkrebs" bei der Großmutter mütterlicherseits aus der Zeit stammt, wo Magenkrebs mit Metastasen in der Leber häufig unter der falschen Diagnose Leberkrebs ging.

Der an blumenkohlartigem, tief sitzendem Magenkrebs gestorbene Vater (dem der Sohn „sehr ähnlich war") hatte noch kastaniengroße, multiple Polypen des Quercolons. Der Magenkrebs des Großonkels war ein Scirrhus. Eine Urgroßmutter mütterlicherseits (in der Abb. 84 nicht eingezeichnet) ist an Krebs des Duodenums gestorben!

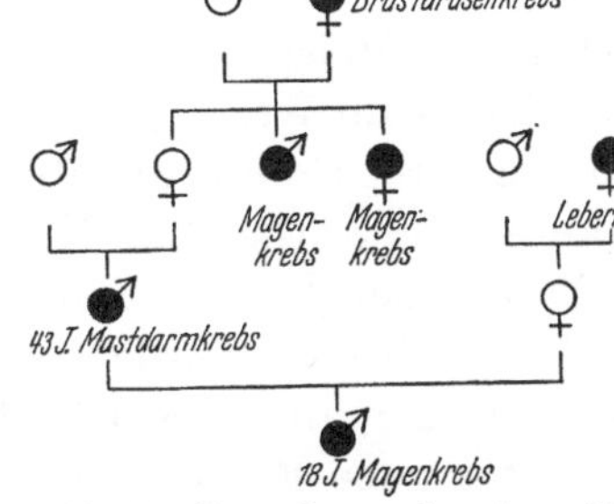

Abb. 84. Stammbaum eines jugendlichen Krebsträgers.

GROTE hat in seinen „Grundlagen ärztlicher Betrachtung" (1921) bei der Erörterung der von ihm hoch eingeschätzten Vererblichkeit des Magenkrebses geäußert, daß ihm „die Kreuzung einer Krebsdisposition (irgendwelcher Lokalisation) mit dem asthenischen Habitus im Sinne einer pathogenetischen Bedeutung für das Magencarcinom jugendlicher Personen unter 35 Jahren bedeutsam" erscheine. Daraus dürfte hervorgehen, daß er gerade das juvenile Auftreten des Magenkrebses als besonders erblich stark bedingt betrachtet. Auf die Frage der Kennzeichnung der Familien von Krebsbehafteten komme ich in einem anderen Zusammenhang nochmals zurück[1], hauptsächlich wird die Frage des gleichzeitigen Vorkommens von Fehlbildungen, besonders solcher von geschwulstartiger Natur (Hamartome E. ALBRECHTs) von Bedeutung sein. In diesem Zusammenhang schicke ich ein Beispiel voraus, das mir für das Vorkommen möglicher Vorläufer bösartiger und anderer Tumoren bei belasteten jugendlichen Personen lehrreich erscheint. Ich hatte vor einigen Jahren die Brustdrüsengeschwulst eines 12jährigen Mädchens zu untersuchen, bei welcher der Chirurg wegen des anscheinend infiltrativen Wachstums Krebs befürchtete, und zwar um so mehr als die Großmutter und deren Schwester an Mammakrebs gestorben waren; dazu kamen Todesfälle zweier Schwestern der Mutter an Magen- und Uteruskrebs. Die mikroskopische Untersuchung ergab aber ein Frühstadium einer Fibroadenomatosis mammae ohne Abkapselung mit wachsenden Milchkanälchen, überhöhtem Epithel und Bildung „heller Zellen" (E. 10. 11. 30). Das Mädchen hatte leicht entwickelte Brüste, war aber noch nicht menstruiert.

Ein weiteres Beispiel möglicherweise als präcancerös zu deutender Veränderungen ist folgendes, das ich bringe, weil es sich auch um den Magen handelt (Jena, Don. 221).

Ein 59jähriger Mann stirbt 1904 an Magenkrebs. Von der Sektion seiner 63jährigen Mutter ist aus dem Jahre 1881 vermerkt: „Kleinschlehengroße flachrundliche Wulstungen zwischen Pylorus und Kardia in der Mitte," außerdem eine große Zahl Solitärdrüsen in der Schleimhaut zerstreut. Während die letzteren in der Diagnose als „Lymphomata solitaria ventriculi" wiederkehren, sind die ersteren offenbar nichts anderes als die bekannte Polyposis ventriculi der kleinen Kurvatur. Vielleicht wäre noch hinzuzufügen, daß im Sektionsbericht eines Vetters des Vaters „chronischer Magenkatarrh" (eine bei MÜLLER seltene Diagnose) verzeichnet ist.

Weiteres Beispiel für möglicherweise präcanceröse Veränderung, die noch nicht zum Krebs gereift, ist: Eine 62jährige Frau (Jena, Tro. 1289) stirbt an Krebs der Gallenblase (mit Cholelithiasis), ihr 30jähriger Sohn (3 Jahre früher als sie) an Lungentuberkulose; in seiner Gallenblase finden sich Papillome. Wiewohl wir von ihnen nicht sagen können, ob Krebs sich daraus entwickeln würde (für andere Polypen ist dies ja sichergestellt) und wiewohl man sagen könnte, daß im Fall der Mutter die Gallensteine das cancerogene Element gewesen sind, verdient diese Beobachtung doch wohl eine kurze Erwähnung.

Gegenüber so auffallenden Vorkommmnissen von Häufung von Krebsfällen in Familien, wie sie vorstehend oder wie sie aus dem Schrifttum

---

[1] Wegen Magenkrebs bei Jugendlichen und der Frage der familiären Belastung hierbei verweise ich ferner auf E. LILIENTHAL (1920).

gesammelt bei Schinz und Buschke, sowie von B. Fischer-Wasels wiedergegeben sind, ergibt sich doch sowohl beim Überblick über meine Familiensektionen als auch bei genauer Auszählung der Krebsfälle aus ihnen ein ganz anderes Bild. Hier wiederholt sich der Eindruck, den man auch im täglichen Leben hat, daß die Nachfahren von Krebsleidenden nicht in besonderer Gefahr sind, am selben Leiden zugrunde zu gehen. Meiner Behauptung könnte großes Gewicht zukommen, weil sie sich auf das einzige zuverlässige Beobachtungsgut, nämlich Sektionen stützt, nachdem ja bekannt ist, daß immer noch mindestens 20 % der Krebse klinisch nicht erkannt werden. Daß dies auch für das hier mit zugrunde liegende Jenaer Sektionsmaterial zutrifft, geht aus der auf meine Veranlassung ausgeführten Arbeit von Bilz hervor. Man kann immerhin einwenden, daß meine Beobachtungsreihen nicht groß genug sind. In Jena umfassen meine Familiensektionen 831, in Basel 923 Erwachsene, d. h. Personen über 20 Jahre, zusammen 1754, davon wären abzuziehen die Ehegattenfälle, wenn keine erwachsenen Kinder vorhanden waren und die ziemlich zahlreichen Personen, die zwischen 20. Lebensjahr und dem durchschnittlichen frühesten Krebsalter, also etwa 40 Jahren, gestorben sind. Von ihnen ist nicht zu sagen, ob sie Carcinomkandidaten gewesen sind. Diese Rechnung ist nicht befriedigend auszuführen. Es bleibt mir also nichts anderes übrig als die Fälle zu zählen, wo Krebs in Familien vorkam und wo außer dem einen Krebsbehafteten noch andere Mitglieder im krebsfähigen Alter vorhanden waren. Ich hebe also ausdrücklich hervor, daß nicht sämtliche Krebsfälle, sondern nur die gezählt wurden, wo nochmals Krebs hätte erwartet werden können. Das Ergebnis ist für Jena: 61 Fälle von Krebs, dabei 58 Familien, also 3mal Krebs doppelt in einer Familie. Die Krebsfälle verteilen sich auf die verschiedenen Organe wie folgt: Magen 17, Prostata 7, Gallenblase 5, Uterus 6, Speiseröhre 6, Darm 3, Lunge 3, Ovar 2, Niere 1, Schilddrüse 1, Pankreas 1, Scheide 1, Mamma 1; dazu 4 Gliome und 5 Sarkome. Die Doppelfälle seien kurz einzeln aufgeführt.

1. Familie Ho.-Jena 627. 2 Schwestern von 40 und 44 Jahren, von denen die 1. unverheiratet, die 2. verheiratet ist, starben beide an Carcinom der Portio. Bei der 1. wurde der Krebs operiert und sie erlag im Anschluß daran einer Peritonitis, sie hatte außerdem Emphysem und Gallensteine. Die 2. Schwester starb ohne Operation an einer hinzutretenden Influenzapneumonie. Auch sie hatte Gallensteine. Sie sind beide als wohlgenährt und mit Zahnlücken behaftet geschildert, die 1. hatte braunes, gelocktes, die 2. schwarz-grau meliertes dichtes Kopfhaar. Beide hatten eine große Menge fazettierte Gallensteine, eine mittelgroße Schilddrüse (nur die 2. Schwester darin rechts unten kleine Gallertknötchen). Beide zeigten über dem Herzen einen Sehnenfleck. Endlich ist bei der 1. noch vermerkt: Beginnende Arteriosklerose der Aorta, bei der 2. „Aorta an der Brandungslinie gelb gefleckt". Pulmonal- und Aortenklappen gefenstert.

2. Geschwister Scho.-Jena 1160. 2 Brüder mit verschiedenen Krebsen des Verdauungskanales, der 1. Bruder, ein 49jähriger Handarbeiter, hat ein Speiseröhrencarcinom, sein 11 Jahre später sezierter älterer Bruder mit 64 Jahren ein Carcinom des Pankreas. Auch im übrigen waren viele Befunde übereinstimmend. Körperbau schlank. Haar beim 1. rötlich-blond, Iris blaugrau, beim 2. braun, Iris blau. Bei dem 1. sind Plattfüße erwähnt, bei beiden eine Onychogryphosis der Zehen, beide hatten schuppendes Ekzem der Beine, Cysten der Nieren, alte Appendicitis, keinen Kropf, der jüngere eine stärkere Arteriosklerose

als der ältere, wahrscheinlich nach der Beschreibung und nach der Narbe am Frenulum des
Penis zu schließen eine Mesaortitis luetica. Bei beiden war das Foramen ovale geschlossen,
der Schädel wird übereinstimmend als oval, dünn, mit wenig Diploe geschildert. Die Unterschiede bestanden darin, daß der erstgenannte jüngere Bruder mit Speiseröhrenkrebs außerdem noch eine offene Lungentuberkulose hatte, der 2. hatte noch ein Magengeschwür und
eine innere rechtsseitige Leistenhernie.

Bemerkenswert ist, daß ein 3. ebenfalls sezierter Bruder mit 27 Jahren einer chronischen
Lungentuberkulose erlag.

Die 3. Familie mit wiederholtem Krebs ist ausführlich auf S. 131
wiedergegeben (Wei.-Jena). Wenn darunter 9 blutsverwandte Erwachsene
sind, so kann kein Nachdruck darauf gelegt werden, daß bei zweien Krebs
und noch dazu an verschiedenen Organen (Lunge, Prostata) beobachtet
wurde.

Die Sichtung der Sektionsprotokolle von Blutsverwandten in Basel
ergab dasselbe wie in Jena: eine bei der Häufigkeit des Krebses eher auffällige *Nichtwiederholung des Carcinoms*, jedenfalls keine Beobachtung,
welche für eine erbliche Lokaldisposition sprach, obwohl selbstverständlich
unter den zahlreichen ausgezogenen Protokollen die Krebse von Magen,
Darm, Uterus usw. reichlich vertreten waren. Hier sollen nur die wenigen
Fälle namhaft gemacht werden, wo überhaupt im engeren Familienkreis
wiederholt bösartige Geschwülste, wenn auch verschiedenen Ortes, gefunden wurden; denn möglicherweise könnten sie später, bei verbesserter
Einsicht in die Korrelationen der Erbfaktoren, für spätere Beobachter
von Wert werden.

1. Basel 974: Vater, 69 Jahre, stirbt an *Magenkrebs*; hat außerdem Diabetes und
Arteriosklerose; der 1. Sohn erliegt, 63jährig, einer Apoplexie; der 2. Sohn, 79 Jahre, hat
einen chronischen pigmentierten Magenkatarrh und Polyposis coli; der 3. Sohn hat wie der
Vater einen Diabetes, ein chronisch-callöses Magengeschwür, Lungentuberkulose und stirbt
an einem *Kehlkopfkrebs*.

2. Basel 840: 1. Schwester, 59 Jahre, stirbt an einem *Portiocarcinom* bei Uterus myo-
matosus, außerdem Polyp des Corp. uteri; 2. Schwester hat Myome und Polypen des Uterus
und als Nebenbefund ein *Dünndarmcarcinom*. Ein 44jähriger Bruder hat ebenfalls, in der
Mitte des Dünndarmes, ein *Dünndarmcarcinom* (ulzeriertes Carcinoid?).

3. Basel 548: Mutter, 56jährig, mit *Eierstockskrebs*; Sohn, 23jährig (!), mit *Carcinom der
Flexura sigmoidea*.

4. Basel 416: Mutter, 63 Jahre, Krebs der Gallenblase mit Steinen, Sohn 29jährig (!)
mit Chorioepitheliom des Hodens.

5. Basel 644: 1. Bruder, 65 Jahre, mit *Prostatakrebs*. 2. Bruder, 63 Jahre, mit *Pharynx-
carcinom*. Beide in Habitus, Schädelmaßen und Einzelbefunden einander ähnlich; z. B.
hatten beide LAMBLsche Excrescenzen an den Noduli der Aortaklappen.

6. Basel 1114: Vater von 50 Jahren, gestorben an *Rectumcarcinom*; Sohn hatte mit
35 Jahren einen *Magenkrebs*, starb 4 Jahre nach der Operation an Rezidiv.

7. Basel 214: Von 6 Geschwistern, deren Sektionsbefund bekannt, starb ein 69jähriger
Bruder an Pyloruskrebs, 1 Schwester mit 91 Jahren (!) an *Endothelkrebs der Pleura*.

Fälle wie der letzte könnten die Deutung veranlassen, daß eine vorhandene familiäre Krebsdisposition erst im hohen Alter sich verraten
könnte und deshalb oft nicht „erlebt" zu werden braucht. Wenn oben
gesagt wurde, daß starke Durchschlagskraft einer erblichen Krebsdisposition sich durch Auftreten des Carcinoms in jugendlichem Alter verraten könne, so stehen dem Fälle gegenüber, wo (wie oben schon für jene

ausgeführt) ja jugendliche Krebse auch vereinzelt vorkommen, so in einem
Basler Falle (1162) von Struma maligna bei einer 23jährigen Schwester,
einem Falle von Mastdarmkrebs bei einem 32jährigen Sohn einer 47jährigen
Mutter, die an Verblutung aus Magengeschwür starb (Basel 550). Er-
wähnenswert sind vielleicht wegen der Frage der Lokaldisposition zu
Krebs noch folgende 2 Fälle:

1. *Basel 550:* Sohn von 49 Jahren stirbt an einem Schilddrüsenkrebs; der Vater (gestorben mit 45 Jahren an Lungentuberkulose) hatte abnormen Lobus pyramidalis und eine
akzessorische Thyreoidea.

2. *Basel 843:* 74jährige Mutter erlag einer allgemeinen Melanosarkomatose mit Metastasen in beiden Nebennieren (an sich kein seltener, wenn auch kein regelmäßiger Nebenbefund). Der 29jährige Sohn starb an ADDISONscher Krankheit durch chronische Tuberkulose der Nebennieren.

Man sieht also im ganzen: *Auch bei autoptischer Nachprüfung der
Blutsverwandtschaft von Krebskranken begegnet man nur ausnahmsweise
einer Wiederholung von Carcinomfällen*; es liegt also nicht an der ungenügenden klinischen Diagnostik, wenn sie sonst selten ist.

Daraus ergibt sich aber auch, daß die Fälle mit auffälliger Häufung
etwas Besonderes auch in dem Sinne sein könnten, daß sie in der Sammel-
erscheinung „Krebs" eine, und zwar seltene Bedingung verwirklicht zeigen,
nämlich die angeborene Veranlagung. Bei der weit überwiegenden Mehrzahl aller Krebsfälle müssen äußere Einflüsse maßgebend sein; was ja
auch aus der vergleichenden experimentellen Tierkrebsforschung hervorgeht. Für die Versuche von MAUD SLYE (Vererbung des Brustdrüsen-
krebses der Mäuse) bedenke man, daß sie das Ergebnis der künstlichen
Hochzüchtung dieses sonst keine besondere Rolle spielenden Faktors
„Erblichkeit" sind! Die Hochzüchtung des Faktors geschah durch In-
zucht. Was die Theorie der Vererbung des Krebses durch solche Inzucht-
experimente an Einsicht gewinnt, verliert sie an praktischer Tragweite.

Je zugänglicher ein Körperort einer unmittelbaren, möglicherweise
cancerogenen Reizung ausgesetzt ist, desto vorsichtiger wird man in der
Bewertung von Mehrfachkrebsen in Familien selbst am gleichen Organ
sein müssen.

In München sezierte ich einen 48jährigen Prokuristen mit großem geschwürigem Hautkrebs der rechten Unterkiefer- und Halsgegend (S.-Nr. 1687/1910); 6 Jahre vorher war an
unserem Institut seine 76jährige fettsüchtige Mutter seziert worden (übrigens war er auch
mit Fettherz behaftet); sie hatte ein Ulcus rodens der linken Gesichtshälfte.

Familienfälle wie beim Xeroderma pigmentosum, das in Hautkrebs
ausgeht (ebenso wie Röntgendermatitis schließlich zu Carcinom werden
kann), sind natürlich ganz anders aufzufassen. Beim Xeroderma pigmentosum sollte man nicht von Vererblichkeit des Hautkrebses, sondern
nur von vererblicher Überempfindlichkeit gegen Sonnenstrahlen sprechen.
Ich erwähne es, um Mißverständnisse zu vermeiden. Im Gegensatz zu
diesen von gereizten Oberflächen ausgehenden Krebsen legen diejenigen an
inneren Organen (Nieren, Leber, Ovarium, Hoden, Gehirn u. dgl.) schon
viel eher immer wieder den Gedanken nahe, daß bei Wiederholungen in

der Familie ein vererbbarer dysontogenetischer Faktor stark mitspielt; immer hat ja die Vorstellung, daß bis dorthin cancerogene Reizungen vordringen könnten, die größten Schwierigkeiten bereitet, obzwar auch da, wie das Beispiel der Anilinkrebse der Harnblase zeigt, mit Fernwirkungen gerechnet werden könnte; freilich ist das letztere Beispiel (Harnblasenschleimhautkrebs) den eben gemeinten inneren Organkrebsen nicht analog.

Ein Punkt, der meines Erachtens in der Erörterung der Vererblichkeit bösartiger Neubildungen bisher nicht hervorgehoben worden ist, scheint mir der Unterschied zwischen Sarkomen und Carcinomen zu sein. Wären die bösartigen Tumoren etwas ätiologisch Einheitliches, so müßte die Frage der Vererblichkeit sich beim Sarkom schon längst ebenso aufgedrängt haben, wie beim Carcinom, ja man sollte dann theoretisch erwarten, noch mehr beim Sarkom, weil es im früheren Alter aufzutreten pflegt. Aber dies ist einfach deshalb nicht der Fall, weil Sarkomfälle sich so gut wie nie in Familien wiederholen. Die Kasuistik über Häufung unter Blutsverwandten ist dünn gesät, man kann die gut beglaubigten Fälle fast an den Fingern abzählen; dies kann nicht von der größeren Seltenheit der Sarkome herrühren, denn auch für seltenere Krebse sind Beispiele als vererbt angeführt worden (vgl. HEDINGERs Beobachtung über primären Leberkrebs bei 2 Schwestern), ja sie sind sogar eher eindrucksvoll. Vielmehr muß der Unterschied, da doch das Wesen der Malignität als des Kennzeichens dieser Krankheitsgruppe bei beiden Arten bösartiger Geschwülste, Sarkom wie Carcinom dasselbe ist, in etwas anderem und wie ich glaube, darin begründet sein, daß eben die Carcinome unter sich nur phänomenologisch, nicht aber ihren Entstehungsbedingungen nach einheitlich sind. Nur weil eine kleinere Gruppe derselben überindividuelle Bindungen zeigt, darf nicht der Schluß gezogen werden, daß erbliche Bedingtheit für alle bestimmend sei.

Wir haben oben aus eigenen Erfahrungen in Übereinstimmung mit dem Schrifttum (GROTE, LENZ u. a.) die Sonderstellung der Magen- und Darmkrebse unter der Gruppe der möglicherweise erbbedingten Carcinome hervorgehoben. Daher ist es angezeigt, auch hier zur kritischen Einstellung zu mahnen, vor allem auf Grund von Fällen, wo der Krebs sich wie an sonstigen Körperorten nur auf Grund lange dauernder vorbereitender Veränderungen (präcanceröser Krankheiten) entwickelt. Geschieht dies, wie etwa beim Xeroderma pigmentosum, wiederholt in einer Sippe, so ist es, wie gesagt, nicht der Krebs als solcher, der vererblich ist, sondern er ist die *Folge* einer vererblichen Krankheit wie beim Xeroderma oder einer etwa von Haus aus konstitutionellen Magenerkrankung.

Als Beispiel diene ein Fall aus Basel (Fisch. I); es liegen die Sektionen von Vater und drei erwachsenen Söhnen vor, 52, 70, 67 und 50 Jahre alt. Der Vater hatte Schleimhaut*polypen* des Ileum (!) bei chronischem Darmkatarrh (Zottenmelanose), außerdem eine chronische pigmentierte

Gastritis mit kleinem Pylorusgeschwür; gestorben ist er an einer Lymphosarkomatose. Der erste Sohn (70 Jahre) hatte eine Prostatahypertrophie
und daneben Dickdarm*polypen*; der zweite Sohn starb an *Adenocarcinom
des Mastdarmes*; auch er hatte einen pigmentierten Magendarmkatarrh,
der vierte Sohn an Schrumpfniere; er hatte nebenbei einen *Kehlkopf-
polypen*.

Ein Überblick über das Schrifttum und die eigenen Erfahrungen
würden mich zu der Schlußfolgerung drängen, daß von einer Erblichkeit
beim Krebsleiden des Menschen *praktisch* nicht die Rede sein kann. Angesichts der Häufigkeit des Krebses, welche ohnehin zufallsmäßig eine nicht
geringe Häufung in größeren Familien mit älteren Mitgliedern erwarten
läßt (vgl. die Wahrscheinlichkeitsberechnungen hierfür von BAHSFORD und
LUMIÈRE) und angesichts der großen Zahl sicher überwiegend exogener
Krebse kann das allerdings in Einzelfällen auffällige familiäre Vorkommen
nur als ein Sonderfall angesehen werden. Ob dieser Sonderfall auf dem
Zusammentreffen von Genen im Spiele der Panmixien beruht, d. h. ob er
doch der Ausfluß genetischer Gesetzmäßigkeit ist, entzieht sich noch
unserem Urteil. Die Ansicht, daß zwei verschiedene Gene, das eine mit
der Wirkung einer allgemeinen Krebsdisposition, das andere lokalisato-
rischer Art zusammentreffen müssen, um das Krebsleiden auszulösen, hat
gewiß viel für sich. Wenn wir aber eine solche Polymerie und dazu recessiven Erbgang als maßgebend annehmen, dann erscheint der Krebs für
die Erwartung bei solchen genetischen Grundlagen wieder in Wirklichkeit
viel zu häufig. Auch dies würde dafür sprechen, daß das Carcinom ursächlich nichts Einheitliches sein kann und daß die *konkordanten Vorkommen
in Familien eine besondere Art Krebs* sind, wie man es z. B. von dem
familiären Glioma retinae annehmen muß. Suchen wir das Gemeinsame
der familiär auftretenden Krebse, so sind es erstens solche dysontogenetischer Natur, zweitens und vor allem aber solche auf dem Boden präcanceröser Krankheiten, wie das schon erwähnte Carcinom bei Xeroderma
pigmentosum, der Magenkrebs und der Dickdarmkrebs mit ihren Vorkrankheiten, viele Hirntumoren (vgl. HALLERVORDEN), der Unterlippen-
krebs (WARTHIN), die Hautkrebse in ihren Beziehungen zu den Warzen
(BALÓ und KORPANY), wobei eben nicht der Krebs als solcher, sondern
die Vorkrankheiten erblich bedingt sein können (Ekzem, Magenulcus (?),
Polyposis coli usw. Ich erinnere an die öfter zitierten Beobachtungen von
JÜNGLING, SAKTER, MCKENNEY, J. BAUER. Die Verallgemeinerung einer
erblichen Krebsdisposition, welche schon VIRCHOW in einer kritischen
Erörterung über die Beziehungen von Rasse und Erblichkeit (in der Festschrift für A. BASTIAN 1896) abgelehnt hat, hat selbst bei denjenigen,
welche in der Anerkennung der erblichen Bedingtheit sehr weit gehen
(WAALER, B. FISCHER), keine Zustimmung erfahren. WAALER sagt z. B.:
„Man kann annehmen, daß die erbliche Disposition kein absolut vor-
herrschender ätiologischer Faktor ist".

11. Blutkrankheiten.

Über Vermehrung von *Blutkrankheiten* in Familien habe ich keine Anhaltspunkte in meinen Protokollen finden können. Außer für perniziöse Anämie und Leukämie waren auch keine Beispiele vorhanden und einige wenige Fälle der übrigen ließen sich im Sinne der heutigen Kenntnisse und Nomenklatur nicht mehr deuten, da ihre Beobachtung zu weit zurücklag und mikroskopische Beschreibungen fehlten. Leider ergaben sich auch keine Beziehungen zu den übrigen pathologischen Vorkommnissen in den wenigen Familien, die ich bruchstückweise überblicken konnte, was angesichts der zu vermutenden übergeordneten, heute nur ganz teilweise bekannten Veranlagung (perniziöse Anämie und vielleicht erbliche Funktionsstörungen des Magens!) besonders bedauerlich ist.

Aus dem Schrifttum sind mir 3 Mitteilungen über familiäre perniziöse Anämie bekannt (DECASTELLO, MUSKELIN, H. CURSCHMANN). LENZ gibt eine Sippentafel von BREMER mit anscheinend dominantem Erbgang durch 4 Generationen wieder und weist auf WEITZ hin, der auch die Krankheit als solche nicht für erblich, sondern abhängig von konstitutioneller erblicher Achylie ansieht. Lymphatische Leukämie ist einmal von PETRI (zitiert nach LENZ) und dann von SCHERESCHEWSKY in familiärer Wiederholung beschrieben worden. Ein zusammenfassender Bericht über das bisher über familiäre Leukämie überhaupt Bekannte stammt aus jüngster Zeit von H. CURSCHMANN (1936). (Bis 1933 32 Veröffentlichungen mit 33 Beobachtungen.)

Meine Fälle von Lymphogranulomatose waren immer vereinzelt. RENKER hat familiäres Vorkommen gesehen.

12. Stoffwechselkrankheiten und Steinbildungen.

Eher erwartet war der kümmerliche Ertrag unserer Beobachtungsreihen hinsichtlich der *Stoffwechselkrankheiten*, weil es in der Natur der anatomischen Betrachtung und Analyse der Krankheit liegt, über chemische Verhältnisse nur mittelbar Auskunft geben zu können. Einige Dinge sind so klar und gewöhnlich, daß sie kaum wiedergegeben zu werden brauchen, wie die Vererbung von *Fettsucht*, von der ich mehrere schöne Beispiele unter meiner Familiensammlung gefunden habe. Freilich ist auch hier die Schwierigkeit noch größer für den Pathologen als für den Kliniker zu entscheiden, welcher Art die vorliegende Fettsucht ist; zuweilen schien es, als ob es einfach gemütliche Alkoholikerfamilien, ohne besondere spezifische Belastung seien! Echte lipophile Familien sind von WEITZ beschrieben und Fettsucht wie ihr Gegenbild in der Form sicher konstitutioneller Magersucht bei eineiigen Zwillingen von CAMERER und SCHLEICHER (zit. nach LENZ) gesehen worden. Von Syntropien der Fettsucht ist mir die mit Thoraxstarre (Verknöcherung der Rippenknorpel) bzw. Emphysem aufgefallen. Was die pathologische Anatomie besser als die Klinik zu beurteilen vermag, ist die wichtige Nebenerscheinung des Fettherzens, das manchmal stärker, manchmal weniger ausgebildet erscheint als die allgemeine (äußere) Fettsucht, eine nicht ganz belanglose Inkongruenz für die Beurteilung des Einzelfalls. Weiter möchte ich auf das Zusammentreffen mit Arteriosklerose — freilich bereits wohlbekannt — aufmerksam machen.

Von 5 Fällen von *Diabetes* aus Jena sind 2 aus derselben Familie. Diese Familie (Jena 1015), aus der ich die Sektionsprotokolle der Eltern und dreier betagter Kinder besitze, ist schon auf S. 143 in den wesentlichsten Befunden wiedergegeben (Ro., S. 144); diabetisch waren ein 64jähriger Sohn und eine 70jährige Tochter. Von Syntropien nenne ich Arthritis deformans bei beiden Eltern, und Gicht bei dem erstgenannten Diabetiker; auf andere Kombinationen soll später eingegangen werden. Von einem Fall von juvenilem Diabetes (19jähriges Mädchen) (Ka.-Jena) habe ich die Sektion der im gleichen Jahre gestorbenen Mutter gesehen; sie starb mit 50 Jahren an einer Apoplexie bei allgemeiner Arteriosklerose.

Auch ein Basler Fall von erblichem Diabetes im Gesamtbild verwandter familiärer Krankheiten sei erwähnt:

Basel 974: Ein 69jähriger Vater, 172 cm, 62 kg, mit *Fettsucht,* Fettleber (3004 g), Atherosklerose (Gangrän!), stirbt an *Diabetes* und Magenkrebs; faßförmiger Thorax. Der 1. Sohn, 63 Jahre alt, erliegt einer Hirnapoplexie (166 cm, 63,6 kg), *Fettherz,* allgemeine Arteriosklerose; 2. Sohn, 79 Jahre alt (165,6 cm, 51 kg), gestorben an Sepsis (Decubitus bei Dementia senilis), Fettherz, Thoraxstarre, schwere Atherosklerose; 3. Sohn, 72 Jahre alt (163 cm, 57 kg), *Diabetes,* Fettleber (1950 g), schwere allgemeine Atherosklerose; Rippenknorpel wenig verknöchert. (Vgl. auch S. 147, Schm. II.)

Aus den Beispielen für *familiäre Fettsucht* sei nur ein Basler Fall von 3 Schwestern (Sul.) herausgehoben: 1. Schwester, 50 Jahre, 159 cm, 67,3 kg; 2. Schwester, 76 Jahre, 150 cm, 71 kg; 3. Schwester, 69 Jahre, 158 cm, 72 kg. Aus Jena 1 Fall von 2 Brüdern mit Fettsucht und starkem Hängebauch.

Unter 8 Fällen von *Gicht* ist nur ein wahrscheinlicher doppelter Fall (Jena 218) in einer Familie. Hier hatte der eine Bruder (Dr. jur., 65 Jahre) eine voll ausgebildete Gichtschrumpfniere, gichtige Ablagerungen in Großzehengelenk und Ohrknorpeln, Arteriosklerose, der andere (58jährige Buchhändler) eine Arthritis deformans, Harnsäureablagerungen in der Niere, senile Gangrän und Fettleber; beide waren von untersetzter Gestalt. Von einem der Gichtfälle (Jena 791), übersehe ich 3 Generationen, wobei nur die mittlere (Sohn von 70 Jahren) Gicht hatte, der Vater (71 Jahre) anscheinend nicht; der Enkel ist zu jung mit 26 Jahren an einem Angiom des Gehirns (klinisch: Epilepsie) gestorben.

Anschließend seien kurz 8 Fälle von *Arthritis chronica* mit 2 Doppelfällen wegen der Verwandtschaft mit der Gicht erwähnt. Auf das Schrifttum braucht, da die Tatsache der familiären Häufung von Arthritis überhaupt wohlbekannt ist, nicht näher eingegangen zu werden. . Ich verweise nur auf die Arbeit von E. ZELLEHR (1930) über 6 Arthritikerfamilien. Die hier von mir berücksichtigte Arthritis deformans ist eine der möglichen und eine der wenigen makroskopisch greifbaren Folgen des chronischen Rheumatismus. Dies sei ausdrücklich hervorgehoben. Sicherlich wurde nicht systematisch auf sie und auf verwandte Leiden damals gefahndet.

Ein Beispiel, welches dies veranschaulichen kann, ist die auf S. 134 erwähnte Familie Dor.-Jena (Nr. 226): 74jähriger Vater und 2 Söhne (66 und 60 Jahre), alle 3 Fleischermeister (bei denen rheumatische Erkrankungen bekanntlich häufig!); der Vater und der ältere Sohn haben Spondylitis deformans, der Vater auch Arthritis deformans, der zweite Sohn Gicht, Skoliose der Wirbelsäule und Arthritis deformans des Zehengelenks. (Eine Nichte des Vaters hatte einen Nierenstein.) Ein weiterer Fall, der die Syntropien zur Gicht zeigt, ist oben unter den Diabetesfällen (Ro., S. 147) berührt worden; hier waren unter 5 Personen, nämlich Eltern und 3 älteren Kindern, die beiden Eltern mit Arthritis deformans, der diabetische Sohn mit Gicht behaftet (alle 3 Männer wiederum Fleischermeister!).

Auch der nächste Fall (Jena 1142) betrifft einen Fleischermeister (76 Jahre) mit Arthritis deformans, gestorben an Lungenemphysem, er hatte Blasensteine, wie seine 51jährige Tochter einen Nierenstein! Eine Stiefschwester von ihm hatte ebenfalls Arthritis deformans und eine Skoliose der Brustwirbelsäule.

Ein weiterer Fall betrifft 3 Geschwister (Bi.-Jena 113), die sonst manche Ähnlichkeiten miteinander hatten. Der 69jährige Bruder (Gärtner von Beruf) hatte wie seine Schwester (75 Jahre) eine Arthritis deformans und Ekchondrosen der Rippen. Bei der zweiten Schwester (80 Jahre) sind die Gelenke leider nicht erwähnt.

Mit einigen dieser Fälle haben wir das Vorkommen von *Nierensteinen* in Familien schon berührt. Im ganzen sind 28 Fälle von Konkrementen in den Harnwegen in den Jenaer Familienprotokollen gezählt, davon waren nicht weniger als 10 Doppelfälle in Familien, so daß sich die 28 Fälle auf 18 Familien verteilen. Ich habe dabei auch die jugendlichen Fälle von Nierengrieß im Nierenbecken mitgezählt, weil sie mir an sich und im Zusammenhang gerade mit gleichen Vorkommnissen in derselben Familie bedeutungsvoll erschienen. Familiäre Veranlagung zu Nierensteinen ist bekannt. M. OSTERTAG und D. SPAICH haben 2 Fälle bei eineiigen Zwillingspaaren mitgeteilt (1936).

Beispiele.

1. Von 4 Geschwistern (Jena 492), die sämtlich im ersten Kindesalter gestorben sind, haben 2, nämlich 1 Schwester von einem halben Jahr und 1 Bruder von 2 Monaten Nierenbeckenkonkremente, der letztere „von Linsengröße". Die Geschwister glichen sich nicht nur äußerlich, sondern auch im Vorkommen kleiner multipler Anomalien.

2. Wieder eine Fleischerfamilie (Do.-Jena 221), bestehend aus Vater, Mutter, erwachsenem Sohn und Vetter des Vaters. Der Vater, Fleischermeister, gestorben 85 Jahre alt an den Folgen eines Schenkelhalsbruches, hatte Nieren- und Blasensteine, sein Sohn (59jähriger Schlachthausinspektor) hatte Harnsäuresteine in der Blase, wobei die Maße, offenbar die Durchmesser mit 56, 49, 22 mm angegeben sind.

3. 82jährige Mutter und 76jähriger Sohn (Bö. II-Jena 158), äußerlich und innerlich zum Teil (unabhängig vom hohen Alter) sich gleichend, haben Harnkonkremente, die Mutter im Nierenbecken, der Sohn (wie audrücklich hervorgehoben ist) dort nicht, sondern in der Blase.

4. In einem Falle fanden sich gichtische schwere Veränderungen der Gelenke und Gichtknoten mit Schrumpfnieren bei einem 62jährigen Vater (To. Schul.-Jena 1197),

während der 25 Jahre früher gestorbene 2jährige Sohn (Bronchopneumonie) Uratkonkremente im linken Nierenbecken hatte. Der Großvater (Mutters Vater) hatte Endokarditis und Gallensteine, dessen Frau chronisches Emphysem und Wassersucht.

5. In der auf S. 134 erwähnten Jenaer Familie Do. (226ff.) hatte ein 60jähriger Mann (Fleischer) Harnblasensteine neben „Arthritis der Großzehe und der Ohrknorpel" (also wohl Gicht?), desgleichen die 49jährige Base Harnblasensteine und rechtsseitig Nierenbeckenkonkremente. Bemerkenswert ist in derselben Familie das dreimalige Vorkommen von netzförmiger Speicherung von Cholesterin in der Gallenblasenschleimhaut.

Ich verweise in diesem Zusammenhang auch nochmals auf den S. 234 erwähnten Fall (Jena 1142) mit Blasen- bzw. Nierensteinen bei Vater und Tochter.

Eine recht sichere Rechnung läßt sich mit den *Gallensteinen* aufstellen, da diese nicht leicht bei Sektionen übersehen werden. Cholelithiasis gilt als ein ausgesprochen vererbliches Leiden und LENZ stimmt der Vermutung von WEITZ, daß ein dominantes Leiden vorliegt, anscheinend zu, bemerkt aber richtig, daß Gallensteine so oft unerwartet, d. h. ohne daß im Leben etwas auf ihre Anwesenheit gedeutet habe, bei Sektionen gefunden werden, daß die Erforschung der Erblichkeit durch ihr unbemerktes Vorkommen erschwert werde. Daher dürften die folgenden Zahlen einigen Wert haben. Praktisch kommen Gallensteine nur bei Erwachsenen vor, man nimmt im allgemeinen an bei 10% aller Leichenöffnungen (dabei sind auch jugendliche Erwachsene mit eingerechnet, bei denen sie noch eine Seltenheit sind). Ich finde im Sektionsgut der Charité bei Personen über 20 Jahren Gallensteine in 9,3% aller Fälle. KÖRNER (1936) hat, ausgehend von autoptisch gesicherten Fällen von Gallenblasenkrankheiten (Cholelithiasis und Cholecystitis) des Gießener Pathol. Instituts eine statistische Erhebung über das Vorkommen weiterer anamnestisch erfragter Fälle derselben Sippen ausgeführt und hat so, mittels einer aus anatomischen und anamnestischen Daten gemischten Untersuchung ebenfalls eine über die bisher rein klinische Statistik hinaus gesicherte Grundlage für das familiäre Vorkommen dieser Leiden gewonnen. Ich finde in meinen Jenaer Familienprotokollen 106mal Gallensteine verzeichnet; sie verteilen sich auf 75 Familien mit 831 Erwachsenen (über 20 Jahre alt); für diese wären, wenn sie nicht verwandt wären, nach dem oben Gesagten, rund 83 Steinfälle zu erwarten; statt dessen stellen sie, weil sie untereinander zum Teil blutsverwandt waren, 119 Gallenstein-Behaftete. In nicht weniger als 25 von 82 Familien, wo Gallensteine überhaupt vorkamen, waren mindestens 2 Fälle vorhanden, 5mal waren 3, 1mal (s. unten) 7 Familienmitglieder behaftet.

Ich gebe einige Beispiele wieder:

1. Familie 562, Jena (Her.): Großvater (86 Jahre): Nichts. Großmutter (57 Jahre): Gallensteine (Verschlußstein und Cholangitis, bei bimuköser Fistel zwischen Gallenblase und Colon). Sohn (72 Jahre): Gallensteine und Verwachsung der Gallenblase. Enkel (47 Jahre, geisteskrank): Gallensteine und Narben der Gallenblase; 2. Enkel (38 Jahre, geisteskrank): Keine Gallensteine erwähnt, nur „Verwachsung der Gallenblase mit Colon".

2. Familie 705, Jena (Kno.): 83jähriger Vater mit facettierten schwarzbraunen Gallensteinen, seine Frau (57 Jahre) mit zahlreichen gezackten Gallensteinen; deren Neffe (73 Jahre) mit Gicht und Pankreasstein; älteste Tochter (75 Jahre) nichts; 61jähriger Sohn mit Gallensteinen; 62jähriger Sohn nichts.

3. Familie 333, Jena (Gö.): 67jähriger Mann mit braunschwarzen facettierten Gallensteinen, Tochter desselben (79 Jahre) mit Cholelithiasis („Cholesterinstein"), deren Bruder (58 Jahre) mit Gallensteinen (außerdem einem Bronchialstein!), seine Frau mit großem, ovalem, braungrünem Gallenstein. Bruder und Neffe des ersten anscheinend (soweit Protokoll genügend genau) ohne Gallensteine, der letztere aber mit Nierenstein!

4. Familie 1024, Jena (Rö.): 87jährige Mutter: Schrumpfung der Gallenblase um Steine. Von 3 sezierten betagten Kindern hat eine 81jährige Tochter Gallensteine und „Nierengries".

5. Familie 1076, Jena (Sta.): Ein 72jähriger Kaufmann hat außer Konkrementen des Nierenbeckens und der Harnblase eine „cholesterinreiche Galle". Die Frau seines Bruders (nicht seziert) hat keine Steine. Wohl aber die beiden Töchter dieses Bruders: die erste der beiden Schwestern (48 Jahre) hat Gallensteine mit Verödung und Verkalkung der Gallenblase, die zweite (46 Jahre) Gallensteine mit Hydrops der Gallenblase.

6. Familie 738, Jena (Kra.): Der Fall ist bemerkenswert wegen der frühzeitigen Steinbildung: Mutter, 52jährig und Tochter 21jährig, beide an Typhus gestorben, haben beide Gallensteine (ausdrücklich ist bei letzterer vermerkt: 1 schlehengroßer und etwa 1 Dutzend bräunlichgelber Gallensteine, 1 über erbsengroßer maulbeerartiger Stein im Blasenhals eingekeilt, kleinere im Ductus cysticus).

7. Familie 162, Jena (Bö. 3): Zeigt 3 Geschwister mit Gallensteinen: 55jähriger ältester Bruder hat „zwei kleine himbeerartige Cholesterinsteine", die 77jährige Schwester 3 facettierte haselnußgroße Gallensteine (außerdem 2 linsengroße gestielte Papillome), der 2. Bruder, 82 Jahre alt, hat „eine Anzahl schwarzbrauner, weicher Gallensteine".

8. Familie 167, Jena (Bräunl.): Wiederum 3 Geschwister mit Gallensteinen: 50jähriger Photograph an Peritonitis nach Cholecystektomie wegen Gallensteinen gestorben (Befund der Gallenblase: chronische eitrige Cholecystitis); Schwester, 43jährig, hat außer Gallensteinen noch rechtsseitige Nierensteine und Harnblasenstein! Ein jüngerer, 37jähriger Bruder stirbt an Peritonitis durch perforiertes Harnblasengeschwür und hat Gallensteine!

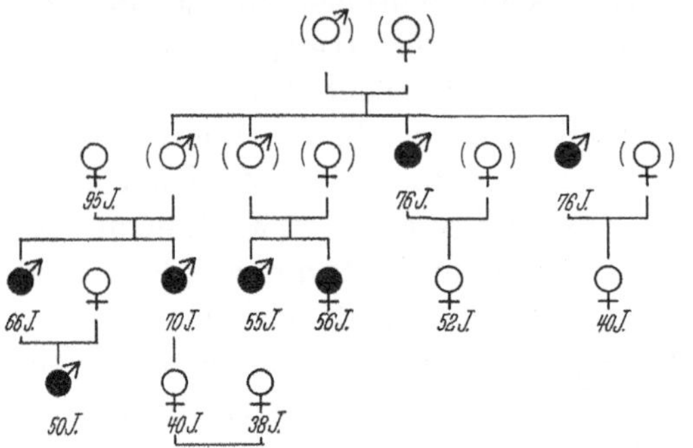

Abb. 85. Familiäres Vorkommen von Gallensteinen; ♂ sezierte Gallensteinträger, ♂ seziert, keine Gallensteine, (♂) nicht sezierte Personen.

9. Der folgende Fall zeigt ein Beispiel von gleichzeitiger Belastung von Vater- und Mutterseite her (Familie Ap.-Jena 18): Vater (69jährig) und Mutter (70jährig) mit Gallensteinen; bei dem Sohn (59 Jahre) ist Gallensediment angegeben, was nach Kenntnis der Ausdrucksweise der damaligen Protokolle als sandartige Ausfüllung (also wohl als Beginn oder Andeutung von Steinbildung) betrachtet werden darf. Ein Bruder des Vaters scheint nichts gehabt zu haben, ein anderer hatte „dickflüssige Galle".

10. Auch bei Stiefgeschwistern (Jena 844) habe ich gleichzeitiges Vorkommen von Gallensteinen gesehen.

11. Die größte Ansammlung von Gallensteinvorkommen fand ich in der Familie Wei.-Jena-1286, aus der ungewöhnlich zahlreiche Mitglieder seziert waren. In der nebenstehenden Familientafel (Abb. 85) sind aber nur die Mitglieder über 20 Jahre verzeichnet. Die eingeklammerten Personen sind nicht seziert. Gallensteinträger bzw. an Cholelithiasis Leidende waren 2 von 4 Brüdern und die Kinder sowie 1 Enkel; hinzugefügt ist das Alter. Bei der 95 Jahre alt gewordenen Frau des 1. Bruders ist bemerkenswerterweise ausdrücklich gesagt: „Gallenblase frei"; der 50jährige Enkel derselben 53/1904 hatte Gallengrieß und Steine, ihre 56jährige Base 332/1892 hatte auch intrahepatische Steinbildung, die 52jährige Base 218/1912 keine Steine (daher negativ gerechnet), aber starke Cholesteatose der Gallenblasenschleimhaut; beim 76jährigen jüngsten Bruder 15/1906 Verödung der Gallenblase um Steine; alle übrigen einfache Cholelithiasis.

Ferner sei auf früher wiedergegebene Jenaer Fälle (S. 123, 145 [Fürb., Han., Schm. VII]) verwiesen. In meiner Basler Sammlung zähle ich unter 84 Familien, in denen überhaupt Gallensteine vorkamen, 9 Familien mit wiederholtem Vorkommen. Ich führe von diesen noch einige Fälle an, welche diejenigen von Jena ergänzen und das Bild der familiären Vorkommen noch abrunden können.

12. Basel 881: Ein Vater, mit 66 Jahren an Magenkrebs gestorben, hatte eine Lebercirrhose mit Bilirubinkonkrementen in der Blase; sein 47jähriger Sohn eine Fettcirrhose und Cholelithiasis.

13. Basel 1047: Der Fall zeigt den Beginn einer Steinbildung bei der 44jährigen Tochter einer mit facettierten Steinen behafteten 74jährigen Mutter: die Gallenblasenwand der Tochter zeigte leichte Inkrustationen der Gallenblasenwand mit Cholesterinbilirubinniederschlägen.

14. Basel 719: Vater von 83 Jahren mit Cholelithiasis und Cholecystitis, Sohn von 80 Jahren (!) mit Gallengrieß!

15. Basel 1336: Mutter von 48 Jahren und Sohn von 66 Jahren haben Gallensteine; erstere eine entzündliche Schrumpfung der Blase um Steine, letzterer einen Hydrops durch Verschlußstein.

16. Basel 772: Großvater und 1. Sohn ohne Gallensteine, 2. Sohn und dessen Frau, beide Gatten mit Gallensteinen, ihre beiden erwachsenen Söhne von 45 und 43 Jahren nicht behaftet.

17. Basel 723: 1. Bruder (70 Jahre) hat eine „gurkenförmig" gestaltete gesunde Gallenblase; Schwester (79 Jahre) hat eine entzündlich verdickte Gallenblase ohne Steine; eine weitere Schwester ebenfalls chronische Cholecystitis ohne Steine. Frage, ob negative Steindisposition?

Mehrfach konnte *Amyloidose* bei Blutsverwandten als Komplikation bekannter Grundkrankheiten festgestellt werden. Ich führe sie hier im Anschluß an die Stoffwechselstörungen an, zu denen sie im Grunde gehört; ich greife als Beispiele einen Fall aus Jena heraus: 24jähriger Student mit chronischer Lungen-, Darm- und Nierentuberkulose und sein 38jähriger Bruder, der außer Lungen- und Darmtuberkulose noch Tabes und Lungensyphilis hat (Die.-Jena 213); ferner „Erf".-Jena: Vater und Sohn mit Amyloidose, sodann 3 Fälle aus Basel: im 1. Fall (Ba. 52/53) gleichartige Amyloidose (Sagomilz!) bei 20jährigem Bruder und 20jähriger Schwester, beide mit kavernöser Lungentuberkulose, im 2. Fall liegen die Sektionsprotokolle von beiden Eltern und 4 Kindern vor; unter den letzteren hatten 3 Tuberkulose; bei einer 18jährigen Tochter und einem 8jährigen Sohn ist Amyloid neben tuberkulöser Knochencaries erwähnt, bei einem 20jährigen Sohn mit Lungentuberkulose nicht; endlich Basel Nr. 1173: Mutter (45 Jahre) und Tochter (24 Jahre) mit Amyloidose, beide mit chronischer Lungentuberkulose. Da wir aus der vergleichenden geographischen Pathologie wissen, daß der Amyloidose etwas Konstitutionelles anhaftet (sie kommt in Japan nicht vor), war es berechtigt, sie in vorliegendem Zusammenhang in Betracht zu ziehen.

13. Krankheiten der Drüsen mit innerer Sekretion.

Zu dieser in der menschlichen Vererbungslehre besonders reizvollen Frage vermag ich aus den schon oben (S. 4) angeführten Gründen wenig beizutragen. Die Generationen, auf die es bei den vorliegenden Studien als Voreltern hauptsächlich ankam, sind zu einer Zeit gestorben, zu der die pathologische Anatomie noch wenig zur Endokrinologie zu sagen hatte. Immerhin sind in meiner Sammlung ein paar Fälle von ADDISONscher Krankheit; sie trat aber jedesmal einzeln auf. Nur kurz sei auf 2 Mitteilungen aus dem Schrifttum hingewiesen: ADDISONsche Krankheit bei 3 Brüdern (NEUMANN, FAHR und REICHE). Ich erinnere mich aber an einen sehr eigenartigen Fall, wo von einem Geschwisterpaar das eine Bronzekrankheit durch verkäsende Tuberkulose der Nebennieren hatte, während das andere an Krebs gestorben war und bevorzugte Metastasierung in den Nebennieren hatte. In einem anderen Falle hatten 2 ältere Schwestern eine ausgesprochene Lippen- und Kinnbehaarung; aber leider fehlt in den beiden älteren Protokollen eine genügende Untersuchung auf Nebennierenadenome (Hirsutismus!). Sonst sind Nebennierenadenome öfter und fast regelmäßig vereinzelt erwähnt. Ein besonderer Fall von Wiederholung von Nebennierenadenomen ist bereits S. 114 angeführt (64jährige Mutter und 37jähriger Sohn) (S.-Nr. 480/1937 Berlin).

A. WERTHEMANN (1935) beschrieb Fälle von Intersexualität bei Säuglingen mit mißgebildeten Nebennierenhyperplasien, darunter ist eine Gruppe von 3 Geschwistern, die Sektion des einen habe ich selbst gesehen: 8 Wochen alter Knabe mit Hypospadia penis-scrotalis, starker Hyperplasie der Nebennieren, Leistenhoden und gespaltenem Zäpfchen, in der Verwandtschaft der 3 Geschwister waren zahlreiche geistige und körperliche Abnormitäten: 4 Kretinen, 2 Geisteskranke, 2 Selbstmörder, 2 Imbezille, mehrere moralisch minderwertige Psychopathen, 2 Fälle von Hämangiom des Gesichts, 1 Fall von doppelseitigem Klumpfuß und angeborener Duodenalstenose.

Die BASEDOWsche *Krankheit* ist in ihrem erbbiologischen Verhalten heute noch ungenügend erforscht. Über eine spärliche Kasuistik ist man nicht hinausgekommen. Auch ich vermag nichts Bemerkenswertes hinzuzufügen. An sich würde ja die pathologische Anatomie dabei eher entbehrlich sein als in anderen innersekretorischen Erbfragen. Die kleine Reihe von Fällen, die sich aus meiner Jenaer Sammlung ergab, betraf Einzelvorkommnisse. Einen der eindruckvollsten Stammbäume hat LENZ (1917) mitgeteilt; das kasuistische Schrifttum ist, nach JUL. BAUERs Angaben zu urteilen, schon recht umfangreich.

Unter den Fällen mit Persistenz oder Hyperplasie des *Thymus* aus Jena ist ein einziger, den ich für erwähnenswert halte, weil er etwas Konstitutionelles zur Thymusfrage aussagen dürfte. Es handelt sich um ein von mir im Kriege (1918) seziertes Brüderpaar (Nr. 951, Pers), beide sind Kriegsopfer mit Krankheiten geworden, welche sonst regelmäßig einen starken Schwund der Thymusdrüse hervorbringen; der ältere Bruder, ein großer stattlicher Pionier, erlag einer chronischen Sepsis nach Schußbruch des rechten Oberschenkels mit hämorrhagischer Nephritis; er hatte Thymus-

persistenz; der jüngere, 26jährige Bruder, Landsturmmann, hatte Lungentuberkulose mit Bronchiektasien und „beträchtliche Reste des Thymus".
Diese sind leider nicht gewogen geworden. Ich gebe die übrigen Organgewichte einschließlich der endokrinen Organe wieder:

	Größe	Gewicht	Herz	Leber	Gehirn	Hoden	Pankreas	Schild-drüde	Hypo-physe	Neben-nieren
I	169	62	290	2850	1510	50	90	50	0,715	13
II	171	69	380	2100	1360	38	88	48	0,659	16

Erwähnenswert ist noch ein Fall von besonderer Thymusgröße bei
5 Mitgliedern einer durch Gasvergiftung umgekommenen Familie (er ist
S. 116 genauer wieder-
gegeben); beim Vater,
27 Jahre, war wie bei
der 27jährigen Mutter
(30 g) eine Thymus-
persistenz, das Ge-
wicht der väterlichen
Thymus blieb uns un-
bekannt (Sektion aus-
wärts); die Gewichte
bei den 3 Söhnen sind
folgende: 28 g (5 Jahre
alt), 40 g (3 Jahre),
32 g (9 Monate) (S.-
Nr. 256—259/1937,
Abb. 45). Eine aus-
gesprochene Thymus-
hypertrophie fand sich
bei einer Mutter von
55 Jahren und ihrem

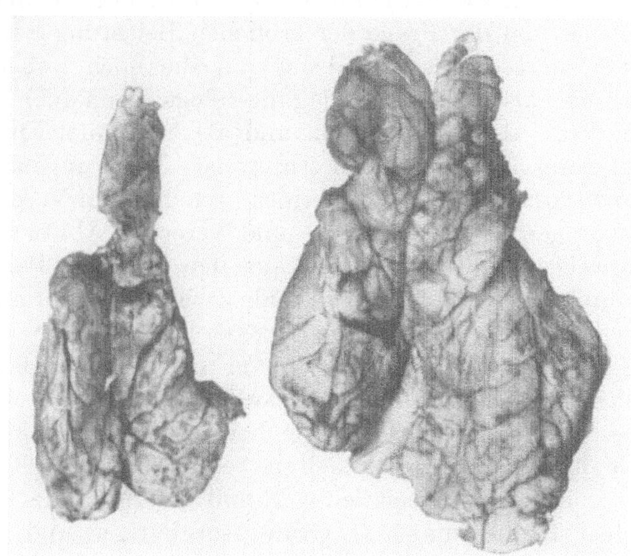

Abb. 86. Thymusformen von Mutter und Sohn. 20 und 77 g!
(55 und 16 Jahre).

16jährigen Sohn mit Gewichten von 20 g und 77 g (!) (gerichtliche Sektion), S.-Nr. 1331 und 1332/1937 Berlin (Abb. 86); unter den im Kapitel
Simultansektionen (S. 108ff.) aufgeführten Fällen finden sich noch mehrere
mit familiärem Status lymphaticus, z. B. bei Mutter, Sohn und Zwillingen
(S. 65); mehrfach habe ich Thymuspersistenz bei den Eltern gesehen, wenn
die Kinder sehr große Thymen besaßen.

Die Form der Thymusdrüse ist wie diejenige der *Schilddrüse* unter
Blutsverwandten sehr variabel, wie ich es schon für die Zwillingssektionen
hervorgehoben habe; immerhin gibt es auch hier zuweilen auffällige Übereinstimmungen, wie etwa Bildung eines bis über das Zungenbein verlängerten Proc. pyramidalis der Thyreoidea u. dgl.

Ich schließe die Besprechung des *Schilddrüsenkropfes* an, wiewohl es sich
hier um die endokrin gewöhnlich stumme Form der endemischen Struma

handelt. Denn sowohl in Thüringen mit Jena als auch in Basel mit seinem
ländlichen Krankenzuzug aus dem südlichen Schwarzwald und aus dem
Schweizerischen Jura sind Gebiete mit sehr verbreitetem Kropfvorkommen.
Ich habe aber schon an einem anderen Orte[1] darauf hingewiesen, daß der
Unterschied in der Häufigkeit des Kropfvorkommens zwischen Thüringen
und der Nordwestschweiz bezüglich der Zahl der Kropfträger nicht so
bedeutend ist als eher hinsichtlich der Stärke der Ausbildung der Strumen
und daß nur in bezug auf die Struma congenita eine merkliche Differenz
zuungunsten der Basler Bevölkerung zu verzeichnen ist.

Über die Verbreitung des Kropfes in geographischer Hinsicht besteht
ein so ungeheures Schrifttum, daß darauf selbstverständlich ebensowenig
eingegangen werden kann, wie auf dasjenige, ebenfalls sehr umfangreiche,
welches von der Frage der erblichen Belastung handelt. Im ganzen wird
jetzt ein größerer Nachdruck auf die noch unbekannten äußeren Auslösungen als auf die Veranlagung gelegt, wenn auch die bevorzugte Stellung
der Frau als Kropfträgerin und als Übermittlerin der Struma congenita
auf etwas Konstitutionelles hinweist. Beim angeborenen Kropf hat schon
BOLLINGER (1882) als von einer „scheinbaren Vererbung" gesprochen und
davor gewarnt, angeborene und vererbte Abweichungen miteinander zu
verwechseln. Ich verweise auf den schönen Fall in meiner Zwillings-
sammlung, wo Mutter und beide Zwillinge Kropf hatten. Auch bei älteren
Zwillingen ist schon öfter (SIEMENS, CURTIUS, VON VERSCHUER, WEITZ),
zuletzt von EUGSTER (1935) in einer ausführlichen Arbeit mit zahlreichen eigenen Fällen, starke Konkordanz beobachtet worden, wobei
diese freilich — ähnlich wie bei Infektionskrankheiten — nicht so viel
wie bei anderen Krankheiten besagt (vgl. Kapitel Zwillinge, S. 60). In
einer neuesten Arbeit lehnt EUGSTER (1938) die Erblichkeit des endemischen Kretinismus auf Grund sorgfältiger und überzeugender Beweis-
gründe ab.

Bei dem Überwiegen der äußeren Noxen in der Strumigenese erscheint
es von vornherein nicht besonders aussichtsvoll, die Kröpfe aus den Familienprotokollen zusammenzutragen. Und doch schien mir bei dem einzigartigen Beobachtungsgut, über das ich verfüge, ein Versuch lohnend,
über die Stärke des familiären Vorkommens ein Urteil zu gewinnen. Dies
um so mehr, als eine klinische Verfolgung dieser Frage insofern auf un-
überwindliche Hindernisse stoßen muß, weil viele Fälle sich der Diagnose
am Lebenden entziehen. Aber auch der pathologisch-anatomischen Verfolgung der Frage stellten sich beträchtliche Schwierigkeiten entgegen:
nicht nur die, welche uns auch sonst bei den vorliegenden Untersuchungen
störten, z. B. daß nie ganze Familien erfaßt werden konnten, nicht einmal
beide Eltern und alle Geschwister, sondern die verschiedene Ausdrucksweise und Einstellung bei den Beschreibungen und Diagnosen: wo fängt

---

[1] RÖSSLE, R.: Besonderheiten der Sterblichkeit in Basel. Naturforsch. Ges. Basel
15 (1929).

der Kropf an? Der eine bezeichnet als mittelgroß oder schwach vergrößert, was ein anderer Sekant vielleicht noch für ortsdurchschnittlich ansieht. Ich habe es daher vorgezogen, mich von diesen subjektiven Einschätzungen möglichst zu befreien und habe unter Verzicht auf die leichte Struma diffusa (colloides et parenchymatosa) nur die Fälle von Knotenkropf und von „großem Gallertkropf" registriert. Erstens sind Knoten viel zuverlässiger angegeben, zweitens kann im allgemeinen die Struma nodosa als das gewöhnlichste Endprodukt der Kropfentwicklung in Kropfgegenden betrachtet werden und wird auch in schwächerer Form bei der Sektion nicht so leicht übersehen, wenn die Schilddrüse seziert wird.

Ein zweiter Grund, weshalb ich trotz der naheliegenden Einwände Zeit und Mühe auf die Frage der Kropfhäufung in meiner Familiensammlung verwendete, war die fast reizvollere Frage, ob es nicht Blutsverwandtenverbände gäbe, in denen eine eher auffällige Kropffreiheit, also möglicherweise eine familiäre Resistenz zutage tritt.

Diese Frage durfte natürlich nur an einem Material aufgeworfen werden, das sonst eine richtige Kropfseuche erkennen ließ, wo also die Norm bei mehreren oder allen Angehörigen einer Familie eher die Ausnahme ist. Ich glaube, daß man dies sowohl von den Sektionen aus Jena als auch denen aus Basel behaupten kann. Aus anderen Berechnungen (vgl. In.-Diss. meines Schülers HELLWIG, Jena 1919) ist mir bekannt, daß meine dortigen Sektionen mit einem Hundertsatz von rund 20%·Kropf für alle Personen über 15 Jahre gerechnet werden durften. Der Berechnung liegt ein Material von 4327 Sektionen aus den Jahren 1911—1918 zugrunde.

Unter den Jenaer Familien fanden sich in 36 Familien nur Einzelkropfträger, in 86 Familien aber mehrere; die 86 Familien stellten ein Kontingent von 188 Kropfträgern; zusammen beziehen sich also 224 Kropfträger auf 831 Personen; mithin komme ich hier auf einen Hundertsatz von rund 27 auf die Erwachsenen der Jenaer Familien. Die Zahl läßt sich mit derjenigen HELLWIGs über das Vorkommen von Kropf im ganzen Sektionsgut nicht vergleichen, da bei ihm die Kinder mitgerechnet sind und auch sonst die Zusammensetzung seiner Personen in ihrer Verteilung auf die Altersklassen vermutlich verschieden war, abgesehen von der Möglichkeit anderer Protokollierung und Genauigkeit (z. B. sind bei meinen Sektionen, die HELLWIG bearbeitet hat, immer die Halsorgane mituntersucht, was bei W. MÜLLER und anderen Vorgängern nicht regelmäßig der Fall war).

Bei vorsichtiger Bewertung der Berechnung des Kropfvorkommens unter den Familien Jenas dürfte sich ergeben, daß eine auffallende Häufigkeit über dem Durchschnitt der örtlichen (mittelstarken) Seuche nicht vorliegt. Hingegen habe ich mich — rein empirisch — bei der Bearbeitung dieser Frage dem Eindruck nicht entziehen können, daß die Kröpfe nicht gleichmäßig verteilt waren; es ist möglich, daß ich mich täusche, indem Familien, aus denen eine Anzahl älterer und ältester Mitglieder seziert waren, den Eindruck starker Behaftung machen mußten, weil der Knotenkropf sich anscheinend bis in das hohe Alter vermehrt. Dem steht aber gegenüber, daß bei Behaftung der Eltern öfter ein Befallensein überraschend jugendlicher Nachkommen schon mit Knotenkropf anzutreffen war. Ich gebe statt ausführlicher Beschreibungen einige Stammtafel-Ausschnitte (unter Weglassung kleiner Kinder und ungenügend untersuchter Seitenzweige) wieder.

1. Jena 705, Knob. zeigt den gewöhnlichen Fall einer Behaftung von beiden Eltern und allen erreichbar gewesenen, ins höhere Alter eingetretenen Kindern; die Mutter hatte einen „sehr großen Kropf“, bei 2 Kindern waren die Kropfknoten verkalkt (Abb. 87).

2. Jena 795, Lin. zeigt eine größere Verwandtschaft; dabei in einer Linie der Familie in 3 Generationen Kropf, zuletzt Knotenkropf schon bei einem 23jährigen Mädchen; leider liegt gerade für sie keine Wägung der Schilddrüse vor; die Gewichte für einige der anderen waren angegeben; die Thyreoidea wog bei ihrem 77jährigen Vater 59 g, bei ihrer 82jährigen Großmutter 69 g, bei 2 Vettern ihres Großvaters (82 und 84 Jahre alt) 52 und 35 g. Die letztere Schilddrüse ist im Gewicht durchschnittlich[1], wird aber im Befundbericht beschrieben als „reichlich mittelgroß, mit einzelnen Gallertknoten“. Der 15jährige Sohn des letztgenannten hatte eine normale Schilddrüse von 14 g (Abb. 88).

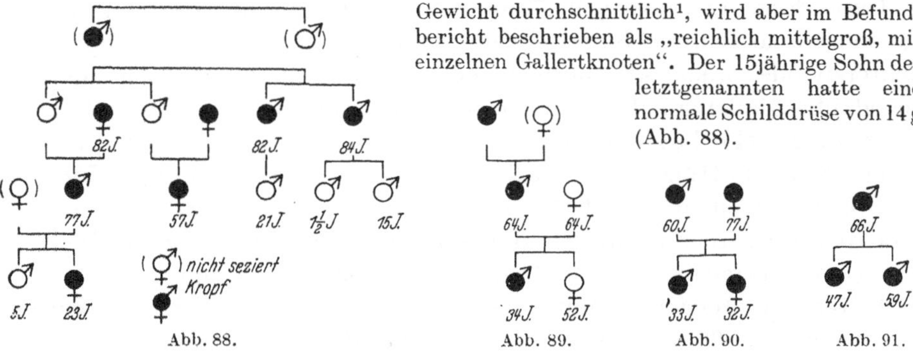

Abb. 87.

Abb. 88. Abb. 89. Abb. 90. Abb. 91.

Abb. 87—91. Familiärer Kropf.

3. Jena 1230, Tromm. zeigt ebenfalls Kropf in 3 Generationen und beim 34jährigen Enkel noch in der Form des diffusen Gallertkropfes (der sich noch hätte in Knotenkropf umwandeln können), während die Enkelin bis zu ihrem 52. Lebensjahr ganz frei von jeder Kropfbildung geblieben ist (Abb. 89).

4. Jena 1356, Zieg. I zeigt, wie doppelte elterliche Belastung bei zwei noch jugendlichen Kindern (33 und 32 Jahre) schon reichliche und bei dem einen schon verkalkte Knotenbildung unterstützt haben kann (Abb. 90).

5. Jena 722, Koehl. zeigt beim Vater Schilddrüsenkrebs, bei beiden Söhnen Struma nodosa colloides (Abb. 91).

Ein Fall wie Nr. 2 von Knotenkropf bei Jugendlichen war bei den Jenaer Familien nichts ganz Ungewöhnliches; so fand ich bei der 19-jährigen, an Diabetes gestorbenen Tochter einer 50jährigen Kropfträgerin (Jena 681) und bei der 18jährigen Tochter eines kropfigen 54jährigen Universitätsprofessors bereits Knotenkropf; der jugendlichste Fall, allerdings eine Struma diffusa, findet sich in meiner Münchener Sammlung:

---

[1] Nach Rössle und Roulet (Maß und Zahl in der Pathologie, Berlin 1932) beträgt das durchschnittliche Gewicht der knotenfreien „gesunden“ Thyreoidea für den Erwachsenen rund 30 g.

er betrifft den erst 5jährigen Sohn (gestorben an hämorrhagischer Nephritis) eines 38jährigen Vaters (S.-Nr. 234/1910, gestorben im gleichen Jahre
an Lungentuberkulose) mit ebenfalls gleichmäßiger Vergrößerung beider
Seitenlappen.

Von *Struma congenita* habe ich außer dem schon erwähnten nur 3 Fälle
gesehen: eine 26jährige an Puerperalsepsis gestorbene Frau (Nr. 1066),
selbst behaftet mit einem starken Knotenkropf (je ein hühnerei- bzw.
walnußgroßer Knoten in jedem Lappen), gebiert ein totgeborenes Mädchen
mit angeborener starker Schilddrüsenvergrößerung. Der zweite Fall betrifft 4 Geschwister: der erste Bruder, totgeboren, 51 cm, hat eine „sehr vergrößerte Schilddrüse, die die Speiseröhre rückwärts umgreift"; ein weiterer
im folgenden Jahre geborener und mit 4 Monaten gestorbener Bruder hatte
eine „kleine" Schilddrüse; seine 2 Jahre später geborene, 4 Tage alt gewordene Schwester hat eine „große" Schilddrüse; die Hauptdiagnose bei
der 1 Jahr darauf totgeborenen Schwester lautet: „angeborener Kropf".
In einer Basler Beobachtung starben Mutter und Kind an einer Placenta
praevia. Der totgeborene Knabe hatte eine Struma cong. von 8 g (96/1926),
die Mutter (S.-Nr. 94/1926) einen rechtsseitigen walnußgroßen Gallertknoten in der mäßig vergrößerten Schilddrüse.

14. Infektionskrankheiten.

Eine der merkwürdigsten Erfahrungen der Zwillingspathologie ist die
auffallende Übereinstimmung in der Anfälligkeit gegenüber und im Verlaufe
von ansteckenden Krankheiten bei identischen Zwillingen; eine große Zahl
solcher Beobachtungen auf Grund der Untersuchung von nicht weniger als
163 EZ-Paaren, 145 ZZ-Paaren und 56 Pärchenzwillingen hat W. GLATZEL
gesammelt; nach ihm wäre der gleichartige Idiotypus von Bedeutung bei
Masern und Keuchhusten, weniger bei Scharlach und Parotitis, selbst für
Appendicitis will er den Einfluß der Konstitution nicht ausschließen (vgl.
die späteren Erörterungen auf S. 306). Dagegen konnte er nicht das gleiche
für Diphtherie und Pneumonie finden. Gerade für Pneumonie betont
NÄGELI den gleichartigen Verlauf bei Blutsverwandten; bei WEITZ (1936)
findet man weitere Angaben hierüber und den Hinweis auf eine mäßige
Konkordanz bei EZ; E. G. BECKER (1938) findet bei einer Erhebung an
314 EZ- und 423 ZZ-Paaren keine überzeugende Entscheidung für das
Überwiegen erblicher Disposition bei der Pneumonie. Dagegen spricht
in meinen Familienprotokollen mancher Fall für erbliche Anfälligkeit zum
Gelenkrheumatismus (s. Fall A., S. 122 u. a.), in Übereinstimmung mit
älteren Angaben von PRIBRAM sowie A. GARROD und H. COOKE. Auf
die Verhältnisse bei Tuberkulose, wie sie von DIEHL und v. VERSCHUER
bearbeitet worden sind, soll erst bei Besprechung der Tuberkulose eingegangen werden. Im Gegensatz dazu macht BLOTEVOGEL auf Verschiedenheiten zwischen identischen Zwillingen während und nach Infektion

aufmerksam: so habe die Rachitis (die doch sonst als stark erblich mitbedingt, auch nach GLATZEL gilt) anderen Verlauf und Folgen, das gleiche
gälte für Poliomyelitis, LITTLEsche Krankheit, RECKLINGHAUSENsche
Krankheit (welche?).

Aus den Angaben des Schrifttums und aus den eigenen Vergleichen
zwischen Zwillingsähnlichkeiten und der Ähnlichkeit zwischen anderen
Blutsverwandten scheint mit Sicherheit hervorzugehen, daß zwischen
beiden wie in physiologischer so in pathologischer Hinsicht nur ein grad-
weiser Unterschied ist. Was etwa an Anomalien bei Zwillingen gleichartig vorkam, das konnte sich auch bei verschiedenalterigen Geschwistern
oder in der Nachkommenschaft einmal wiederholen.

Es kann daher nicht wunder nehmen, wenn auch für Geschwister bereits die Ähnlichkeit der Anfälligkeit und des Verlaufs von Infekten hervorgehoben worden ist. So haben dies bereits vor 25 Jahren WITZINGER und
KECK für Scharlach bei Geschwistern beschrieben. Mir selbst sind in
meinen Familienprotokollen mehrfach Befunde aufgestoßen, die im selben
Sinne ausgelegt werden können. Bei 2 Schwestern (Jena 631) von 4 und
6 Jahren trat zu einem Typhus eine Diphtherie, ein nicht ganz gewöhnliches
Vorkommnis, übrigens war der Typhus im Darm verschieden stark und
verschieden lokalisiert. Auch in einem zweiten Fall war der Typhus bei
Mutter und Tochter, die ich 1908 unmittelbar hintereinander sezierte,
von gleichen Folgen gewesen; sowohl die 51jährige Mutter als auch die
14jährige Tochter waren nach abgelaufenem Typhus an einem Empyem
der rechten Pleurahöhle gestorben. 2 Brüder von 45 und 53 Jahren mit
der gleichen Lungenanomalie starben an croupöser Pneumonie.

Von 3 Geschwistern aus einer Basler Familie (We. 1265f.) starb eine
4jährige Schwester an Diphtherie, eine Schwester mit 4 Jahren 2 Jahre
später an Nephritis nach Diphtherie im urämischen Coma, eine weitere
Schwester mit 29 Jahren, 29 Jahre später an Urämie durch entzündliche
Schrumpfniere, vermutlich bedingt durch früher überstandene Diphtherie.
In einer Berliner Beobachtung (S.-Nr. 1002 und 1008/1937) starben
2 Schwestern von 10 und 3 Jahren im Abstand von 5 Tagen an Diphtherie
am 9. bzw. 10. Tage der Erkrankung; beide hatten dieselbe Menge Serum,
die erste am 4., die zweite am 2. Krankheitstag eingespritzt erhalten;
die Sektion ergab keine besondere innere Ähnlichkeit der Organe, wohl
aber war der mikroskopische Befund am Herzen der gleiche: Toxische
Myolyse der Herzmuskelfasern und interstitielle Myokarditis, letztere
stärker ausgeprägt bei der älteren Schwester, die das antitoxische Serum
später erhalten, aber um einen Tag früher gestorben war als ihre Schwester.
In 2 Familien aus Basel (Han. und Reit. II) führte ein Scharlach bei je
2 Kindern zur tödlichen hämorrhagischen Nephritis, ein wohl nicht ungewöhnliches Vorkommnis in Anbetracht des Umstandes, daß die beiden
Kinder der ersten Familie im Abstand von 2 Tagen starben; etwas auffälliger ist, daß im 2. Fall die zweite Schwester 3 Jahre nach der ersten

erkrankte und an derselben Komplikation starb. In Basel sezierte ich (1924) ferner im Abstand von 8 Tagen ein Geschwisterpaar, das an Grippe-Pneumonie gestorben war. Der Befund an den Lungen war bei Bruder und Schwester sehr ähnlich, allerdings so typisch, daß von einer besonderen auffallenden Übereinstimmung nicht die Rede sein konnte. Die körperliche Beschaffenheit war im übrigen recht verschieden: der 37jährige, sehr große und kräftige Bruder war ausgesprochen feminin mit persistierender Thymusdrüse (31 g), Hypoplasie der Hoden, Adenom der Nebennierenrinde und parenchymatösem Kropf; als Nebenbefund Reste von Appendicitis; die 27jährige Schwester war geschlechtlich voll entwickelt (Ovarien, Mamma) allerdings mit etwas infantilem Uterus. Salpingitis bei früherer Appendektomie (Hymen erhalten!), Kolloidcyste der Schilddrüse; frühere Lungen-, Bronchialdrüsen- und Darmtuberkulose. Endlich erwähne ich noch den Befund einer mikroskopisch ganz gleichen, allerdings an sich nicht außergewöhnlichen chronischen Tonsillitis bei zwei erwachsenen, sicher eineiigen Zwillingen (deren übrige Beschreibung früher S. 38 gegeben worden ist); besonders war die große Zahl der Sekundärfollikel bei beiden bemerkenswert.

15. Über Krankheiten der Blutgefäße.

a) Venenerweiterungen.

In dem Problem der Vererblichkeit der Venenerweiterungen stellen sich drei Sonderfragen zur Beantwortung:

1. Gibt es eine auf erblicher Veranlagung beruhende familiäre Häufung derselben örtlichen Phlebektasien, etwa der Hämorrhoiden oder der Krampfadern der Beine?

2. Vererbt sich daneben oder überhaupt eine allgemeinere Disposition zu Venenerweiterung in dem Sinne, daß bei dem einzelnen Familienmitglied die eine und beim anderen die andere Lokalisation auftritt auf Grund einer mehr verbreiteten erblichen Venenwandschwäche, oder in der Weise, daß sich bei einem oder mehreren Angehörigen der Familie die Venenerweiterungen an verschiedenen Körperstellen häufen im Sinne des von G. NOBL (1918) beschriebenen ,,varikösen Symptomenkomplexes" und des von CURTIUS aufgestellten Begriffs des Status varicosus?

3. Ist etwa auch die nur örtlich sich verratende oder die allgemeine Venenschwäche (Status varicosus) eine Teilerscheinung einer noch allgemeineren, übergeordneteren erblichen Minderwertigkeit mesodermaler Strukturen?

Ich habe schon wiederholt dargelegt, wie das uns heute noch gewohnte medizinische Denken im Sinne der speziellen Organpathologie die Gefahr in sich birgt, den Lokalisationen der Krankheiten theoretisch zu viel Gewicht beizulegen. Die Systematik der Krankheiten, wie sie heute noch unentbehrlich ist und wie sie für gewisse, z. B. pädagogische Zwecke auch in Zukunft nicht zu umgehen sein wird, verschleiert die Probleme der pathologischen Korrelationen, der Verwandtschaft der an verschiedene Körperorte gebundenen Krankheiten und verleiht diesen eine in Wirklichkeit oft nicht vorhandene Realität in konstitutioneller Hinsicht. So überraschend die bis in die letzte örtliche Formgebung wirkende Kraft der Vererbung ist, wie viele Beispiele auch in dieser Schrift für die Gestaltung innerer Organe dartun, so unverkennbar ist die Tatsache, daß sich sowohl angeborene als auch erworbene Leiden einheitlicher Natur bei verschiedenen Menschen in verschiedener Form äußern können. Wer hätte früher, vor der Entdeckung der Bedeutung des arteriellen Hochdrucks, daran gedacht, daß ein Vater, der an Schlaganfall starb, dieselbe Krankheit hatte wie seine beiden Söhne, von denen der eine einer Urämie durch vasculäre Schrumpfniere, der andere einer Herzinsuffizienz erlag. Man erinnere sich, daß man sich sogar genötigt sah, eine in sich so widersinnige Krankheitsbeziehung wie „idiopathische Herzhypertrophie" aufzustellen. Oder wäre es früher nicht ganz abwegig erschienen, ein Asthma bronchiale für wesensgleich mit einer Migräne, einer Colitis oder einem chronischen Ekzem anzusehen, während wir heute in ihrem Vorkommen bei derselben Person oder bei mehreren Blutsverwandten den Ausfluß einer gleichen, teils erblichen, teils erworbenen Disposition (Allergie) sehen.

Um auf die Frage der Vererblichkeit der Venenerweiterungen zurückzukommen, so liegen die Verhältnisse hier ganz ähnlich. In meinem Vortrag über „die anatomische Ähnlichkeit blutsverwandter Personen" habe ich schon ausgeführt, daß man es als einen Hinweis für den erblichen oder konstitutionellen Charakter einer pathologischen Erscheinung ansehen muß, wenn dieselbe Kombination von Teilerscheinungen einer Veranlagung zusammen bei einer Person und verteilt auf Angehörige derselben Familie vorzukommen pflegt. Dies will, zunächst für den Status varicosus, besagen, daß untersucht werden muß, in welchen Kombinationen sich die örtlichen Phlebektasien bei einzelnen Personen vorfinden und ob diese Kombinationen gewissermaßen als „überindividuelle Krankheit" von Familien ebenfalls zu finden sind.

Durch meinen Assistenten Dr. WILCKE habe ich die Vorfrage nach der Häufung der einzelnen Lokalisationen der Venenerweiterungen in der Weise prüfen lassen, daß bei einer Serie von 300 aufeinanderfolgenden Sektionen alle Fälle auf Phlebektasien genau nachgesehen wurden; die positiven Fälle sind in Tabelle 11 wiedergegeben. Die Frage ist, wie man sieht, nur pathologisch-anatomisch mit hinreichender Genauigkeit in Angriff zu nehmen, weil klinisch sich zu viel Teilstücke des „varikösen Komplexes" der Beobachtung entziehen, so die Varicen des Oesophagus, der Lig. lata, der verschiedenen anderen Beckenplexus, der Nebenhöhlen des Kopfes, des Magendarmkanals usw. Ich lege bei der Kleinheit der Serie keinen Wert auf die absoluten Zahlen der Vorkommnisse, sondern lediglich auf die Kennzeichnung ihrer Arten und Häufungen wegen des folgenden Vergleichs mit den familiären Verteilungen und Häufungen. Bestätigt wird auch durch die kleine Serie die Bevorzugung der Bein- und Beckenvenen und die mit dem Alter steigende Zahl von Venenerweiterungen.

Letzterer Umstand hat im Schrifttum bei dem Meinungsstreit um den Status varicosus (CURTIUS, SIEMENS) insofern eine Rolle gespielt, als die tatsächliche späte Erscheinungsweise und die Häufung mit dem Alter die Entscheidung über gesetzmäßiges oder zufälliges Zusammentreffen erschwert. Aber die Tatsache, daß es doch viele Einzelpersonen und Familien gibt, wo im Alter keinerlei Varicen auftreten, und die Tatsache, daß eben bei der disponierten Einzelperson, wie auch wieder die Tabelle 11 zeigt, mit großer Regelmäßigkeit die Varicen sich häufen, spricht doch sehr für den anlagemäßigen Charakter der Erscheinung. So wenig wir heute die Arteriosklerose, wie es früher geschehen ist, für eine physiologische, d. h. altersgemäße Veränderung bei den Greisen halten, so wenig liegt es im natürlichen Gang der Altersinvolutionen, Venenerweiterungen zu bekommen; nach den neueren Untersuchungen über den Bau der veränderten Venen (R. NEUMANN 1937) ist die Analogie mit der Arteriosklerose noch viel näher begründet.

Aus der Tabelle sind ferner noch folgende zwei Punkte hervorzuheben: erstens die Kennzeichnung des Habitus der mit Varicen behafteten Menschen und zweitens das Zusammentreffen mit anderen Körperfehlern, die als Folge von „erblicher Bindegewebsschwäche" betrachtet werden. Was den ersteren Punkt anbelangt, so ist in der kleinen Serie keine Bevorzugung einer Wuchsform des menschlichen Körpers herauszulesen; es sind Pykniker, wie Leptosome und auch athletische Typen vertreten. Bezüglich des zweiten Punktes, den unsere oben (S. 245) aufgestellte Frage nach einer dem Status varicosus übergeordneten konstitutionellen Eigentümlichkeit betrifft, so ist er seit A. BIER, K. H. BAUER u. a., zuletzt von CURTIUS und PASS so häufig erörtert worden, daß auf die Einzelheiten der darüber geäußerten Anschauungen hier nicht näher eingegangen zu werden braucht. Ich begnüge mich, darauf hinzuweisen, daß unter den rund 40 Fällen von meist multiplen Phlebektasien nicht weniger als 12, also etwas weniger als ein Drittel mit Zeichen behaftet waren, die man als Stigmata von allgemeiner Bindegewebsschwäche angesehen hat, wie Hernien, Plattfüße, Enteroptose u. dgl. und mit dem Hinweis auf die weiter unten angeführten Familien, deren Sektionsprotokolle mich selbst nicht nur von dem tatsächlichen Vorkommen eines Status varicosus (CURTIUS), sondern auch von der Notwendigkeit seiner Einordnung in einen noch weiteren Rahmen einer konstitutionellen Dysplasie des Mesoderms überzeugt haben. Ob zu dieser Konstitutionsform noch weitere phänotypische Möglichkeiten gehören, ist mir zweifelhaft geblieben; immerhin möchte ich erwähnen, daß mir bei der Bearbeitung der auf S. 251 noch zu erwähnenden Familien das wiederholte Vorkommen von Zwerchfellsfurchen, Hydrocelen, Exostosen und von Spondylitis deformans aufgefallen ist. Es wird weiterer

Tabelle 11. Häufung von Venen-

Lfd. Nr.	Sektions-Nr.	Alter	Ge-schlecht	Diagnose	Todesursache	Habitus	Begleitsymptome
1	68/37	59	♀	Pneumonie	Kreislauf	Pykniker	
2	70/37	59	♂	Lebercirrhose		Pykniker	Ing. Hernie, Ulcus cruris, Ped. plan.
3	69/37	38	♀	Collum-Ca.	Kreislauf		Ing. Hernie, operiert vor 18 Jahren
4	71/37	67	♂	Magen-Ca.	Kachexie	Asthen.	
5	65/37	49	♂		Peritonitis	Athlet.	
6	67/37	36	♂	Ulcus duod.	Anämie	Asthen.	
7	73/37	6	♂	Empyem	Peritonitis	Asthen.	
8	81/37	68	♀		Kreislauf	Gracil	
9	78/37	38	♂	Ulcus duod.	Anämie		
10	85/37	43	♂	Gasvergiftung	Zentral	Athlet.	
11	90/37	50	♀	Gasvergiftung	Zentral	Pykniker	Ped. plan. beiderseits
12	89/37	52	♀	Lungenembolie	Thrombophl.	Pykniker	
13	88/37	32	♂	Pneumonie	Kreislauf	Asthen.	
14	97/37	63	♂	Bronchiektasie	Kreislauf		
15	98/37	60	♂	Ileus	Peritonitis	Leptos.	Ing. Hernie, Funiculocele
16	96/37	48	♂	Gliom	Pneumonie	Asthen.	
17	107/37	66	♂	Rectum-Ca.	Kachexie	Pykniker	
18	110/37	58	♀	Rectum-Ca.	Pneumonie	Leptos.	
19	112/37	34	♀	Gliom	Pneumonie	Grazil	Hernia ing.-Anlage
20	117/37	68	♂	Arteriosklerose	Kreislauf	Pykniker	Ped. plan.
21	114/37	65	♂	Asthma	Lungenembolie	Athlet.	Bruchanlage beiderseits + Einklemmung
22	145/37	44	♀	Lymphogranulom			
23	146/37	62	♂	Sarkom			
24	159/37	52	♀	Amyotrophie	Lateralsklerose, Pneumonie		Ulcus cruris beiderseits
25	172/37	72	♂	Magen-Ca.	Pneumonie	Asthen.	
26	169/37	48	♂	Hypertonie	Kreislauf		
27	168/37	46	♂	Larynx-Ca.	Pneumonie	Asthen.	
28	179/37	55	♀	Dekompensation		Pykniker	⎱ Fettsucht, Coecum mob.,
29	182/37	32	♀	Dekompensation	Herztod	Grazil	⎰ Schenkelhernie, Ped. plan. Ulcus cruris
30	180/37	42	♂	Hirntumor		Athlet.	
31	193/37	60	♂	Melanosarkom	Pneumonie		
32	208/37	30	♂	Phrenicusexai.	Herztod	Athlet.	Coecum mobile
33	224/37	65	♂	Arteriosklerose	Lungenembolie	Empyse-matiker	
34	245/37	58	♂	Dekompensation	Kreislauf	Muskul.	
35	244/37	47	♀	Collum-Ca.	Sepsis	Pykniker	Fettsucht, Ulcus cruris, Hängebauch, Ped. plan.
36	246/37	36	♂	Lungen-Tbc.	Kreislauf		
37	255/37	67	♀	Tumor	Lungenembolie		Adipositas
38	260/37	70	♂	Bronchial-Ca.	Kreislauf	Muskul.	Ped. plan.
39	582/37	31	♀	Herzinfarkt		Asthen.	Enteroptose
40	598/37	47	♂	Hirntumor	Pneumonie	Athlet.	Bruchanlage
41	356/37	61	♀	Herzinsuffizienz	Emphysem		Kyphose

erweiterungen bei Einzelpersonen.

Äußerer Analring	Innerer Analring	Äußere Waden	Knöchel	Saphena	Plexus pampin.	Plexus vesical.	Plexus ut. vag.	Plexus prost.	Plexus pudent.	Plexus lig. lat.	Zungengrund	Darm	Speiseröhre	Leber-cavernom	Haut (Naevi vascul.)	Herz (Ohr) Vorhof	Oberkieferhöhle
		+	+	+			+		+								
		+	+	+													
			+			+											
+	+	+	+	+													
		+	+					+									
		+	+	+				+									
		+	+	+	+			+							beider Unterschenkel		
		+	+	+			+			+							
	+	+	+	+													
	+																
+	+	+	+	+				+									
	+																
+		+	+	+									+				
+	+	+	+	+			+		+								
+		+	+	+				+									
+	+	+	+	+											Bauch		
+	+	+	+	+													
+	+	+	+	+							+		+				
+	+		+					+									
		+	+	+													
		+	+											+			
+				+							+						
		+		+				+									
		+	+	+													
+	+	+	+														
+	+																
	+						+					+					
+	+						+										
					+		+						+				
+	+	+					+					+	+		+	+	+

(Darm, letzte Zeile: u. Magen)

Untersuchungen bedürfen, um den Formenkreis jener Konstitutionstypen abzugrenzen; jedenfalls wird es in Erinnerung an die Verwässerung, die der ausgezeichneten ursprünglichen Erfassung des Arthritismus widerfahren ist, angebracht sein, mit der vorzeitigen Ausweitung jener eigentümlichen Veranlagung vorsichtig zu sein.

Um eine Vorstellung über den Umfang der mir für die Beurteilung des familiären Vorkommens von Venenerweiterungen zur Verfügung stehenden Unterlagen zu geben, bringe ich die Tabelle 12; sie besagt folgendes: Die wiederholten Vorkommen von Venenerweiterungen sind in der Weise eingeteilt worden, daß in den ersten beiden Kolonnen für die verschiedenen Familiengruppierungen die Fälle gezählt wurden, wo in den Sektionsprotokollen die Wiederholung der gleichen vereinzelten Lokalisation verzeichnet war, also z. B. nur Hämorrhoiden oder nur Krampfadern der Beine (Varicen) bei Elter und Kind oder bei Geschwistern. Die dritte Kolonne „Verschiedene Einzelvaricen" gibt die Fälle wieder, wo bei dem einen Familienmitglied die eine, bei dem anderen eine einzelne andere Phlebektasie vorhanden war. Die vierte Kolonne enthält die Fälle von „kombinierten Wiederholungen"; dies will besagen, daß etwa bei dem einen Verwandten nur 1 oder 2 Lokalisationen, bei einem anderen aber 2 oder mehrere vorhanden waren. Endlich gibt die letzte Rubrik das Vorkommen des wiederholten „Status varicosus" an, d. h. die Fälle, in denen in der betreffenden Familiengruppe mindestens 2 Personen derselben Familie mit jeweils mehreren Phlebektasien behaftet waren. Es ist natürlich klar, daß die Zahlen keinen Wert in bezug auf das wirkliche Vorkommen beanspruchen können; denn erstens waren die Familiengruppen in meiner Sammlung an sich sehr verschieden vertreten (sezierte Geschwister z. B. am häufigsten) und zweitens darf man, bei aller Anerkennung der Genauigkeit der Jenaer Protokolle, bezweifeln, ob nicht noch viel mehr Fälle erblicher Phlebektasien wirklich vorhanden waren und unter den registrierten nicht viel mehr kombinierte Fälle und Status varicosus. Ich habe auch die negativen Fälle gezählt, wo nur für 1 Familienmitglied Varicen oder Hämorrhoiden in den Protokollen aufzufinden waren; sie überwiegen an Zahl die positiven (gehäuften), aber sie scheinen mir wegen der möglichen großen Fehlerquelle der Protokollierung noch unsicherer als die positiven, wiederholten Fälle.

Um das über die „kombinierten Fälle" Gesagte noch etwas zu veranschaulichen, gebe ich noch im einzelnen für mehrere Gruppen die Art der Wiederholung an:

1 Elter, 1 Kind: 3+1, 2+1, 4+1, 1+2, 2+1, 1+2, 2+1 usw.; das will heißen, Mutter oder Vater hatten 1 oder 3 oder 2 oder 4 Lokalisationen von Venenerweiterungen, das Kind eine oder mehrere. Es waren also bei dem einen Partner nur 1, bei dem anderen mehrere. (Fälle, in denen beide mehrere hatten, sind zum Status varicosus gerechnet worden.)

1 Elter (Mutter oder Vater) und Kinder: 2+0+1, 3+1+2, 2+2+1, 2+0+1, 4+0+1.

Geschwister (hier sind immer nur die 2 positiven Träger, die anderen nicht berücksichtigt): 1+2, 2+3, 2+2+2, 2+2, 2+3, 3+2 usw.

Tabelle 12. Familiäres Vorkommen von anatomisch nachgewiesenen Venenerweiterungen.

Familiengruppen	Gleichartige Form		Verschiedenes Einzelvorkommen	Kombiniertes Vorkommen	Status varicosus
	Hämorrhoiden	Krampfadern			
Eltern — Kinder . .	2			2	
1 Elter — Kinder . .	8		4	5	2
1 Elter — 1 Kind . .	8	2	7	9	
Eltern — 1 Kind . .			1	2	
Geschwister	6	4	22	31	4
	24	2	10	13	2

Es folgt nun die Wiedergabe einiger Beispiele von kombinierten Vorkommen von Venenerweiterungen und von Status varicosus in dem oben angegebenen Sinne:

1. Jena 1015: Aus einer Familie, wo beide Eltern (65 und 80 Jahre) und 2 Söhne sowie 1 Tochter seziert wurden, hatte der Vater Hämorrhoiden und Krampfadern sowie beiderseitige Leistenhernien, die 80jährige Mutter Krampfadern mit Unterschenkelgeschwüren, Ekzem und Narben der Beine sowie Kyphoskoliose. Bei dem ältesten Sohn, der wegen Diabetes amputiert war, ist nichts vermerkt, er hatte aber einen rechtsseitigen Schenkelbruchsack. Bei dem 2. Sohn bestanden Hämorrhoidalknoten, die Bruchpforten waren geschlossen, die Leber zeigte ein Kavernom. Bei der Tochter ist nichts dergleichen erwähnt, nur eine Enteroptose und Kyphoskoliose.

2. Jena 284: In einer alten Jenaer Familie, in welcher zahlreiche Varietäten sonst vorkamen (z. B. dieselbe Lungenlappung), fanden sich häufiger Kombinationen von Varicen. Der 89jährige Vater hatte Venenerweiterungen am After, an den Beinen und an der Speiseröhre; ein Sohn hatte beiderseitige Varicocele, ein weiterer Sohn Varicen der Zunge und der Speiseröhre. Außerdem fand sich beim Vater eine beiderseitige äußere Inguinalhernie, bei beiden Söhnen geschlossene Bruchpforten.

3. Jena 1079 (Familie Star. I): Folgendes Beispiel zeigt, wie ein Status varicosus nur andeutungsweise sich wiederholt. Eine 65jährige Mutter hat Varicen der Beine mit Unterschenkelgeschwüren, Hämorrhoiden des Afters, Venenerweiterungen der Diploe des Schädels und Venenstein des Plexus vesicalis und der Milz, außerdem Phlebolithen des Ligamentum latum. Dazu Knickung der Gebärmutter nach hinten und Skoliose. Bei einer 48jährigen Tochter sind nur Hämorrhoiden notiert, bei einer weiteren 46jährigen Tochter nichts dergleichen, außer „blauschwarzen, stecknadelkopfgroßen Einsprengungen in beiden Nebennieren" und ein Angioma racemosum der Arterie über der rechten linken Hinterhauptswindung. Am Gehirn auch sonst erweiterte Venen. Ein 72jähriger Bruder der Mutter hatte Hämorrhoiden und Krampfadern sowie Thromben der wahrscheinlich erweiterten linken Vena spermatica. Ein 32jähriger Großneffe (Enkel des Vorigen) hatte Hämorrhoiden (Brust und Bauch nicht seziert!), ein weiterer 75jähriger Bruder der Mutter hatte ein schuppendes Ekzem beider Beine, wahrscheinlich im Zusammenhang mit Varicen.

4. Jena 221: Ein 85jähriger Vater hat Hämorrhoiden und Oesophagusvaricen, seine 63jährige Frau verblutet sich aus Krampfadern, ein 59jähriger Sohn leidet an Hämorrhoiden und hat einen Varix der Speiseröhre. Ein 69jähriger Vetter des Vaters hat Varicen der Speiseröhre (ob mehr geht aus dem kurzen Protokoll nicht hervor). Der Vater hatte außerdem eine Skoliose, der Sohn eine Leistenhernie.

5. Jena 846 (Meist.): Von 3 Geschwistern hat eine 60jährige Schwester Hämorrhoiden und Krampfadern, außerdem Netzverwachsungen im Nabelring, ein 57jähriger Bruder Hämorrhoiden und einen beiderseitigen Varix der Vena jugularis, dazu rechtsseitige äußere Leistenhernie, ein 3. Bruder, 65jährig, eine Varicocele und variköse Unterschenkelgeschwüre, außerdem Nabelhernie mit Netzverwachsung (andere Bruchpforten geschlossen).

6. Jena 113: Unter 3 Geschwistern zeigte ein 69jähriger ältester Bruder Varixknoten beider Unterschenkel und Hämorrhoiden, eine 75jährige Schwester Varicen der Schamlippen und des Hymens, Varixknoten der Unterschenkel und starke Hämorrhoiden, ferner eine Anteflexio uteri, eine 2. Schwester, 80 Jahre, Varicen der Zunge und der Vena saphena.

7. Jena 160: Von 2 Schwestern hatte die eine, 51jährig, Krampfadern und Varicen der Speiseröhre sowie Varicen des Jejunums und des Ileums, der Harnröhre und des Plexus pampiniformis, außerdem eine Nabelhernie, eine 72jährige ebenfalls Krampfadern der Beine und Varicen der Speiseröhre, außerdem Retroversio uteri und Kyphose.

8. Jena 382: Wegen der oben berührten Frage der Zugehörigkeit von Angiomen zu dem Komplex des Status varicosus sei folgender auffälliger Fall gesondert aufgeführt. Von 2 Geschwistern hat der 70jährige Bruder Hämorrhoiden und starkes, wohl auf Krampfadern zurückzuführendes Ekzem der Beine. Eine Schwester hat Ekzem am Bein, Varicen daselbst, Hämorrhoiden und Oesophagusvaricen. Beide haben Leberkavernome.

9. Jena 1214: Von 3 Geschwistern hatte die älteste, mit 52 Jahren gestorbene Schwester Varicen der Unterschenkelvenen mit Ekzem, Varicen der Beinvenen, der Venen des Dünndarmes, der Harnröhre und der Speiseröhre, außerdem Nabelbruch, eine Schwester, 73 Jahre alt, hatte Krampfadern und Varicen der Speiseröhre, Kyphose und Retroversio uteri (Bruchpforten geschlossen). Ein Enkel von ihr (40 Jahre) hatte „2 kleinere Hämorrhoidalknoten". Ein 69jähriger Bruder hatte eine Varicocele und Hämorrhoiden, ferner eine Netzverwachsung an der inneren Öffnung des sonst geschlossenen rechtsseitigen Leistenkanals. Der Vater (70 Jahre) der 3 Geschwister starb an einem eingeklemmten Nabelbruch. Varicen sind bei ihm nicht erwähnt.

10. Jena 1141: Von 2 Stiefgeschwistern hatte der 76jährige Stiefbruder variköses Ulcus des Beins, Hämorrhoiden, Varicen der Schläfenhaut und der Speiseröhre. Die Bruchpforten waren geschlossen. Die Stiefschwester, 58jährig, hatte Hämorrhoiden am After und Varicen der Urethra. Sie hatte außerdem eine äußere linksseitige Leistenhernie und eine Skoliose. Eine Tochter des Stiefbruders, 51 Jahre alt, hatte einen „Varix des Uterus" und einen Nabelbruch mit Netzverwachsung („After o. B.").

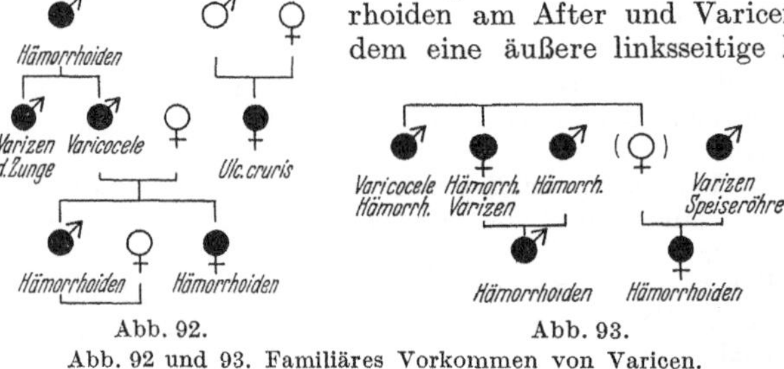

Abb. 92. Abb. 93.

Abb. 92 und 93. Familiäres Vorkommen von Varicen.

11. Jena 226: Ein 74jähriger Großvater hat Oesophagusvaricen und Hämorrhoiden, außerdem eine rechtsseitige Leistenhernie. Ein 1. Sohn, 66jährig, ausgesprochene Varicen der Zungenbasis (Bruchpforten geschlossen!), ein 2. Sohn, 60jährig eine Varicocele, außerdem einen Nabelnetzbruch und einen äußeren linksseitigen Netzleistenbruch und geringe Skoliose der Brustwirbelsäule. Dessen Sohn, wahrscheinlich 37 Jahre, und dessen Tochter, 35jährig, Hämorrhoiden, eine Nichte, 49jährig, variköse Unterschenkelgeschwüre, außerdem Prolaps des Rectums (Abb.92) (vgl. Familie Dor., S. 134).

12. Jena 906 (Nen.): Vater (84 Jahre) und Sohn (66 Jahre), beide Schriftsetzer. Der Vater hat Hämorrhoiden, ein Kavernom der Leber, ein Angiom der rechten Niere, einen rechtsseitigen Leistenbruch und Prostatahypertrophie; der Sohn (Sarkom der Halslymphknoten) hat Krampfadern, Hämorrhoiden, zwei Nebenmilzen, Nierencysten, Tracheopathia osteoplastica und Prostatahypertrophie. Beide hatten Arteriosklerose der Aorta und der Hirnarterien.

13. Jena 1197 f. (vgl. Familie Tonn., S. 146): 6 Personen einer Familie mit Phlebektasien behaftet. Älterer Bruder (80 Jahre) mit Hämorrhoiden und Varicocele des Samenstrangs, sowie Schwester (64 Jahre) mit Krampfadern und Hämorrhoiden, deren Mann (66 Jahre) mit Hämorrhoiden und deren Sohn (51 Jahre) mit Hämorrhoiden und Phlebolithen in Beckenvenen, ein Schwager (81 Jahre) des Ersten mit Venenerweiterung (und Divertikel) der Speiseröhre und dessen Tochter (67 Jahre) mit Hämorrhoiden (Abb. 93).

Diese Beispiele mögen genügen; es finden sich aber noch mehr solche unter den ausführlich gebrachten Familien (S. 122f.), z. B. Fürb.-Jena und Kelb.-Jena (Hämorrhoiden bei Eltern und 2 Kindern).

Überblickt man die Reihe der angeführten Fälle, so wird man sich wohl dem Eindruck nicht versagen können, daß hier kein Zufall obwalten kann und dies erst recht, wenn man bedenkt, daß all dies ohne besonders darauf gerichtete Aufmerksamkeit festgelegt wurde, ja man kann sagen als lauter Nebenbefunde und daß ohne jeden Zweifel die Aufzählung derselben nichts weniger als vollständig ist. Es hätte aus diesem Grunde nun gar keinen Zweck, etwa die Gegenrechnung aufzustellen, die Häufigkeit des Nichtzusammentreffens auf Grund fremder Sektionsprotokolle zählen zu wollen oder wie Curtius und Scholz es getan haben, die Berechnung der Kombination der Teilstücke des Status varicosus zu versuchen. Dazu ist eben das Material zu klein und zu unvollständig. Nachdem aber durch die eben genannte Untersuchung von Curtius und Scholz auch eine sichere statistische Unterlage für den „Status varicosus" geschaffen zu sein scheint, dürfte das hier Vorgebrachte als *eine pathologisch-anatomische Ergänzung des Gesamtbildes der erblichen Venenerweiterungen* angesehen werden. Ebenso wie die beiden genannten Untersucher aber gezwungen waren, seltenere Erscheinungsformen aus ihren Berechnungen auszuschließen (wie die Naevi vasculosi) und damit auf die Vollständigkeit der Kennzeichnung des Status varicosus zu verzichten, so unmöglich war es, auf Grund der hier geübten pathologisch-anatomischen Empirie zu bestimmen, ob die gelegentlich neben den bekannten Phlebektasien beobachteten, allerdings frühestens im 4. Lebensjahrzehnt zu findenden Angiome, wie die Kavernome der Leber zu dem Formenkreis der erblichen Venenerweiterungen gehören. Desgleichen ist es für mich fraglich geblieben, ob sich außer einem Status varicosus auch eine lokal begrenzte einzelne Form der Varicen vererben kann, wie F. Curtius meint, weil in Fällen, in denen es diesen Anschein hat, nicht ausgeschlossen werden konnte, daß noch andere Stücke eines Status varicosus übersehen worden sein können. Es liegt auch die andere Möglichkeit zu nahe, daß bei einer allgemeinen Veranlagung zu Phlebektasien nur solche Stellen phänotypisch sich verraten, wo noch äußere Realisationsfaktoren am ehesten, wie bei Bein- und Beckenvenen, die versteckte Belastung offenbar machen können. Einen ungewöhnlichen Fall von Status varicosus im Bereich des Portalvenensystems mit Beteiligung von Milz, Pankreas, Magen, Darm, Gekröse, Leber und Speiseröhre beschrieb K. H. Kirschner (1939); die Eltern des Trägers waren beide mit Varicen behaftet.

b) Arteriosklerose.

Noch wesentlich schwieriger ist es, in das Problem der erblichen Belastung bei Arteriosklerose einzudringen. Mit der varikösen Erkrankung der Venen verbindet man nicht unberechtigterweise gerne die Vorstellung einer Abnutzungskrankheit und mit einer solchen wiederum den Gedanken an individuell oder familiär bedingte Verschiedenheit der Abnutzbarkeit. Die gleichartige Auffassung für die Arteriosklerose hat aber in den letzten Jahrzehnten mehr und mehr insofern an Boden verloren, als sich durch Experiment und systematische pathologisch-anatomische Untersuchungen immer stärker herausgestellt hat, welche große Rolle in der Ätiologie der

Arteriosklerose exogene Faktoren spielen; ich erinnere an den Einfluß der Ernährung, der akuten Infektionskrankheiten, an den Rheumatismus, an die Frage über die Rolle der Genuß- und anderen Gifte in der Pathogenese. Dazu kommt die Erkenntnis, daß die Arteriosklerose schon formal nicht so einheitlicher Natur ist, wie man früher geglaubt hat: jede Arterienstrecke hat gewissermaßen ihre eigene Art Arteriosklerose, sofern sie einen eigenen Bau und eine Sonderfunktion als Wegstrecke des Blutes hat. Endlich sei noch erinnert an die Sonderstellung der Arteriolosklerose und ihre überragende Bedeutung gegenüber der früher im Vordergrund gestandenen Atherosklerose der Aorta; die ärztliche Wichtigkeit der letzteren steht ja im schroffen Gegensatz zu der Auffälligkeit ihrer Erscheinung. Infolge dieser ihrer Eigenschaft spielte sie auch in den alten Beschreibungen von Sektionsbefunden und der früheren Art der pathologisch-anatomischen Diagnose eine hervortretende Rolle. Dies mußte bei der Bewertung der alten Sektionsprotokolle berücksichtigt werden. Ja in manchen Fällen besagt vielleicht der Befund einer Aortensklerose sehr wenig in Hinsicht auf die Beurteilung einer erblichen Belastung, so z. B. bei ausschließlicher schwerer Atherosklerose der Brustaorta, welche sich sekundär über einer syphilitischen Mesaortitis entwickelt. Denn hier ist es die Schwächung der Media durch die (freilich nicht ohne Einwirkung der Konstitution erfolgende) Lokalisation der Lues an der Brustaorta, die zur Verdickung der Intima führt; die Stärke und die Art der letzteren mag freilich ihrerseits wiederum von konstitutionellen Bedingungen abhängig sein.

Auf der anderen Seite vermag die ärztliche Erfahrung eine Reihe von Einflüssen endogener Natur zu nennen, die in der Pathogenese der Arteriosklerose eine wichtige Rolle spielen: die Konstellation der innersekretorischen Drüsen, der Körperbau (Disposition bestimmter Habitustypen), Temperament, seelische Verfassung. Jede dieser möglichen Teilbedingungen ist aber ihrerseits in der erblichen Konstitution verankert und kann unter Umständen auch auf die Lokalisation der Arteriosklerose einwirken.

Mit dem letzteren Umstand kommen wir auf ein ähnliches Problem, wie es für die Phlebektasien hervorgehoben werden mußte, nämlich die Frage, inwieweit es nötig ist, zwischen einer allgemeinen Veranlagung und einer Lokaldisposition zu Arteriosklerose zu unterscheiden und ob bei ersterer immer das gesamte Arteriensystem erkranken müßte. Die letztere Frage glaube ich aus denselben Gründen, wie bei dem erblichen Status varicosus verneinen zu sollen: wir können uns vorstellen, daß eine erbliche Belastung für Arteriosklerose vorliegen kann, daß aber je nach den organotropisch wirkenden Sondereinflüssen exogener (Beruf!) oder endogener (z. B. endokrinologischer oder psychischer) Art sich nur eine lokalisierte oder örtlich bevorzugte Form der Arteriosklerose entwickelt.

Dabei erweist es sich aber auch notwendig, über das, was wir im folgenden „allgemeine Arteriosklerose" nennen wollen, klar zu sein. Von unseren eigenen Befundberichten verlangen wir heute, daß sie von „allgemeiner Arteriosklerose" nur reden, wenn neben der Arteriosklerose der Aorta auch eine solche der wichtigsten Organarterien (Herz, Hirn, Nieren, Darm), dazu eine der Gliedmaßenarterien (mindestens der bevorzugten Bein- arterien) vorhanden ist. Aber von Protokollen des vorigen Jahrhunderts kann man das nicht verlangen: selten sind da die Schlagadern der Ex- tremitäten nachgesehen. Infolgedessen ist im folgenden die Bezeichnung „allgemeine Arteriosklerose" dann gebraucht, wenn eine Kombination von Aortensklerose mit Sklerose der wichtigsten Organarterien ver- zeichnet war.

Dieser ausgebreiteten, wenn auch nicht im strengen Sinne allgemeinen Arteriosklerose steht dann die isolierte oder wenigstens bevorzugte Lokali- sation der Arteriosklerose an einem Gefäßgebiet gegenüber, etwa eine Coronarsklerose oder die Sonderform der Arteriolosklerose (Nieren, Gehirn). In bezug auf die letztere vermag man ihr Vorhandensein auf Grund älterer pathologisch-anatomischer Dokumente natürlich nur aus ihren Folge- erscheinungen zu rekonstruieren, wie ich es in den weiter unten folgenden Beispielen getan habe. Die Klinik ist auf Grund der pathologisch- physiologischen Prüfungsmöglichkeit am Lebenden, in diesem Punkte der anatomischen Statistik voraus. Ich verweise auf die schönen Arbei- ten von WEITZ, O. MÜLLER, VOLHARD u. a. über erbliche Hypertonie. Erst recht ist der Vorrang der Klinik in der Feststellung der Erblich- keit hinsichtlich der Hypotonie klar. Pathologisch-anatomische Nach- weise familiärer Häufung von Arteriosklerose und Arteriolosklerose gibt es kaum; B. G. GRUBER hat vier durch Sektion nachgewiesene Coronar- sklerosen eines Vaters und dreier seiner Kinder mitgeteilt; HERAPATH und PERRY sezierten mehrere Mitglieder einer Familie mit Angina pectoris. Über einen sehr eigenartigen Fall von jugendlicher Coronarsklerose be- richtet H. SIEGMUND; er sezierte zwei Geschwister von 5 und 7 Jahren mit chronischen Nierenleiden, Hypercholesterinämie, Lipoidzellenhyper- plasie der Milz und allgemeiner Xanthomatose der Haut, welche beide an Herzmuskelinfarkten infolge stenosierender Kranzschlagadersklerose ge- storben waren. In solchen Fällen ist die Arteriosklerose offenbar der Aus- fluß übergeordneter erblicher Stoffwechselstörungen. Auf die übrige kli- nische Literatur über erbliche Arteriosklerose hier einzugehen, würde zu weit führen. Ich nenne aus der neueren Zeit nur noch die Arbeiten von CORDRY (1939), DONNER (1926), MORGENSTEIN (1925), EHRMANN (1922), CLAUSSEN für die Arteriolosklerose (Hochdruck) G. D. WILLIAMS, TSUJI, ZIPPERLEN, WIECHMANN und PAAL, F. WEISS. WEITZ gibt an, daß schon MORGAGNI die erbliche Belastung mit Arteriosklerose bekannt war [1].

Wir müssen die Arteriosklerose selbst für eine Spätfolge der ihr zugrunde liegenden erblichen Disposition ansehen. Ihre Eigenschaft als Alters-

---

[1] Hierzu vgl. W. BECK: Erbpathologische Hinweise in MORGAGNIS Hauptwerk usw. Virchows Arch. **305** (1939).

krankheit erschwert zweifellos und verwickelt den pathologisch-anatomischen Nachweis ihrer Erblichkeit; denn im Laufe eines langen Lebens kann schließlich auch bei geringer oder fehlender Disposition den Schlagadern eine Arteriosklerose gewissermaßen aufgezwungen werden. Deshalb haben gerade auch die Beispiele, in denen mehrere alte Familienmitglieder frei von Arteriosklerose sind, einen Wert. Der offenbar dominante Charakter der Disposition (WEITZ), die in den letzten Jahrzehnten in den Kulturländern stark erhöhte Lebenserwartung der Bevölkerung und die Zunahme der exogenen Ursachen der Krankheit führen dazu, daß sie so verbreitet ist, daß erbliche und nichterbliche Fälle schwer zu unterscheiden sind. Was die letzteren anbelangt, so habe ich in Übereinstimmung mit VOLHARD schon im Kapitel über die Krankheiten der Ehegatten auf ihr gleichzeitiges Vorkommen und dessen Bedeutung bei Verheirateten hingewiesen.

Die genannten Fälle von negativer Disposition sind natürlich nur dann überzeugend, wenn das Alter der Sezierten hoch genug war, um eine Arteriosklerose erwarten zu lassen; so kenne ich die Sektionen eines Geschwisterpaares von 61 und 66 Jahren, wo die Gefäße fast gesund waren (Mö.-Basel). Umgekehrt könnte, wenn erwachsene Söhne und Töchter stark mit Arteriosklerose behafteter Eltern frei davon gefunden wurden, immer eingewendet werden, daß sie nicht alt genug geworden waren, um Arteriosklerose zu haben. In der Tat besitze ich eine Reihe von Beispielen, in denen dies zutreffen könnte. Es ist durchaus fraglich, ob bei belasteten Personen sich die Arterienveränderungen immer schon frühzeitig anatomisch ankündigen müssen.

Ich führe zunächst eine Reihe von Fällen vor, in denen man zu dieser Meinung kommen könnte; ich bin dessen aber nicht sicher, daß sie mehr besagen, als daß eine familiäre Disposition sich schon früh verraten *kann*; ob sie es immer tut, ist mir sehr fraglich.

Eine Reihe von Fällen deutete auf die Möglichkeit, daß in Familien mit häufiger und schwerer Arteriosklerose bereits junge Mitglieder die Anfänge des Leidens zeigen können. In bezug auf die bekannten Flecken des Aortensegels der Mitralis ist man sich nicht ganz einig, ob diese bereits einen Anfang von Atherosklerose bedeuten. Der Umstand, daß schon bei Säuglingen diese Flecken verhältnismäßig häufig, im Pubertätsalter aber entschieden seltener sind, würde dafür sprechen, daß sie als rückbildungsfähige Erscheinungen nicht zur späteren Krankheit Arteriosklerose gehören. Immerhin sind mir Fälle untergekommen, wo bei älteren und jüngeren Erwachsenen einer Familie solche Atheromflecken der Mitralis gleichzeitig zu finden waren. So in der Familie Jena 527, Helm. I: Hier hatten der 75jährige Vater (gestorben an Zungenkrebs) und der 31jährige Sohn (gestorben an Appendicitis) solche lipoiden Einlagerungen des Mitralsegels.

Sicherlich eine andere Bedeutung haben diejenigen juvenilen Lipoidsklerosen, die an den typischen Stellen der späteren Atherosklerose auftreten. Eine Anzahl solcher Fälle, die als Anfänge echter Atherosklerose gedeutet werden müssen, folgen. Zunächst sei auf einen bereits früher wiedergegebenen Fall Basel 456, Häm., verwiesen.

1. Basel 572. Kel. I. Mutter: 77 Jahre alt. *Klinisch:* Arteriosklerose. *Pathologisch-anatomisch:* Fettherz, Herzschwielen. Narbennieren. Brustaorta schwach, Bauchaorta schwer atheromatös. Kranzgefäße zart. 1. Sohn: 51jähriger Schreiner. Tabes dorsalis. Allgemeine Arteriosklerose. Aorta stark fleckig. Frau des Letzteren: 61 Jahre alt. Vulva-carcinom. Arteriosklerose. Schrumpfniere. Aorta fast zart. Kranzgefäße fleckig. Enkel: 11 Jahre alt. Tetanus. *Aortenwurzel stark gelb gefleckt.* 2. Sohn: 49 Jahre alt. Kavernöse Lungentuberkulose. Die ganze Aorta stark verkalkt und geschwürig. Coronararterien fast zart. (Schwere Atherosklerose ist sonst bei Lungenschwindsucht eher selten.)

2. Basel 222. Do. Brüder. 1. Bruder: 13jähriger Schüler. Tetanus. Aorta über den Klappen und die Coronarien gefleckt. 2. Bruder: 12jähriger Schüler. Postanginöse Sepsis. Aorta ascendens gefleckt. Coronarien o. B.

3. Basel 321. Mutter und Sohn. Mutter: 57 Jahre alt. Appendicitis. Arteriosklerose. Schrumpfniere. Aorta ascendens gelb gefleckt. Coronararterien fleckig. Sohn: 19 Jahre alt. Aorta ascendens fleckig *verdickt!* Bauchaorta zart. Coronararterien zart.

4. Jena 1174. Schru. Eltern und Sohn. Vater: 58 Jahre alt. Scirrhus ventriculi. Aorta mäßig sklerotisch. Hirnarterien gering verändert. Mutter: 56 Jahre alt. Lungen-tuberkulose. Aorta geringe Atheromatose. Sohn: 16 Jahre alt. Chronische Lungentuber-kulose. Gelbe Flecken über den Aortenklappen.

5. Jena 391. Gro. Geschwister. Schwester: 23 Jahre alt. Operierte Wanderniere. Magensenkung. Beginnende Arteriosklerose. Bruder: 23jähriger Student. Peritonitis von Appendicitis. Beginnende Arteriosklerose.

Außerdem sei auf den Fall Lin.-Basel (s. größere Familien S. 122), sowie auf die weiter unten (S. 259) wiedergegebenen Fälle Basel 9, Am., Jena 1106, Schön., Jena 841, Mau., verwiesen. Die Zahl der Fälle ist damit nicht erschöpft, aber in weiteren war die aus früheren Zeiten stammende Diagnose „Endaortitis aortae" bei Jugendlichen zu unbestimmt, so bei der an tuberkulöser Meningitis 11jährig verstorbenen Tochter eines 51jäh-rigen Arteriosklerotikers mit Speiseröhrenkrebs (Steinh.-Jena) und in einem Falle, wo sowohl für den an Lungenphthise gestorbenen 28jährigen Vater als auch für seinen ebenfalls an Lungentuberkulose gestorbenen 16jährigen Sohn „Endaortitis aortae" vermerkt war (Jena, 4 Ad.).

Aus einer weit größeren Zahl von Beispielen lasse ich eine Reihe von Fällen folgen, welche die verschiedenen Seiten der familiären Häufung von Arteriosklerose veranschaulichen sollen und verweise außerdem auf die Wiedergabe der Sektionsbefunde größerer Familien auf den S. 122ff., vor allem auf die Jenaer Familien Ap., Han., Bey. III, Helm. I, Hah., Ven., Wei., Rock., Link., Star., auf die Basler Schm. II . . ., wo das Vorkommen der Arteriosklerose zusammen mit den anderen Krankheiten und Ano-malien der betreffenden Familien verzeichnet ist. In diesen und den folgen-den Beispielen sei auch besonders auf die Syntropie mit Fettsucht, Diabetes, Gicht, auf die Wiederholung derselben Lokalisation im Gegensatz zur Wiederkehr allgemeiner Arteriosklerose verwiesen. Auch kommt es vor, daß in einer entschieden belasteten Familie einzelne Mitglieder über-raschende Ausnahmen bilden (vgl. Jena 705, Knob. S. 259); mehrfach sind mir solche Ausnahmen bei tuberkulösen Familienangehörigen begegnet (z. B. Moll.-Basel), aber eine Regel ist es durchaus nicht. Erklärbar ist eine ge-wisse negative Syntropie zwischen Lungentuberkulose und Arteriosklerose durch den Umstand, daß bei den herzschwachen Schwindsüchtigen das Moment der Abnutzung des Gefäßsystems abgeschwächt wird.

1. Basel 201. De. Vater und 2 Söhne.

Alle drei hatten abgelaufene Endokarditis, schwere Atherosklerose der Aorta, Coronarsklerose, Hirnarterienverkalkung und alte Lungentuberkulose. Beim 1. Sohn

	Vater	1. Sohn	2. Sohn
Alter (Jahre)	77	78	73
Körperlänge (cm) . .	173	163	163
Körpergewicht (kg) .	51	45	32
Herzgewicht (g) . . .	360	515	245
Nierengewicht (g) . .	230	220	200
Todesursache	Urämie	Chronische Nephritis	Narbennieren

war die Hauptdiagnose allgemeine Arteriosklerose, beim 2. Sohn Speiseröhrenkrebs.

2. Basel 1155. Thom. III. Vater, Tochter, Sohn. Vater: Alter? Apoplexie, Herzhypertrophie, besonders links (630 g). „Kalkplatten der Brustaorta." Verkalkung der Kranzgefäße und Hirnschlagadern. Tochter: 72 Jahre. Hochgradige allgemeine Arteriosklerose. Apoplexie. Hypertrophie und Dilatation des linken Herzens (355 g). Kranzgefäße, Hirnarterien und Aorta schwer verändert. Herzschwielen. Sohn: 69 Jahre. Traumatische Epilepsie. Allgemeine Arteriosklerose. Hypertrophie und Dilatation des Herzens (480 g). Arteriosklerotische Schrumpfnieren. Herzschwielen. Brustaorta uneben und verkalkt. Bauchaorta außerdem verdickt. Kranzgefäße, Schenkelarterien und Hirnarterien stark sklerotisch.

3. Basel 719. Mart. 2 Brüder. 1. Bruder: 83jähriger Hafner. Klinisch: Arteriosklerose. Pathologisch-anatomisch: Die ganze Aorta verkalkt und geschwürig. Kranzgefäße stark, Schenkelarterien mäßig sklerotisch. 2. Bruder: 80jähriger Hafner. Klinische Arteriosklerose. Pathologisch-anatomisch: Brust- und Bauchaorta verkalkt, letztere auch geschwürig. Kranzgefäße mäßig, Schenkelarterien stark arteriosklerotisch. Bei beiden beträgt das Nierengewicht 240 g. Die Nieren zeigten vasculäre Schrumpfung. Die Herzen wogen 410 g und 400 g. Beide hatten chronische Endokarditis und eine Fensterung der Aortenklappen.

4. Basel 489. Hi. II. Geschwister. Schwester: 63jährige Näherin; Apoplexie. Renale Herzhypertrophie (325 g bei 30,3 kg Körpergewicht). Starke Abmagerung. Arteriosklerose. Aorta mäßig verändert, im Brustteil Kalkplatten und Geschwüre. Bruder: 79jähriger Straßenarbeiter. *Klinisch:* Arteriosklerose. *Pathologisch-anatomisch:* Vasculäre Schrumpfniere [Herzhypertrophie (500 g) bei 50,7 kg Körpergewicht]. Brustaorta fleckig, Bauchteil stark atheromatös. Kranzgefäße zart. (Die Frau des Letzteren ist mit 50 Jahren an Apoplexie gestorben, hatte Schrumpfnieren und allgemeine Arteriosklerose, besonders der Coronararterien.) 1 Sohn des Bruders aus 1. Ehe starb 48jährig an einem Sturz. Aorta und Kranzgefäße waren zart.

5. Basel 723. Matz. 3 Geschwister. Bruder: 70 Jahre alt. Allgemeine Arteriosklerose. Prostatahypertrophie. Apoplexie. Brustaorta mäßig, Kranzgefäße stark sklerotisch. Herzschwielen. Schwester: 79´ Jahre alt (Magd). Marasmus senilis. Aorta diffus verdickt. Kranzgefäße schwach gefleckt. Bein- und Hirnarterien zart. Schwester: 70 Jahre alt. Mäßige allgemeine Arteriosklerose. Herzschwielen. Kranzgefäße stark, Hirnarterien gering sklerotisch.

6. Basel 923. Schä. Mutter und 2 Töchter. Mutter: 57 Jahre alt. Lungentuberkulose. Mitralinsuffizienz. Vasculäre Schrumpfniere. 1. Tochter: 74 Jahre alt. Alte Endokarditis. Herzhypertrophie (520 g). Allgemeine Arteriosklerose. Brustaorta stark fleckig. Bauchaorta zart. Coronararterien stark sklerotisch. Herzschwielen. 2. Tochter: 60 Jahre alt. Apoplexie. Fettsucht. Vasculäre Schrumpfniere. Herzhypertrophie (460 g). Allgemeine Arteriosklerose. Aorta geschwürig. Multiple ältere Erweichungsherde des Gehirns.

7. Basel 592. Klei. Eltern und Sohn. Vater: 69jähriger Seidenfärber. Apoplexie. Granulierung der Nieren. Bauchaorta wenig atheromatös. Coronararterien schwach sklerotisch. Mutter: 82 Jahre alt. Ileus. Aortenbogen stark verkalkt. Bauchaorta stark atheromatös. Allgemeine Arteriosklerose, besonders der Kranzgefäße (Herzschwielen).

Beinarterien verkalkt. Gehirn nicht seziert. Sohn: 61jähriger Schuhmacher. Lebercirrhose. Allgemeine Arteriosklerose mittleren Grades. Coronararterien stark verdickt.

8. Basel 771. Moll. Vater: 74jähriger Küfer. Allgemeine Arteriosklerose. Myodegeneratio. Wassersucht. Herz 730 g. Sohn: 21 Jahre alt. Schädelbruch. Kranzgefäße zart. Bruder des Vaters: 61jähriger Appreteur. Bronchitis. Nephritis. Herzhypertrophie (405 g). Allgemeine Arteriosklerose: Aorta fleckig verdickt, Kranzgefäße stark sklerotisch, Beinarterien fast zart. Frau des Letzteren: 77 Jahre alt. Geringe allgemeine Arteriosklerose. Bauchaorta stark verkalkt; Hirn- und Herzgefäße stark sklerotisch. Sohn der beiden Letzteren: 45 Jahre alt. Lungentuberkulose. Brustaorta gefleckt. Bauchaorta stark verkalkt. Hirnarterien zart. 2. Sohn der Vorigen: 43 Jahre alt. Lungentuberkulose. Aorta und Basisarterien zart.

9. Basel 9. Am. Vater: 39 Jahre alt! Fettsucht. Delirium. Herzhypertrophie. Aorta geschwürig und verkalkt. Sohn: 54 Jahre alt. Fettherz. Geschwüre der ganzen Aorta. Bruder des Vaters: 72 Jahre alt. Bauchaorta zum Teil verkalkt, fleckig verdickt. Neffe des Vaters (Sohn des Vorigen): 41 Jahre alt. Herzschwielen. Mesaortitis syphilitica. Allgemeine Arteriosklerose. Fettsucht. Mutter des Letzteren: 69 Jahre alt. Hochgradige allgemeine Arteriosklerose. Herzschwielen. Dieser Fall kann als eine erbliche Belastung des an 4. Stelle genannten, erst 41jährigen Mannes angesehen werden, um so mehr als der an 1. Stelle genannte auch bereits mit 39 Jahren eine schwere Atherosklerose hatte.

10. Jena 705. Kno. (vgl. Abb. 94). Eltern und Kinder. Vater: 83jähriger Pedell. Prostatahypertrophie. Aorta weiß gefleckt. (Altes Protokoll.) Mutter: 87 Jahre alt. Lungenemphysem. Fettherz. Starke Arteriosklerose, besonders schwere Coronarsklerose. Aorta überall beträchtlich gewulstet und gefleckt. Bruder des Vaters: 73jähriger Gärtner. Gicht. Prostatahypertrophie. Nephritis. Aorta hochgradig gewulstet und gefleckt, im absteigenden Teil mit Geschwüren. Tochter: 75 Jahre alt. Fettherz. Aorta stark gewulstet und gefleckt. Kranzarterien stellenweise verkalkt. Sohn: 61jähriger Amtmann. Arteriosklerose der Aorta und der Coronararterien (besonders linker Ast).

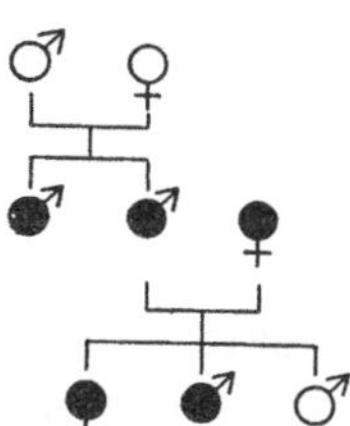

Abb. 94. Familiäre Häufung anatomisch nachgewiesener Arteriosklerose.

Sohn: 62jähriger Militär-Invalide. Croupöse Pneumonie. Aorta unbedeutend gefleckt.

11. Jena 1106. Schön. Mutter und Tochter. Mutter: 69 Jahre alt. Herzaneurysma durch Herzinfarkt bei Herzschwielen. Arteriosklerose von Aorta und Pulmonalis. Tochter: 34 Jahre! Apoplexie. Chronische Nephritis. Renale Herzhypertrophie. Endaortitis (Aorta stark verdickt und streckenweise verkalkt). Mutter und Tochter müssen einander auch äußerlich sehr ähnlich gewesen sein: bei Mutter „Oberkiefer vorstehend", bei Tochter „Unterkiefer zurücktretend, Vogelgesicht".

12. Jena 1083. Star. Brüder. 1. Bruder: 51jähriger Eisenbahnbeamter. Untersetzt, Hängebauch, Greisenbogen. Fettsucht, Fettherz. Arteriosklerose: Verkalkung der Carotiden. 2. Bruder: 43jähriger Dr. med. Untersetzt. Fettsucht, Fettherz. Herzruptur. Herzthrombosen. Thrombose des absteigenden Astes der linken Kranzarterie. Herzschwielen. Arteriosklerose.

13. Jena 841. Mau. Brüder und Neffe. 1. Bruder: 67jähriger Gärtner. Apoplexie. Fettherz. Fettsucht. Aorta gewulstet, gefleckt, verkalkt und geschwürig. 2. Bruder: 68jähriger Rentner. Gicht. Star. Alte Apoplexien. „Chronische Nephritis." Arteriosklerose der Nieren. Aorta hochgradig gefleckt und gewulstet. Sohn des Letzteren: 30jähriger Stud. chem. (Selbstmord mit Strychnin.) Lebercirrhose. Leichte Atherosklerose der Aorta.

14. Jena 1104. Schlie. Vater und Sohn. Vater: 59jähriger Rentner. Apoplexie. „Chronische Nephritis." Herzhypertrophie. Arteriosklerose von Aorta, Pulmonalis und Hirnarterien. Aorta beträchtlich gewulstet und gefleckt. Glatte Schrumpfnieren (mit Arteriolosklerose?) Sohn: 46jähriger Rentner. Verblutung in den Herzbeutel aus Ruptur der Aorta. Ruptur der linken Nierenarterie. Aneurysma der rechten Beckenarterie. Erweiterung der Hilus- und Hirnarterien. Arteriosklerose des Gehirns. Aorta gewulstet. Geringe Schrumpfung der Nieren.

15. Jena. Mün. Geschwister. Schwester: 75jährig, mit Emphysem und Herzwassersucht; Aorta ausgedehnt gewulstet und verkalkt; starke Sklerose der *Hirnarterien.* 1. Bruder: 69jähriger Fischer, *Hemiplegie,* linksseitige Herzhypertrophie (vermutlich Hypertonie). Kalkige und ulceröse Aortensklerose. 2. Bruder: 74jähriger Gärtner, *Apoplexie,* Schrumpfniere. Herzhypertrophie. Hochgradige Wulstung und teilweise Geschwürsbildung der Aorta. Familienähnlichkeit bestand u. a. auch darin, daß alle drei multiple Hautwarzen hatten.

16. Jena 1343. Zei. Brüder. 1. Bruder: Dr. phil. 68 Jahre alt. Apoplexie. Hirnarteriosklerose. Greisenbogen. Pulmonal- und Aortensklerose. 2. Bruder: Universitätsmechaniker. 55 Jahre. Alte Apoplexie. Hirnarteriosklerose. Pulmonal- und Aortensklerose. Beide hatten Leistenhernien, Gallensteine und Kotsteine des Wurmfortsatzes.

17. Basel 824. Näg. Stiefgeschwister (gleicher Vater). Schwester: 79jährige Kindsmagd, graziler, etwas gedrungener Körperbau. Hochgradige allgemeine Arteriosklerose (Aorta, Coronarien, Hirnarterien). Herzschwielen (Herzgewicht 450 g bei 134 cm Länge und 50 kg Körpergewicht). Arteriosklerotische Schrumpfniere. Stiefbruder: 60jähriger Färber mit faßförmigem Thorax. Allgemeine Arteriosklerose (Kranzgefäße, Beinarterien), aber Hirnarterien zart. Arteriosklerotische Schrumpfniere (Herzgewicht 580 g bei 157 cm Länge und 56 kg Körpergewicht). Herzschwielen. „Exzentrische Herzhypertrophie."

18. Jena 1263. Weil. Mutter und Sohn. Mutter: 84jährig. Allgemeine Arteriosklerose (Aorta, Hirn, Niere, Herz). Sohn: 63jährig, ebenso, daneben Mesaortitis luica. Beide hatten vasculäre Schrumpfniere, beide Etat criblé des Gehirns. Dieses wog bei beiden 1230 g, die Herzen 550 und 450 g, Nieren 260 und 170 g.

19. Jena 1336. Zur M. Mutter und Sohn: Beide (48 und 66 Jahre) hatten allgemeine Arteriosklerose, vasculäre Schrumpfnieren, Fettsucht, Gallensteine, Fensterung der Semilunarklappen. Der Sohn starb an Apoplexie.

Eindeutiger als bei den übrigen Arterien spielt der Einfluß der Abnutzung bei den Lungenschlagadern eine Rolle; das erbliche Moment ist deshalb noch schwieriger klar herauszustellen. Ich begnüge mich mit der Erwähnung eines Falles, wo mangels einer der gewöhnlichen Veranlassungen zur Pulmonalsklerose das Vorhandensein einer solchen am ehesten den Eindruck verstärkter Disposition erweckt hat.

München 1911. Mutter und Tochter: 84jährige Mutter mit chronischer Endokarditis der Mitralis. Stauungsorgane. Allgemeine Arteriosklerose. Pulmonalsklerose. Tochter: 47jährige Näherin (gestorben an eitriger Meningitis nach Angina) hatte, ohne ersichtlichen Grund, ebenfalls Pulmonalsklerose.

Am überzeugendsten sind die Feststellungen der Häufung der **Coronarsklerose** bei Blutsverwandten, weil wir hier ein nicht zu übersehendes Schlagadergebiet mit besonders charakteristischen Störungsfolgen haben an einem Organ, dessen genaue Berücksichtigung etwa im Gegensatz zu der oft unterbleibenden Hirnsektion in den Sektionsberichten fast nie vermißt wird. Aus diesem Grunde habe ich die Coronarsklerose außer als Teilerscheinung der Arteriosklerose noch gesondert für meine Fälle bearbeitet und finde Zahlen, welche ohne weiteres auch für eine erbliche Lokaldisposition dieses Schlagadergebietes sprechen dürften: in dem Verwandtschaftsverhältnis Elter zu Kind finden sich (Jenaer und Basler Beobachtungen zusammengenommen) auf 27 isolierte (diskordante), 28 übereinstimmende (konkordante) Vorkommen, für den Vergleich bei Geschwistern auf 20 diskordante 15 konkordante Vorkommen. Es erübrigt sich wohl noch Beispiele dafür anzuführen, zumal solche schon in der Aufzählung von Fällen bei der Arteriosklerose mitberücksichtigt sind (S. 258); das gleiche gilt von der Arteriosklerose der Hirnarterien und den arteriolosklerotischen Hirnerweichungen; ich verweise ferner auf die Wiedergabe von ganzen Sektionsbefunden Blutsverwandter im 3. Kapitel, wo weitere Fälle gehäufter Arteriosklerose im Rahmen der übrigen familiären Gesundheitsstörungen nachgelesen werden können (vgl. z. B. die Fälle A.-Jena, S. 122, Mün.-Jena, S. 143.

16. Krankheiten des Herzens.
a) Endokarditis.

Wenn ich als pathologischer Anatom in der Frage der erblichen familiären Disposition zu Arteriosklerose und besonders zur Hochdruckkrankheit der Klinik den Vorrang einräumen mußte, liegt dafür auf dem Gebiete der Endokarditis und der aus ihr hervorgehenden Herzfehler kein Grund vor. Finden wir doch nicht nur sehr häufig bei Sektionen zufällig und als Nebenbefund frische und abgelaufene Herzklappenentzündungen, sondern gelegentlich hat sich auch die Klinik bei unklaren Fällen von Herzschwäche vergeblich bemüht, den dann doch am Sektionstisch sich zeigenden Klappenfehler nachzuweisen. Es geht natürlich nicht an, etwa nur die klaren klinischen Fälle und nur die tödlichen Herzfehler bei einer Untersuchung über familiäre Häufung zählen zu wollen, zumal weder die Anamnese immer etwas über die Erwerbung eines solchen aussagt, und viele Fälle in ausgeglichenem (kompensierten) Zustande bis ans Ende des Lebens ohne Beschwerde mitgetragen werden; dies gilt besonders von der Aortenstenose und der Mitralstenose und -insuffizienz.

Obwohl aber mithin eine klinische Sippenuntersuchung numerisch die Endokarditis nicht zu erfassen vermag, besteht trotzdem ein ziemlich reichhaltiges kasuistisches Schrifttum über familiäre Häufung von Herzfehlern, besonders in der angelsächsischen Literatur. Für die deutsche verweise ich auf PRIBRAM und WEITZ (dort auch das ausländische Schrifttum neuerer Zeit). Die hohen Zahlen, welche da vielfach angegeben sind und die durchschnittliche Erwartung weit übertreffen, würden in Anbetracht der nicht einmal vollständig zu erfassenden Fälle die Annahme einer sehr ausgesprochenen Vererblichkeit des Leidens nahelegen, ständen einer solchen nicht doch gewisse Bedenken entgegen, vor allem der Zweifel, ob denn eine erbliche Belastung eine unerläßliche Bedingung für sein Zustandekommen ist. Wir stehen heute auf dem Standpunkt, daß in der Pathogenese der Endokarditis die Erwerbung einer bestimmten Reaktionslage gegenüber verschiedenartigen Infekten die Hauptrolle spielt. Somit könnte sich die Frage der Vererbung dahin verschieben, ob bei der einzelnen Person etwa die Fähigkeit zur Erwerbung einer solchen besonderen Reaktionslage erblich-konstitutionell vorliegt, wie es etwa für die Anfälligkeit zu allergischen Krankheiten angenommen wird. Gerade für die wichtigste Form der Endokarditis, der rheumatischen, liegt das Problem der Entstehung in derselben Richtung. Gehört aber z. B. zur Entstehung einer Endokarditis bei einer puerperalen Infektion ein besonderer erblicher Faktor? Man kann dies bezweifeln, weil die Umstimmung an sich gegenüber Infektionserregern eine generelle menschliche Eigenschaft ist und niemand wird behaupten können, daß die puerperale Sepsis an sich einer besonderen Disposition zu ihrem Zustandekommen bedarf, sonst könnte zwischen ihrem Vorkommen einst und jetzt kein so überwältigender Unterschied sein.

Aber für andere Vorkrankheiten der Endokarditis wird eine erbliche
Veranlagung in Anspruch genommen, so für die Angina (WEITZ) und für
den Gelenkrheumatismus an sich (LAWRENCE 1922). Die Anfälligkeit gegen
den letzteren bedinge gleichzeitig die familiäre Häufung der Klappenfehler.
Daß es sich nicht etwa um Ansteckung handelt, geht wohl genügend aus
der Tatsache hervor, daß übereinstimmend angegeben wird, daß das Auftreten von Gelenkrheumatismus in solchen Familien nicht gleichzeitig,
ja sogar bei örtlich getrennten, in verschiedener Umwelt lebenden Mitgliedern erfolgt. In seinem Werk über den Rheumatismus betitelt A. F.
COBURN (1931) ein Kapitel „Die rheumatische Familie"; er gibt dort
Beispiele von familiärer Häufung; obwohl er selbst den Hauptnachdruck
auf die Infektion legt, rechnet er doch mit einem möglichen erblichen
Dispositionsfaktor. Der starken Betonung der Erblichleit in der Ätiologie
des Gelenkrheumatismus von manchen Seiten stehen gegenteilige Meinungen gegenüber; so fand ROLLY (zit. nach HEGLER) unter 1450 Fällen
nur 76mal (= 5,24%) eine sichere Heredität.

Die Zwillingsforschung, welche sonst Entscheidungen in solchen Fragen
der Konkurrenz der exogenen und endogenen Krankheitsbedingungen
gebracht hat, ist bisher wegen der kleinen Zahl konkordanter einschlägiger
Vorkommnisse noch nicht überzeugend. Bis jetzt gibt es nur eine einzige Be-
obachtung von Konkordanz eines Herzfehlers bei eineiigen Zwillingen von
CURTIUS und KORKHAUS. Alles zusammengenommen kommt man auf
Grund der bisherigen Übersicht eher zu der auch von WEITZ vertretenen
Ansicht, daß die Möglichkeit einer Vererbung von Herzfehlern durch
Endokarditis sicher vorliegt, daß man aber für die Mehrzahl derselben die
Frage der Vererbung verneinen muß.

Was meine eigene Fallsammlung anbetrifft, so ist sie auf der einen
Seite viel reichhaltiger und gemäß ihres pathologisch-anatomischen Charakters viel gesicherter als die meisten früheren Beobachtungen; denn im
ganzen bisherigen Schrifttum sind verhältnismäßig wenige Fälle auch
autoptisch beglaubigt. Auf der anderen Seite aber liegt bei meinem Material
der Einwand nahe und muß offen zugegeben werden, daß der Einzelfall
einer Wiederholung in einer Familie bei einer so häufigen und, wie wir
sagten, auch vermutlich öfter rein exogenen Krankheit immer leicht Zufall
sein kann. Es liegt in der Natur der Sache, daß jeweils aus einer Familie
nur einige wenige, meistens nur 2 Sektionsprotokolle aufzufinden waren.
Selbstverständlich würden einige große, durchsezierte Familien mit gehäuften Endokarditiden überzeugender sein als die Übereinstimmung
jeweils zwischen nur zwei Blutsverwandten in vielen Fällen. Gerade unter
meinen „größeren Familien" (vgl. S. 122f.) haben sich keine auffälligen
Häufungen von Endokarditiden gefunden, mit Ausnahme von Böh. I-Jena,
Star.-Jena, Diet.-Basel (vgl. S. 148).

Um eine objektive Beurteilung zu ermöglichen, sind im folgenden
sämtliche Fälle von frischer und alter Endokarditis für die einzelnen

Familiengruppen zusammengezählt und die Zahl der konkordanten und der diskordanten Fälle einander gegenübergestellt worden.

Dies will also beispielsweise besagen, daß in 75 Geschwistergruppen (2 und mehr Geschwister in einer Gruppe) 29mal Endokarditis wiederholt, 46mal vereinzelt vorgekommen ist; von 81 Fällen, wo Sektionsprotokolle von einem Elter und einem seiner Kinder vorlagen, kam die

	Jena		Basel	
	Konk.	Diskord.	Konk.	Diskord.
Eltern — Kinder . . .	1	2	4	2
Vater — Kinder . . .	2	3	4	3
Mutter — Kinder . . .	1	4	1	2
Eltern — Sohn	—	5	—	1
Eltern — Tochter . .	3	6	—	3
Vater — Sohn	2	6	2	10
Vater — Tochter . . .	3	2	4	10
Mutter — Sohn . . .	4	4	5	17
Mutter — Tochter . .	—	5	2	5
Geschwister	16	27	13	19
3 Generationen . . .	—	12	—	—

Endokarditis in 22 Familien 2mal, in 59 Familien nur 1mal vor. Da die Vergleichsmöglichkeit zahlenmäßig ungefähr gleich groß war (75 Geschwistergruppen und 81 Elter-Kind-Gruppen) und in Anbetracht des Umstandes, daß bei den Geschwistern es sich einige Male nicht um Paare, sondern um mehrere Geschwister gehandelt hat, so dürfte zwischen den beiden Gruppen in bezug auf die Neigung der Endokarditis zur Wiederholung kein großer Unterschied sein. Jedenfalls überwog in beiden Verwandtschaftsbeziehungen das Einzelvorkommen der Endokarditis die Zahl der Wiederholungsfälle weitaus, wobei noch beachtet werden muß, daß im Einzelfall, wie schon gesagt, wo nur bei 2 Personen eines Verwandtenkreises die Wiederholung festgestellt werden konnte, nicht entschieden werden kann, ob ein erbliches oder nichterbliches Vorkommnis vorliegt. Der Zweifel wird auch nicht abgeschwächt durch die Lokalisation auf der gleichen Klappe, weil es sich ohnedies meist um Aortenklappen oder Mitralis oder beide zusammen handelt. Ungewöhnliche Lokalisationen, etwa alleiniges Befallensein der Tricuspidalis oder gar der Pulmonalis sind nicht vorgekommen. Ich gebe einige Fälle aus meiner Sammlung.

A. Eltern und Kinder.

1. Basel 19. Ams. Vater: 59jährig, Diabetes, Mitralklappe verdickt. Mutter Portiocarcinom, ebenso. 1. Sohn: 41jähriger Maler; Mitralklappen verdickt, rechtsseitige Herzhypertrophie. 2. Sohn: 35jähriger Postangestellter. Alte Endokarditis der Mitralis.

2. Basel 265. Ern. Vater: 48jährig, gestorben an Mitralstenose (chronische Endokarditis). Mutter: 38 Jahre alt. Epilepsie. Fettherz. Ein Tricuspidalsegel verdickt. Sohn: 44jährig, gestorben an Mitralstenose und Insuffizienz (chronische Endokarditis, Herzwassersucht). Tochter: 1 Jahr alt. Diphtherie. Persistenz des Ductus Botalli mit leichtem Aneurysma.

3. Basel 938. Schä. IV. Vater: 79jähriger Schneider. Schrumpfniere. Herzhypertrophie (610 g), Klappen o. B. Mutter: 42jährig. Typhus. Herzfehler (420 g). Ulceröse Endokarditis der Mitralis. 1. Tochter: 18jährig. Amyloidose. Knochentuberkulose. Mitralinsuffizienz. Sohn: 24jährig. Lungentuberkulose. „Hypertrophie und Dilatation des Herzens". Klappen? 2. Tochter: 30jährig. Ulcus ventriculi. Klappen o. B.

B. Eltern und Tochter.

4. Jena 1142. Schnei. Vater: 76jähriger Fleischer. Emphysem. Erysipel. Chronische Endokarditis der Aortenklappen und Mitralis. Hypertrophie und Dilatation des Herzens. Wassersucht. Mutter: 73jährig. Stenose und Insuffizienz der Aortenklappen und Mitralis. Hypertrophie und Dilatation des Herzens. Tochter: 51jährig. Urämie. Abgelaufene Endokarditis der Mitralis.

5. Jena 1154. Schönh. Vater: 70jährig. Gicht, Schrumpfniere. Keine Endokarditis. Verkalkung des Annulus fibrosus. Herzschwielen. Mutter: 54jährig. Apoplexie. Chronische rheumatische Endokarditis der Mitralis. Tochter: 21jährig. Gestorben an Klappenfehler: verkalkte und verruköse Endokarditis der Mitralis und Aortenklappen.

C. Vater — Kinder.

6. Basel 388. Gut. Vater: 72jährig. Arteriosklerose. Hirnerweichung. Klappen o. B. 1. Sohn: 58 Jahre alt. Klappen o. B. Dessen Frau: 43 Jahre, Mitralstenose. 2. Sohn: 42jährig. Stenose und Insuffizienz der Mitralis. 3. Sohn: 37 Jahre. Klappen o. B. 4. Sohn: 3 Jahre. Insuffizienz der Aortenklappen durch Endokarditis.

7. Basel 201. De. Vater: 77jährig. Alte Endokarditis. 1. Sohn: 75jährig. Aortenklappen verwachsen. Dilatation des Herzens. Schrumpfniere. 2. Sohn: 73jährig. Starke Verdickung der Mitralis und Aortenklappen, Fensterung der letzteren.

8. Basel 211. Dit. Vater: 55jährig. Progressive Paralyse. Mitralinsuffizienz. 1. Tochter: 50jährig. Lungentuberkulose. Chronische verruköse Endokarditis der Mitralis. 2. Tochter: 54jährig. Mammakrebs. Vernarbung der Mitralis und Tricuspidalis.

9. Basel 974. Schm. II. Vater: 69jährig. Diabetes. Magenkrebs. Insuffizienz der Mitralis und Aortenklappen. Klappenverkalkung. 1. Sohn: 63jährig. Apoplexie. Fettherz. Verdickung von Mitralis und Aortenklappen. 2. Sohn: 79jährig. Sepsis. Geringe alte Endokarditis der Aortenklappen. 3. Sohn: 72jährig. Diabetes. Kehlkopfkrebs. Klappen o. B.

10. Jena 228. Dor. Vater: 60jährig. Gicht. Sohn: 37jährig. Schrumpfniere. Apoplexie. Greisenbogen. Tochter: 35jährig. Septischer Abort. Alle 3 hatten Verdickungen der Tricuspidalis.

11. Basel 1294. Wies. Vater: Alkoholiker. Lungengangrän. Klappen o. B. Aortenklappen gefenstert. Tochter: 25jährig. Pneumonie, Klappen o. B. Sohn: 14jährig. Tuberkulöse Meningitis. Endokarditis der Mitralis. Sohn: 36jährig. Encephalitis lethargica. Lungengangrän. Schleichende Endokarditis der Aortenklappen. Narben der Mitralis.

D. Mutter — Kinder.

12. Jena 299. Gän. Nur die 60jährige Mutter und eine 15jährige Tochter hatten Zeichen abgelaufener Endokarditis der Mitralis. Eine 14jährige Tochter und ein 5jähriger Sohn normale Klappen.

13. Basel 475. Hi. I. Mutter: 63jährig. Uteruskrebs. Stenose und Insuffizienz der Mitralis. Sohn: 49jährig. Lebercirrhose. Aortenklappen stark verdickt. Bruder (?): 54jährig. Lungentuberkulose. Klappen etwas verdickt. Neffe: 25jährig. Klappen o. B. Neffe: 25jährig. Verdickung der Aortenklappen. Herzhypertrophie. Bruder: 63jährig. Fettherz, Klappen o. B.

E. Vater — Sohn.

14. Basel 249. Eg. II. Vater: 41jährig. Myokarditis bei Sepsis. Mitralis leicht verdickt. Sohn: 6jährig. Gestorben an Endokarditis der Mitralis und Aortenklappen. Chorea.

15. Jena 898. Neu. Vater: 57jährig. Gestorben an Aorteninsuffizienz. Mitralis geschrumpft. Sohn: 26jährig. Typhus. Abgelaufene Endokarditis der Aortenklappen.

F. Vater — Tochter.

16. Jena 416. Häs. Vater: 70jährig. Croupöse Pneumonie. Kalkig ausgeheilte Endokarditis von Mitralis und Tricuspidalis. Tochter: 39jährig. Gliosarkom. Abgeheilte Endokarditis der Mitralis und Tricuspidalis.

17. Jena 1230. Tro. Vater: 78jährig. Emphysem. Fettherz. Stenose und Insuffizienz der Aortenklappen. Tochter: 52jährige Köchin. Lungentuberkulose. Fettherz. Alte Endokarditis der Aortenklappen.

G. Mutter — Sohn.

18. Jena 121. Blö. Mutter: 81jährig. Chronische Endokarditis der Mitralis. Skoliose. Sohn: 36jährig. Lungentuberkulose. Stenose der Mitralis.

19. Basel 77. Bie. Mutter: 75jährig, gestorben an Insuffizienz der verkalkten Aortenklappen. Sohn: 72jährig. Zungenkrebs. Rezidiv. Verkalkte Auflagerungen der Aortenklappen.

20. Basel 927. Schaf. Mutter: 87jährig. Apoplexie. Aortenklappen verwachsen und leicht verdickt. Sohn: 17jährig. Endocarditis ulcerosa et verrucosa der Mitralis.

H. Mutter — Tochter.

21. Basel 124. Bon. Mutter: 87jährig. Abgelaufene Endokarditis der Mitralis. Alte Perikarditis. Sohn: ?jährig. Schwere Endokarditis von Mitralis und Tricuspidalis.

J. Geschwister.

22. Jena 1076. Star. Bruder: 72jährig. Tuberkulose. Endokarditis der Mitralis. Bruder: 75jährig. Chronische Gichtschrumpfniere. Endokarditis der Mitralis. 1 Nichte an Mitralfehler gestorben. Beide Brüder hatten Verkrümmungen der Wirbelsäule.

23. Basel 214. Diet. 6 Geschwister. 1. Bruder: ?jährig. Pneumonie. Klappen o. B. 2. Bruder: 65jährig. Prostatahypertrophie. Cystitis. Chronische Endokarditis der Mitralis und Aortenklappen. 1. Schwester: 52jährig. Apoplexie. Schwielige Endokarditis der Mitralis und Aortenklappen. 2. Schwester: Myodegeneratio. Darmcarcinom. Klappen o. B. 3. Schwester: 91jährig. Apoplexie. Pleuracarcinom. Alte Endokarditis der Mitralis. 3. Bruder: 50jährig. Apoplexie. Schwere Stenose der Mitralis; alte Endokarditis, auch von Aortenklappen und Tricuspidalis.

24. Basel 980. Schm. IV. Schwester: 30jährig. Vitium congenitum cordis (Vorhofdefekt von 5—6 cm Durchmesser). Chronische Endokarditis der Mitralis und Tricuspidalis. Aortenklappen o. B. Bruder: 15jährig. Tuberkulöse Meningitis. Verdickung der Klappenränder der drei Aortenklappen und Anomalie des Ansatzes der vorderen rechten und linken Klappe.

b) Perikarditis.

Die Wiederholung von Herzbeutelverwachsungen, der ich mehrfach bei Blutsverwandten begegnet bin, z. B. bei einem Basler Brüderpaar von 56 und 64 Jahren (1255 We. IV), kann in Anbetracht der so verschiedenen Ursachen der Perikarditis, d. h. der offenbaren Unselbständigkeit der Krankheit nicht als etwas Besonderes angesehen werden, zumal sie nicht einmal selten ist. Etwas anders steht es auf den ersten Blick mit den *Sehnenflecken des Epikards.* Auch sie sind zwar offenbar uneinheitlicher Natur; neben Fällen, die als Reste von mehr oder minder umschriebenen Entzündungen gedeutet werden müssen, so besonders die zottigen Verdickungen des Herzbeutelüberzuges an der Herzspitze, spielen vor allem diejenigen die Hauptrolle, die als flache sehnige Schwielen über der rechten Kammer gefunden werden. Über ihre Entstehung gehen die Meinungen auseinander; da auch die Ansicht vertreten wird, daß sie auf Fehlbildungen beruhen, so wäre schon aus diesem Grunde auf ein familiäres Vorkommen zu achten und ein solches schien mir möglicherweise gelegentlich vorzuliegen. Allein bei näherer Untersuchung hat sich dieser Eindruck verflüchtigt. Erstens mahnt die Häufigkeit des Befundes an sich zur Vorsicht, sodann aber ergab sich meistens, daß ihr Vorhandensein sich als Nebenbefund in dem Sinne entpuppte, wie sie überhaupt meistens zu erklären sein dürften, nämlich als Druckschwielen der Reibeflächen, gewissermaßen als Hühneraugen des Herzbeutels. Nun könnte man allerdings sagen, auch dann könne es sich um eine Auswirkung familiärer Ähnlichkeit handeln, denn gleicher Körperbau bedinge auch gleiche Lage und Form des Herzens; Engigkeit des Brustkorbes und dadurch stärkere Anlagerung der Vorderwand des (rechten) Herzens an das Brustbein ist in der Tat schon mit Recht als eine der Entstehungsbedingungen der Sehnenflecken angegeben worden, ebenso wie Raumnot im Brustkorb bei Emphysem und Herzhypertrophie im gleichen Sinne wirken können.

Die Durchsicht der Fälle mit wiederholtem Befund von Sehnenflecken hat aber fast regelmäßig ergeben, daß ungleiche, d. h. nicht konstitutionelle Ursachen ihnen zugrunde lagen, etwa rechtsseitige Herzhypertrophie durch Emphysem, allgemeine Herzvergrößerungen durch Hochdruck, Herzfehler und dergleichen. Öfter lagen auch die Sehnenflecken an verschiedenen Stellen der Herzoberfläche; z. B. Jena 404: Mutter, 65 Jahre alt, Apoplexie, Sehnenfleck über linkem Ventrikel; Sohn 37 Jahre, Speiseröhrenkrebs; Sehnenfleck über der rechten Kammer. Nur einmal fand ich sowohl bei Eltern als auch bei ihren Kindern Sehnenflecken, sonst immer nur bei 2 Geschwistern oder 1 Elter und 1 Kind; aber auch dieser eine Fall bietet hinsichtlich Vererblichkeit nichts Überzeugendes:

Basel 936. Schä. IV. Eltern und 4 Kinder. 1. Vater: Gestorben an Schrumpfniere und Herzhypertrophie, Sehnenfleck rechts (Herz 610 g). 2. Mutter: 42 Jahre, Typhus, Herzfehler, Endocarditis ulcerosa der Mitralis (Herzgewicht 420 g). Fettherz, Sehnenflecken. 3. Tochter: 18 Jahre, Lungentuberkulose, Mitralinsuffizienz, Sehnenflecken nicht erwähnt. 4. Sohn: 24 Jahre, Lungentuberkulose, Hypertrophie und Dilatation des Herzens. Sehnenflecken. 5. Tochter: 30 Jahre, Ulcus ventriculi, zottige Verdickungen des Epikards über der Herzspitze.

Neben Tuberkulose von Blutsverwandten haben sich öfter gleichzeitig Sehnenflecken des Epikards gezeigt, so bei 2 Brüdern von 24 und 31 Jahren (Jena 393 Gro.), bei deren Eltern trotz sonstiger Ähnlichkeiten mit den Söhnen nichts von Sehnenflecken vermerkt ist. In einem anderen Jenaer Falle hatte der Vater (39 Jahre) eine Obliteration des Herzbeutels, ein 1. Sohn von 27 Jahren mit einem „langgestreckten" fettsüchtigen Herzen und ein 2. Sohn (von 45 Jahren) mit Emphysem (gestorben an croupöser Pneumonie) hatten Sehnenflecken des Epikards, zwei weitere Söhne von 53 und 61 Jahren aber nach den Befundberichten nicht. Freilich gehört auch dieser Befund zu den oft übersehenen oder vernachlässigten.

17. Krankheiten der Lungen.

a) Bronchiektasien.

Im Vorwort zu diesen Untersuchungen habe ich berichtet, daß sie von einer Beobachtung über Bronchiektasien bei Mutter und Sohn ihren

Ausgang genommen haben, die ich vor mehr als 30 Jahren an einem und demselben Tage am Kieler Pathologischen Institut zu sezieren Gelegenheit gehabt habe. Es liegt auf der Hand, daß ich bei der systematischen Sammlung von Verwandtensektionen dann später noch besonders auf die Erblichkeit der Bronchiektasien geachtet habe; aber der Zufall, der mir zuerst so günstig gewesen war, ist mir nicht treu geblieben. Es sind nur ganz wenige Fälle, die einer Kritik in bezug auf das erbliche Moment in ihrer Entstehung standgehalten haben.

Bekanntlich gehen die Meinungen über die Pathogenese der Bronchiektasien sehr auseinander. Während die einen, wie SAUERBRUCH, die Mehrzahl der Bronchiektasien für die Folge von Fehlbildungen des Lungengewebes halten, vertreten andere die Ansicht, daß sie im wesentlichen sich auf Grund erworbener Schwächungen der Bronchialwände, besonders nach Masernpneumonie und anderen Lungenentzündungen entwickeln. Im ersten Fall liegt die Annahme erblicher Bedingungen natürlich nahe, wenngleich letztere auch im zweiten Falle nicht außer acht gelassen werden müßten.

Aus dem Schrifttum sei nur kurz auf die zusammenfassende Arbeit von KARTHAGENER (1935) über „das Problem der Kongenitalität und Heredität der Bronchiektasien" hingewiesen. KARTHAGENER hat selbst bei zwei Geschwisterpaaren und bei Vater und Kindern Wiederholungen von Bronchiektasien beobachtet. Später (1936) hat er noch ein Vorkommen bei Vetter (12 Jahre) und Base (17 Jahre) mit gleicher Lokalisation am Bronchus cardiacus des linken Unterlappens mitgeteilt. Von sonstigen Beobachtungen seien nur die drei bei eineiigen Zwillingen beschriebenen erwähnt, von SANDOZ, v. LOSSOW und von DIEHL. Der letztere ist röntgenologisch gesichert; derjenige von v. LOSSOW betrifft 18jährige weibliche Zwillinge mit Bronchiektasien im linken Unterlappen; hier war noch ein 16jähriger Bruder behaftet und der Großvater väterlicherseits war an einem Lungenleiden mit reichlichem Auswurf gestorben. Der Fall von SANDOZ ist meines Wissens der einzige, bei dem auch der anatomische Befund vorliegt.

Die Zwillingsschwestern von SANDOZ waren $16^{1}/_{2}$ und 18 Jahre alt und wahrscheinlich kongenital luisch. Ihre beiden Lungen zeigten „Veränderungen, die so völlig identisch waren, daß unter den aufbewahrten Organen kaum ein Unterschied zu erkennen war". Der übereinstimmende Befund bestand in überwiegend subpleuralen cystenartigen Bronchiektasien, begleitet von chronischer Pneumonie.

Aus meinen eigenen Fällen habe ich diejenigen ausgeschaltet, wo es mir nach der Beschreibung des Befundes wahrscheinlich ist, daß die angegebenen Bronchiektasien, z. B. solche der Oberlappenspitzen, nichts anderes als die bekannten Begleiterscheinungen von Narbenbildung waren. Dagegen scheinen mir folgende 3 Fälle, der zweite trotz der verschiedenen Lokalisation der Bronchiektasien wegen des besonders jugendlichen Alters des Behafteten Beispiele für die konstitutionelle Natur des Leidens zu sein.

1. Basel 1055. Sieg. 4 Geschwister. 1. 64jähriger Hausierer, Rectumkrebs, Emphysem, keine Bronchiektasien erwähnt. 2. Bruder, 58jähriger Kommis, akute Grippe, geringes Emphysem, *kongenitale Bronchiektasien des linken Oberlappens.* 3. Schwester: 25jährig, Lungentuberkulose (keine Kavernen), tuberkulöse Peritonitis, keine Bronchiektasien erwähnt. 4. Bruder: 57jähriger Gärtner. Chronisches Emphysem, klinisch und anatomisch „*zylindrische Bronchiektasien des linken Oberlappens*". Nr. 1, 2 und 4 hatten verkalkte Bronchialdrüsen.

2. Basel 1001. Schn. V. 1. Schwester: 87jährig. Klinisch: Bronchiektasen, Herzinsuffizienz. Pathologisch-anatomisch: Emphysem, *Bronchiektasen des rechten Unterlappens.* 2. Schwester: 80jährig. Senile Demenz. Keine Bronchiektasen erwähnt. 3. Neffe: 3 Jahre alt. Akute Kehlkopfdiphtherie. *Bronchiektasen des rechten Oberlappens.*

3. Zwei erwachsene Brüder mit kongenitalen Bronchiektasen. *Hoff.-Basel.* Der ältere Bruder, 55 Jahre alt, wurde von HEDINGER 1908 seziert (publiziert BUCHMANN: Frankf. Z. Path. 8 (1911)): *Fetale Atelektase mit Bronchiektasen des rechten Oberlappens und der hinteren Partien des Mittellappens.* Alte Tuberkulose des linken Oberlappens, der unteren Cervicaldrüsen und der Nebennieren. Lipom des rechten Unterlappens. Abgelaufene Peritonitis. Beginnende Lebercirrhose. Exzentrische Herzhypertrophie, besonders rechts. Myocarditis fibrosa. Arteriosklerose. Coronarsklerose. Mäßiges Emphysem. Der genauere Lungenbefund ist folgender: Der rechte Oberlappen bestand aus pigmentlosem, luftarmem blassem Gewebe mit reichlichen, dicht stehenden zylindrischen und sackförmigen Bronchiektasien. Hier nirgends Tuberkulose. Im rechten Mittellappen kleine eingezogene pigmentlose Herde. Im rechten Unterlappen ein allseitig von Lungengewebe umschlossener 1—2 cm unter der Pleura gelegener, keilförmiger Tumor (Lipom). Vorgeschichte: 1871 Hämoptoe, 1884 Pleuritis.

Der zweite Bruder, Dr. med. Albert Hoff; 68 Jahre alt, starb an den Folgen eines Sturzes vom Pferd 1924 und wurde von mir seziert. Sektionsbefund: Coronarsklerose, keine sonstige Organarteriosklerose. Nach unten zunehmende Atherosklerose der Aorta. Starkes chronisches Lungenemphysem mit indurierter und schleichender lymphangitischer Tuberkulose der Oberlappen- und Unterlappenspitzen. Starke Schrumpfung und Verwachsungen derselben. Chronischer Magenkatarrh. Kongenitale atelektatische Bronchiektasien des rechten Unterlappens. Aus dem Protokoll: Stattlicher Körperwuchs. Fettsucht. An der Basis des rechten Unterlappens ein größerer quadratischer Herd, über dem die Pleura glatt, ein zugehöriger Bronchus erweitert ist. Die Schnittfläche ist speckig, graurot, rußarm, ohne Knötchen. Mikroskopisch: Mißgebildetes atelektatisches Lungengewebe mit Bronchiektasen und eigenartigen Riesenzellen, sicher nichts von Tuberkulose. Nebennieren o. B. Vorgeschichte: Hatte als 1jähriges Kind Fußknochentuberkulose, mit 25 oder 26 Jahren Pleuritis.

Anhangsweise möchte ich noch einen Fall aus Basel (19 Ams.) erwähnen, wo die Sektionen von Eltern und zwei erwachsenen Söhnen vorliegen. Vater und Mutter hatten als Nebenbefund (neben einem Diabetes bzw. Uteruskrebs) Lungentuberkulose. Ein Sohn, 41jähriger Maler, starb mit 41 Jahren an Bronchiektasien, ein zweiter Sohn mit 35 Jahren (!) an Bronchialkrebs. Die Vermutung liegt in Anbetracht des Umstandes, daß auch der letztere gelegentlich auf angeborener Grundlage sich entwickelt (vgl. die Arbeit meines Schülers M. SCHWYTER), nicht zu ferne, daß sich auch in diesem letzten Falle ein vererbliches Moment, wenn auch in zwei verschiedenen Lungenleiden verraten hat.

b) Lungenemphysem.

Auffälligerweise ist bisher die Frage der Vererbung des *Lungenemphysem* in den Lehrbüchern über menschliche Erbkunde vernachlässigt worden. Nur LENZ berührt sie kurz als Problem, wobei er mit Recht zwei Formen unterscheidet, das Emphysem als Folge der chronischen Bronchitis und das

Emphysem mit starrer Dilatation des Thorax. Die Unterscheidung ist pathogenetisch wohl richtig, läßt sich aber praktisch nicht durchführen im Sinne zweier unterscheidbarer Krankheiten. Man ist deshalb gezwungen zu versuchen, die familiäre Häufung von Emphysem schlechthin zu kennzeichnen.

Es erheben sich aber auch bei dieser Aufgabe erhebliche Schwierigkeiten, ähnlich denjenigen bei der Arteriosklerose. Die „Rarefikation des Lungengewebes", welche dem chronischen Emphysem — und nur dieses kommt natürlich hier in Betracht — eigentümlich ist, ist eine Aufbrauchkrankheit und damit ist gesagt, daß das Alter für das Zustandekommen, die Verteilung und die Stärke der Veränderung mit maßgebend ist. Sie ist es in einem Maße, daß man sagen kann, es bedarf zur Genese des Emphysems sicherlich in manchen Fällen überhaupt nicht einer besonderen Disposition, indem gewisse Überbeanspruchungen ein ganz normal veranlagtes Lungengewebe in den emphysematösen Zustand überführen; deshalb etwa die beruflichen Emphysemfälle, das gesetzmäßig lokalisierte Emphysem bei Verkrümmungen der Brustwirbelsäule, das tuberkulöse Emphysem bei tuberkulöser Peribronchitis und alle anderen mit Narbenbildungen im Lungengewebe verbundenen Alveolarektasien.

Diese Formen der „sekundären" Emphyseme bieten aber keine besonderen Schwierigkeiten bei unserer Aufgabe der Analyse der Erblichkeit, sie sind selbstverständlich auszuscheiden. Hingegen verhält es sich mit dem senilen Emphysem anders. Ein geübter Obduzent wird wohl meist sofort sagen können, ob es sich im Einzelfall um ein reines seniles Emphysem (= senile Atrophie der Lunge), um ein echtes Emphysemleiden oder — was natürlich auch vorkommt — um eine Mischform beider Vorgänge handelt. Aber aus alten Sektionsprotokollen entnehmen zu wollen, um was für eine Form von „Emphysem" es sich gehandelt hat, hat seine Mißlichkeit. Es kommt hinzu, daß man sich natürlich nicht darauf beschränken kann, nur die Fälle als „Emphysem" anzuerkennen, wo dieses als Hauptdiagnose, d. h. als im Vordergrunde stehendes tödliches Leiden verzeichnet ist; vielmehr ist — wieder genau wie bei der Arteriosklerose — das Emphysem bei dem einen Familienmitgliede ein Nebenbefund, bei einem anderen Todesursache, aber deshalb im ersteren nicht weniger wichtig bei der Verfolgung seines etwaigen familiären Vorkommens. Da äußere (exogene) Einflüsse — wie bei der Arteriosklerose — sehr wesentlich dazu beitragen können, die Entwicklung eines „familiären Emphysems" zu beschleunigen und zu hemmen, geht es auch nicht an, etwa nur Fälle mit jugendlichem Emphysem anerkennen zu wollen und so kann man folgerichtigerweise auch keinen Anstoß daran nehmen, daß ich in die Serie der unten angeführten Beispiele auch ausgesprochen alte Menschen mit aufgenommen habe.

Um die unechten Fälle, vor allem die akuten und subakuten Blähungen (durch Bronchitis, Trachealstenosen, Autointoxikation u. dgl.) auszuscheiden, habe ich es mir zur Regel gemacht, nur solche Fälle als Emphysem

anzuerkennen, wo die Nebenbefunde beweisend waren, wie rechtsseitige
Herzhypertrophie und Pulmonalsklerose (bei Ausschluß anderer Ursachen
für diese, wie linksseitige Klappenfehler u. dgl.), Thoraxstarre, „Asthma
bronchiale" u. dgl. Dabei war in den alten Sektionen aus Jena besonders
günstig, daß W. MÜLLER mit besonderer Sorgfalt dem Vorkommen von
Pulmonalsklerose nachgespürt hatte.

Trotz dieser Einschränkung konnte eine so überraschend große Zahl
von Fällen gesammelt werden, daß für mich kein Zweifel besteht, daß die
Lunge, alles zusammengenommen, als eines der erblich stärkst belasteten
Organe anzusehen ist, ähnlich dem Herzen, der Haut, dem Schlagader- und
dem Nervensystem einschließlich der Sinnesorgane. Ich kann auch den
Einwand nicht gelten lassen, daß nicht jedes anatomische Emphysem ein
„Emphysemleiden" ist, weil der Organismus sich an das rarefizierte
Lungenorgan anpaßt durch gewohnheitsmäßige verringerte Inanspruch-
nahme (ruhiges Verhalten alternder Leute), kompensatorische Einstellung
von Atmung (Zwerchfell!) und Herz, PLETHORA u. dgl. mehr).

A. Vater — Kinder.

1. Jena 333. Goet. Vater: 67jährig. Wirbelsäulenbruch. Emphysem. Pulmonalsklerose. Hypertrophie und Dilatation des rechten Herzens. Tochter: 79jährig. Peritonitis
und Mammakrebs. Nichts vermerkt. Sohn: 58jährig. Bullöses Emphysem, daran gestorben.
Endokarditis der Aortenklappen. Verknöcherung von Kehlkopf und Rippenknorpeln. Pulmonalsklerose. Bronchialstein im rechten Oberlappen. Vaters Bruder: 64jährig. Croupöse
Pneumonie. Insuffizienz der Mitralis. Dessen Sohn: 43jährig. Chronische Lungentuberkulose.

B. Vater — Söhne.

2. Basel 290. Fisch. I. Vater: 52jährig. Lymphosarkomatose. Chronisches Emphysem.
1. Sohn: 70jährig. Prostatahypertrophie. Seniles Emphysem. Dilatation des rechten
Herzens. Rippenknorpel und Kehlkopfknorpel verknöchert. 2. Sohn: 67jährig. Mastdarmkrebs. Chronisches Emphysem. Rippen starr. 3. Sohn: 50jährig. Schrumpfnieren. Herzhypertrophie. Nichts vermerkt.

3. Basel 9. Amm. Vater: 39jähriger Seidenmacher. Delirium. Emphysem. Chro-
nische Bronchitis. Fettsucht. Rippenknorpel verknöchert. 1. Sohn: 51jährig. Miliar-
tuberkulose aus Knochentuberkulose. Lungenemphysem. Rippenknorpel verknöchert.
Vaters Bruder: 72jähriger Seidenmacher. Coecumkrebs. Geringes chronisches Emphysem.
Frau des Vorigen: 69jährig. Gestorben an Emphysem. Kyphoskoliose. Alte Endokarditis.
Rechtsseitige Herzhypertrophie. Sohn der beiden Letzteren: 41jährig. Lebercirrhose.
Chronisches Emphysem. Fettsucht. Rippenknorpel gut schneidbar. Kehlkopfknorpel
verknöchert.

4. Jena 285. From. Vater: 89jährig. Pleuritis. Emphysem. 1. Sohn: 27jährig. Appendicitis. 2. Sohn: 45jährig. Croupöse Pneumonie. Chronisches Emphysem. 3. Sohn: 53jährig.
Croupöse Pneumonie. Emphysem nicht angegeben. Fettherz. 4. Sohn: 61jährig. Gestorben
an Emphysem. Thorax faßförmig. Rippenknorpel zum Teil verknöchert.

5. Basel 202. Deck. Vater: 77jährig. Herzfehler (Mitralis), Rippenknorpel verknöchert.
Sohn: 78jährig. Gestorben an Emphysem. Herzdilatation. Rippenknorpel zum Teil
verknöchert. 2. Sohn: 73jährig. Speiseröhrenkrebs. Seniles Emphysem. Rippenknorpel verknöchert. Mitralis „verdickt".

C. Vater — Sohn.

6. Jena 1094. Streib. Vater: 74jähriger Schneider. Tetanus. Sohn: 45jähriger Schneider.
Gliom. Beide hatten starkes Emphysem, Verknöcherung von Rippen- und Kehlkopfknorpeln und sonstige Ähnlichkeiten, z. B. Hydrocele, abnorme Schleife des Colons.

7. *Jena 1112. Schm.:* Vater: 86jähriger Papiermüller. Magenkrebs. Sohn: 43jähriger Papiermüller. Coronarsklerose. Beide hatten chronisches Emphysem, daneben beide Hämorrhoiden, Hydrocelen, Naevi, Nierencysten.

D. Vater — Tochter.

8. *Jena 1376. Zöll.* Vater: 76jährig. Prostatahypertrophie. Chronisches Emphysem. Tochter: 59jährig. Gestorben an Emphysem. Beide hatten Verknöcherung von Rippen- und Kehlkopfknorpeln.

9. *Basel 811a. Mül. II.* Vater: 79jährig. Marasmus senilis. Chronisches Emphysem. Zylindrische Bronchiektasen. Tochter: 53jährig. Chronisches Emphysem. Chronische Bronchitis.

E. Mutter — Sohn.

10. *Jena 893. Neub.* Mutter: 75jährig. Gestorben an Lungenemphysem. Chronische Bronchitis. Sohn: 77jährig. Otogene Meningitis. Emphysem. Beide hatten Verknöcherungen von Rippen- und Kehlkopfknorpeln.

11. *Basel 83. Biel.* Mutter: 77jährig. Psammom der Dura. Chronisches Emphysem. Chronische Bronchitis. Rippen zum Teil verknöchert. Hypertrophie und Dilatation des rechten Herzens. Sohn: 79 Jahre, Lues, chronisches Emphysem, Rippenknorpel asbestartig.

12. *Basel 1112. Stol.* Mutter: 83jährig. Gestorben an Lungenemphysem. Rippenknorpel zum Teil verknöchert. Sohn: 63jährig. Chronisches Lungenemphysem. Croupöse Pneumonie. Alte Endokarditis der Aortenklappen. Rippenknorpel verknöchert.

13. *Basel 1263. Weile.* Mutter: 84jährig. Schrumpfniere. Arteriosklerose. Emphysem. Rippenknorpel, besonders linkes Paar verknöchert. Sohn: 63jährig. Schrumpfniere. Chronisches Emphysem. Rippenknorpel asbestartig.

F. Mutter — Kinder.

14. *Basel 923. Schae.* Mutter: 57jährig. Phthisis pulmonum. Insuffizienz der Mitralis. Tochter: 74jährig. Chronisches Lungenemphysem. Herzhypertrophie. Alte Endokarditis der Aortenklappen. 2. Tochter: 60jährig. Apoplexie. Chronisches Emphysem. Fettsucht. Rippenknorpel stark verknöchert.

G. Eltern — Sohn.

15. *Jena 1126. Schm. VII.* Vater: 66jähriger Färber. Braunblond, Iris blaugrau, sommersprossig. Oesophaguscarcinom. Arthritis deformans. Gallensteine. Chronisches Emphysem. Pulmonalsklerose. Mutter: 74jährig. Blond, ergraut. Iris blau. Gestorben an Lungenemphysem. Geringe Coronarsklerose. Sohn: 50jähriger Färber. Haar schwarzbraun, Iris blaugrau, Sommersprossen. Emphysem. Faßförmiger Thorax. Coronarsklerose. Gallengrieß.

16. *Jena 254. Eiche.* Vater: 66 Jahre. Aortenstenose. Emphysem. Mutter: 63 Jahre, gestorben an Emphysem. Sohn: 49 Jahre, gestorben an Emphysem. Herzinsuffizienz. Wassersucht. Alle drei hatten rechtsseitige Herzthrombose.

17. *Jena 429. Hah.* Vater: 77jährig. Gestorben an Emphysem. Hydrops. Pulmonalsklerose. Mutter: Gestorben an Emphysem. Sohn: 61jähriger Färber. Chronisches Emphysem. Lungentuberkulose. Pulmonalsklerose. Alle drei hatten Thoraxstarre.

H. Geschwister.

18. *Jena 979. Pretz.* 1. Bruder: 73jährig. Croupöse Pneumonie. Schweres chronisches Lungenemphysem, zum Teil bullös. Hypertrophie des rechten, Dilatation des ganzen Herzens. Chronische Endokarditis der Mitralis. Verknöcherung von Rippen- und Kehlkopfknorpeln. Thorax faßförmig. 2. Bruder: 83jährig. Croupöse Pneumonie. Gestorben an Lungenemphysem. Anthrakotische Induration mit Bronchiektasen. Bronchitis deformans. Pulmonalsklerose. Papilläre Endokarditis von Aortenklappen und Mitralis. Wassersucht. Thorax faßförmig, aber schmal. Spondylitis deformans. Sohn des Letzteren: 60jähriger Maschinenfabrikant. Erysipel bei Wassersucht wegen chronischem Lungenemphysem mit Pulmonalsklerose und Dilatation des Herzens. Verknöcherung der Rippenknorpel.

19. Jena 160. Böhm. 2 Schwestern von 51 und 72 Jahren, beide mit chronischem Emphysem und gestorben an croupöser Pneumonie, beide mit teilweiser Verknöcherung der Rippenknorpel.

20. Jena 162. Böhm. III. Bruder: 55jährig. Gestorben an Lungenemphysem. Hypertrophie und Dilatation des Herzens. Verknöcherung, besonders der unteren Rippenknorpel. Schwester: 77jährig. Mammakrebs. Lungenemphysem. Croupöse Pneumonie. Verknöcherung der Rippenknorpel. Bruder: 82jährig. Herzaneurysma. Embolie. Chronisches Emphysem. Verknöcherung der Rippenknorpel.

21. Jena 195. Bürg. II. 1. Bruder: 68jährig. Chronisches Emphysem. Lues cerebri. Verknöcherung von Rippen- und Kehlkopfknorpeln. Pulmonalsklerose. Arthritis deformans. 2. Bruder: 53jährig. Gangrän des Beins. Chronisches Emphysem. Verknöcherung von Rippen- und Kehlkopfknorpel.

22. Jena 697. Klit. Schwester: 64jährig. Gestorben an chronischem Emphysem. Endokarditis der Mitralis und Aortenklappen. Verknöcherung der Rippenknorpel (nicht des Schildknorpels). Bruder: 63jährig. Coronarsklerose. Chronisches Emphysem. Verknöcherung von Kehlkopf- und Rippenknorpeln.

23. Jena 931. Osa. Schwester: 56jährig. Fettsucht. Asthma. Lungenemphysem. Bruder: 56jährig. Gestorben an Lungenemphysem. Endokarditis der Mitralis und Aortenklappen. Schwester: 58jährig. Gestorben an Lungenemphysem. Chronische Endokarditis, rechtsseitige Herzhypertrophie, Fettherz.

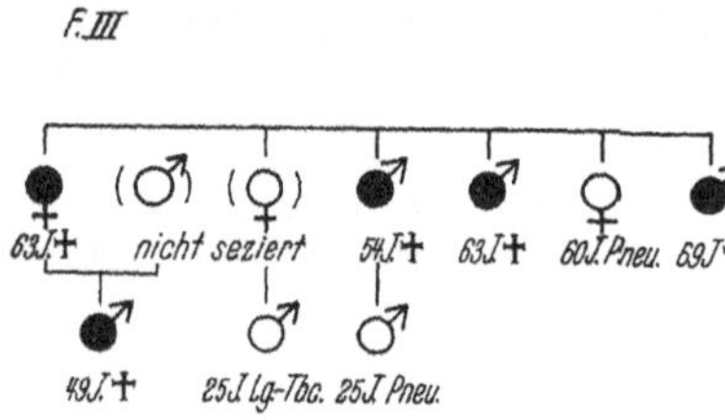

24. Jena 964. Pflu. 1. Bruder: 60jährig. Delirium tremens. Chronisches Emphysem. Croupöse Pneumonie. 2. Bruder: 76jährig. Gestorben an chronischem Emphysem. Thoraxstarre. 3. Bruder: 77jährig. Prostatahypertrophie. Thoraxstarre.

25. Jena 976. Poll. 1. Bruder: 71jährig. Mitralinsuffizienz. Lungenemphysem. Herzwassersucht. 2. Bruder: 76jährig. Emphysem. Chronische Pneumonie. Wassersucht. Ulzeröse Endokarditis der Tricuspidalis. Schwester: 57jährig. Embolische Hirnerweichung. Lungenemphysem.

Abb. 95. Familiäres chronisches Emphysem.

26. Jena 1212. Timm. 1. Bruder: 76jährig. Chronisches Emphysem. Herzdilatation. Alkoholismus. Verknöcherung der Rippenknorpel. 2. Bruder: 70jährig. Mitralinsuffizienz. Chronisches Emphysem. Thorax faßförmig. Beide hatten außerdem Nabelbruch und Prostatahypertrophie.

27. Jena 1214. Timm. 1. Schwester: 52jährig. Lungenemphysem. Croupöse Pneumonie. Verknöcherung von Rippen- und Kehlkopfknorpeln. 2. Schwester: Gestorben an chronischem Lungenemphysem. Bruder: 69jährig. Nierenstein. Prostatahypertrophie. Chronisches Emphysem. Alle drei hatten Status varicosus, beide Schwestern Uteruspolypen.

28. Jena 1343. Zei. 2 Brüder von 68 und 55 Jahren starben an Apoplexie, hatten chronisches Emphysem mit Pulmonalsklerose, Leistenhernien, Kotsteine des Wurmfortsatzes, Gallensteine, Hämorrhoiden, Greisenbogen.

29. Basel 475. Hil. I (vgl. Abb. 95). 1. Schwester: 63jährig. Uteruskrebs. Lungenemphysem. Keine Tuberkulose. 2. Sohn der Vorigen: 49jährig. Gestorben an Lungenemphysem. Tuberkulöse Peritonitis bei Lebercirrhose. Schiefrige Induration der Lungenspitzen. 3. Neffe von Nr. 1 (Sohn einer nichtsezierten Schwester): 25jährig. Lungentuberkulose. 4. Bruder von Nr. 1: 54jährig. Gestorben an Emphysem. Keine Tuberkulose. 5. Sohn des Vorigen: 25jährig. Pleuropneumonie. 6. Bruder des Vorigen: 63jährig. Gestorben an Emphysem. Chronische Bronchitis. Oesophaguscarcinom mit Verblutung. 7. Schwester von Nr. 1: 60jährig. Bronchopneumonie. Taubstumm. 8. Bruder von Nr. 1: 69jährig. Gestorben an Emphysem.

30. Basel 470. Hes. III. Tante: 88jährig. Schrumpfniere. Senilität. Emphysem. Neffe: 71jährig. Apoplexie. Chronisches Emphysem. Stiefbruder der Tante: 67jährig. Schädelbruch. Chronisches Emphysem. Bronchiektasen.

31. Jena 311. Ger. 1. 71jähriger Bruder: Gestorben an Emphysem und Thoraxerweiterung. 2. 69jährige Schwester: Emphysem. Chronische Nephritis. 3. 68jähriger Bruder: Herzruptur. Emphysem. Es handelt sich um eine Säuferfamilie.

Es würde zu weit führen, noch mehr Beispiele für die Häufung von Emphysem unter Blutsverwandten zu bringen; ich habe eine größere Zahl von Fällen weglassen müssen, welche nur Wiederholungen zeigen würden. Die vollständige Wiedergabe würde allerdings in einer Hinsicht den Eindruck verstärken können, den der Leser schon aus dieser Auswahl gewinnen kann: nämlich die gleichzeitige merkwürdige Häufung anderer Lungenkrankheiten (vgl. Abb. 95) und die merkwürdige Syntropie mit linksseitigen Klappenfehlern. Die tägliche Erfahrung am Sektionstisch spricht für die einzelne Person nicht gerade für ein häufiges Zusammentreffen von idiopathischem Lungenemphysem und Lungentuberkulose; dies ist schon aus dem Grunde verständlich, daß es erstens verschiedene Typen (Habitusarten) sind, die zu den beiden Krankheiten neigen und weil die Altersverteilung ihrer Sterblichkeit eine ganz verschiedene ist. Ich will auch nicht behaupten, daß eine auffällige Syntropie dieser beiden Krankheiten in Familien vorkommt, wenn auch nichts weniger als ein Ausschlußverhältnis vorliegt. Eher kann es als Zeichen für eine familiäre Lungenschwäche angesehen werden, daß viele Angehörige von Emphysemfamilien an croupöser Pneumonie sterben oder daß öfter Bronchiektasen vorkommen; letzteres wäre allerdings wegen der Verkettung von Emphysem und chronischer Bronchitis ohnedies verständlich. Sehr überraschend war mir aber das über jeden Zufall häufige Zusammentreffen von Emphysem und Endokarditis der linksseitigen Herzklappen. Eine Erklärung ist nicht ohne weiteres möglich: man kann daran denken, daß durch eine blutarme Lunge hindurch die Infektion der Klappe erleichtert wird, man könnte daran denken, daß das Lungengewebe durch dieselbe Körperverfassung, die zur rheumatischen Endokarditis führt, geschädigt wird, schließlich wäre denkbar, daß die veränderten Zirkulationsverhältnisse des kleinen Kreislaufs die Atmung im Sinne einer Verstärkung beeinflussen und die Abnutzung des Gewebes steigern; dagegen spricht allerdings, daß die tägliche Erfahrung besagt, daß die typische chronische Stauungslunge durchaus kein ausgesprochenes Volumen auctum hat.

18. Krankheiten der Verdauungsorgane.

Die verfeinerte Röntgendiagnostik erlaubt es heute, mit großer, wenn auch noch nicht mit vollkommener Sicherheit Geschwüre des Magens und Zwölffingerdarms am Lebenden festzustellen. Dagegen ist es ihr nicht möglich, die kleinen, nichtvertieften strahligen Narben des Ulcus pepticum ventriculi zu erfassen. Da es sich aber um eine in der größten Mehrzahl der Fälle heilende Krankheit handelt, so bedeutet das, daß eine wirkliche Zählung des Leidens in einer Sippe, auf klinischer Beobachtung am Lebenden fußend, nicht möglich ist. Es kommt hinzu, daß nach Erfahrungen am Sektionstisch aber auch die umgekehrte Fehldiagnose nicht selten ist, daß nämlich irrtümlicherweise Ulcus angenommen wird, wo keines vorhanden ist. Gewiß ist zuzugeben, daß auch einmal ein ganz oberflächliches Schleimhautgeschwür ohne Hinterlassung von Narben heilen kann, aber von solchen ist auch wohl anzunehmen, daß sie vorher auch nicht klinisch festgestellt werden können.

Nun ist aber in der Erbbiologie des Menschen immer wieder die Rede von den erblichen Magengeschwüren; die meisten dieser Angaben stammen noch aus der Zeit vor der heutigen Verbesserung der Röntgenbeurteilung des Magenschleimhautreliefs und beruhen sogar größtenteils auf anamnestischen Erhebungen; sie sind also zum mindesten zahlenmäßig recht unsicher, d. h. man müßte nach dem eben Gesagten auf der einen Seite eine noch höhere erbliche Belastung erwarten, als sie bis jetzt erfaßt werden konnte und auf der anderen Seite könnten Fälle zugezählt worden sein, die gar keine Ulcera peptica waren. Diese Unsicherheit mag mit dazu beigetragen haben, nicht so sehr von einer Vererbung nur des Ulcusleidens, als von einer solchen von Magenleiden schlechthin zu sprechen (SPIEGEL u. a.) und das Ulcus pepticum nur als eine der möglichen Phänotypisierungen einer erblichen Magenanfälligkeit bzw. Minderwertigkeit (B. ASCHNER) zu bezeichnen, zu deren Formenkreis dann noch etwa Sekretionsstörungen der Schleimhaut, Katarrhe oder gar der Magenkrebs gehören sollten (BAUER und ASCHNER, MATTISON, SPIEGEL).

Es ergibt sich somit, daß auch bei diesem inneren Leiden die sippenmäßige Erfassung der Belastung von der pathologisch-anatomischen Durchforschung der Familie zu erwarten wäre. Aber das Schrifttum bietet an autoptischen Belegen bisher nichts mit Ausnahme einiger Beobachtungen, wo die Diagnose durch Operation (z. B. wegen Perforation des Geschwürs oder auch sonst) sichergestellt worden ist (HUDDY, UGELLI). Auch der zahlenmäßig gewaltige Unterschied in der Schätzung der Größe der erblichen Belastung zeigt, auf wie schwachen Füßen eine auf anamnestischen Erhebungen beruhende Bearbeitung dieser Frage ist; die Schätzungen der erblich belasteten Ulcusträger schwanken zwischen 15 % (HUBER) und 76,2 % (PLOEMIS); durchschnittlich wird etwa für ein Drittel der Fälle erbliche Belastung behauptet; einige (z. B. HURST) sind sogar für Vererbung des Ortes, d. h. Magen einerseits, Duodenum andererseits, eine Angabe, der WEITZ aber, sicher mit Recht, widersprochen hat. Die statistischen Unterlagen für jene Beziehungen sind nicht klein, aber sie werden durch ihre Größe aus den obengenannten Gründen nicht besser. Die Meinungen gehen übrigens auch heute über das Vorhandensein einer erblichen Disposition zum Ulcus pepticum noch auseinander; WITTELER hält die Annahme einer Organminderwertigkeit für unbewiesen und den Begriff der Ulcusfamilien für unklar. In der Zwillingsforschung besteht die Gefahr, daß eine so häufige Krankheit wie das runde Geschwür, bei konkordantem Vorkommen ohne Berechtigung als ein Beweis für Erblichkeit betrachtet wird; in der Tat gibt es bisher nur wenige Beobachtungen, man kann sagen zu wenige, von gleichzeitigem Vorkommen bei eineiigen

Zwillingen; ihnen gegenüber fallen 6 Fälle von Diskordanz in der Hand eines einzigen Beobachters (CAMERÉR-WEITZ) gegenüber einem Fall von Konkordanz im selben Beobachtungskreis und ein weiterer diskordanter Fall von CURTIUS und KORKHAUS stark ins Gewicht.

Es kommt hinzu, daß der selbständige Charakter der Krankheit in Frage steht und daß, sofern man sie nach meinem Vorschlag zu den „zweiten Krankheiten" rechnet, es auf die konstitutionelle Qualität auch der „ersten" ankommen wird. In ähnlichem Sinn betont LENZ die mögliche Bedeutung übergeordneter Dispositionen und WEITZ holt mit Recht dazu auch noch die Bedeutung der exogenen Faktoren hervor und beleuchtet sie durch Beispiele gerade bei der vermuteten gleichartigen Disposition eineiiger Zwillinge; von solchen hatten nur diejenigen Partner Magengeschwüre bekommen, welche den Magen überbelastet hatten.

Im ganzen genommen gibt es aber doch im bisherigen Schrifttum eine so große Reihe eindrucksvoller Einzelbeispiele mit Häufung von Ulcus pepticum in Familien (vgl. auch G. VON BERGMANN 1932), daß in der menschlichen Erbforschung eine Vererbung der Disposition, und zwar eher mit einem dominanten als einem rezessiven Erbgang angenommen wird (WEITZ, LENZ).

Auf Grund solcher kompetenter Urteile hatte ich mir bei der Bearbeitung meiner Sammlung von Familienprotokollen eigentlich einen wesentlich größeren Ertrag erwartet. Wenn ich bedenke, daß mindestens 10 vom Hundert aller Erwachsenen peptische Geschwüre oder Narben von solchen haben, ist die Zahl der isolierten und auch diejenige der wiederholten Fälle nicht der Erwartung entsprechend groß gewesen. Offenbar rührt dies von ungenauen Befundberichten; jeder, der eine Reihe von Jahren die Sektionen an einem pathologischen Institut nachzuprüfen hatte, weiß, wieviele Geschwürsnarben übersehen werden, sowohl im Magen als auch im Duodenum. Ich muß mich daher im folgenden begnügen, eine Anzahl von Fällen wiederzugeben, wo eine erbliche Disposition vermutet werden könnte, ohne den zahlenmäßigen Beweis erbringen zu können, daß diese Fälle nicht einem zufallsmäßigen Zusammentreffen ihre Auffindung verdanken. Das für Vererbung sprechende Moment einer besonders frühen, d. h. in jugendlichem Alter auftretenden Ulcuskrankheit (KALK, VON BERGMANN) habe ich nicht durch Beispiele belegen können. Von Nebenkrankheiten habe ich diejenigen erwähnt, die sich erfahrungsgemäß öfter mit peptischen Geschwüren vergesellschaften. Als Vorstufe des Ulcus gelten hämorrhagische Erosionen. In einem nicht ausführlich wiedergegebenen Falle (Jena 665) hatte eine Tochter mit 28 Jahren ein geheiltes Ulcus, deren Mutter hämorrhagische Erosionen des Magens, allerdings bei Hirnerweichung, wo solche öfter gesehen werden.

A. Eltern — Kinder.

1. Basel 936. Schär. IV. Vater: 79jährig. Arteriosklerose. Schrumpfniere. Magen o. B. Mutter: 42jährig. Typhus. Ulzeröse Endokarditis. Magennarbe. Tochter: 18jährig.

Tuberkulöse Caries. Magen o. B. Sohn: 24jährig. Lungentuberkulose. Magen o. B. Tochter: 30jährig. Gestorben an perforiertem Magengeschwür.

B. Eltern — Sohn.

2. Basel 755. Mey. IV. Vater: 74jährig. Chronisches Emphysem. Ulcusnarbe des Magens. Chronische Gastritis. Mutter: 51jährig. Rundzellensarkom des Magens. Sohn: 39jährig. Traumatischer Hirnabsceß. Ulcus pepticum des Pylorus in beginnender Vernarbung.

3. Jena 1183. Vater: 66jährig. Herzruptur aus Herzinfarkt. Magennarbe. Mutter: 64jährig. Croupöse Pneumonie. Magen? Sohn: 51jährig. Progressive Paralyse. Tabes. Magennarbe.

C. Großmutter — Enkel.

4. Jena 695. Großmutter: 70jährig. Croupöse Pneumonie. Verruköse Endokarditis der Aortenklappen und der Tricuspidalis. Narbe des Duodenums. Enkel: 22jährig. Paranoia. Lungentuberkulose. Magennarbe.

D. Mutter — Sohn.

5. Jena 504. Heg. Mutter: 72jährig. Perforierte Appendicitis. Magennarbe. Sohn: 60jährig. Leukämie. Alte Endokarditis. Magennarbe.

6. Basel 1035. Schw. III. Mutter: 78jährig. Enteroptose. Ileus. Magennarbe. Sohn: 61jährig. Verblutung aus Ulcus duodeni.

E. Mutter — Tochter.

7. Jena 1108. Schmid. Mutter: 51jährig. Gallenblasenkrebs. Magennarbe. Tochter: 23jährig. Perforiertes Ulcus ventriculi und Magennarbe.

F. Geschwister.

8. Jena 261. Elz. 1. Schwester: 49jährig. Chronische Lungentuberkulose. Endokarditis. Magen? 2. Bruder: 77jährig. Chronische Lungentuberkulose. Endokarditis. Ulcus pepticum und Magennarbe. 3. Schwester: 71jährig. Influenza. Magennarbe.

9. Jena 1157. Schön. 1. Bruder: 59jährig. Delirium tremens. Emphysem. Magennarbe. 2. Bruder: 67jährig. Herzruptur aus Infarkt. Magennarbe. 3. Schwester: 88jährig. Bauchfelltuberkulose. Magen o. B.

10. Jena 435. Hah. II. 1. Schwester: 71jährig. Croupöse Pneumonie. Magengeschwür. Uteruspolyp. 2. Schwester: 81jährig. Bronchopneumonie. Große strahlige Magennarbe. Uteruspolyp.

11. Jena 697. Klit. 1. Schwester: 64jährig. Lungenemphysem. Endokarditis. Mehrere Magennarben. 2. Bruder: 68jährig. Coronarsklerose. Lungenemphysem. Mehrere Magennarben.

Endlich verweise ich wegen der obengenannten Hypothese einer erblichen Minderwertigkeit des Magens, die sich in verschiedenen Formen von Magenleiden soll äußern können, auf die S. 130 ausführlicher wiedergegebene Familie Ven.-Jena; sie ist bemerkenswert durch 4 magenkranke Personen, bei 3 von ihnen fand sich die zum Teil schon in den vorhergehenden Fällen kenntlich gemachte auffällige Syntropie mit Endokarditis; ich führe sie daher nochmals kurz an:

Erster Bruder: 74 Jahre. Endokarditis. Magenkatarrh, Magenpolyp.

Zweiter Bruder: 59 Jahre. Endokarditis, Magennarbe.

Erster Sohn des 1. Bruders: 65 Jahre. Perforierte Appendicitis; peptische Geschwüre von Duodenum und Magen.

Zweiter Sohn des 1. Bruders: 60 Jahre. „Endotheliom" des Magens (wahrscheinlich Scirrhus); Endocarditis ulcerosa.

Tochter des 1. Bruders: 45 Jahre. Chronische Lungen- und Bauchfelltuberkulose. Magen?

Allerdings ist nun hinzuzufügen, daß ich in den verarbeiteten Sektionsprotokollen nicht weniger als 13 Fälle von *Magenpolypen* vereinzelt gefunden habe. Wiederholungen von der Diagnose **Magenkatarrh** kamen vereinzelt vor; so z. B. bei Vater und Sohn, beide Lithographen, von mir in Basel seziert (Lie.), der Vater, 72jährig, mit Tabes dorsalis und Lebercirrhose, der Sohn, 47jährig, mit chronischem Pleuraempyem, Fettsucht, indurierter Fettleber, chronischem Magendarmkatarrh, Polypen der Flexura sigmoidea. Der Verdacht lag nahe, daß hier ein exogener Faktor, Alkoholismus, die gleichen Krankheiten am Magendarm, sowie an der Leber verursacht hatte und daß es bei einer so gequälten Schleimhaut der Verdauungsorgane auch ohne erbliche Belastung zu den genannten Folgen kommt. In einem weiteren Falle (Basel 19), wo die Sektionsbefunde von zwei Eltern und ihren erwachsenen Söhnen vorlagen, hatte der Vater, 59jährig, Diabetes und Lungentuberkulose, die Mutter neben einem Gebärmutterkrebs Emphysem und einen „Etat mamellonné" des Magens; ein 41jähriger Sohn (Maler) ebenfalls neben seiner Hauptkrankheit Bronchiektasen und Emphysem, einen „Etat mamelloné des Magens", der 2. Sohn 35jährig, einen primären Bronchialkrebs.

Zur Frage der familiären Häufung von Kotdivertikeln, oder von Pylorushypertrophie, auf die ich geachtet habe, vermag ich nichts beizutragen. Hingegen habe ich einige Beobachtungen über **Appendicitis** gemacht. An sich kann es nicht überraschen, wenn eine solche wiederholt in einer Familie vorkommt, und zwar aus 2 Gründen; 1. ist das Leiden so ungeheuer häufig, daß zum mindesten die Narbenzustände sich bei Sektionen von Verwandten oft zusammenfinden müssen; 2. ist bekannt, daß auch in anderen als verwandtschaftlichen Lebensgemeinschaften, wie Internaten, Kasernen, Schiffen sich Häufungen von Wurmfortsatzentzündungen beobachten lassen. Trotzdem sprechen auffällige Einzelbeobachtungen, wie diejenigen von WEITZ, OREL u. a. für eine erbliche konstitutionelle Anfälligkeit, die auch LENZ und v. VERSCHUER zuzugeben geneigt sind und die LENZ mit derjenigen für Anginen vergleicht; es sei auch daran erinnert, daß die akute Appendicitis nicht nur zusammen mit Angina vorkommt, sondern aus anatomischen Gründen schon öfter als die „Angina des Dickdarmes" bezeichnet wurde. Ohne auf das ziemlich umfangreiche Schrifttum sonst eingehen zu wollen, verweise ich in dieser Frage auf die zusammenfassenden Berichte von JUL. BAUER (1924), COLLEY (1914) und BACKMANN (1922). Der letzte Bearbeiter der Frage, K. F. SÜTH (1938), kommt zu der zurückhaltenden Schlußfolgerung, daß eine „Mitwirkung" erblicher Disposition bei Appendicitis anzunehmen sein dürfte, aber seine Unterlagen bestehen aus Fragebogen mit eingeholten Auskünften. Nicht zustimmen kann ich denjenigen, welche in einer besonders ungünstigen abnormen erblich fixierten Lage des Wurmfortsatzes die Disposition zur familiären Appendicitis sehen wollen. So sieht LORENZ (zit. nach OREL) die Ursache der Wurmfortsatzentzündungen in abnorm langen und

abnorm gelagerten und dadurch geknickten Wurmfortsätzen und meint, daß
,,solche Abnormitäten sich sehr gut vererben können". Abgesehen davon,
daß solche Wurmfortsätze bei den Sektionen ebenso häufig gesund befunden werden, wie ,,normal gelagerte" und frei bewegliche, stimmt auch
die Ansicht der Vererbung von Lage und Form überhaupt nicht. Bei
meinen anatomischen Zwillingsuntersuchungen habe ich besonders auf
den Vergleich von Lage, Länge und Form des Wurmfortsatzes geachtet
und kaum eine Körperstelle und ein Organ gefunden, das selbst bei identischen Zwillingen solche Diskordanzen zeigt wie der Blinddarmanhang.
Auch J. Schnitzler (zit. nach J. Bauer) konnte sich von einer Familienähnlichkeit der Appendices nie überzeugen. Bei meinen Sektionen blutsverwandter Erwachsener habe ich ebenfalls nur selten übereinstimmende
Angaben über die Beschaffenheit und Topographie der Appendix finden
können (vgl. S. 208), so war bei einem 50jährigen Vater und einem
18jährigen Sohn (Basel 1025, Schuh.) der Wurmfortsatz hinter dem Coecum
nach oben geschlagen, bei einer Mutter, 74jährig und ihrer Tochter,
33jährig (Basel 153), ist einmal ein besonders langer Wurmfortsatz erwähnt; aber der nächste Fall zeigt, daß bei gleicher ,,abnormer" Lage
der Wurmfortsatz ein verschiedenes Schicksal haben kann: eine Mutter,
70jährig und ein Sohn, 47jährig (Fra.-Basel), hatten beide den Wurmfortsatz nach hinten oben geschlagen; bei der Mutter war er ganz durchgängig, bei dem Sohn war die Spitze obliteriert.

Größere Bedeutung als der Form und Lage möchte ich auf Grund
eigener früherer Untersuchungen der Funktion der austreibenden Muskulatur des Organs beimessen, d. h. der Fähigkeit der Selbstreinigung des
Wurmfortsatzes. So wie eine Insuffizienz der übrigen Dickdarmmusku-
latur und eine familiäre, damit zusammenhängende Neigung zu Obstipation bekannt ist, so dürfte eher eine Mangelhaftigkeit in der Entleerung
des Wurmfortsatzes (Appendicostase) durch konstitutionelle Trägheit der
glatten Muskulatur die familiäre Häufung, wenn solche erweisbar ist,
auch der chronischen Appendicitis und der Kotsteine erklären können.
Ich füge noch 2 Fälle aus meiner Sammlung hinzu, von denen der erste
eine Doppelappendicitis bei einem jungen Brüderpaar und der zweite ein
Zusammentreffen verschiedener Appendicitisformen bei 3 Geschwistern
zeigt.

1. *Basel 1194. Vog.* Ein 5jähriger Knabe und ein 4jähriger Bruder starben im zeitlichen Abstand von 3 Monaten an akuter Appendicitis mit Peritonitis.

2. *Basel 501. Hol.* 1. 24jähriger Bruder: Appendicitis acuta, Peritonitis. 2. 36jähriger
Bruder: Influenza, Wurmfortsatz in teilweiser Verödung. 3. 15jährige Schwester: Kotstein des Wurms, akute Appendicitis, Peritonitis.

Wiederholungen von **Lebercirrhose** in Familien sind sehr selten. An
der Bedeutung des Alkohols in der Pathogenese der Lebercirrhose ist nicht
zu zweifeln; da nun häufig Trunksucht familiär ist, sollte man erwarten
können, daß gleiche Konstitution bei gleichem Gift gleiches Leberschick-
sal zur Folge haben müßte; wenn also der Vater oder Großvater etwa an

einer alkoholischen Leberschrumpfung zugrunde gegangen ist, so sollte man einmal bei Kindern und Enkeln, die auch getrunken haben, Lebercirrhose wiederfinden. Ich kenne nur einen solchen Fall, den man vielleicht in dieser Weise deuten könnte (s. Fall Jena 822 S. 280). Jedenfalls kann bei der Seltenheit familiärer Cirrhose und der Häufigkeit der Aufnahme cirrhogener Gifte erbliche Widerstandslosigkeit der Leber gegen diese in der Pathogenese der Krankheit, die bis zu 10 % aller Erwachsenen in gewissen Gegendenbefallen kann, keine große Rolle spielen. Und doch kommen wir um eine solche Annahme nicht herum. Ich habe schon in meiner Darstellung der Leberentzündungen im Handbuch der speziellen Pathologie und Histologie (Bd. V/1, 1930, S. 309f.) die Frage der Erblichkeit bei Lebercirrhose erörtert und auf die Fälle von WUNDERLICH, wo 2 Schwestern von 11 und 12 Jahren und von ELY THEODORIS, wo 4jährige Zwillinge an Lebercirrhose litten, hingewiesen und wo in beiden Beobachtungen Alkoholmißbrauch vorlag; die Zwillinge hatten seit dem 15. Lebensmonat täglich Kognak erhalten! Neuerdings haben UMBER und LANGBEIN je ein eineiiges männliches Zwillingspaar mit LAENNECscher Cirrhose beobachtet; die Zwillinge von LANGBEIN waren auch Trinker, diejenigen von UMBER Syphilitiker (gleichzeitige syphilitische Infektion mit 24 Jahren!).

Wenn mithin exogene Gifte bei Blutsverwandten, zumal bei Kindern, einen in Cirrhose ausgehenden Leberschaden verursachen, der sonst meist bei anderen Menschen diesen nicht hervorruft, so muß man wohl das Mitspielen einer den Befallenen gemeinsamen konstitutionellen Bedingung annehmen. Das gilt auch für die Cirrhosen, welche indirekt über die Milz oder andere primär geschädigte Organe entstehen. So sind geschwisterliche Cirrhosen bei bantiartiger Splenomegalie, bei WILSONscher Krankheit, bei Scharlach bekannt (MOON sah aus einer Familie mit 8 Kindern bei dreien nach Scharlach eine Cirrhose sich entwickeln!). Es ist wahrscheinlich, daß hinter dieser gehäuften familiären Cirrhose sich andere erbliche und nicht immer mit Cirrhose klinisch deutlich verbundene Krankheiten, wie die WILSONsche Pseudosklerose und der familiäre Ikterus verstecken. Dies dürfte vielleicht sogar von Fällen wie dem öfter zitierten Fall von A. SCHUSCIK gelten, wo drei 2jährige Schwestern an einem mit Ikterus verbundenen Leberleiden starben; bei einer derselben habe ich selbst die Sektion ausgeführt und eine hypertrophische biliäre Cirrhose nachweisen können; wahrscheinlich hatte eine Anomalie der Gallenwege bestanden. Bemerkenswert ist endlich, daß fast ohne Ausnahme die bisher beschriebenen Fälle von familiärer Cirrhose Geschwister betroffen haben. Eine Ausnahme bilden, außer dem von mir schon S. 132 erwähnten Falle (Wei.), der nicht sehr überzeugend ist, folgende eigene Beobachtungen:

Basel 1123. 1. Vater: 55jährig. Gestorben an Nierenkrebs, mit enormer Lebervergrößerung durch Metastasen. 2. Mutter: 48jährig. Phthisis pulmonum, Lebercirrhose. 3. Sohn: 42jährig. Lebercirrhose, Tod nach Vornahme einer TALMAschen Operation.

Basel 881. 1. Vater: 66jährig. Magenkrebs, atrophische Lebercirrhose, Pigmentsteinchen der Galle. Coronarsklerose. 2. Sohn: 47jährig. Coronarsklerose, leichter Diabetes, hypertrophische Fettcirrhose, Gallensteine (Lebergewicht 2020 g!).

Basel 464. 1. Vater: Weinreisender. Lebercirrhose mit Wassersucht. 2. Sohn: 39jähriger Kommis, Cirrhose, chronische Perikarditis, Gallensteine, Ikterus, Wassersucht (Lebergewicht 2206 g!).

Jena 822. Luc. 1. Vater: 34 Jahre, Maurer, Delirium tremens nach Knochenbruch, Fettleber. 2. Sohn: 44 Jahre, Händler, geisteskranker Alkoholiker. Pigmentierte hypertrophische Lebercirrhose. Bauchfelltuberkulose. 3. Bruder des Vaters: 70 Jahre, Maurer, Pachymeningitis haemorrhagica, chronische Endokarditis. 4. Neffe des Vaters (Sohn eines anderen Bruders): 34 Jahre, Alkoholiker, Lebercirrhose. 5. Bruder dieses Letzteren: 48 Jahre, croupöse Pneumonie, Fettleber (induriert?) von 3190 g bei 60 kg Körpergewicht!

Auch einen negativen Fall möchte ich nicht unerwähnt lassen. In München sezierte ich 1908 einen 10jährigen Knaben mit hypertrophischer Lebercirrhose; sein 2jähriger, 4 Jahre vorher an Miliartuberkulose gestorbener Bruder zeigte bei der Sektion keine Leberveränderungen.

Von sonstigen Leberkrankheiten wären noch die *Cholelithiasis* und die *Cholecystitis* zu berücksichtigen. Wegen des familiären Vorkommens der Gallensteine verweise ich auf die früheren Erörterungen und Beispiele (S. 235). Natürlich ist in denselben Familien auch Cholecystitis anzutreffen; daß bei Blutsverwandten letztere allein, ohne Steinbildung, sich wiederholt, wie der Fall Basel 723 zeigt, ist sicherlich bemerkenswert.

Weitere Fälle von Cholecystitis:

Jena 903. Nic. 1. Schwester: 81jährige Gemüsehändlerin, Schlaganfälle; Verwachsung der Gallenblase mit Dickdarm, Schrumpfung derselben um Steine. 2. Bruder: 66jährig, croupöse Pneumonie, Schrumpfung und Verödung der Gallenblase (wahrscheinlich ohne Steine), Verwachsung mit dem Duodenum; Kavernom der Leber.

Jena 688. 1. Vater: 54jähriger Barbier, Pyelitis, Gallenblase? 2. Mutter: 47jährig, Typhus, Phlegmone der Gallenblase bei Cholelithiasis und Cholecystitis (graugelber dicker Eiter und 18 facettierte Gallensteine, Gallenblasenwand schwielig verdickt). 3. Tochter: 60jährig. Chronische Endokarditis der Aortaklappen, Hydrops der Gallenblase durch Verschlußstein im Ductus cysticus.

Die Angaben von Verwachsungen der Gallenblase — ohne weitere Befunde an dieser — wiederholen sich in den Verwandtenprotokollen öfter, sind aber wegen der naheliegenden (auch von chirurgischer Seite nahegelegten) Verwechslungen mit normalen Bändern nicht zu verwerten.

19. Krankheiten der Nieren.

Die **Schrumpfniere** ist ein besonders gutes Beispiel dafür, wie vorsichtig man in der Behauptung der erblichen Natur von Leiden beim Menschen sein muß. Denn in einer Schrumpfniere haben wir den Ausgang pathogenetisch ganz verschiedener Nierenkrankheiten vor uns. So wie andere Narbenzustände von Organen, wie die Lebercirrhose, wesensverschieden sein können und ihre Wiederholung in Familien gar nicht für Erblichkeit zu sprechen braucht, weil die eine Cirrhose eine LAENNECsche, die andere eine biliäre, die 3. eine syphilitische sein könnte, so ist gegenüber dem Vorkommnis wiederholter Schrumpfniere dann Vorsicht am Platze, wenn nicht die besondere Art ihrer Entstehung geklärt werden kann. Wird man die pyelogene bei einer guten Beschreibung und aus den Nebenumständen gewöhnlich aussondern und diese Form überhaupt bei unseren familiären pathologischen Untersuchungen unberücksichtigt lassen können, so ergibt sich im Gegensatz dazu eine besondere Schwierigkeit, aus älteren Protokollen die vasculäre und die sekundäre (entzündliche) Schrumpfniere unterscheiden zu sollen. Bekanntlich ist unsere heutige Systematik der chronischen Nierenleiden neueren Datums; ohne fachmännische mikroskopische Untersuchung ist eine den heutigen Anforderungen genügende Diagnose nicht möglich. Man kann die verschiedene Pathogenese nicht vernachlässigen und sich darauf berufen, daß ohne eine familiäre Organdisposition etwa auf der Grundlage von „Organschwäche" überhaupt keine Schrumpfniere vorgekommen wäre; vielmehr wäre eben jede Art derselben, zumal die auf Arteriosklerose beruhende, getrennt zu verfolgen. Diese Forderung zu erfüllen, ist mir begreiflicherweise bei der nötigen Benützung von älteren Sektionsprotokollen nicht möglich gewesen. Ich möchte aber doch nicht ganz auf die Wiedergabe von Fällen verzichten, in denen sich die Diagnose meist tödlicher, also im Vordergrunde des krankhaften Geschehens stehender „Schrumpfnieren" wiederholte. Nach unseren heutigen Erfahrungen muß überdies mit einem sehr starken zahlenmäßigen Übergewicht der vasculären Schrumpfnieren gerechnet werden.

Eine kleine Zahl von Fällen mit familiärer arteriogener Schrumpfniere ist schon bei der Besprechung der erblichen Arteriosklerose angeführt worden (vgl. S. 258, Basel 923, 489, 1164). Bei vielen der dort und im folgenden gebrachten Fälle würden wir heute statt „arteriosklerotische" lieber „arteriolosklerotische" oder „vasculäre" Schrumpfnieren sagen und es würde von seiten der Klinik schon der erhöhte Blutdruck in den Mittelpunkt gestellt worden sein; man vergleiche z. B. den folgenden Fall Basel 719 (Mart.) mit der auffälligen Übereinstimmung des Befundes bei 2 Brüdern. Wenn in dem darauf folgenden Fall Basel 1170 der Bruder einer an vasculärer Schrumpfniere gestorbenen Frau offensichtlich (seines Berufes wegen) eine Bleischrumpfniere hatte, so widerspricht dies einer erblichen Disposition nicht, da man ohnedies auch für die gewerblich bedingten Formen von Nierenschrumpfung eine besondere Organdisposition vorauszusetzen berechtigt ist.

Zur Annahme einer besonderen Organanfälligkeit wird man aber vielleicht auch angesichts der wiederholten Fälle von sekundärer Schrumpfniere gedrängt, wie in den folgenden Beobachtungen Basel 601 und Basel 1179 oder bei 2 Geschwistern der folgenden Familie:

Basel 1266. Weis. Vater: 51 Jahre, croupöse Pneumonie, Nieren 390 g; Tochter: 4 Jahre, Diphtherie; Sohn: 4 Jahre, Urämie nach Masern („schwere parenchymatöse Nephritis" vom Jahre 1895); Tochter: 29 Jahre, rezidivierte hämorrhagische Nephritis mit Schrumpfung der Nieren, Urämie, Hypertonus, Retinitis albuminurica, Herz 340 g! (Selbstsezierter Fall.)

In einer Basler Familie (Nr. 938, Schä. IV) hatte eine Tochter von 18 Jahren eine Amyloidschrumpfniere bei Knochencaries, der Vater starb

79jährig an einer vasculären Schrumpfniere mit allgemeiner Arteriosklerose (Herzgewicht 610 g!), die Mutter hatte einen Typhus (mit Nierenabscessen), 3 jüngere Geschwister boten nichts an den Nieren. Auch hier ließe sich vielleicht bei der Tochter an eine Anfälligkeit der Nieren denken. Desgleichen im Falle Basel 72 (Bert.): Mutter: 80 Jahre, Gallenblasenkrebs und arteriosklerotische Schrumpfniere; Sohn: 55 Jahre, Tuberkulose beider Nieren, Urämie durch akute hämorrhagische Nephritis.

Familienfälle mit wiederholten Schrumpfnieren.

1. Basel 896. Ro. III. Vater: 66 Jahre, Gießer. Prostatahypertrophie; exzentrische Herzhypertrophie (465 g). Vermutlich Hypertonus. Nieren glatt (260 g). Mutter: 89 Jahre, Schrumpfniere mit Cysten (210 g). Exzentrische Herzhypertrophie (505 g). Sohn: 42 Jahre, Mechaniker. Arteriolosklerose der Nieren. Hypertrophie und Dilatation des Herzens (618 g).

2. Basel 1055. Sig. (Bereits bei Bronchiektasen erwähnt.) 1. Bruder: 64 Jahre. Rectumcarcinom. Arteriosklerotische Schrumpfniere (380 g). Herzhypertrophie (370 g). 2. Bruder: 58 Jahre. Bronchiektasen, Grippe, Nierennarben. Fettherz (450 g). Schwester: 25 Jahre. Lungentuberkulose. Konzentrische Herzhypertrophie! „Chronische interstitielle starke Nephritis". 3. Bruder: 57 Jahre. Bronchiektasen. Arteriosklerotische Nierennarben und Cysten.

3. Basel 1263. Weil. Mutter: 84 Jahre. Allgemeine Arteriosklerose; vasculäre Schrumpfniere (mikroskopisch) (260 g). Herzhypertrophie (550 g!). Sohn: 63 Jahre. Speiseröhrenkrebs. Vasculäre Schrumpfniere (mikroskopisch). Herz 450 g; Nieren 170 g. Allgemeine Arteriosklerose.

Außerdem haben beide: Coronarsklerose, Etat criblé der Stammganglien, chronische Leptomeningitis, Verknöcherung des 1. Rippenknorpels.

4. Basel 95. Blau. Vater: 49 Jahre. Lebercirrhose. Alte Endokarditis. Nieren o. B. Mutter: 80 Jahre. Arteriosklerotische Narbennieren. Sohn: 45 Jahre. Bronchialkrebs. Geringe arteriosklerotische Nierenschrumpfung. Vater und Sohn haben Hirnarteriensklerose.

5. Basel 826. Neu. Mutter: 71 Jahre. Urämie. Chronische Nephritis. Harnsteine. Hirnerweichung. Sohn: 51 Jahre. Schrumpfniere. Hirnblutung. Miliaraneurysmen. Starke Herzhypertrophie.

6. Basel 601. Hein. Mutter: 64 Jahre. *Klinisch:* Nephritis-luica. *Pathologisch:* Geringe chronische Nephritis. Mesaortitis syphilitica. Narbe der Vagina. Alte Endokarditis der Mitralis und Aortenklappen. Tochter: 32 Jahre. Chronische Endokarditis. Sekundäre Schrumpfniere. (Beide selbst seziert.)

7. Basel 1179. Ur. Mutter: 55 Jahre. Endokarditis. Fettsucht. Wassersucht. Leichte Granularatrophie der Nieren. Sohn: 56 Jahre, Bäcker. Schrumpfniere nach Typhus und bei Syphilis. Herzhypertrophie. Nierenwassersucht.

8. München. B. Mutter: 63 Jahre und Sohn 63 Jahre. Beide mit Schrumpfnieren neben Lungentuberkulose. Keine Arteriosklerose.

9. München. N. Vater: 80jähriger Schuhmacher. Senilität. Arteriosklerose. Herzhypertrophie. Granularatrophie der Nieren. Sohn: 27jähriger Maler. Chronische interstitielle Nephritis.

10. Basel 719. Mart. 2 Brüder: *Arteriosklerotische Schrumpfnieren.*

83 Jahre	80 Jahre
Prostatakrebs	—
Arteriosklerotische Schrumpfnieren	Ebenso
Herzhypertrophie (410 g)	Ebenso (400 g)
Mitralis und Aortenklappen verdickt	Verkalkte und geschwürige Endokarditis der Mitralis. Aortenklappen zart
Aortenklappen gefenstert	Ebenso
Brustaorta verkalkt und geschwürig	Brustaorta verkalkt und mit zottigen Auflagerungen
Geschwüre der Bauchaorta	Bauchaorta verkalkt und geschwürig
Starke Coronarsklerose	Geringe Coronarsklerose

<table>
<tr><td>

83 Jahre
Arteriosklerose der Femoralis
Lungenemphysem
Chronische Cholecystitis mit Steinen
—

Größe	167
Herz	410
Leber	1110
Nieren	240
Schädel	17,5/14,5

</td><td>

80 Jahre
Atheromatose der Beingefäße
Ebenso
Gallengrieß
Meckelsches Divertikel

Größe	163
Herz	400
Leber	1290
Nieren	240
Schädel	16,5/15,7

</td></tr>
</table>

11. Basel 1170. Tsch. Der Fall zeigt, wie der vorige, eine starke allgemeine Übereinstimmung der Befunde bei gleichem Habitus, beide Geschwister waren kleinwüchsig. Schwester: 88 Jahre, 136 cm, 31 kg. Arteriosklerotische Schrumpfnieren. Nierengewicht 155 g. Herzgewicht 305 g! Exzentrische Hypertrophie des linken Herzens. Bruder: 66jähriger Schriftsetzer. 141 cm, 45,2 kg. Chronische Bleivergiftung. Urämie. Schrumpfniere. Herzgewicht 506 g. Nierengewicht 222 g.

20. Syphilis.

Die Frage der Ehegattensyphilis ist schon in dem 2. Teil behandelt worden (vgl. S. 84). Die Fragen, die sich hinsichtlich dieser Seuche bei blutsverwandten Familienmitgliedern stellen, sind zum Teil ähnlicher, man kann aber sagen, verschärfter und vielfältigerer Natur. Gäbe es nur eine Syphilis der Ehegatten, beschränkte sich ihre krankmachende Wirkung, wie bei anderen Geschlechtskrankheiten auf die Gatten, so wäre ihre Bedeutung auf die Verminderung von Gesundheit und Arbeitsfähigkeit der unmittelbar Infizierten beschränkt. Durch die Tatsache der diaplazentaren Übertragung wird sie zu einer Seuche von Generationen, und über die Lues congenita hinaus erhebt sich noch die Frage des „Syphilismus", d. h. der blastophthorischen Wirkung der elterlichen Lues in der Form der unspezifischen Gefährdung, d. h. in der Erzeugung einer allgemeinen Minderwertigkeit und Anfälligkeit der Früchte dieser Ehen.

Es dürfte schwer sein, diese Frage auf Grund pathologisch-anatomischer Untersuchungen zu beantworten. Ohne vollständige Stammbäume der Nachkommen syphilitischer Elternpaare wird es z. B. nicht möglich sein, etwas über hohe Kindersterblichkeit oder geringere Lebensdauer, erhöhte Mortalität an nichtluischen Krankheiten bei ihren Abkömmlingen auszusagen.

Ein Haupteinwand gegen die Überwertung pathologisch-anatomischer Beurteilung der Syphilis als Familienkrankheit wird sich aber ebenfalls nicht entkräften lassen, nämlich der Hinweis darauf, daß die Sektion bei klinisch notorischer Syphilis so häufig keinen pathologischen Befund überhaupt ergibt und daß wir selbst im Falle vorliegender autoptischer Befunde nicht imstande sind, etwa zu sagen, wieviel Kinder eines syphilitischen Ehepaares wirklich Syphilis gehabt, bzw. infiziert waren, ebensowenig wie wir in einem solchen Falle sagen könnten, ob die erwachsenen Kinder mit luischen Veränderungen diese von einer angeborenen Infektion haben.

Trotz dieser in der Natur der Methode und dem Wesen der Seuche vorhandenen Beschränkungen dürfte es doch eine Anzahl von Teilproblemen geben, deren Bearbeitung durch pathologisch-anatomische Vergleiche bei Blutsverwandten gefördert werden kann. Da ist u. a. die Frage, ob überhaupt in Familien eine Häufung von visceraler Syphilis vorkommt, ob Anhaltspunkte vorliegen, daß zu solcher besondere, etwa erbliche Dispositionen führen, ob ähnliche Beobachtungen vorliegen, wie sie für Ehegattensyphilis behauptet wurden, daß die Lokalisation der Organsyphilis vom Erreger abhängig ist (vgl. das im Ehegattenkapitel über die neurotrope Lues Gesagte). Oder gibt es gar erbliche Lokaldispositionen für Syphilis unabhängig von der Beschaffenheit eines „Erregerstammes"? Wir wollen voraus bemerken, daß für die Beantwortung dieser Fragen unsere Beobachtungen für eine statistische Bearbeitung zahlenmäßig noch nicht genügen. Aber abgesehen von der unzureichenden Zahl gibt noch ein anderer Umstand zu denken, das ist die Zeit, über die sich notwendigerweise unsere gesammelten Fälle erstrecken. Nicht nur ist die Beurteilung der tatsächlich auf Syphilis zu beziehenden Organveränderungen fortgeschritten, man denke nur an die erst Anfang dieses Jahrhunderts langsam zur Anerkennung gekommene Differentialdiagnose der DÖHLEschen Mesaortitis luetica gegenüber der Arteriosklerose, sondern vor allem ist die für die Erscheinungsform der Syphilis so entscheidend wichtig gewordene neuzeitliche Therapie zu berücksichtigen. War schon seit Jahrzehnten das syphilitische Granulom immer seltener geworden, so ist seit der Einführung der Salvarsantherapie bei uns das Gumma eine Seltenheit geworden. Bestand also vielleicht noch beim Großvater eine Möglichkeit zur visceralen Syphilis oder gar zum Gumma, so würde eine etwaige Disposition zu schwereren syphilitischen Organveränderungen sich gar nicht mehr verraten, wenn rechtzeitig die heutigen wirksamen Heilmittel angewendet wurden. Schließlich kommt noch als Erschwerung für die Auswertung pathologischer Befunde hinzu, daß eine Anzahl Organveränderungen nicht eindeutig sind, etwa Fibrosis testis, glatter Zungengrund, ja daß es schwer halten kann, eine rheumatische Mesaortitis auszuschließen oder bei schwerer Atherosklerose der Brustaorta darunter die Narben der Media durch Syphilis als solche zu erkennen.

Ist diese Schwierigkeit schon für den heutigen Beobachter seines eigenen Sektionsmateriales vorhanden, wie viel mehr bei der Bewertung alter Sektionsprotokolle. Nur die Genauigkeit der W. MÜLLERschen Beschreibungen der Befunde hat es mir ermöglicht, ohne Rücksicht auf seine zeitgebundenen Diagnosen in vielen Fällen die für heute als richtig geltenden Krankheitsbezeichnungen zu bestimmen. Am leichtesten war es natürlich, die Syphilis dann nachträglich zu diagnostizieren, wenn ihre anatomischen Kennzeichen sich im Einzelfall oder über die Generationen hinweg gehäuft hatten. Nicht selten aber gelang es auch, Einzelfälle der damals nicht bekannten luischen Aorteninsuffizienz oder der Mesaortitis syphilitica ausfindig zu machen, besonders da die beschreibenden Ausdrücke bei Müller stereotyp sich wiederholten wie „wulstige“ und „narbige“ Beschaffenheit der Brustaorta, wobei „Endaortitis deformans“ als Diagnose dann zu folgen pflegt.

Obwohl sich meine Amtszeit in Basel unmittelbar an diejenige in Jena anschloß, ist die Häufigkeit der Syphilis im eigenen Sektionsgut dieser Jahre an den beiden Orten doch eine sehr unterschiedliche: auf 1000 Sektionsfälle in Basel trafen zu meiner Zeit 68 Fälle sicherer anatomischer Syphilis (= 6,8%), dagegen in Jena in den Jahren kurz vor dem Weltkriege 96 auf 1000 (= 9,6%). Daß hier örtliche Unterschiede und nicht zeitbedingte vorliegen, ergibt sich erstens aus Vergleichszahlen noch anderer Orte: so hat Gürich für Hamburg und für die Jahrgänge 1914—1924 (dabei allerdings die Kriegsjahre!) aus 23179 Sektionen die Zahl der anatomisch faßbaren Syphilisfälle mit 35% berechnet, also rund 5mal mehr als in Basel; ich selbst erinnere mich in Kiel — Hafenstadt wie Hamburg! — seinerzeit auch viel mehr schwere Syphilis am Sektionstisch als später gesehen zu haben; nicht ohne Grund sind meine dortigen Lehrer Heller und Döhle die Entdecker der syphilitischen Mesaortitis geworden!

Aber das zeitliche Moment, auf das oben schon hingewiesen wurde, ist neben dem örtlichen nicht zu unterschätzen; dies ergibt sich besonders aus dem Vergleich meines eigenen Jenaer Sektionsgutes (1911—1922) mit demjenigen meines dortigen Vorvorgängers W. Müller (1864—1908); es wird auch für den Leser des Folgenden aus den kurzen Angaben über syphilitische Familien hervorgehen. Auf diese sicher zeitbedingten Unterschiede in der Erscheinungsweise des örtlichen Syphilisvorkommens muß deshalb noch besonders hingewiesen werden, weil dadurch eine bisher nicht berührte wichtige Teilfrage in dem Problem der Familiensyphilis noch schwieriger gestaltet wird, das ist die Frage nach der Verstärkung oder Abschwächung der Syphilis in den aufeinanderfolgenden Generationen. Wir selbst können diese Frage kaum in Angriff nehmen, weil die Geschlechterfolge zu klein ist und unsere Beobachtungszeit in die Periode der wirksamen Bekämpfung der Syphilis hineinfällt. So darf der Eindruck, den man als wesentlichen aus den folgenden Anführungen von Einzelfällen erhalten wird, nämlich den der überwiegenden Abschwächung der kindlichen Syphilis gegenüber der elterlichen, nicht ohne Einschränkung als die Wirkung des natürlichen langsamen Seuchenganges ansehen.

In diesem Zusammenhange ergibt sich noch eine Schwierigkeit für den Pathologen, d. i. die Unmöglichkeit, in gewissen Fällen zu unterscheiden, ob die Folgen angeborener oder erworbener Lues vorgelegen haben. Von vornherein wird freilich anzunehmen sein, daß luische Veränderungen bei Erwachsenen Lues acquisita und solche bei Kindern Lues congenita bedeuten dürften. Dies berührt freilich die oben erörterte Frage der Verstärkung oder Abschwächung in der Geschlechterfolge nur zum Teil, indem eine Durchseuchung ja auch die Disposition in dem oder jenem

Sinne gegenüber den Folgen einer erst im erwachsenen Alter erworbenen Syphilis ändern könnte.

Ich wende mich nun zur Wiedergabe einer Anzahl ausgewählter Fälle, welche die eben angeführten Punkte belegen sollen.

1. Jena 1048 f. Sei. Vater: 59 Jahre alter Beamter. († 1906.) Hämoptoe bei chronischer Lungentuberkulose. Aorta ascendens stark gelbweiß gewulstet und verkalkt. Tochter: 3 Tage. † 1882. Fragliche Diagnose. Sohn: 4 Jahre. † 1884. Miliargummen des Schädels. Caries des 9. Brustwirbels. Chronische Pneumonie der Unterlappen. Sohn: 2 Jahre. † 1892. Masern und Rachitis.

Der erste Fall soll (neben den später noch anzuführenden) ein Beispiel für die Schwierigkeit der Deutung älterer, wenngleich genauer Sektionsprotokolle geben und die so häufige Gleichzeitigkeit von Syphilis und Tuberkulose in der Familie zeigen.

Dieser Fall bietet gleichzeitig ein Beispiel für die in älteren Protokollen häufig anzutreffenden ungewöhnlichen Formen der Lues (1. Sohn). Die Aortenveränderung beim Vater dürfte am ehesten eine durch Arteriosklerose überdeckte Mesaortitis gewesen sein, den sonst in MÜLLERs Protokollen gebräuchlichen Wendungen entsprechend.

2. Jena 365 f. Gott. Vater: 44jähriger Sattlermeister. † 1901. Chronische Lungentuberkulose. Fragliche Syphilis der Aorta. („Arteriosklerose.") Sohn: Neugeboren, 7 Tage. Schädelbruch. Meningitis. „Syphilom der Vena cava. † Thrombose."

Ein anderer ungewöhnlicher Sitz von Lues congenita tritt uns hier bei dem Kinde wiederum eines tuberkulösen Vaters, selbst mit fraglicher Aortensyphilis behaftet, entgegen.

Die beiden nächsten Fälle haben das gemeinsam, daß das ungewöhnlich frühe Alter der Organveränderungen ihre Entstehung durch Lues congenita wahrscheinlich macht. Freilich sprechen bei der 26jährigen verheirateten Schwester (Jena, Nr. 766) von 4 ohne Lues congenita befundenen Geschwistern die Narben der Scheide dagegen; es könnte sich bei ihrer Mesaortitis auch um eine sehr früh erworbene Syphilis handeln, da eine solche im allgemeinen kaum schneller als 8—10 Jahre nach dem Primäraffekt sich entwickeln dürfte.

Der zweite Fall (Jena 1378) könnte als syphilitische, weil juvenile Lebercirrhose gelten und müßte dann auch als kongenital-luisch gedeutet werden (oder als Syphilismus und zu den weiter unten gegebenen Beispielen hiefür gehören?).

3. 766. Kühn. 5 Geschwister: 26jährige Frau. Lungentuberkulose. Luische Mesaortitis! Narben der Scheide. 4 Geschwister in frühem Kindesalter gestorben und seziert. Nichts von Syphilis.

4. 1378 f. Zunkel. Vater: 78jähriger Hutmacher. † 1899. Emphysem. Syphilitische Narbe. Phimose. Sohn: 23jähriger Hutmacher. † 1887. Lebercirrhose.

Eine zweite Gruppe von Fällen soll Beispiele für familiäre Ausbreitung der Syphilis schlechthin bringen.

In der folgenden Familientafel (Göt.-Jena Abb. 96) bedeuten die schwarz markierten die mit anatomischer Syphilis behafteten Mitglieder, die mit leeren Ringen bezeichneten die sezierten Verwandten ohne anatomisch nachweisbare Syphilis und die eingeklammerten die nichtsezierten zum Verständnis des verwandtschaftlichen Zusammenhangs wiedergegebenen Personen.

5. Göt. (siehe Stammbaum).

Nr. 1. 30 Jahre alt. † 1891. Lungentuberkulose.

Nr. 2. ¹/₂ Jahr alt. † 1886. Darmkatarrh.

Nr. 3. 9 Wochen alt. † 1891. Generalisierte Tuberkulose.

Nr. 4. 62jähriger Handarbeiter. † 1903. Alkoholismus. Delirium.

Nr. 5. 5¹/₂ Jahre alt. † 1887. *Lues congenita* (Milz und Leber). Rachitis.

Nr. 6. 47jähriger Handelsmann. † 1897. Mitralfehler.

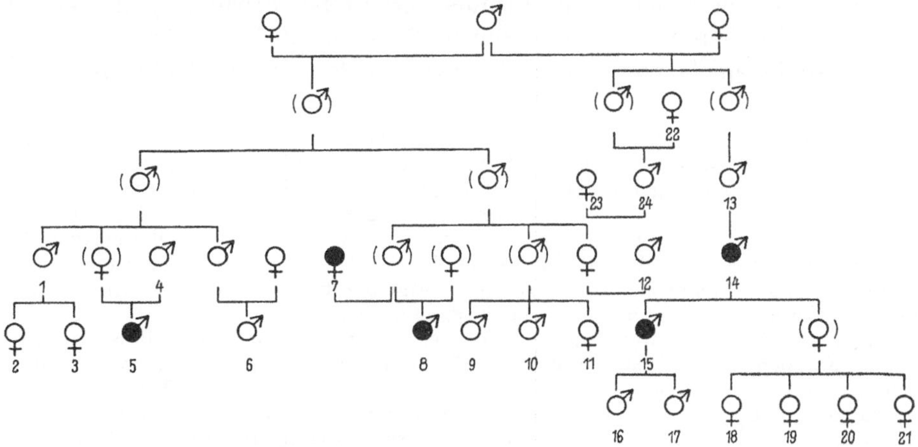
Abb. 96. Verbreitung anatomisch nachweisbarer Syphilis in einer Familie.

Nr. 7. 42jähriges Weib. † 1884. Lebercirrhose und *syphilitische Lebernarben.* Geschwür der Scheide. *Gummen des Stirnbeins.* Syphilitische Arthritis des linken Schultergelenks.

Nr. 8. 3 Monate alter Knabe. † 1887. *Syphilitischer Ausschlag der Haut.*

Nr. 9—11. Jung gestorbene Kinder ohne anatomische Syphilis.

Nr. 12. 56jähriger Arbeiter. † 1906. Lungentuberkulose.

Nr. 13. 71jähriger Maurer. † 1877. Prostatahypertrophie. Paranephritische Abscesse.

Nr. 14. 68jähriger Maurer. † 1897. Sarkom des Oberschenkels. Operativer Defekt des einen und *Narben des* anderen *Hodens. Aorta gewulstet.*

Nr. 15. 29jähriger Stubenmaler. † 1892, dem Vater ähnlich. Selbstmord. *Syphilome beider Hoden.* Endaortitis der Aorta. Erhaltene Stirnnaht.

Nr. 16. 7jähriger Knabe. Tuberkulöse Basilarmeningitis. Keine Lues. Erhaltene Stirnnaht.

Nr. 17. ³/₄jähriger Knabe. Rachitis. Darmkatarrh.

Nr. 18—21. 4 kleine Kinder, ohne Lues, davon Nr. 21 mit erhaltener Stirnnaht.

Nr. 22. 74jährige Arbeitshäuslerin. Erysipel. Croupöse Pneumonie.

Nr. 23. 30jähriger Arbeiter. Dementia senilis. Fleckige Verödung der Hoden.

Nr. 24. 51jährige Arbeitersfrau. Croupöse Pneumonie. Verwachsung der Adnexe, Hydrosalpinx. Hornhautgeschwür. Aorta „gewulstet".

Die Tafel zeigt erstens die anatomisch-negativen Fälle bei vermutlich vorhandener Syphilis (z. B. Nr. 4, da dessen Sohn an Lues congenita starb). Ebenso gehört wohl auch die Syphilis der Personen 7 und 8, Stiefmutter und Stiefsohn, zusammen, der Vater der letzteren bzw. Mann der beiden

Frauen und die Mutter sind leider nicht seziert; aber die 2. Frau muß bald in ihrer Ehe infiziert worden sein, da ihr Kind 3 Jahre nach dem Tode der 1. Frau mit Lues zur Welt kam.

Der kleinere Stammbaum einer nahen Seitenlinie der vorigen Familie zeigt die Lues in 3 Generationen, wobei es sich vielleicht schon beim Sohne (15) des Großvaters (13) um Lues congenita (Aortitis und Gummen beider Hoden mit 29 Jahren) handelt (vgl. das oben über ungewöhnliche Fälle von Spätsyphilis bei Jugendlichen Angeführte!). Im Gegensatz zu einem von 2 Kindern (16 und 17 Jahre) dieses Sohnes sind die 4 Kinder einer Tochter nicht mit Zeichen angeborener Syphilis behaftet gewesen. Der offenbar vererbliche Metopismus (erhaltene Stirnnaht) in beiden Descendentenreihen beweist ihre blutmäßige Zusammengehörigkeit.

Weitere Beispiele von Syphilishäufung in der Familie bieten folgende Fälle:

6. Jena 1126 f. Schm. VII. Vater: 66 Jahre, Färber. † 1880. Krebs der Speiseröhre. Syphilitische Narbe des Gaumens. Mutter: 74 Jahre. † 1900. Emphysem. Bronchopneumonie. Sohn: 50jähriger Färber. † 1904. Interstitielle Hepatitis (Cirrhose). Syphilitische (?) Schrumpfniere. Enkelin, Tochter des Vorigen: 3 Tage. † 1890. Bronchopneumonie. Tochter: 68 Jahre, verheiratet. † 1915. Luische Mesaortitis. Obliteration des Herzbeutels. Chronische Endokarditis. Narben der Scheide. Verschluß des Muttermundes. Mann der Vorigen: 63jähriger Kommerzienrat. Embolie der Pulmonalis. Narbe der phimotischen Vorhaut. „Arteriosklerose" bis in die Bauchaorta.

7. Jena 18. Ap. Großvater: 69jähriger Maurer. † 1883. Lebercirrhose. Prostatahypertrophie. Fragliche Aortenlues. Großmutter: 70 Jahre. † 1884. Senile Gangrän. Gallensteine. Atherosklerose. Lues? Vater: 59 Jahre. Couleurdiener. † 1896. Hirnerweichung. Schlaganfall. Atherosklerose. Lues? Enkel: 1 Tag alt. † 1869. Lues congenita.

8. Jena. Zer. Urgroßmutter: 78 Jahre. † 1867. Strangulationsileus. Großvater: 62jähriger Justizrat. † 1884. Diabetes. Syphilitische Hirnerweichungen. Verwachsungen der Hodenscheidehaut. Aorta stark gewulstet, gefleckt, teilweise verkalkt. Schwester dieses: 76jährige Rentnerin. † 1898. Mammakrebs. Iritis. Hornhautgeschwür. Hymen erhalten. Enkelin: 3 Monate alt. † 1890. Hornhautgeschwür. Syphilitische Geschwüre von Rachen und Kehlkopf.

9. Jena 898 f. Neu. Vater: 57 Jahre alter Posamentier. † 1867. Luische Aorteninsuffizienz. Aortenaneurysma. Sohn: 26jähriger Buchhändler. † 1885. Typhus. Verwachsungen der Aortenklappen. Verwachsungen der Hodenscheidehaut. Narbe des Frenulums. Aorta nur gefleckt.

10. Jena 978 f. Pol. Schwester: 71 Jahre. † 1886. Mitralinsuffizienz. Aorta, besonders im Bogen, gewulstet und gefleckt. Bruder: 76jähriger Arbeiter. † 1903. Chronische syphilitische Pneumonie des rechten Mittellappens. Syphilitische Cirrhose der Leber. „Endaortitis der Aorta". 2. Schwester: 57 Jahre, ledig. † 1892. Aortenaneurysma mit Perforation in Bronchus. Alte Perimetritis und Adnexitis. Narbige Atresie des Muttermundes.

11. Jena 1206 f. Sto. Großvater: 70jähriger Professor. † 1885. Croupöse Pneumonie. Großmutter: 80 Jahre. † 1903. Herzthromben. Senilität. Vater: 64jähriger Privatdozent. † 1905. Aortenklappeninsuffizienz. Mitralfehler. Aorta gewulstet. Apfelgroßes Aneurysma der Aorta ascendens. 1. Sohn: Totgeboren. † 1883. Ascites. Hydrothorax. 2. Sohn: Totgeboren. † 1884. Lues congenita. Feuersteinleber. Osteochondritis syphilitica. 3. Sohn: 3 Wochen alt. † 1894. Gastroenteritis.

Dieser Fall leitet bereits zur nächsten Gruppe, zur *„Lues congenita"*, vor allem solcher von Geschwistern, über. Hierbei wären z. B. gewöhnliche Fälle wie die folgenden zu verzeichnen:

1. Jena 209 f. Dec. Mädchen: Totgeboren. 38,7 cm. † 1901. Lues congenita. Knabe: Totgeboren. 49,7 cm. † 1902. Lues congenita. Pemphigus.

2. *Jena 533. Hel. II.* Knabe: 34 cm. † 1873. Totgeburt. Lues congenita. Knabe: 9 Monate. † 1879. Lues congenita. Knabe: 3 Monate. † 1880. Lues congenita. Gumma des Schädels. Kondylome des Afters. Leberschwellung.

3. *38/1908. Mü.* Mutter: 26jährige Fabrikarbeiterin. Lues und Tuberkulose der Lungen. Strahlige Narben des Hilus und der Pleura. Kleine Kavernen ohne Knötchen; andere Kavernen mit Knötchen. Perimetritis. Tochter: $2^1/_2$ Monate. † 1907. Lues congenita.

4. *Basel 466f. Hes. II.* Vater: 68jähriger Portier. † 1904. Tuberkulöse Coxitis. Lungentuberkulose. Sohn, aus 1. Ehe: 36jähriger Bautechniker. † 1919. Kavernöse Lungentuberkulöse. Fissura sterni. 2. Frau: 70 Jahre. † 1925. Rezidivierender Mammakrebs. Keine syphilitischen Veränderungen. Tochter aus 2. Ehe: 1 Tag. † 1894. Lues congenita. Frühgeburt.

5. *Basel 495f. Hof.* Vater: 56 Jahre. † 1925. Chronische Lungentuberkulose. † Mesaortitis luetica. Sohn: 10 Jahre. † 1916. Speiseröhrenverätzung. HUTCHINSONsche Zähne.

6. *175/1908. Mü.* Vater: 48jähriger Mann. Lungengangrän. Embolie. Nichts von Syphilis. Sohn: 1 Monat. † 1893. Lues congenita.

Sodann solche mit unterschiedlichem Befund, wobei auf die Todesjahre zu achten ist.

7. *Basel 1194f. Vo. I.* Bruder: 5 Jahre. † 1910. Appendicitis. Peritonitis. Wassermann positiv. Schwester: 4 Jahre. † 1910! Appendicitis. Peritonitis (3 Monate später). Wassermann negativ.

8. *Basel 1094f. Ste. II.* Knabe: 5 Monate. † 1912. Lues congenita. Osteochondritis syphilitica. Feuersteinleber. Wassermann positiv. Bruder: 3 Monate. † 1916. Lues congenita. Osteochondritis syphilitica. Keine Feuersteinleber (mikroskopisch!). Wassermann positiv. Pneumokokkenmeningitis.

Im Falle (Boch.) Jena 137 werden z. B. in 2 aufeinanderfolgenden Jahren 2 Kinder geboren, von denen wiederum nur das eine eine anatomisch sich verratende Lues hat; ähnlich in den weiteren Fällen.

9. *137f. Boch.* Mädchen: † 1905. Lues congenita. Pemphigus. Milztumor. Mädchen: † 1906. Darmkatarrh. Nichts von Syphilis.

10. *Jena, 10f. Anger. I.* Mädchen: Totgeboren, mit Lues congenita. Bruder: 7 Jahre später *totgeboren,* ohne Lues congenita.

11. *Basel 742f. Mers.* Knabe: 1 Jahr. † 1918. Otogene Meningitis. Bruder: 4 Tage. † 1921. Lues congenita. Osteochondritis syphilitica.

Bei Geschwistern, die, obgleich bald hintereinander geboren, verschiedenes Alter erreichten, ist das Verschwinden (,,Verwachsen'') der Syphilis eher verständlich, so bei:

12. *Basel 760f. Mey. V.* Schwester: Neugeboren. † 1897. Lues congenita. Bruder: 27jähriger Gärtner. † 1927. Influenza.

Bemerkenswert ist der Unterschied syphilitischer Veränderungen bei Zwillingen:

13. *Jena 123f. Blüt. I.* Knabe: Frühgeburt, 39,5 cm. † 1901. Syphilitische Osteochondritis. Mädchen: Zwilling des Vorigen. 3 Wochen. Bronchopneumonie. Mädchen: Frühgeburt. † 1903. 42 cm. Lues congenita. Maceriert. Mädchen: Totgeburt. 48 cm. † 1907. Lues congenita. Maceriert.

14. *Basel. Blat.* Zwillinge: † 1919. Weibliche eineiige Zwillinge. 1. Zwilling: 1919 totgeboren. Hydramnion. Keine Osteochondritis. 2. Zwilling: † 1920. Lues congenita. Osteochondritis.

Im folgenden Falle nahm die Klinik ,,konstitutionelle'' Syphilis an, was in der damaligen Ausdrucksweise so viel wie Lues congenita bedeutete:

15. *Jena 1073f. Spit.* Vater: 61jähriger Bau-Inspektor. † 1877. Emphysem. Syphilitische Eichelnarbe. Verwachsungen beider Hoden. Mutter: 61 Jahre. † 1885. Gebär-

mutterkrebs. Aorta gewulstet und gefleckt. Sohn: 33jähriger Architekt. † 1878. *Klinisch:* „Konstitutionelle Lues." *Pathologisch:* Chronische Lungentuberkulose. Syphilitische Narbe des weichen Gaumens. Verwachsungen der Hodenscheidehaut.

Im nächsten Falle dürfte es sich trotz des Verdachtes einer Mesaortitis luetica beider Eltern bei dem Sohn eher um die Folgen erworbener Lues handeln:

16. Jena 1183 ff. Schwa. II. Vater: 66 Jahre. † 1870. Herzruptur wegen Infarkt. Narbe des Gliedes. Endarteriitis deformans aortae. Mutter: 64 Jahre. † 1871. Croupöse Pneumonie. Endarteriitis deformans aortae. Sohn: 51jähriger Rektor. † 1889. Progressive Paralyse. Graue Degeneration der Hinterstränge. Aorta wenig gewulstet.

Zum Vergeich verweise ich hingegen auf den Fall einer progressiven Paralyse bei einem 15jährigen Jungen und einem 4jährigen Knaben:

17. München. Sau. P. Vater: 45jähriger Briefträger. † 1910. Verblutung aus Ulcus ventriculi. Chronisches Emphysem. Fettherz. Keine Lueszeichen. Sohn: 4 Jahre. † 1910. Progressive Paralyse. Generalisierte Miliartuberkulose. Verkäste Lungenhilusdrüsen.

18. München 576/1908. Bruder: 15jähriger Goldarbeiterssohn. Progressive Paralyse. Gehirn 760 g. Schwester: 8 Wochen. † 1902. Nichts von Lues.

Im Hinblick auf die oben gestreifte Frage einer Verstärkung oder einer Abschwächung familiärer Syphilis in der Descendenz seien folgende Fälle erwähnt:

19. Jena 469. Hart. Vater: 64 Jahre. † 1896. Spontanfraktur der Wirbelsäule bei Nierenkrebs. Syphilitische Lebernarben. Linksseitige tuberkulöse Kreideherde der Lungenoberlappen. Tochter: Alter? Erwachsen. † 1908. Chronische Lungentuberkulose. Schwere syphilitische Narben des Schädels, des Gesichtes, der Mundhöhle, der Scheide, der Haut, der Beine. Mesaortitis syphilitica.

20. Jena 908 f. No. Mutter: 56 Jahre. † 1886. Perforiertes Aortenaneurysma. Pelveoperitonitis nach Operation. Syphilom der rechten Niere. Syphilitische Exostosen des Schädels. Schwielige und geschwürige Veränderungen der Aortenwand. Sohn: 38jähriger Baumeister. † 1890, im Irrenhaus. Dementia paralytica. Narbe des Gliedes. Aorta gefleckt. Hoden o. B.

Auch der oben unter Nr. 16 angeführte Fall (Schw. II) gehört hierher. Außer den schon gebrachten Beispielen von anatomisch nicht erweisbarer Syphilis bei syphilitischen Ascendenten noch folgende hieher gehörige Fälle:

21. Jena 1146 f. Schme. Großmutter: 88 Jahre. † 1893. Emphysem. Syphilitische Narben des Schädels und der Lungen. „Syphilitische Pleuraschwarte." Vater (Sohn der Vorigen): 45jähriger Bademeister. † 1881. Croupöse Pneumonie. Alte Rachitis. (Schädel, Wirbelsäule, Becken.) Mutter (Frau des Vorigen) und 3 Enkel seziert: nichts von Syphilis. (Desgleichen nicht bei Schwester und Nichte der Großmutter.)

22. Jena 680 f. Kämp. Vater: 54jähriger Barbier (Chirurg). † 1878. Plötzlicher Tod. Beginnende Arteriosklerose. Starker Kropf. Mutter: 47 Jahre. † 1874. Ileotyphus. Syphilitische Narbe der Scheide und des Rachens. Empyem der Gallenblase mit Steinen. Tochter: 60 Jahre. † 1910. „Chronische Endokarditis der Aortenklappen mit Stenose und Insuffizienz (Lues?). Hydrops der Gallenblase mit Verschlußstein. Keine sicheren Zeichen von Lues.

Hieher gehört auch der weiter unten in anderem Zusammenhang (Tuberkulose) erwähnte Fall Zei.-Jena 342.

Eine Erfahrung hat sich öfters wiederholt: Sektionen von Kindern syphilitischer Eltern im Kleinkindesalter und der Pubertät zeigen außerordentlich selten luische Organveränderungen (vgl. u. a. den Fall Sch.-Mü. unten). Es ist als ob es sich schon um die Zeit der Geburt entschiede, ob die Lues lebensgefährliche Grade und Formen annimmt oder nicht. Eine anatomisch unsichtbare Syphilis kann mit gewissem Recht als eine leichtere Form angesehen werden und daher kann es uns nicht wunder nehmen, wenn wir, wie in folgendem Falle, auch in der Nachkommenschaft ihr nicht mehr auf dem Sektionstisch begegnen:

23. *Jena 35f. Bec.* Vater: 63 Jahre. † 1920. Wassermann mit 2 positiven Zeichen. Anatomisch nichts. Sohn: 37 Jahre. † 1922. Lungentuberkulose. Nichts von Syphilis.

24. *München. Schmid. R.* Vater: 38jähriger Tapezierer. † 1910. Chronische, zum Teil kavernöse Lungentuberkulose. Glatter Zungengrund. Starke beiderseitige Hodenschwielen. Herzschwielen. Struma. Sohn: 5 Jahre. † 1910! Chronische hämorrhagische Glomerulonephritis. Wassersucht. Alte Käse- und Kalkherde der Bronchiallymphknoten. Struma. Aorta mit zarten Querrunzeln.

In diesem Falle dürften die „Querrunzeln der Aorta" kaum einen von den sonst sehr seltenen Fällen einer juvenilen Mesaortitis bedeuten.

Im folgenden Fall wäre, wenn es sich beim letzten Kinde nicht um eine falsche Diagnose bezüglich der Syphilis handelt, denkbar, daß das zuletzt geborene und allein syphilitische Kind des Vaters dessen Lues erst verrät, als er als Erzeuger bereits durch seine später tödliche Krankheit geschwächt war; vorausgesetzt natürlich, daß er tatsächlich der Erzeuger war (auch von unseren Fällen leidet eine Anzahl unter der Möglichkeit des Pater incertus).

In Basel (Fam. Sol.) sezierte ich 2 Kinder aus einer Geschwisterreihe, die samt der Mutter 1915 vom Vater syphilitisch infiziert worden waren. Obwohl die Wa.R. bei allen Kindern schwach positiv geworden war, fand ich bei der Tochter von 11 Jahren (S.-Nr. 627, 1922) keinerlei anatomische Zeichen von Lues (Tod an Streptokokken-Allgemeininfektion aus Osteomyelitis der Tibia). Ein im Jahre 1925 sezierter 16jähriger Bruder, bei dem im Jahre 1917 eine Hg-Kur gemacht worden war mit dem Erfolg, daß die schwach positiv gewesene Wa.R. negativ wurde, und der an schwerer Grippe starb, bot ebenfalls keine syphilitischen Organveränderungen.

Verrät sich aber die elterliche Syphilis am Körper der Nachkommen auch nicht wieder als Syphilis, so drängt doch die alte Frage nach der blastophthorischen Wirkung der Syphilis in der Geschlechterfolge oder die Frage des sog. „Syphilismus", nach immer neuen Beantwortungen.

Da wäre z. B. auf die große Kindersterblichkeit in syphilitischen Familien hinzuweisen, auf die Anfälligkeit gegen Bronchopneumonie, Darmkatarrh und Infektionskrankheiten. Nur ein Beispiel sei herausgegriffen:

25. *Jena 1347f. Zen.* Vater: 55jähriger Packmeister. † 1891. Tabo-Paralyse. 4 Kinder: 2½jähriger *Knabe* † 1884. 2jähriger Knabe † 1884. 1jähriger Knabe † 1887. 6 Wochen altes Mädchen † 1872. Sämtlich ohne anatomische Syphilis.

Vorzeitiges Altern bei Syphilitikern ist bekannt. Ein Fall von solchem beim Sohne eines Syphilitikers ist folgender:

26. *758f. Küh.* Großvater: 68jähriger Maurer. † 1873. Tabes dorsalis. Embolische Hirnerweichungen. Arteriosklerose. Sohn: 43jähriger Maurer. † 1890. Schädelbruch. Vorzeitiges Altern. Greisenbogen. Tochter: 2 Jahre. † 1885. Miliartuberkulose bei Bronchialdrüsentuberkulose.

Vermehrte Mißbildungen sind mir hingegen nicht aufgefallen, mit der Ausnahme — die ein Zufall sein könnte —, daß öfter in der männlichen Nachkommenschaft Kryptorchismus gefunden wurde:

27. Jena. Huf. Vater: 81jähriger Bäcker. † 1888. Pleuraempyem. Chronisches Emphysem. Syphilitisches Aneurysma der Brustaorta. Narbe der Frenulums. 1. Sohn: 72jähriger Bäcker. † 1904. Phimose mit Narbe. Beiderseitiger *Kryptorchismus*. Lungenemphysem. Erweichungsherde des Gehirns. „Aorta gewulstet, im Boden verkalkt." 2. Sohn: 45 Jahre, Eisenbahnbeamter. † 1879. Chronische Lungentuberkulose. Amyloidose. Wulstung und Fleckung der Aorta. Tochter: 35 Jahre. † 1888. Geisteskrank. Emphysem. Endaortitis (nur Flecken). Nichte des Vaters: 43 Jahre, ledig. Chronische und aktivierte Tuberkulose. Alte Syphilis (syphilitische Narben der Scheide und des Gaumens, „Endaortitis").

28. 992f. Reich. I. Mutter: 82 Jahre. † 1901. Abgelaufene eitrige Peritonitis. Geschwüriges Gumma am rechten Stirnbein. Durchbruch von Gallensteinen. Sohn: 33 Jahre. † 1896. Chronische Tuberkulose. Rechtsseitiger *Kryptorchismus*. Hypoplasie des linken Hodens.

29. Basel 1043. Seng. Vater: 64jähriger Kaufmann. † 1928. Progressive Paralyse. Schwere Mesaortitis luetica. Hodenverwachsungen. Luische Narbe des Kehlkopfeinganges. Sohn: 27jähriger stud. phil. † 1920. Lymphogranulomatose mit ungewöhnlich starker Generalisation. Wassermann negativ. *Monorchie.* Verdickung der harten Hirnhaut.

Sehr auffällig war mir bei der Bearbeitung meiner Familien das häufige Zusammentreffen von Syphilis und Tuberkulose, und zwar besonders der Tuberkulose in der Descendenz. Gewiß könnten dafür auch noch andere Gründe als eine allgemeine durch Keimverderbnis bedingte Schwächung angeführt werden; es sind dieselben zum Teil soziologischen Bedingungen, die als äußere Faktoren in der Phthisiogenese anerkannt sind. Da aber, wenigstens hier, die Frage weder rechnerisch noch sozialhygienisch angegriffen werden kann, mag wenigstens eine Anzahl Beispiele wiedergegeben werden. Es sind nicht alle, einzelne sind schon in den obenerwähnten Familien, die unter andere Gesichtspunkte eingereiht sind, nebenbei erwähnt oder folgen noch (vgl. Huf., Hanf. II-Jena 459, Reich. II, Bec. 35, Sau., P.-Mü. Spitt. 1073).

30. Jena. Küch. Vater: 46 Jahre. † 1896 an Epilepsie. Syphilis beider Hoden und Hodenverwachsungen. Verdickungen des Periosts des Stirnbeins. Keine Tuberkulose. Tochter: 9 Jahre. Chronische Tuberkulose der Lungen und Lymphdrüsen. Uterus und Tubentuberkulose. Nichts von Syphilis.

31. Jena 429f. Ha I. Vater: 77jähriger Rentner. † 1892. Emphysem. Wassersucht. Mutter: 75 Jahre. † 1890. Endokarditis der Aortaklappen und Mitralis. Narben des weichen Gaumens. Aorta stark gefleckt und gewulstet. Sohn: 61jähriger Pfarrer. † 1903. Chronische Lungentuberkulose. Syphilome der Leber. Graue Degeneration der Hinterstränge. Verwachsung der Vorhaut mit Eichel.

32. Jena 814. Lo. Vater: 64jähriger Stellmacher. † 1894. Aortenstenose. Syphilis (Narben der Glans). Endaortitis. Tochter: 26 Jahre, ledig. Chronische Lungentuberkulose.

33. Jena 1342f. Zei. Vater: 66jähriger Rentner. † 1887. Chronische Lungen- und Darmtuberkulose. Narbe der Vorhaut. „Endaortitis." Aorta weiß und gewulstet, stellenweise verkalkt. Mutter: 55 Jahre. † 1874. Gelenkrheumatismus. Beiderseitige Spitzennarben mit Käseherden. Endarteriitis deformans aortae. Endokarditis der Aortenklappen. Sohn: 25jähriger Kaufmann. † 1880. *Klinisch:* Lues + Tuberkulose. *Pathologisch:* Syphilitische Narbe des Gliedes. Narbe und Geschwür der linken Tonsille. Perforation des Nasenseptums. Chronische Lungentuberkulose.

34. Jena 1230f. Tromm. Großvater: 78jähriger Kantor. † 1869. Emphysem. Aortenstenose und Insuffizienz bei Endaortitis deformans. Vater: 84jähriger Fleischer. † 1883. Syphilitische Hirnerweichung. Narbe des Frenulums. Mutter: 64jährig. † 1885. Bronchopneumonie. Sohn: 34jähriger Fleischer. † 1881. Typhus. Tuberkulöse Kaverne. Tochter des Großvaters: 52jährige Köchin. Lungentuberkulose. Perimetritische Verwachsungen. Weitere *sezierte Verwandte* ohne Lues, bis auf einen Großneffen des Großvaters. Dieser starb 1878, 38jährig, an progressiver Paralyse im Irrenhaus. Sein Vater hatte Lebercirrhose. Chronisches Lungenemphysem. Wassersucht.

35. Basel 212f. Diet. Vater: 55jähriger Austräger. † 1884. Progressive Paralyse. 1. Tochter: 50 Jahre. † 1921. Chronische Lungentuberkulose. Amyloidose. 2. Tochter: 54 Jahre. † 1927. Mammakrebs. Basedow. Tuberkulöse Lungennarben.

36. Basel 1069f. Spre. Vater: 49jähriger Marmorschleifer. † 1915. Perforation eines Aortenaneurysmas in Speiseröhre. Mesaortitis luetica. Tochter: 19jährige Arbeiterin. † 1920. Kavernöse Lungenphthise.

37. Basel 273f. Fad. Vater: 33 Jahre. † 1925. Akute und chronische Tuberkulose. Lues latens. Tochter: 5 Jahre. † 1925! Miliartuberkulose. Tuberkulöse Meningitis. Nichts von Lues.

Das Gegenstück zu den vorigen Fällen bildet gewissermaßen die folgende Gruppe, die sich durch eine *Wiederholung gleicher Organsyphilis* auszeichnet. Waren in den letzten Fällen nur mehr fragwürdige unbestimmte oder keine Zeichen von Familiensyphilis vorhanden, so werfen die folgenden Fälle mit ihrer Organotropie, wie oben schon ausgeführt wurde (S. 284), die Frage auf, ob Zufall, ob Eigenart des Erregers, ob erbliche Disposition die Wiederholung des speziell-pathologischen Organbefundes bedingt. Vorausgeschickt sei aber ein Fall, wo Vater und Mutter gleiche Lokalisation der Syphilis hatten, der Sohn überhaupt keine Organlues darbot:

38. Jena 251f. Eh. Vater: Buchdrucker. † 1874. Emphysem. Deformierende Endaortitis. Zahlreiche narbige Einziehungen der Hoden und Leberoberfläche. Mutter: 74 Jahre. † 1887. Syphilitische Narben des Gehirns und Kleinhirns. Syphilitische Narben der Leber, der Scheide und des Schädels. Schwielige Verdickungen der Aorta. Fragliches Gumma der Nebenniere. Sohn: 40jähriger Schriftsetzer. † 1872. Gonokokkensepsis. Nichts von Lues.

In den beiden folgenden Fällen wiederholte sich die Lokalisation der Syphilis:

39. Basel 586f. Ker. II. Vater: 60jähriger Kaufmann. † 1919. Mesaortitis luetica. Sohn: 41jähriger Kaufmann. † 1927. Mesaortitis luetica.

40. Jena 268f. Fei. Vater: 62jähriger Rendant. † 1892. Dementia paralytica. Tabes. Syphilitische Encephalomalacien. Endarteriitis aortae. Syphilitische Narben des rechten Hodens. Narben des Rachens. Cirrhose des rechten Mittellappens. Aorta gewulstet. Chronische Endokarditis der Mitralis und Tricuspidalis. Sohn: 44jähriger Rentner. † 1899. Dementia paralytica + Alkoholismus. Syphilitische Orchitis. Chronische Endokarditis der Mitralis. Narbe der Hodenscheidehaut und Eichel. Aorta weiß gefleckt.

Aber beide Male handelt es sich um so häufige Formen der visceralen Syphilis, daß hieraus kein Schluß gezogen werden kann auf eine besondere Organdisposition oder Erregervariante. Im Vergleich zu der Zahl nicht übereinstimmender Syphilisfälle bei Familienmitgliedern ist die Zahl der Fälle mit homologer Lokalisation verschwindend klein.

Durch die beiden folgenden Fälle wird die Frage nahegelegt, ob etwa die Lokalisation der Syphilis an einem Organ durch eine allgemeine pathologische Disposition desselben mitbedingt wird, etwa in dem Sinne, daß ein syphilitisch infiziertes Mitglied einer „nierenschwachen" Familie eine Nierensyphilis oder Syphilitiker einer zu Arterienveränderungen veranlagten Sippe Mesaortitis bekommen. Der erste der beiden folgenden Fälle zeigt eine Mutter mit syphilitischer Nephritis, die Tochter mit nichtsyphilitischer Schrumpfniere; der zweite Fall bringt bei 2 Kindern eines syphilitischen Vaters mit Mesaortitis luetica eine juvenile Atherosklerose der Aorta im Alter von 25 und von 15 Jahren!

41. Jena 601f. Hein. Mutter: 64 Jahre. † 1917. Klin.: Syphilitische Nephritis. Geringe Mesaortitis. Narbe der Scheide. Tochter: 32jährige Malersfrau. † 1917. Sekundäre Schrumpfniere. Chronische Endokarditis Colpitis ulcerosa etcystica.

42. Jena 459f. Han. II. Großeltern: negativ. Vater: 51 Jahre. † 1894. Syphilitische Lungencirrhose mit Bronchiektasien. Wahrscheinlich Mesaortitis luetica. Hautnarben. Amyloid. Verwachsungen der Hodenscheidehaut. Narben der Nebenhoden. Sohn: 25 Jahre. † 1898. Lungenschwindsucht. Geringe Aortensklerose. Tochter: 15 Jahre. Pleuritis. Beginnende Atherosklerose der Aorta! Bruder: Totgeboren, ohne Lueszeichen.

Bekanntlich ist das Problem der Organotropie der Syphilis hauptsächlich für die Neurolues erörtert worden; aber meine Beobachtungen ergaben, wie ich im Kapitel über die Ehegattensyphilis gezeigt habe, weder für die Annahme eines besonders neurotropen Erregerstammes irgendwelche Anhaltspunkte, noch haben mir meine Beispiele von Familien, in denen die Syphilis des Zentralnervensystems in irgendeiner Form klinisch-autoptisch nachgewiesen war, eine Wiederholung bei Blutsverwandten gezeigt (mit Ausnahme des eben angeführten Falles von Dementia paralytica bei Vater und Sohn). Auch sonst spielt die Neurolues somatisch keine besondere Rolle, etwa in Hinsicht auf besonders starke Belastung in der Ascendenz oder Descendenz. (Vgl. die oben gebrachten Fälle von jugendlicher Paralyse.)

Bei mehreren der folgenden und der schon im vorhergehenden gebrachten Fälle mit Neurolues in der Familie wäre allerdings da und dort in Anbetracht der Todesjahre oder des Alters der betreffenden Familienmitglieder kritisch Verschiedenes zu bemerken, etwa daß die zur Paralyse oder Tabes führende Infektion nach der Geburt der Vergleichsperson erworben sein kann, oder daß die Syphilis aus verschiedenen Quellen kommen kann, nicht angeboren ist u. dgl.

43. Basel 573f. Kel. I. Großvater: 77 Jahre. † 1913. Arteriosklerose. Dementia senilis. Sohn: 51jähriger Schreiner. † 1908. Tabes dorsalis. Schwiegertochter: 61jährige Witwe. † 1920. Vulvacarcinom. Lungenembolie. Enkel: 11 Jahre. † 1905. Tetanus. Nichts von Lues.

44. Basel 1248f. Web. Vater: 43jähriger Zementarbeiter. † 1906. Phthisis pulmonum. Tabes dorsalis. Mutter: 47 Jahre. † 1918. Influenza. Sohn: 25 Jahre. † 1918. Influenza (5 Tage vorher). Nichts von Lues.

45. Jena 321f. v. Ger. Mutter: 79jährige Stadtkantors-Witwe. † 1877. Chronische Pneumonie. Alte Endokarditis der Aortenklappen (Syphilis?). Sohn: 41 Jahre. † 1883. Hirnsyphilis. Aneurysmen der vorderen Hirnarterien.

Im vorangegangenen sind die eigenen Beobachtungen wiedergegeben, die sich beim Vergleich der Sektionsbefunde von rund 50 Familien mit einem oder mehreren syphilitischen Mitgliedern ergeben haben. Wenn es sich nun um die Aufgabe handelt, daraus einige Schlußfolgerungen zu ziehen, so wird es zweckmäßig sein, die eigenen Erfahrungen mit den im Schrifttum niedergelegten Ergebnissen zu vergleichen. Dabei ist, wie schon betont, zu berücksichtigen, daß gleichartige, d. h. autoptische Unterlagen meines Wissens bisher nicht systematisch gesammelt vorliegen und daß in der Frage der Ausbreitung der Syphilis in Familien, besonders seit der Vervollkommnung der serologischen Diagnostik der Syphilis die Klinik der pathologischen Anatomie überlegen ist. Trotzdem glaube ich, daß die hier gesammelten Beobachtungen doch von einigem Werte sind. Natürlich ist es ausgeschlossen, auch nur einen erheblichen Teil, geschweige denn alles Wichtige aus der syphilidologischen Literatur hier heranzuziehen; es sind bei dem beabsichtigten Vergleich nur einige neuere Veröffentlichungen zu mehreren der oben angeschnittenen Probleme heranzuziehen.

Daß die Sünden der Väter bis ins 3. und 4. Glied gerächt werden, wie das alte Testament sagt, konnte für die Familiensyphilis weder aus dem Schrifttum noch an meinen Familienprotokollen bestätigt werden. Von der Lues congenita der Kinder abgesehen war es doch in meinen Beispielen fast immer so, daß die erwachsenen Nachkommen von Syphilitikern keine luischen Organveränderungen darboten, die sie nicht viel wahrscheinlicher durch eigene Erwerbung der Syphilis sich zugezogen hatten. Deutliche Beweise für eine Verstärkung der Syphilis in der ersten Filialgeneration durch placentar übertragene oder durch erworbene Syphilis haben wir jedenfalls in unserem, freilich kleinen Beobachtungsgut nicht feststellen können. Die wenigen Ausnahmen etwa von juveniler Paralyse sind auch in einer viel größeren Beobachtungsreihe sicher große Seltenheiten[1].

Was die Enkelgeneration anbelangt, so ist auch nach erfahrenem klinischem Urteil (FINGER, HUSLER und WISKOTT) die Übertragung der Syphilisinfektion auf diese nicht erwiesen. Das unberechenbar wechselvolle Auftreten der Syphilis in Familien, hundertfältig immer wieder an den Lebenden erfahren, zeigte sich auch in meinen Beispielen, sowohl an Geschwistern des Kindesalters als auch an den Neugeborenen mit Lues congenita und am eindruckvollsten an Zwillingen mit verschiedenen Organbefunden (s. S. 36 und 63). Daß aber auch erwachsene Zwillinge auf ein und dieselbe Infektion verschieden reagieren, geht aus dem in dem deutschen Schrifttum viel zu wenig bekannten Beispiel der zusammengewachsenen böhmischen Schwestern hervor, deren Sektionsbefund von PERLSTEIN und LE COUNT mitgeteilt wurde. Diese durch Pygopagie (gemeinsames knöchernes Becken!) parabiotisch verbundenen Zwillinge waren 1878 geboren; die eine, Rosa, gebar 1910 einen Knaben, erkrankte 1922 an Grippe, darauf die andere, Josepha, unter cholämischen Erscheinungen und starb, Rosa 12 Minuten später. Die Sektion ergab bei Josepha akute gelbe Leberatrophie, Ikterus auch bei Rosa und bei dieser eine syphilitische Mesaortitis und syphilitische Cirrhose der Leber; bei Josepha keine syphilitischen Organveränderungen. Auch von CASSEL und HERZ liegen Angaben über Verschiedenartigkeit der konnatalen Syphilis bei Zwillingen vor, wobei HERZ das Fehlen luischer Veränderungen beim einen Zwilling auch durch

---

[1] Zum Vergleich mit meinen oben wiedergegebenen Fällen 17 und 18 sei in diesem Zusammenhang erwähnt, daß HOCHSINGER von einem 4jährigen Kinde mit progressiver Paralyse und von einem 14jährigen Knaben mit beginnender Tabes berichtet. Der Letztere war das einzig überlebende Kind nach 17 Schwangerschaften der Mutter!

Sektion nachgewiesen hat. Nach FISCHL und nach HOCHSINGER trifft die von vielen Dermatologen (z. B. W. PICK) für die Lues im allgemeinen sich aufdrängende Erfahrung, daß sie ihren Charakter in den letzten Jahrzehnten hinsichtlich der bevorzugten Lokalisationen geändert hat, auch für die angeborene Syphilis zu; sie habe sich von der Haut „nach innen verzogen". Von mancher Seite (FINGER, FISCHER, BUSCHKE, LANGER) wird dies auf die moderne Behandlungsweise zurückgeführt; die Ansichten von WILMANNS, daß damit auch die Zunahme der Neurolues zusammenhänge, habe ich schon in dem Kapitel über die Ehegattensyphilis wiedergegeben. Die bekannte Zunahme der Aortitis syphilitica kann aber nicht so erklärt werden, indem HELLER schon für die Jahrzehnte vor der Einführung der starken antisyphilitischen Heilverfahren (Salvarsan) die steigende Häufigkeit der Aortenaneurysmen im Sektionsgut nachgewiesen hat.

Daß etwa besondere Formen der elterlichen Lues maßgebend wären für die Schwere oder Lokalisation der Syphilis ihrer Nachkommen, dafür hat sich in meinen Beobachtungen kein Anhaltspunkt gefunden. Freilich wäre gegen eine solche Fragestellung schon der Einwand zu machen, daß z. B. die Tabes, Paralyse und Aortitis[1] so späte Erscheinungsformen der erworbenen Lues sind, daß die Kinder solcher Kranken meist längst vor der betreffenden Lokalisation der elterlichen Syphilis gezeugt sind. Wenn man aber in der Lokalisation der Syphilis ein dispositionelles persönliches oder familiäres Moment sehen will, verliert allerdings dieser Einwand bedeutend an Gewicht. Bemerkenswert sind in dieser Frage die statistischen Angaben A. VON SARBOs (1935): Von 232 syphilitischen Ehepaaren waren 51 Ehen steril; der Rest von 181 Ehen brachte 491 Kinder hervor. Davon waren lebensunfähig (Aborte, Frühgeburten, Totgeburten) 183 = 37%, konnatal-luisch 63 = 13%, „gesund" 50%; weiter ergab sich, daß die Ehen, in denen progressive Paralyse oder Tabes bei den Eltern vorkamen, 59% und 40% gesunde Kinder, luische Eltern (ohne diese Neurolues) aber nur 36% gesunde Kinder hatten! Zu demselben Ergebnis, daß die Kinder von paralytischen Eltern weniger als die an sonstiger Syphilis leidenden Eltern offenbare Syphilis haben, kommt HUSLER (1925). Es erscheint viel wahrscheinlicher, wie auch CANNON (1927) vermerkt, daß für die Schwere der kongenitalen Syphilis der Zeitpunkt der Infektion bei der Mutter bedeutsam ist; freilich kann ich dies aus meinen Beispielen kinderreicher Familien auch nicht ohne weiteres herauslesen, da eben das Jahr der elterlichen bzw. mütterlichen Infektion unbekannt ist. Hier und da in einer Geschwisterreihe erscheint sogar mitten heraus oder besonders spät erst ein Kind mit notorischer Lues congenita. Die

---

[1] Im Schrifttum findet sich öfter die Angabe, die Aortitis syphilitica sei eine noch spätere Manifestation der visceralen Lues. Die Angaben beziehen sich aber offenbar nur auf die klinisch erkennbaren Fälle von Mesaortitis. Da diese aber nur einen Teil des wirklichen Vorkommens erfassen, muß vom pathologisch-anatomischen Standpunkte jener Ansicht entgegengetreten werden.

Behauptung einer familiären Organdisposition findet man im Schrifttum wesentlich häufiger als Beispiele oder gar als Beweise. Es ist an der Hand eigener Fälle aber schon gesagt worden, daß als Beispiele höchstens solche anerkannt werden könnten, wo die Syphilis in ungewöhnlichen Formen sich bei Blutsverwandten wiederholte. Ich greife aus der Literatur zwei solche Fälle als Beispiele heraus: SCHOCH beschrieb eine lupoide Lues des Gesichtes bei Mutter und Sohn (89 Jahre) von gleicher Örtlichkeit, beim letzteren mit einem sekundären Kankroid; der Vater hatte eine große strahlige Narbe der linken Wange (wie Frau und Sohn) wie nach abgeheiltem tubero-ulcerösem Syphilid; er leugnete eine syphilitische Infektion. SCHOCH weist die hier wegen des Vaters eher noch näherliegende Hypothese einer besonderen Pallidaform ab. Er zitiert noch einen zweiten, von JADASSOHN stammenden Fall einer bei 2 kongenital-luischen Schwestern vorgekommenen gummösen Lymphadenitis der Hals- und Unterkieferdrüsen neben gummöser Lues des Gesichtes. Bei FLANDIN (1926) fand ich einen naheliegenden Einwand gegen die Annahme einer Affinität des Lueserregers zu besonderen Lokalisationen desselben im Nervensystem, nämlich die Forderung, daß dasselbe auch für andere Körperorte gelten müßte. Er verteidigt an Hand von 5 Fällen die Ansicht, daß es sich bei gleicher Lokalisation in der Familie um die Wirkung ererbter oder erworbener Minderwertigkeit handeln müßte, ein Gedanke, der von mir auch in der Frage der vererblichen Disposition zur Tuberkulose erörtert werden wird. Die Fälle FLANDINs betreffen u. a. 2 Brüder mit syphilitischer Aortitis (aus verschiedener Quelle; aber auch die Frau des jüngeren Bruders hatte eine solche!). Vater und Sohn mit Mesaortitis, daneben noch 2 Ehepaare ebenso behaftet. Nachdem die Mesaortitis heute die häufigste syphilitische innere Krankheit geworden ist, kann man sich aber, wie schon betont, nicht wundern, sie in jeder Kombination (Descendenz, Geschwister, Ehepaare) in Familien sich wiederholen zu sehen.

An konstitutionelle Abwehrschwäche oder Organminderwertigkeit als Grund für dies Befallen des Zentralnervensystems mit Lues in der Form von Paralyse und Tabes denkt auch MEGGENDORFER. Dafür sollen die nachweisbaren Anlagestörungen des Gehirns bei jugendlichen Paralytikern, die allgemeine Anfälligkeit des Gefäßsystems des Gehirns in der Verwandtschaft, besonders bei den Eltern (Häufung des Vorkommens von Arteriosklerose und Schlaganfällen) und die neuropathische Belastung bei Tabes sprechen. Über letztere Behauptung kann ich aus meinem Beobachtungsgut natürlich kein Urteil mir erlauben, für die „Abwehrschwäche" des Gehirnes im obigen Sinne habe ich keine Anhaltspunkte gefunden. Von vornherein wäre es nicht einmal verwunderlich, wenn die überwiegend dem pyknischen oder athletischen Habitus zugehörigen Paralytiker (JUNGMANN und HALL, STERN, PATZIG u. a.) Verwandte mit Arteriosklerose hätten, da die Arteriosklerotiker und Hochdruckmenschen ja auch oft Pykniker sind und der Habitus sich vererben kann. Entsprechend müßte man bei

Tabikern, die eher zum asthenischen Typus gehören sollen [1], die dem letzteren sonst zugehörigen pathologischen Dispositionen und Krankheiten finden.

Aus dem neueren Schrifttum führe ich noch E. Zara (1936) an, der Beispiele von familiärer progressiver Paralyse, zum Teil zusammen mit Tabes bringt und die umfangreichen Untersuchungen von Curtius, Schlotter und Scholz über Tabes (1938); diese geben das Vorkommen einer spezifischen, topischen Tabesdisposition zu; dagegen finde sich in Tabikerfamilien keine stärkere Belastung für progressive Paralyse oder für Lues cerebrospinalis. Nonne bringt in der 2. Auflage seiner Arbeit „Syphilis und Nervensystem" ein Beispiel einer sich in die dritte Generation fortsetzenden Lues congenita.

Es liegen auch sonst im Schrifttum Angaben über besondere korrelative Beziehungen syphilitischer Organerkrankungen zu früher oder später in der Familie vorgekommenen andersartigen Krankheiten vor. Ich greife davon nur zwei heraus. So will L. Hess gefunden haben, daß die Eltern der mit Mesaortitis behafteten Kranken eine hohe Sterblichkeit an Krebs haben, wobei zwischen der Belastung durch Vater oder Mutter kein Unterschied sei. Aber seine Zahlen sind sehr klein und bei der Häufigkeit des Carcinoms einerseits und der Mesaortitis andererseits nicht überzeugend. Auch die meinigen sind zur Entscheidung über das Für und Wider in dieser Frage nicht hinreichend.

Mir selbst ist die Häufigkeit der Tuberkulose in den Syphilitikerfamilien aufgefallen, was man an Hand der oben mitgeteilten Fälle wird bestätigen können. Würde dieser Eindruck einer statistischen Prüfung standhalten, so würde wohl nichts weiter mit einer solchen Beobachtung gesagt sein, als daß das Vorkommen von Tuberkulose in der Ascendenz wie das Vorkommen von Syphilis in der Ascendenz Schwächungen der Nachkommenschaft hervorruft. Im 1. Falle erleben die von tuberkulösen Eltern abstammenden Personen die visceralen Formen der Syphilis, wie man vielleicht (!) aus Fällen, wie Nr. 1 der obigen Kasuistik, schließen könnte. Besser zu stützen wäre der 2. Fall, nämlich die Häufung von Tuberkulose in der Nachkommenschaft von Syphilitikern; ein Teil der eigenen einschlägigen Beobachtungen ist oben (S. 286) zusammengestellt. Man wird auch da nicht an irgendeine spezifische Beziehung denken, sondern darin nur den Ausfluß des in mannigfachen Formen sich darbietenden Syphilismus oder um einen älteren Ausdruck zu gebrauchen, der Blastophthorie durch Syphilis sehen. Die Meinungen über derartige Nachwirkungen der elterlichen Syphilis gehen ganz auseinander; ich greife auch hier nur ganz wenige, und zwar extreme Vertreter heraus. Auf der einen Seite schätzen z. B. Husler und Wiskott die Bedeutung der Keimverderbnis gering ein und vertreten die Ansicht, daß die Erwachsenen mit Lues con-

---

[1] Nach Curtius (1938). nimmt die Tabes bei Asthenikern einen schwereren Verlauf.

genita, selbst beim Erhaltensein positiver Wa.R. in bezug auf ihre Frucht-
barkeit sowie in bezug auf die körperliche und geistige Beschaffenheit
ihrer eigenen Kinder sich nicht als minderwertige Erzeuger erweisen. Auf
der anderen Seite gibt es erfahrene Ärzte, die so weit gehen, daß sie die
Luetiker an der Zeugung von Kindern verhindert sehen möchten, wenn
sie untereinander heiraten und die Heirat eines Gesunden mit einem
Syphilitischen widerraten. Ein besonders düsteres Bild von der Nachkommenschaft hat mit dieser gleichen Schlußfolgerung L. SPITZER (1932)
entworfen. Dabei hat er seiner Beurteilung nur die Kinder aus Syphilitiker-
ehen zugrunde gelegt, welche anscheinand bzw. scheinbar gesund zur Welt
gekommen sind; über sie fällt er das Urteil, daß sie auch ohne Lueszeichen darzubieten, so gut wie durchweg „unbrauchbare Menschen" geworden sind. B. EPSTEIN (1925) wies auf den Einfluß der kongenitalen
Lues im Verlauf der Säuglingstuberkulose hin.

Ein anderes zeitgenössisches Urteil stellt die Sachlage etwas anders dar:
ERICH MÜLLER macht einen großen Unterschied zwischen dem Erfolg
heutiger Behandlung im Vergleich zu den früheren Ergebnissen (1928);
nach älteren Statistiken starben 70—80% der Kinder mit nachweisbarer
Lues congenita im Laufe der Jahre und „der Rest bot noch klinische Erscheinungen dar; ein großer Prozentsatz war außerdem geistig so stark
debil, daß er der Allgemeinheit zur Last fiel". Die Letalität der syphilitischen Säuglinge schätzt E. MÜLLER allerdings noch heute auf das 3—5fache
der allgemeinen Säuglingssterblichkeit. Das ist auch der unabweisbare
Eindruck aus den eigenen Beobachtungen, daß die hohe und unspezifische
Sterblichkeit von anatomisch nichtsyphilitischen Kindern und Geschwistern
notorisch syphilitischer Blutsverwandten an „interkurrenten Krankheiten"
der Syphilis zur Last zu legen ist. Eine Lebensgefährdung ähnlich einem
„Letalfaktor" stellt sie also auch dann dar, wenn sie nicht zu erkennen ist;
ist sie doch auch als Lues congenita eine — wie die Lebensversicherungen
wissen — lebenverkürzende Krankheit (MELCHIOR). Im späteren Kindesalter sind wir ihr allerdings am Sektionstisch nur selten begegnet (vgl.
dazu auch H. ROSENHAGEN 1928).

21. Tuberkulose.

Die Bemühungen, Klarheit über die Bedeutung der Vererbung für Entstehung und Verlauf der tuberkulösen Erkrankungen zu gewinnen, haben
verschiedene Wege eingeschlagen. Die einfache Beobachtung der Häufung
von Erkrankung und Tod durch Tuberkulose in Familien ist der Ausgangs-
punkt aller statistischen Versuche der Bewältigung dieser Frage gewesen.
Wegen der naheliegenden Schwierigkeit, in solch engem Kreis die über-
mächtige Gefahr starker Ansteckung auszuschließen, erweiterte man die
Nachforschung auf größere Sippen, ohne zu beachten, daß damit das
Gewicht der exogenen Faktoren keineswegs vermindert werde. Dazu

kommt, daß vom Standpunkt der wissenschaftlichen Statistik aus der Anerkennung jener Arbeiten schwere Bedenken entgegenstanden und daß gleichartige erhebliche Einwände auch den jüngsten Forschungen dieser Art noch entgegengehalten werden. Über eine Schwierigkeit dürften solche Bestrebungen überhaupt nicht herauskommen können, nämlich die Unmöglichkeit, die Zahl der an Tuberkulose Kranken, Geheilten und Gestorbenen restlos zu erfassen und die Zahl der Geheilten mit in die Rechnung zu stellen. Es kommt weiter hinzu, daß bei einer Ausdehnung solcher Sippenprüfungen über eine Reihe von Jahrzehnten, wie sie für die Berücksichtigung mehrerer Generationen erbbiologisch selbstverständlich erforderlich erscheint, der allgemeine Gang der Seuche, in unserem Fall die Abnahme der Tuberkulose im Volk durch wirksame Bekämpfung, das Anschwellen durch Krieg, auf die Erkrankungsziffern innerhalb der Sippen um so größeren Einfluß haben wird, je größer die untersuchte Sippe ist.

Das Ergebnis dieser Arbeiten war meist die Anerkennung einer erblichen Belastung, wobei man gelegentlich so weit ging, einen Menschen als tuberkulös belastet schon dann anzusehen, wenn in seiner Verwandtschaft Tuberkulose vorgekommen war. Weiter konnte man in der Tat die Verkennung jener Grundtatsache nicht treiben, von der jede Erörterung familiärer Disposition auszugehen hat, daß jeder Mensch als anfällig gegenüber einer tuberkulösen Erstinfektion zu gelten hat. Eine etwaige Disposition kann sich höchstens im Verhalten beim Ablauf dieser Erstinfektion oder gegenüber postprimären Infektionen verraten. Da aber die Erstinfektion ohnedies unter allen Umständen die Reaktionslage und damit die Disposition ändert, so ergab sich immer wieder die Schwierigkeit, bei etwaiger Hinfälligkeit die Wirkungen etwa erworbener Disposition von den Wirkungen angeborener, d. h. ererbter Disposition zu unterscheiden. Würde beispielsweise erwiesen werden können, daß die ererbte Disposition für Tuberkulose darin ihren Ausdruck findet, daß die Primärinfekte nicht heilen, sondern immer zu postprimärer Tuberkulose (wenn auch mit verschiedenem Ausgang) führen, so wäre damit ein starker Beweis für eine derartige Disposition gegeben. Davon kann aber nicht die Rede sein. Noch niemand, auch kein Anhänger der erblichen Belastung mit Tuberkulose, hat eine besondere Verlaufsart für die „erblichen" Formen behaupten können. Auch in den neuesten Arbeiten über Sippentuberkulose figurieren nebeneinander die verschiedensten Grade und Ausgänge der Tuberkulosen als gleichwertige Nummern. Dieser Arbeitsrichtung mit „unreiner" Statistik konnte kein überzeugender Erfolg beschieden sein. Zu einleuchtenderen, wenn auch nicht entscheidenden Ergebnissen in unserer Frage gelangte man mit der Anwendung einwandfreier statistischer Methoden seit den grundlegenden Untersuchungen von WEINBERG; besonders der Vergleich des Schicksals nicht blutsverwandter Familienangehöriger (Ehegatten) mit demjenigen von Blutsverwandten ergab Einsichten, welche für eine stärkere Belastung der letzteren und damit für einen die Gefahr der Exposition verstärkenden Faktor sprachen. In gleichem Sinne sprachen auch die neueren Erhebungen von R. PEARL (1936), während S. PELLER (1933) auch auf Grund statistischer Erhebungen, zu dem Schluß kam, daß das häufigere Befallensein der Kinder von tuberkulösen Eltern als die Folge vermehrter Infektionsgelegenheit aufzufassen sei. Nicht die biologischen, sondern die soziologischen Verhältnisse sind für die familiäre Ausbreitung der Tuberkulose maßgebend (PELLER).

Eine weitere Gruppe von Forschern stützte sich in ihrer Einstellung zur Frage einer vererblichen Disposition nicht auf systematische Sammlung und statistische Verarbeitung von amtlichen Unterlagen der Morbiditäts- und Mortalitätsziffern, sondern auf klinische Eindrücke und eigene ärztliche Erfahrung. Eine im Jahre 1925 von der „Medizinischen Welt" veranstaltete Rundfrage hat von fachkundiger Seite teils zustimmende, teils ablehnende Beantwortung ergeben. Ich hebe zunächst die verneinende Stellungnahme von F. REICHE heraus, der den Einfluß der Abstammung von tuberkulösen Eltern auf den Ablauf der Tuberkulose leugnet (1926), weil er bereits vorher von einem ausgesprochen ärztlichen Standpunkt aus, nämlich von der Betrachtung der Erwerbsfähigkeit die Frage der erblichen Belastung bei Tuberkulose auch rechnerisch geprüft hatte; er fand, daß von 1720 elterlich unbelasteten tuberkulösen Personen nach 22 Jahren noch 28% und von 113 Lungentuberkulösen, deren Eltern ebenfalls an Tuberkulose gelitten hatten, noch 29% voll erwerbsfähig waren. Hier würde mithin ein Ergebnis vorliegen, dessen Bedeutung darin liegt, daß das Leben selbst als Belastungsprobe gewirkt hatte. Nach einer französischen Mitteilung von LELONG (1926) verhalten sich Kinder von tuberkulösen Eltern, die von diesen gleich nach der Geburt getrennt werden, weiterhin wie solche von gesunden Eltern; da Beobachtungen, die in Hinsicht auf die Ausschaltung des familiären Dispositionsfaktors angestellt wurden, selten sind, verdient jene Mitteilung Erwähnung. Beobachtungsreihen letzterer Art müßten in noch weit größerem Ausmaß beigebracht werden, da hier eine verhältnismäßig saubere Fragestellung vorliegt.

Man kann wohl ohne Widerspruch behaupten, daß es in der besonderen Natur der Tuberkulosekrankheit liegt, daß in unserem Problem eine saubere Fragestellung äußerst erschwert ist. Die schon betonte generelle Empfänglichkeit, die lange Dauer, die verschiedenen Stadien, die unbezweifelte und oft sehr entscheidende Beeinflussung des Verlaufes durch Umwelteinflüsse erschweren die Aufdeckung und Abschätzung der Bedingungen, die am Schicksal des Einzelfalles mitwirken.

Dazu kommt, daß auch keine Einigkeit darüber besteht, worin die fragliche Disposition zur Tuberkulose besteht. Es würde zu weit führen, die verschiedenen Möglichkeiten und Auffassungen darüber hier im einzelnen wiederzugeben, zumal sie nur zum Teil von pathologisch-anatomischer Seite überprüfbar sind. Dies gilt z. B. für die Ansicht, die Disposition für Tuberkulose beruhe auf einem besonders gearteten und als solcher vererbbaren Körperbau. Beschuldigt wird der Typus asthenicus bzw. Habitus phthisicus im Sinne einer selbständigen Fehlvariante der Körperentwicklung, im besonderen des Brustkorbbaues. Hierzu nur kurz folgendes: Abgesehen davon, daß man ohne greifbare äußere bestimmende Ursachen nicht selten einen überraschend verhängnisvollen Verlauf der Tuberkulose bei vollblütigen, muskulären und stämmigen Personen zu sehen bekommt, spricht hinsichtlich der übermäßig leptosomen, statistisch mit Tuberkulose wirklich stärker belasteten Körperform viel mehr dafür, daß sie ein Ergebnis schwächender und oft auf kindliche Frühtuberkulose zurückzuführender Hemmung der natürlichen Proportionierung ist.

Eine zweite Ansicht sieht das Wesen der tuberkulösen Disposition in einer Organschwäche der Lunge, die dabei als erblich angenommen wird. Warum gerade die Lunge allein diese Eigenschaft haben soll, ist zunächst nicht ersichtlich. Denn die Übereinstimmung anderer Lokalisationen der Tuberkulose bei Blutsverwandten, auf die wir noch zurückkommen werden, gehört zu den größten Seltenheiten, und zwar gerade in den Fällen, wie dem Morbus Addisonii mit beiderseitiger verkäsender Nebennierentuberkulose, wo man noch am ehesten an eine besondere Organfälligkeit denken könnte. Bei der Häufigkeit von Lungenkrankheiten überhaupt kann es nicht wunder nehmen, wenn sich neben Lungentuberkulose in Familien Bronchiektasien, chronische Pneumonien usw. finden; solcher Beispiele könnte ich eine ganze Reihe anführen. Ich habe nicht den Eindruck gewonnen, daß eine Gesetzmäßigkeit im obigen Sinne dahinter steckt. Andere sind eher zu dieser Ansicht gekommen, so JULIUS BAUER, der bei Besprechung der Erbanlagen des Kindes für Tuberkulose zwei syphilitische Schwestern von 18 Jahren mit Infantilismus abbildet, von denen die eine an Lungentuberkulose starb, die andere an Lungenlues litt, die geheilt wurde. Die Lehre von der familiären Organschwäche der Lunge hat übrigens noch in jüngster Zeit (1937) in verallgemeinerter Form eine Verteidigerin in ERIKA GEISSLER gefunden; sie tritt für eine konstitutionelle Grundlage bei der Erwerbung der schweren Formen der Staublunge ein und sieht in der gleichzeitigen Häufung anderer Lungenkrankheiten in denselben Familien, im besonderen von Tuberkulose, einen Beweis für das Vorhandensein einer unspezifischen Organschwäche.

Andere sind in der Anerkennung der Lokalisation gerichteter Dispositionen noch weiter gegangen. Bekannt ist in dieser Hinsicht besonders die Angabe K. TURBANS, nach welcher bei Eltern und Geschwistern, besonders wenn sie sich ähnlich sehen, die Lungentuberkulose in ähnlicher Weise und auf derselben Seite auftritt; er behauptete sogar einen gleichartigen Verlauf und gleichartige Komplikationen (Miterkrankung des Kehlkopfes und der Pleura) in Familien; selbst die Primäraffekte sollten übereinstimmenden Sitz haben. Noch 1927 hat TURBAN gemeint, daß diese seine Befunde „die einzigen greifbaren Tatsachen auf dem Gebiete der Vererbung der tuberkulösen Disposition" seien. Eine ganze Anzahl Sachkundiger sind ihm bei dieser Überzeugung gefolgt (FINKBEINER, HERBERT, STRANDGAARD, KUTHY, A. E. MAYER, EDEL, HUBER, SATKE). NAEGELI hat diesen Meinungen so viel Gewicht beigemessen, daß er sie in seiner „Allgemeinen Konstitutionslehre" als beweiskräftig anführt. COERPER und PEISER haben sich dafür, BRÄUNING und NEUMANN dagegen ausgesprochen. Noch kürzlich ist auch für die sekundäre Darmtuberkulose die Behauptung einer familiären Belastung vertreten worden (E. MÜLLER 1937). Ich habe so viele Gewährsmänner in dem Streit um die „Vererbung eines Locus minoris resistentiae" bei der Lungentuberkulose angeführt, weil gerade dies eine Frage ist, in der die pathologisch-anatomische Untersuchung eine entscheidende Auskunft zu erteilen vermag (s. unten).

Die Untersuchungen von DIEHL und von v. VERSCHUER über Zwillingstuberkulose haben nun an auslesefreien Serien bewiesen, daß Übereinstimmungen in der Lokalisation und dem Charakter der Lungentuberkulose bei ZZ (welche Geschwistern gleichgesetzt werden können) Ausnahmen sind, im Gegensatz zu dem Verhalten der Krankheit bei identischen (eineiigen) Zwillingen. Aber gerade die Übereinstimmung in der Lokalisation (Lungenseite) war dabei die am wenigsten überzeugende Ähnlichkeit; hier gab es viele Diskordanzen. Im zeitlichen Auftreten, in der klinischen Form und im Verlauf hingegen fanden sie bei EZ selbst bei verschiedener Umwelt so häufige Gleichartigkeit, daß die Anerkennung einer erblichen Disposition ihnen unabweislich erscheint. Sie vertreten dabei die Ansicht, daß diese Disposition in einer spezifisch gegen die Wirkungen des Tuberkelbacillus gerichteten Empfindlichkeit und nicht in Resistenzverminderung gegen Infekte überhaupt besteht und daß es sich nicht um die Empfänglichkeit einer konstitutionell besonders stigmatisierten Körperform handelt.

Es drängt sich nun die Frage auf, ob mit diesen bedeutsamen Ergebnissen der auf so vielen Gebieten der menschlichen Erbpathologie sonst erfolgreichen Zwillingsforschung das Problem der tuberkulösen Disposition gelöst ist. Niemand wird sich dem Gewicht der für Konkordanz und Diskordanz in der Krankheit bei den verschiedenen Zwillingsgruppen errechneten Zahlen entziehen können. Wenn aber bei den EZ die Ähnlichkeit der Tuberkulosekrankheit im Vergleich zu derselben Krankheit bei den ZZ so groß und bei den letzteren im ganzen so selten ist, kann dann die dafür verantwortliche „erbliche Disposition" eine so mächtige Bedingung für das Schicksal der primär ohne Unterschied Infizierten sein, daß sie *praktisch* ins Gewicht fällt? Die theoretische Bedeutung des Nachweises zugegeben, wie steht es mit seiner wirklichen Tragweite? Wir wollen von dem Einwand absehen, daß es an der Eineiigkeit der Zwillinge als solcher liegen könnte, daß sie eine besondere Konkordanz gegenüber einer schwer belastenden Infektion wie der Tuberkulose aufweisen könnten im Zusammenhang mit einer durch die Halbierung des Anlagematerials bedingten phänotypischen Minderwertigkeit (ECKSTEIN). Wir haben uns bei unseren anatomischen Untersuchungen über den körperlichen Vergleich von Zwillingen entgegen unserem ersten Eindruck wenigstens davon nicht überzeugen können, daß bei den EZ abweichende Varianten der Organgestaltung häufiger als bei ZZ und überhaupt bei Neugeborenen vorkommen und jener anfängliche Eindruck einer Häufung dürfte einfach davon bedingt gewesen sein, daß die Aufmerksamkeit, solche zu finden, stärker als bei gewöhnlichen Neugeborenensektionen angespannt war. Es wäre aber sonderbar, wenn die Spaltung des befruchteten Keimes, die zur Entstehung der EZ führt, ausschließlich zu einer Widerstandsschwäche gegen Tuberkulose, nicht aber zu weiteren Minderwertigkeiten, nicht einmal zu besonderer An- und Hinfälligkeit bei anderen Infektionskrankheiten führen sollte. Davon ist aber nichts bekannt, wie überhaupt das Dasein als EZ, abgesehen von der Möglichkeit gewisser seelischer Konflikte (POLL u. a.), den betreffenden Menschen nicht belastet. Wir können uns also dem Einwand von ECKSTEIN gegen die Schlüsse, die DIEHL und v. VERSCHUER aus dem Unterschied der Tuberkulosen bei EZ und ZZ gezogen haben, nicht anschließen, wenn wir auch in der Einschätzung des erblichen Faktors bei der Disposition zur Tuberkulose nicht so weit wie sie gehen möchten. In einem Vortrag von 1932 hat übrigens v. VERSCHUER selbst aus seinen Untersuchungen nicht den Schluß gezogen, daß ,,die Erbanlage die wichtigste Ursache für die Tuberkulose" sei. Es gibt überdies doch nicht so wenig diskordante Fälle bei der Tuberkulose von EZ und außerdem recht unterschiedliche im Grad der Konkordanz. Ohne auf einen Einzelfall allzugroßes Gewicht legen zu wollen, so hat mich doch mein eigener Fall einer Sektion von erwachsenen eineiigen Zwillingen (vgl. das Kapitel ,,Zwillinge", S. 44) welcher der einzige bisher anatomisch genau untersuchte Fall von erwachsenen EZ überhaupt ist, darüber belehrt, welche Unterschiede dabei hinsichtlich einer Lungentuberkulose vorliegen können: der eine Zwillingsbruder hatte einen fortschreitenden tuberkulösen Lungenherd, der andere überhaupt keinen.

Mit Recht legen DIEHL und v. VERSCHUER einen besonderen Nachdruck auf diejenigen unter ihren konkordanten Tuberkulosefällen bei EZ, wo diese getrennt in verschiedener Umwelt gelebt haben oder wo die Lokalisation der Tuberkulose außerhalb der Lunge von auffälliger Übereinstimmung war, wie etwa bei einer Calcaneustuberkulose. So eindrucksvoll solche Beobachtungen sind, müssen wir doch sagen, daß ihre Tragweite nicht sehr groß ist wegen ihrer extremen Seltenheit und man würde z. B. vergleichsweise wegen der wenigen Fälle, in denen ganz ausnahmsweise ein Krebs in einer Familie sich am selben Organ wiederholt hat, noch keinen Schluß auf die Vererblichkeit des Krebses überhaupt ziehen wollen.

Man muß bei der Konkordanz der Tuberkulose eineiiger Zwillinge doch bedenken, daß alle Momente, welche sonst zur Ähnlichkeit der Krankheit unter Familienmitgliedern beitragen, in diesem Falle verstärkt sind: da gleiche Alter (das sie allerdings mit den ZZ gemeinsam haben) und das besonders innige Zusammenleben, in dem sie sich allerdings von den ZZ unterscheiden und ihr gleiches Verhalten der Umwelt gegenüber. Auf den letzteren Umstand hat auch schon REDEKER hingewiesen: Erbgleichheit habe Einfluß auf die Umweltgestaltung und diese auf das Verhalten zur Tuberkulose.

Die Häufigkeit der Diskordanz für Tuberkulose verhält sich nach v. VERSCHUER bei EZ im Vergleich zu ZZ wie 24:77. Es ist unmöglich zu sagen, wieviel bei diesem Unterschied durch gleiche Konstitution und wieviel durch gleiche Umwelt erklärt wird. Wenn beides, wie es eben meist bei EZ zutrifft, zusammenwirkt, so muß bei einer Krankheit, die wenigstens in ihren Anfängen einen gewissen schematischen Gang bewahrt, ein ähnliches Bild klinisch zum Vorschein kommen, zumal wenn die Zeiten der Infektion bzw. der exogenen Reinfektion und der Bacillenstamm die gleichen sind, wie es ebenfalls beim engen Zusammenleben der EZ oft zu erwarten sein dürfte. Es ist bemerkenswert, daß v. VERSCHUER festgestellt hat, daß die Konkordanz der Tuberkulose bei den EZ mit dem Alter zunimmt. Aber bedenklich stimmt auch die in der zweiten Monographie (1936) getroffene Feststellung, daß auch die tuberkulösen Frühformen selbst bei EZ von großer Verschiedenheit sind.

Sollte man beim Vorhandensein eines einigermaßen starken Einflusses der erblichen Disposition nicht erwarten, daß er sich bereits bei der Primärtuberkulose verrät, daß er sich im weiteren Verlauf bis in höheres Alter durchsetzt und daß er es trotz therapeutischer Maßnahmen tut? Unter den Fällen von DIEHL und v. VERSCHUER gibt es Beispiele, wo die Diskordanz im Verlaufe der Lungentuberkulose bei einem eineiigen Paar durch Heilmaßnahmen bewirkt erscheint. Man fragt sich, ob diese in der Tat imstande sein sollen, gegen die so hoch bewertete Disposition aufzukommen, ja sie geradezu auszulöschen. Wenn die Diskordanz so leicht durch unterschiedliche Umwelt und durch individuell abzuändernde Resistenz herbeigeführt wird, wie es den Anschein hat, dann kann die erbliche Anlage nicht oft von einer das Schicksal des Tuberkulösen entscheidenden Bedeutung sein.

Folgende Punkte in der Phthisiogenese stehen wohl fest: Jeder Mensch ist für die Ansteckung mit dem Tuberkelbacillus empfänglich. Es gibt bisher keinen Beweis, daß in dieser Hinsicht individuelle oder erbliche Unterschiede bestehen, welche den weiteren Verlauf der Infektion bestimmen. Durch die Erstinfektion erfährt der menschliche Organismus eine Umstimmung, über deren Richtung (vermehrte oder verminderte Empfänglichkeit) durch erbliche Faktoren nichts bekannt ist. Die Abhängigkeit des Verlaufes postprimärer Infektionen von den Einflüssen der Außenwelt, d.h. die soziale Bedingtheit der Tuberkulose steht außer Zweifel, desgleichen seine Abhängigkeit von inneren Bedingungen (durchgemachte oder begleitende Krankheiten wie Masern, Grippe, Diabetes). Durch die zwillingspathologische Methode ist von Diehl und v. Verschuer erwiesen, daß die EZ weit mehr Ähnlichkeit in der An- und Hinfälligkeit für postprimäre Tuberkulosen aufweisen als die ZZ; allerdings ist damit nur erwiesen, daß gleiche Konstitution gleiches Schicksal bedingt; der Beweis der erblichen Natur dieser Konstitution in dem Sinne, daß die Partialkonstitution „Disposition für Tuberkulose" von Eltern und Voreltern überkommen ist, ist strenggenommen nicht erbracht. Zugegeben aber, daß die Deutung, welche die genannten Forscher ihren statistischen und klinischen Ergebnissen gegeben haben, zutrifft, würde aus ihren eigenen Angaben erhellen, daß der Faktor „spezifische erbliche Disposition zur Tuberkulose" von geringer Penetranz ist, da doch nicht weniger als $^1/_3$ der EZ mit Tuberkulose sich als diskordant erwiesen und zweieiige Zwillinge sich in so viel stärkerem Maße (zu $^3/_4$ der Fälle) als von der Umwelt in bezug auf Art und Verlauf ihrer Tuberkulose abhängig zeigten. Angesichts der ungleichen Wirkungen der Umwelt auf die genotypisch gleichen Zwillingspaare sehen sich Diehl und v. Verschuer auch gezwungen, graduelle Unterschiede der erblichen Anlage zur Tuberkulose anzunehmen.

Mit der Behauptung, daß es eine spezifische tuberkulöse Disposition gibt, wird der Tuberkulose eine Sonderstellung unter den Infektionskrankheiten mit primärer genereller Ansteckungsfähigkeit zuerkannt; bei anderen Infektionskrankheiten von letzterer Art, wie bei der Syphilis, die einen in mancher Hinsicht ähnlichen Gang durch den Körper, von einem Primäraffekt aus, geht, wird dies nicht behauptet. Gewiß man soll gerade auf dem Gebiete der Infektionskrankheiten nicht schematisieren und die allgemeine Parasitologie kennt genug Fälle von spezifischen Resistenzen und Dispositionen bei Pflanze und Tier. Nach v. Verschuer ist der Unterschied zwischen EZ und ZZ bei keiner Infektionskrankheit so hoch, wie bei der Tuberkulose. Die Beweiskraft der zahlenmäßigen Berechnungen der Dispositionsunterschiede bei den Infektionskrankheiten ist von Dörr mit einleuchtenden Gründen abgelehnt worden; er kommt zu dem Schluß (1937), „daß die Zwillingsforschung *bisher* keine sicheren Erkenntnisse über die Vererblichkeit der Disposition für infektiöse Prozesse gezeitigt hat". Es sei auch nicht möglich, „die Auswirkung der erblichen Veranlagung gegen den Faktor der Exposition und die große Zahl jener Umwelteinflüsse abzugrenzen, welche den Verlauf einer tuberkulösen Infektion erfahrungsgemäß zu ändern imstande sind". Der Verlauf der Infektion beim hochempfindlichen Meerschweinchen ist trotz Einhaltung gleicher Dosis derselben Bacillenemulsion ganz verschieden; diese trotz „identischer Exposition" auftretenden Unterschiede auf die Variabilität der Erbanlagen beziehen zu wollen, „wäre die unwahrscheinlichste unter den möglichen Erklärungen".

Weder Dörr noch manche andere, wie z. B. Br. Lange, welche Zweifel an der Beweiskraft der Ergebnisse von Diehl und v. Verschuer geäußert haben, wollen die Mitwirkung erblicher Faktoren an der Entstehung und dem Verlauf von Tuberkulosen ganz von der Hand weisen; ein Durch-schnitt durch die Stellungnahme der meisten Beurteiler würde wohl er-geben, daß die Meinungsverschiedenheiten mehr die Art und Stärke der erblichen Disposition umstritten erscheinen lassen als ihre Möglichkeit oder Vorhandensein schlechthin. Jedenfalls kann man nicht so weit gehen wie BERGHAUS, die Umwelteinflüsse als von untergeordneter Natur und eine vererbte Hinfälligkeit als generell ausschlaggebend hinzustellen, zum wenigsten nicht auf Grund von Sippenuntersuchungen, aus denen sogar ein bestimmter Erbgang (recessiv) gefolgert wird. Meines Erachtens müßte, um dem Einwand einer zufälligen, resistenzlosen Konstitution bei den Zwillingen zu begegnen, die Zwillingsforschung mit der Sippenforschung vereinigt werden; denn man vermißt in den Arbeiten über Zwillings-tuberkulose die Berücksichtigung der elterlichen, großelterlichen und ge-schwisterlichen Gesundheitsverhältnisse oft sehr. Niemals wird man aber bei der klinischen Beurteilung, von statistischer Verarbeitung fremder An-gaben ganz zu schweigen, über subjektiv gefärbte Urteile der Tuberkulose-fälle hinauskommen und Schätzungen wie „schwach diskordant" und „stark diskordant" vermeiden können. Wenn beide Paarlinge etwa neben der Lungentuberkulose eine solche des Kehlkopfs haben, so kann dies wohl nicht als ein starker Beweis für Konkordanz angesehen werden. Wenn die Seitengleichheit der Lungentuberkulose von DIEHL und v. VER-SCHUER (im Gegensatz zu TURBAN u. a., s. oben) als verhältnismäßig gleich-gültig, die quantitativen Unterschiede stärker als die qualitativen bei der Abschätzung des Konkordanzgrades eingeschätzt und die Generalisationen als „mehr zufällig" und daher auch als weniger bedeutsam dabei bewertet werden[1], so kann ich bei der Unsicherheit, die dem rein klinischen Ver-gleich von Tuberkulosefällen anhaftet, dem nicht zustimmen.

Die pathologisch-anatomische Untersuchung würde natürlich eine weit größere Sicherheit des Vergleichs ermöglichen. Es ist aber ausgeschlossen, daß sie in Hinsicht auf Zahl und Gleichzeitigkeit der Beobachtungen je die notwendigen Forderungen erfüllen wird; ein sezierter Fall von gleich-zeitig umgekommenen erwachsenen Zwillingen, wie er oben von mir ge-schildert worden ist (S. 38), wird immer ein seltener Zufall sein. Für eine statistische Auswertung werden auch die gesammelten Sektionsbefunde von übrigen Blutsverwandten nicht ausreichen. Trotzdem möchte ich glauben, daß aus einer solchen Sammlung, wie sie mir das sorgfältig ver-arbeitete Sektionsgut von Jena und Basel ermöglicht hat, in verschiedener Hinsicht strittige Fragen der familiären Tuberkulose weiter geklärt werden können.

Naheliegende Einwände gegen die Verwertung von Sektionsprotokollen wären folgende: Die Todeszeiten von Großeltern, Eltern und Kindern,

---

[1] Im Gegensatz hierzu bezeichneten ICKERT und BENZE gerade eine bei ihren Sippen-untersuchungen beobachtete angeblich familiäre Neigung zu hämatogenen Streuungen als ein Zeichen erblicher Disposition.

ja häufig auch diejenigen von Geschwistern liegen zeitlich so weit auseinander, daß die Sprache der Sektionsprotokolle teils durch die verschiedene Persönlichkeit der Obduzenten, teils auf Grund der veränderten Nomenklatur nicht dieselbe ist. Hiezu ist zu sagen, daß bei guter Schilderung auch ohne Diagnosen ein Vergleich der Befunde innerhalb der wenigen Jahrzehnte, die für meine Untersuchungen in Betracht gekommen sind, durchaus möglich war, zumal es sich ja um Fragen des Ausgangs, des Sitzes, der Generalisation, der Metastasen, der Kavernenbildung, der Vernarbungsprozesse, also um Feststellungen grober Befunde gehandelt hat. Gerade die Nachprüfung der Behauptungen TURBANs und seiner Anhänger über gleichartigen Sitz und gleichartige Komplikationen der familiären Tuberkulose konnten und mußten einmal auf anatomischer Basis nachgeprüft werden.

Ein zweiter Einwand betrifft eine andere Wirkung der auseinanderliegenden Todeszeiten: die Änderung der Umwelt und die hiedurch bedingte Verwischung etwaiger innerer dispositioneller Bestimmungen des Verlaufes. Die Berechtigung dieses Einwandes ist an sich zuzugeben; er wird aber auch für kürzere Zeiträume, als für Generationen in Betracht kommen, nie ausgeschaltet werden können. Ihm gegenüber ist, wie schon oben betont wurde, immer wieder folgendes geltend zu machen: Besteht eine erbliche Übereinstimmung im Verhalten zur tuberkulösen Infektion, welche eine Bedeutung im Schicksal beansprucht, so muß sie sich weitgehend unabhängig von der Außenwelt geltend machen, sonst hat diese Frage überhaupt keine praktische Bedeutung. Bei der enormen Zahl von Belasteten, welche die Tuberkulosestatistik von vor 50 Jahren erwarten ließe, ist der Erfolg der Tuberkulosebekämpfung sehr überraschend, falls diese Belastung wirklich so belastend wäre; denn Gelegenheit zur Infektion mit Tuberkelbacillen hat ja auch heute noch jedermann und die Primärtuberkulose hat nicht in demselben Maße abgenommen, wie die schlechten Ausgänge der postprimären Tuberkulose.

Es kommt noch ein Punkt hinzu, welcher den Wert der pathologisch-anatomischen Untersuchung der Tuberkulose in Familien wertvoll erscheinen läßt. Weder die statistische und klinische Sippenforschung noch die klinische Zwillingspathologie kann die abgeschwächten und die geheilten Tuberkulosefälle ganz erfassen. Es bleibt also zum mindesten ein bedeutender statistischer Fehler; aber dieser Fehler ist noch viel mehr ein biologischer Fehler. Denn es ist nicht die fragliche erbliche Disposition allein, sondern auch das Problem ihres Gegenteils, der familiären Resistenz, welches unser größtes Interesse verdient. Darüber liegen bisher aus den statistischen Arbeiten und aus dem Schrifttum über Zwillingstuberkulose nur Andeutungen oder Vermutungen vor (PEARL, ICKERT und BENZE, DIEHL und v. VERSCHUER). HAAG (1935) will bei Kindern tuberkulöser Eltern sowohl besondere Anfälligkeit als auch besondere Resistenz gegen Tuberkulose beobachtet haben.

Es gibt bisher im Schrifttum wenige Beobachtungen über anatomische Vergleiche bei tuberkulösen Zwillingen. Sie seien hier kurz wiedergegeben:

1. M. BANDOUIN beschreibt die Krankengeschichte zweier als Xiphopagen zusammengewachsener, 13jähriger hindostanischer Schwestern Radica und Doodica, welche der Pariser Chirurg DOYEN wegen vorgeschrittener Tuberkulose der einen (Doodica) operativ trennte (eine 7 cm dicke Leberverbindung mußte dabei durchschnitten werden). Doodica starb binnen wenigen Tagen an tuberkulöser Peritonitis (12 kg), die Sektion ergab nicht die für beide erwartete Lungentuberkulose! Radica, von vornherein in besserem Körperzustand (19 kg), überlebte, brachte es auf 25 kg und wurde wegen Tuberkulose der cervicalen und axillaren Lymphknoten operiert!

2. W. SCHÄFER berichtet über ein gleichgeschlechtliches Zwillingspaar, das mit $2^1/_2$ Jahren im Abstand von 11 Tagen starb. Die Mutter war lungenkrank. Ähnlicher klinischer Verlauf und Habitus der Zwillinge (exsudative Diathese, Rachitis, Schiefhals usw.). Die Sektion der einen Schwester ergab eine Miliartuberkulose bei tuberkulöser Verkäsung von mesenterialen und tracheobronchialen Lymphknoten und Tuberkulose der Tonsillen, an der Basis des rechten Unterlappens eine fast walnußgroße Kaverne (erweichter Primärinfekt der Lunge), endlich tuberkulöse Geschwüre des Dickdarmes. Die Sektion der anderen Schwester ergab nicht dieselbe generalisierte Miliartuberkulose (Fehlen der Lebertuberkel), eine Verkäsung von mesenterialen, teilweise solche der tracheobronchialen Lymphknoten. Eine große Kaverne des rechten Oberlappens, offenbar wieder der erweichte Primärinfekt, Schrumpfung und Verwachsung der rechten Lunge; im Nierenbecken ein linsengroßes käsiges Geschwür, tuberkulöse Geschwüre im Dünndarm, vereinzelte kleine solche im Coecum, Dickdarm sonst frei.

Eine ,,auffällige" Ähnlichkeit in der Lokalisation der Tuberkulose oder ihres Verlaufes läßt sich aus diesem Befund nicht herauslesen, weder in bezug auf die Primärinfekte der Lunge und erst recht nicht in bezug auf die übrigen Lokalisationen (Darm, Niere!). Im ganzen sind es zwei typische Kleinkindfälle mit denselben Ähnlichkeiten und Varianten der frühkindlichen Tuberkulose, wie sie etwa die Lübecker Sektionsfälle (SCHÜRMANN) dargeboten haben.

Als dritten Fall von bisher bekannt gewordener anatomisch untersuchter Zwillingstuberkulose erwähne ich den von mir (1930) berichteten eines ungleichgeschlechtlichen Zwillingspaares, von dem der weibliche Partner im Alter von 10 Wochen, der männliche mit 16 Wochen an tuberkulöser Basilarmeningitis starb.

Dazu käme nun noch als vierter Fall der oben beschriebene diskordante Tuberkulosefall bei den 32jährigen Zwillingsbrüdern (S. 38).

Von Berichten über anatomische Vergleiche von Tuberkulosen bei sonstigen Blutsverwandten ist mir nichts bekannt. Diese Lücke möchte ich im folgenden auf Grund der von mir in Jena und Basel gesammelten

Befundberichte sezierter Angehöriger aus gleichen Familien auszufüllen versuchen. Ich verfüge über Sektionsprotokolle aus 237 Familien, in denen Tuberkulose vorgekommen ist; darunter sind 65 Familien, wo ich von mindestens 3 Mitgliedern aus 2 Generationen Aufzeichnungen habe und 66 Geschwisterfälle, darunter 21 mit mehr als 2 Geschwistern.

Während man bei Reihenuntersuchungen an lebenden Sippenangehörigen den gewissen Vorteil der Gleichzeitigkeit des Befundes hat und, allerdings nur bei jahrelanger Beobachtung derselben Sippe, auch ein Urteil über den Verlauf der Tuberkulosen gewinnen kann, haftet der ausschließlichen Verwendung des autoptischen Befundes der schon oben betonte Nachteil der Ungleichzeitigkeit der Befunderhebung an, wogegen der Vorteil der Feststellung endgültigen Verhaltens der Tuberkulose und die Erfassung der geheilten und unbeträchtlichen Fälle, sowie besonders der Vorteil des Nachweises der resistenten Personen stark ins Gewicht fällt. Die Gefahr der Überbetonung der Wiederholung schlechter Ausgänge der familiären Tuberkulose, der die Sippenuntersuchungen seit RIFFEL entschieden von vornherein ausgesetzt waren, liegt unter diesen Umständen nicht so nahe, zumal in der obigen Zahl jede Familie inbegriffen ist, in der überhaupt ein Mitglied von postprimärer Tuberkulose befallen war. Für eine Einbeziehung aller Familien, in denen überhaupt tuberkulöse Restbefunde, etwa verkalkte Lymphknoten irgendmal verzeichnet waren, reichte natürlich die Genauigkeit der Berichte nicht aus. Es braucht aber kaum gesagt zu werden, daß Familien ohne tuberkulose*kranke* Mitglieder weitaus in meiner Sammlung an Zahl überwiegen.

UEHLINGER hat gegen den Wert meiner pathologisch-anatomischen Untersuchungen über Familientuberkulose, die ich summarisch in einem Vortrag (1930, Internationale medizinische Woche in der Schweiz) mitgeteilt hatte, eingewendet, daß die Erfassung der Familienmitglieder unvollständig sei und daher Urteile über Ähnlichkeit oder Unähnlichkeit des Verhaltens in bezug auf Tuberkulose unsicher seien. Dies ist bis zu einem gewissen Grad richtig, trifft aber erstens für die meisten bisherigen Sippenforschungen ebenfalls zu, die noch dazu mit dem gelegentlichen Mangel der unvollkommenen klinischen Erfassung eines Krankheitsfalles rechnen müssen; zweitens wird der Nachteil der ausschnittsweisen Kenntnis der Familie aufgewogen durch die Zahl der Fälle im ganzen: wenn immer wieder zwischen Eltern und einzelnen Kindern, zwischen 2 Geschwistern aus einer größeren Geschwisterreihe Übereinstimmungen oder Unähnlichkeiten überwiegen, wird man aus der Summe der Einzelbeobachtungen doch einen Schluß auf durchgehende Regeln ziehen dürfen.

Ein anderer Einwand von UEHLINGER betrifft die Unvollständigkeit der Erfassung des Krankheitsverlaufes durch die Sektion. Dieser Einwand ist mir, zumal von pathologisch-anatomischer Seite, etwas unverständlich, da der Sektionsbefund erstens doch weitgehend eine Rekonstruktion der Krankheit aus ihren Anfängen gestattet und weil es doch nicht auf den

Verlauf, sondern das Ergebnis und den Ausgang der Krankheit, als einer Auseinandersetzung mit dem Tuberkelbacillus ankommt. Das Ziel all dieser Untersuchungen ist ja die Beurteilung der Disposition, von der das Maß der Widerstandsfähigkeit abhängt. Es kommt also nicht darauf an, ob ein Familienmitglied einmal als Anfang seiner postprimären Tuberkulose ein „Frühinfiltrat" hatte, sondern darauf, wie es mit ihm fertig geworden ist. Ich verstehe daher nicht, wie man dem pathologisch-anatomischen Befund in der Frage der Beurteilung des „Tuberkuloseverlaufes" den Wert absprechen kann.

Ein Einwand, den ich mir selbst mache, und der mir mehr berechtigt erscheint als die eben erwähnten, ist die gewisse Unsicherheit, welche über die Resistenz sezierter Personen bestehen bleibt, sofern sie so jung gestorben sind, daß die spätere Erwerbung einer Tuberkulose bei längerem Leben nicht ausgeschlossen gewesen wäre; übrigens ein Fehler, der auch gewissen statistischen Sippenforschungen angehaftet hat.

Tabelle 13. Zusammensetzung des Beobachtungsgutes von familiärer Tuberkulose nach Verwandtschaftsformen.

Verwandtschafts-bezeichnung	Zahl der Fälle	Beide Teile an Tbc. †	Eltern Tbc. † Kind 0	Eltern nicht Kind an Tbc. †	Vater Tbc. † Kind 0	Mutter Tbc. † Kind 0	Vater 0 Kind †	Mutter 0 Kind †
Eltern — Kinder .	37	12	10	13				
Vater — Kinder . .	17	4			3		9	
Mutter — Kinder .	11	4				2		5
Vater — Sohn . . .	39	10			7		21	
Vater — Tochter . .	21	5			7		8	
Mutter — Sohn . .	30	9				5		16
Mutter — Tochter .	16	5				2		9
Summe	171							

Die Tabelle 13 gibt über die Zusammensetzung meines Beobachtungsgutes über sezierte Todesfälle in Familien mit Tuberkulose Auskunft. Nach dem Gesagten ist klar, daß unter der Bezeichnung Eltern — Kinder nicht gemeint ist, daß sämtliche Kinder eines Ehepaares, sondern nur daß überhaupt solche an Tuberkulose gestorben und seziert worden sind. Die Bezeichnung Vater — Sohn, Mutter — Tochter ist nicht dahin zu verstehen, daß der andere Elternteil oder ein Geschwister gesund waren, sondern daß nur die beiden seziert wurden. Die Geschwisterfälle (66) sind in der Tabelle absichtlich weggelassen, da die Zahl der beobachteten Geschwister in den einzelnen Familien zu stark schwankte.

Die Zahlen sind selbstverständlich zu klein, um daraus statistische Schlüsse zu ziehen. Die Absicht der folgenden Aufzählungen im einzelnen ist nur, eine erstmalige anatomische Schilderung der familiären Tuberkulose zu geben und damit Stellung zu einigen Punkten der obigen aus dem Schrifttum wiedergegebenen Meinungen zu nehmen. Ich hege weiterhin die Hoffnung, daß das mit ziemlicher Mühe gesammelte Material auch künftigen Untersuchern in Fragen, die heute noch nicht scharf genug gefaßt werden können, Dienste leisten möge.

Ich beginne mit der Wiedergabe zweier Familienprotokolle, wo es möglich war, Angehörige dreier Generationen zu erfassen:

1. Basel 390. Familie Gut. Eine Familie von 11 Personen, bestehend aus Großvater, 4 Söhnen, Frau des 1. Sohnes, 2 Kinder bei beiden, 2. Sohn mit Frau und Sohn, 3. Sohn mit Sohn, 4. Sohn. Der Großvater, 1. Sohn und 3. Sohn sind Steinhauer. Der 1. Sohn und der 2. Sohn sind an Tuberkulose gestorben, der Großvater hat, bei seinem Tode mit 72 Jahren an Hirnerweichung, eine latente Lungentuberkulose aufgewiesen, die im wesentlichen ausgeheilt war und die gefundenen Knoten müssen überwiegend koniotische Knoten gewesen sein, da „ohne Käse oder Kreide". Der 1. Sohn ist an einer rezidivierenden tuberkulösen Perikarditis gestorben und zeigte in den Lungen außer Emphysem eine schiefrige Induration mit spärlicher tuberkulöser Lymphangitis, Kalkherd im linken Oberlappen, Verwachsungen der rechten Spitze, keine Kavernen. Der 2. Sohn zeigte nur chronisches Lungenemphysem, ohne Tuberkulose. Er starb an Herzklappenfehler (Stenose und Insuffizienz der Mitralis) mit 42 Jahren, seine Frau an Lungentuberkulose und rechtsseitiger Nierentuberkulose 25jährig, 13 Jahre vor ihm nach einem Wochenbett. Der 3. Sohn starb an Lungentuberkulose und zeigte größere Kavernen des linken Oberlappens, ausgedehnte Verkäsungen und schiefrige Induration der rechten Lunge, hier ebenfalls unregelmäßige Kavernen im Oberlappen. Der 4. Sohn ist in jugendlichem Alter an einer Phlegmone der Schulter mit metastatischen Lungenabscessen gestorben. Die Frau des 1. Sohnes hatte eine Mitralstenose. Die übrigen Familienmitglieder (Enkel) sind jung gestorben.

2. Basel 1004. Familie Schnei. VI. 7 Personen: Großmutter, 3 Söhne, Frau des ältesten Sohnes, Schwiegertochter desselben, Urenkel. Urgroßmutter: 67jährig. † 1887. Magenkrebs. Keine Tuberkulose. 1. Sohn (Großvater): 48jähriger Schreiner. † 1898. Lungenschwindsucht: Schiefrige Induration und Käseherde des linken O.L. Kaverne des rechten O.L. und der Spitze des U.L. Käsige Knötchentuberkulose der übrigen Lappen. Luftröhren-, Kehlkopf- und Darmtuberkulose und *Zungen*tuberkulose. Frau des Vorigen: 37 Jahre. † 1888. Sepsis puerperalis. Verwachsungen der rechten Lungenspitze. Keine Tuberkulose. Schwiegertochter der beiden Vorigen (Frau des nichtsezierten Vaters): 47 Jahre. † 1927. Chronische Lungentuberkulose. Geglättete große Kaverne des rechten O.L. Schiefrige Induration des U.L. und O.L. Urenkel von Nr. 1, Sohn des Vorigen: 2 Jahre. † 1920. Tuberkulöse Meningitis. Miliartuberkulose. Käsige Tuberkulose der mesenterialen und der hinteren mediastinalen Lymphknoten. Nodöse Tuberkulose des rechten U.L. 2. Sohn der Urgroßmutter: 71jähriger Knecht. † 1926. Chronische Lungentuberkulose. Geschlossene Kaverne der rechten Spitze. Schiefrige Induration des rechten O.L. und M.L. Lobuläre käsige Pneumonie und Knötchentuberkulose des rechten U.L. Kalkherde in Bronchiallymphknoten. Tuberkulöse Geschwüre des *Rachens*. 3. Sohn von Nr. 1: 44jähriger Schreiner. † 1903. Apoplexie. Strangförmige Verwachsungen der rechten Lungenspitze.

Die erste Familie betrifft eine Steinhauerfamilie, in der trotz der gefährlichen Silikosis nur ein Mann an Lungentuberkulose starb; die beiden anderen Steinhauer, Vater und Bruder des Letzteren, hatten nur eine gutartige Lungentuberkulose; ein weiterer Bruder ist vielleicht durch seinen Mitralfehler geschützt gewesen, obwohl seine Frau an einer akuten Lungentuberkulose verstarb. Die Frau des ersten Bruders, der eine geschlossene Lungentuberkulose hatte und an tuberkulöser Perikarditis starb, hatte ebenfalls eine Mitralstenose und keine Tuberkulose.

Im zweiten Falle starben von 3 erwachsenen Söhnen einer tuberkulosefreien Mutter 2 an Lungentuberkulose ohne besondere Ähnlichkeit in bezug auf diese, aber beide mit geschwüriger Tuberkulose der Mundhöhle. Die Schwiegertochter und der Enkel des ältesten Bruders wurden ebenfalls Opfer der Tuberkulose.

Die folgende Familie von 12 Personen zeigt das vereinzelte Vorkommen von Tuberkulose bei 2 Vettern in einer sonst belasteten Sippe. Von 5 Geschwistern sind 1 Schwester und 1 Bruder taubstumm, der Letztere auch mit einer taubstummen Frau verheiratet, 2 weitere starben an Krebs. Bei einem der Geschwister lautete die klinische Diagnose fälschlicherweise auf Phthisis pulmonum; wäre die Familie klinisch-statistisch ausgewertet worden, würde ein Tuberkulosefall zu viel gezählt worden sein.

Basel 475 f. Hil. I. Familie von 12 Personen: Großmutter: 63jährig. † 1885. Uteruskrebs. Lungenemphysem. Keine Tuberkulose. Mitralstenose und Insuffizienz. Sohn: 49jähriger Kutscher. † 1908. Lebercirrhose. Tuberkulöse Peritonitis. Chronische Lungentuberkulose. Schiefrige Induration und narbig abgekapselte Käscherde im rechten U.L. Kalkherd in bronchialer Lymphdrüse. 1. Enkel: Totgeboren. † 1889. Belanglos. 2. Enkel: Neugeboren. † 1890. Belanglos (Sclerema neonatorum). Bruder der Großmutter: 54jähriger Metzger. † 1880. Klinisch Phthisis pulmonum. Pathologisch: keine Lungentuberkulose. Pneumonie, Emphysem. Neffe des Letzteren: 25jähriger Kaminfeger. † 1876. Chronische Lungentuberkulose. Kaverne im linken O.L. und rechten O.L. Beiderseits starke schiefrige Induration. Käsige Peribronchitis und Knötchenaussaat. Tuberkulöse Darmgeschwüre. 2. Bruder der Großmutter: 63jähriger Pfründner: Verblutung aus perforiertem Carcinom eines Oesophagusdivertikels in die Aorta. Keine Lungentuberkulose. Schwester der Großmutter: 60 Jahre. † 1903. Plätterin. Taubstumm. Bronchopneumonie. Großneffe der Großmutter: 1 Jahr alt. † 1889. Angina Ludovici. Keine Tuberkulose. Großnichte: 4 Jahre. † 1895. Keine Tuberkulose. Bruder der Großmutter: 69jähriger Kellner. † 1901. Taubstumm. Emphysem. Keine Tuberkulose. Frau des Letzteren: 76 Jahre. † 1924. Taubstumm. Hirnerweichung. Kalkherde beider Lungen und von Bronchialdrüsen.

Es folgen nun zunächst Beispiele von Tuberkulose bei Eltern und Kindern.

Basel 138. Schär. IV. Vater: 79jähriger Schneider. † 1917. Arteriosklerotische Schrumpfniere. Chronisches Emphysem. Chronische nodös-käsige Tuberkulose beider Spitzen. Linke Spitze leicht verwachsen. Abgekapselte Herde des linken O.L. Mutter: 42 Jahre. † 1897. Typhus abdominalis. Ulceröse Endokarditis. Verwachsungen der linken Lungenspitze. Sonst Lungen o. B. Tochter: 18 Jahre. † 1886. Drüsenabscesse am Hilus. Multiple tuberkulöse *Knochencaries (Unterkiefer, Schädeldach, Wirbelsäule).* Amyloidose. Rechte Spitze verwachsen. Drüsentuberkulose. Käseherde der Dura mater. Sohn: 24 Jahre. Taglöhner. † 1893. Phthisis pulmonum. Hämoptoe. Käsige Peribronchitis. Walnußgroße Kaverne der rechten Spitze. Käseknoten. Kaverne und verkäste Knötchengruppe des rechten U.L. Knötchengruppen der linken Lunge. Tochter: 30jährige Haushälterin. † 1904. Ulcus ventriculi. Perforation. Geheilte Lungentuberkulose. Leichte Verwachsungen der linken Spitze. Sohn: 8 Jahre. † 1891, *Spondylitis tuberculosa.* Psoas- und Retropharyngealabscesse. Amyloiddegeneration.

Basel 371. Gross. Vater: 57 Jahre. † 1902 an Lebercirrhose. Kleine Kaverne der rechten Spitze; beiderseitige schiefrige Induration. Mutter: 66 Jahre. † 1912. Apoplexie. Linksseitige schiefrige Spitzeninduration. Sohn: 49 Jahre. † 1925. Krebs des Sinus piriformis. Fibröse Tuberkulose des rechten O.L. Kaverne und Induration des linken O.L.

Fall Schär. IV ist ein Beispiel für eine familiäre Tuberkulose, die sich durch Jahrzehnte hindurchzieht; eine Ähnlichkeit der Lokalisation in der Lunge und des Verlaufs zwischen Vater und 4 Kindern besteht nicht, wohl aber haben 2 von 4 Kindern Knochentuberkulose mit Amyloidose. 3 Kinder starben an Tuberkulose, eine 30jährige Tochter zeigte ausgeheilte Lungentuberkulose.

Basel 343. Gerb. Großvater: 75 Jahre. † 1904. Lungenemphysem. Spitzennarben beider Lungen. Großmutter: 78jährige Pfründnerin. † 1905. Beiderseitige Lungentuberkulose: Kavernen des linken O.L.; käsige Peribronchitis. Beiderseits schwielige Vernarbung des linken O.L. mit kirschkerngroßer Kaverne. Käseherd des linken U.L. Rechts desgleichen. Darmtuberkulose. Sohn: 51jähriger Kommis. † 1912. Kavernös-nodöse Lungentuberkulose. Hämoptoe. Größere offene Kaverne des rechten O.L. Knötchentuberkulose der linken Lunge. Schiefrige Induration des rechten U.L. Drüsentuberkulose. 2. Frau des Sohnes: 27 Jahre. † 1892. Hämoptoe. Phthisis pulmonum. Faustgroße Kaverne des linken O.L. und schiefrige Induration. Tuberkulöse verkäsende Peribronchitis des U.L. Multiple Kavernen des rechten O.L. und schiefrige Induation. Tuberkulöse Peribronchitis der M.L. und U.L. Darmtuberkulose. Enkel (aus 1. Ehe des Sohnes): 23jähriger Schlosser. † 1918. Influenza. Keine Tuberkulose.

Jena 1164. Schrum. Vater: 58jähriger Mechaniker. † 1873. Früher im Irrenhaus. Epilepsie. Schiefrige Schrumpfung beider O.L.-Spitzen mit abgekapselten Kalkherden. Mutter: 56 Jahre. † 1877. Chronische Lungentuberkulose. Verkäsung von Bronchialdrüsen. Schiefrige Induration des rechten O.L. mit mehreren bis kirschgroßen eitrigen Kavernen. Buchtige kirschgroße Kaverne des linken O.L. Sonst Knötchenaussaat. Schiefrige Induration und walnußgroße Kaverne der linken U.L.-Spitze. Sohn: 16 Jahre. † 1874. Chronische Lungen-, Kehlkopf- und Darmtuberkulose. Hühnereigroße Kaverne der Spitze des linken O.L. mit schiefriger Induration und Knötchengruppen. Kindskopfgroße Kaverne des rechten O.L., apfelgroße des rechten U.L. Sonst Knötchentuberkulose. Tuberkulöse Geschwüre des Wurmfortsatzes.

Jena 211. Diet. Vater: 45jähriger Eisenbahnbeamter. † 1893. Tuberkulöse Perikarditis. Linksseitige verkäste und fibrinöse Lungentuberkulose. (Induration und verkalkte Käseherde.) Mutter: † 1910. Schiefrige Induration der linken Lunge. Multiple verödete tuberkulöse Herde des rechten O.L. und der Spitze des U.L. und croupöse Pneumonie. Fettsucht. 1. Sohn: 11 Wochen. † 1873. Darmkatarrh. 2. Sohn: 24jähriger stud. phil. † 1904. Chronische Lungen-, Kehlkopf-, Darm- und Nierentuberkulose. Amyloidose. Linksseitiger Pneumothorax. Schiefrige indurierende und ulceröse Tuberkulose des linken O.L. Kaverne in der U.L.-Spitze; Knötchentuberkulose der rechten Lunge. Tuberkulöse Geschwüre des Wurmfortsatzes. 3. Sohn: 38jähriger Kaufmann. † 1908. Lungenphthise. Kaverne im linken O.L. und rechten O.L. Knötchentuberkulose der übrigen Lunge. Amyloidose. Syphilis (Tabes dorsalis, Penisnarbe). Wurmfortsatz: geschwürige Tuberkulose.

Basel 232. Dürr. Vater: 44 Jahre. † 1881, Magaziner. Käsige Pneumonie der rechten Lunge. Mutter: 77 Jahre. † 1921. Säuglingspflegerin. Emphysem. Schiefrige Induration der Lungenspitzen. Tuberkulose von bronchialen und Hiluslymphknoten. Sohn: 23 Jahre. † 1888. Gliosarkom des Rückenmarks. Keine Tuberkulose.

Basel 595. Klum. Vater: 59 Jahre. † 1920. Speiseröhrenkrebs. Chronische Lungentuberkulose: Kavernen des linken O.L., ebenfalls des rechten O.L. und M.L. Verkalkung von Bronchialdrüsen. Mutter: 43 Jahre. † 1910. Kavernös-nodöse beiderseitige Lungentuberkulose. Kehlkopftuberkulose. Schiefrige Induration und Kavernen des linken O.L. Knötchengruppen und Käseherde daselbst. Kleine offene Kaverne des rechten O.L. in schiefrig indurierter Umgebung. Verkäste Knötchengruppen der übrigen Lappen. Tochter: 22 Jahre. † 1910! Chronisch kavernöse, pneumonische und nodöse Lungentuberkulose. System von käsig gefüllten Kavernen des linken O.L. Schiefrige Induration und verkäste Tuberkel. Kavernen der rechten Lungenlappen.

Jena 53. Bau. Vater: 60 Jahre. Früher Briefträger. † 1875. Chronische Lungentuberkulose. Schiefrige Induration des linken O.L. mit Kaverne. Desgleichen in der Spitze des linken U.L. und in der rechten Lunge. Mutter: 59 Jahre. † 1869. Chronische Pneumonie mit Bronchiektasen. Kaverne mit Knötchen und schiefrige Induration im linken O.L. Sohn: 27jähriger Handarbeiter. † 1880. Floride Phthise. Beiderseitige Kavernen neben schiefrigen Indurationen. Käsig-kalkige Bronchialdrüse. Kehlkopf- und Darmtuberkulose.

Jena 372. Grä. I. Großvater: 46jähriger Fleischer. † 1872. Chronische Lungen-, Kehlkopf-, Tracheal- und Darmtuberkulose. Sohn: 22jähriger Optiker. † 1888. Chronische Lungen-, Kehlkopf-, Tracheal- und Coecaltuberkulose. Tochter: 4 Jahre. † 1866. Lungen- und Darmtuberkulose. Ungleich-geschlechtliche Zwillinge, Kinder von Erstgenanntem 10 Wochen altes Mädchen. † 1871. Miliartuberkulose. Tuberkulöse Basilarmeningitis Miliartuberkulose. Verkäsung von Bronchialdrüsen. Bruder: 16 Wochen alt. Miliartuberkulose, tuberkulöse Meningitis. Kaverne des rechten M.L. Käsige Bronchialdrüsentuberkulose.

Beiliegende *Notiz:* Vater seit 2 Jahren tuberkulös.

Dazu: 2 im Säuglingsalter verstorbene Enkel des Großvaters, Söhne eines anderen Sohnes hatten keine Tuberkulose. Nach der Krankengeschichte des 22jährigen Sohnes ist auch dessen Mutter, also die Frau des Erstgenannten an Lungenkrankheit gestorben.

Jena 559. Her. Großvater: 90jähriger Rentner. † 1906. Embolie. Rechtsseitige Lungenspitzennarben. 1. Frau des Vorigen: 59 Jahre. † 1879. Chronische Lungen-, Darm- und Bauchfelltuberkulose. 2. Frau des Großvaters: 73 Jahre. † 1902 an Bronchopneumonie und Lungenemphysem. Keine Tuberkulose. Tochter der Letzteren: 40 Jahre. † 1910. Chronische Lungentuberkulose. Darmtuberkulose. Perforierte beiderseitige Kavernen und Lungennarben. Enkel: unehelich (Sohn der Vorigen): 1½ Jahre alt. † 1896. Keine Tuberkulose. 4 weitere Enkel: 1½ Jahre, 2¾ Jahre, 6 Wochen und 6 Tage alt: keine Tuberkulose.

Basel 21. Ams. Vater: 50jähriger Ausläufer. † 1902. Diabetes mellitus. Alte abgekapselte Spitzentuberkulose. Hühnereigroße gangränöse Kaverne des linken O.L. Kreideherde der Bronchialdrüsen. Verkalkte Pleuraschwarte. Mutter: Wäscherin. (Alter?). † 1909. Uteruskrebs. Emphysem. Rechtsseitige Lungenspitzennarbe. Verwachsungen der linken Lungenspitze. Sohn: 41jähriger Maler. † 1916. Chronisches Emphysem. Bronchiektasen. Keine Tuberkulose. Sohn: 35jähriger Postangestellter. † 1911. Verwachsungen der linken Lunge. Keine Tuberkulose.

Jena 1235. Tromm. Großvater: 78jähriger Kantor. † 1869. Chronisches Emphysem und Aortenklappenfehler. Keine Lungentuberkulose. Vater: 83jähriger Zeugschmied. † 1878. Pneumonie und Bronchiektasen. Keine Tuberkulose. Sohn: Maschinenfabrikant. † 1902. Chronisches Emphysem. Käsige und kalkige Lungentuberkulose. 1 Schwester des Vaters: 52jährige Köchin, † 1877, hatte eine akute Lungentuberkulose bei chronischer Tuberkulose der portalen Lymphknoten und frische Nierentuberkulose. Dazu schiefrige Narben und Knötchentuberkulose der Lungen. Bruder des Vaters: 64jähriger Fleischer. † 1883 an syphilitischer Hirnerweichung, hatte nur Spitzenverwachsungen der Lungen. Sohn des Letzteren: 34jähriger Fleischer. † 1883 an Typhus, hatte eine schiefrige Vernarbung und Verödung des linken O.L., sowie Käseherde des linken O.L., ferner hühnereigroße Kaverne der Spitze des rechten O.L. Dessen Frau: 64 Jahre alt, † 1885, hatte nur Verkalkung von Bronchialdrüsen und Verwachsungen der Lungen. 1 Neffe des Großvaters: 72jähriger Auszügler mit Lungenemphysem. 1 Sohn desselben: 38jähriger Glasermeister mit progressiver Paralyse, hatte keine Tuberkulose.

Jena 34. Ap. Vater: 79jähriger Buchdrucker. † 1895. Emphysem. Chronische Tuberkulose der Lungen und Verkalkung von Bronchialdrüsen. Mutter: 58 Jahre. † 1875. Narbe der linken Lungenspitze. Chronisches, zum Teil bullöses Emphysem. Tochter: 25 Jahre. Dienstmagd. † 1882. Melancholie. Pneumonie. Keine Tuberkulose.

Jena 1164. Han. Vater: 48jähriger Rentner. † 1879. Lungentuberkulose. Mutter: 56 Jahre. † 1891. Alte Endokarditis von Mitralis und Tricuspidalis. Narbendurchbruchstellen von Bronchialdrüsen in Bronchien. Tochter: 25 Jahre. † 1885. Chronische Lungen-, Kehlkopf- und Darmtuberkulose. 1. Bruder der Mutter: 36jähriger Fleischermeister. † 1866. Gestorben an Carcinose. Keine Tuberkulose.

In den folgenden Fällen hatte nur der eine Elternteil eine Tuberkulose.

146/1848. Brau. II. Vater: 78jähriger Maurer. † 1919. Keine Lungentuberkulose. Apoplexie. Mutter: 58 Jahre. † 1901. Lungentuberkulose: größere Kaverne der linken Spitze, nußgroße Kavernen der linken U.L., Kaverne, Käseherd und Narben sowie Knoten der rechten Lunge, besonders an der Spitze. Darm- und Kehlkopftuberkulose. Alte tuberkulöse Coxitis. Sohn: 43jähriger Maurer. † 1910. Chronische Lungentuberkulose mit Hämoptoe: käsig-pneumonische, kavernöse und nodöse Tuberkulose, runde Kaverne des linken O.L., schiefrige Induration und buchtige Kaverne des ganzen rechten O.L. Sonst Knötchentuberkulose und Kehlkopftuberkulose.

Basel 74. Bet. Vater: 65 Jahre. † 1910. Maligne Struma. Emphysem. Keine Tuberkulose. Mutter: 70 Jahre. † 1913. Schiefrige Induration beider Spitzen. Emphysem. Tochter: 22 Jahre. † 1902. Alte Spitzentuberkulose. Knötchenstreuung.

Jena 293. Gros. Vater: 54jähriger Fleischer. † 1872. Oesophaguskrebs. Mutter: 70 Jahre. † 1897. Bronchopneumonie, Emphysem. Schiefrige Verödung und Narben beider O.L.-Spitzen. 1. Sohn: 24 Jahre. † 1878. Chronische Lungen-, Kehlkopf- und Darmtuberkulose. Sehr große Kaverne des linken O.L., kleine weitere Kavernen. Phthise des linken U.L., Schwielen und schiefrige Induration des rechten O.L. und M.L. 2. Sohn: 31jähriger Kellner. † 1879. Lungenphthise und Darmtuberkulose; schiefrige Induration des rechten O.L. mit kleinen Kavernen. Knötchengruppen im M.L.; Verkäsung und schiefrige Induration in der Spitze des rechten U.L. Knötchen und geringe käsige Pneumonie der linken Lunge.

Jena 665. Joh. I. Vater: 65jähriger Barbier. † 1869. Mitralfehler. Stauungslungen. Schiefrige Induration der linken Lungenspitze mit alten kleinen Kavernen. Mutter: 73 Jahre. † 1882. Chronisches Lungenemphysem. Keine Lungentuberkulose. Tochter: 28 Jahre. † 1875. Chronische Lungentuberkulose. Miliartuberkulose. Tuberkulöse Basilarmeningitis.

Jena 1859. Mot. Vater: 37jähriger Schneider. † 1909. ADDISONsche Krankheit. Fast totale tuberkulöse Verkäsung beider Nebennieren. Chronische Lungentuberkulose. Mutter: 37 Jahre. † 1907. Geschwulst der Hypophysis. Keine Tuberkulose. Tochter: 6 Jahre. † 1906. Bronchialdrüsentuberkulose.

Jena 1040. See. Vater: 69jähriger Schneider. † 1893. Coronarsklerose. Chronische Tuberkulose der rechten Lungenspitze. Beiderseitige tuberkulöse Pleuritis und Perikarditis. Einzelne Bronchialdrüsen verkäst und kalkig. Mutter: 38 Jahre. † 1871. Pocken. Diphtherie. Nichts von Lungentuberkulose. Tochter: 20 Jahre. † 1879. Chronische Lungen-, Kehlkopf- und Darmtuberkulose. Verkalkung von Bronchialdrüsen. Schrumpfung des rechten O.L. mit hühnereigroßer gebuchteter Kaverne. Schiefrige Induration und Knötchentuberkulose der übrigen rechten Lunge. Akute einschmelzende Phthise des U.L. Kleine Kavernen und Schwarte der linken Lungenspitze. Sonst wie rechts.

Basel 694. Mag. Vater: 55jähriger Schlossermeister. † 1923. Hämorrhagische Nephritis. Keine Tuberkulose. Mutter: 43jährige Frau. † 1911. Käsig-pneumonische Kaverne und nodöse Lungentuberkulose. Mehrere Kavernen des rechten O.L. Käsige Herde des M.L. Käseherde der linken Lunge. Kehlkopftuberkulose. Tochter: 26jährige Fergerin. † 1920. Pneumonische, kavernöse und nodöse Tuberkulose. Tiefe Einziehung des rechten O.L. Käsige Höhle und glattwandige Kaverne der linken Spitze. Große Kaverne des rechten O.L. mit narbiger Umgebung und Käseherden. Knötchenstreuung im U.L. Dickdarmtuberkulose. Sohn: 25jähriger Schlosser. † 1918. Pneumonische, kavernöse und nodöse Tuberkulose. Große Kaverne der linken Lungenspitze. Sonst Knötchengruppen, zum Teil käsig.

Jena 337. Goe. Vater: 64jähriger Schreinermeister. † 1867. Narbige Einziehung der Lungenspitzen. Alte Endokarditis der Mitralis. Mutter: 58 Jahre. † 1867. Chronische und akute Lungen- und Dickdarmtuberkulose. Schiefrige Induration des O.L. mit eitrigen Bronchiektasen und Käseherden. Kavernen des U.L. Das gleiche in der anderen Lunge. Sohn: 43jähriger Schneidermeister. † 1880. Chronische Lungen-, Kehlkopf- und Darmtuberkulose. Kavernen des linken O.L. sowie des rechten. Schiefrige Induration und käsige Knötchenaussaat. Solitärtuberkel der Brücke.

Jena 1071. Spit. Vater: 61jähriger Bauinspektor. † 1877. Taubeneigroßer, schiefrig abgekapselter Käseherd des linken O.L. mit Bronchiektasen der Umgebung. Mutter: 61 Jahre. † 1885. Gebärmutterkrebs. Keine Tuberkulose. Sohn: 33jähriger Architekt. † 1878. Chronische Lungentuberkulose. Verkäsende Tuberkulose der Cervicaldrüsen. Schiefrige Induration und kleine Kavernen des rechten O.L. und der Spitze des U.L.

Basel 893. Rot. III. Vater: 66jähriger Gießer. † 1913. Prostatahypertrophie. Abgekapselter Kalkherd der rechten Spitze. Mutter: Alter? † 1916. Schrumpfniere. Emphysem. Keine Tuberkulose. Sohn: 42jähriger Mechaniker. † 1925. Arteriosklerose. Nephrosklerose. Cirrhotische Tuberkulose beider O.L. mit abgekapselten Käseherden und kleinen Kavernen. Ausgedehnte acinös-nodöse Tuberkulose aller Lappen. Tuberkulose von Lungenlymphknoten und kalkige Verkäsung von Mesenteriallymphknoten.

Basel 771. Moll. Vater: 61 Jahre. † 1919. Chronisches Emphysem. Fetide Bronchitis. Mutter: 71 Jahre. † 1927. Schiefrige Narben beider O.L. mit Kalkherden. Sohn: 45 Jahre. † 1927. Große alte Kaverne im rechten O.L. Käsige Pneumonie des linken O.L. Sonst indurierende und acinös-nodöse Tuberkulose. Sohn: 43 Jahre. † 1928. Tuberkulöser Primärkomplex im rechten O.L. Ältere Kaverne und Phthise des linken O.L. Käsige Pneumonie und schiefrige Narben der übrigen linken Lunge.

Weiter 2 Beispiele, wo bei beiden Eltern Tuberkulose bestanden hatte, ein Kind als Erwachsener später keine Tuberkulose aufwies.

Basel 1206. Ar. Vater: 54jähriger Schlosser. † 1886. Lungenschwindsucht. Hämoptoe. Faustgroße Kaverne des rechten O.L. Knötchen des U.L. Linke Lunge frei. Mutter: 73 Jahre. † 1915. Perniziöse Anämie. Schiefrige Induration der rechten Spitze. Sohn: 56jähriger Kommis. † 1926. Pachymeningitis haemorrhagica. Keine Tuberkulose.

Basel. Rot. II. Vater: 50jähriger Posamenter. † 1900. Kardiacarcinom. Rechtsseitige Spitzentuberkulose. Glattwandige Kaverne der linken Spitze und nußgroßer Knoten. Mutter: 69jährige Posamenterin. † 1920. Nodös-kavernöse Tuberkulose der rechten Lunge. Schiefrige Induration der linken Spitze. Käseherd und Kavernen des rechten O.L. Sohn: 25jähriger Kaufmann. † 1912. Sekundäre Schrumpfniere. Keine Tuberkulose.

Es folgen einige wenige unter mehr Beispielen, wo von den beiderseitigen Eltern nur der eine Elternteil eine Tuberkulose hatte, das Kind verschont blieb.

Jena 1248. Web. I. Vater: 43jähriger Zementierer. † 1906. Kavernöse Tuberkulose der rechten Lunge. Empyem. Tabes dorsalis. Kalkherd in Bronchialdrüse. Mutter: 47 Jahre. † 1918. Influenza. Keine Tuberkulose. Sohn: 25jähriger Asphalteur. † 1918. Influenza. Keine Tuberkulose.

Jena 862. Mül. I. Vater: 56 Jahre. † 1878. Chronische Lungentuberkulose. Tuberkulöse Spondylitis des 5. Halswirbels. Kavernen des linken und rechten O.L. Schiefrige Narben des M.L. Mutter: Krebs der Cervix uteri. Keine Tuberkulose. Tochter: 27 Jahre. † 1877. Vereiterter Echinococcus der Leber. Keine Tuberkulose. 1 Bruder des Vaters und 1 Tochter der Letzteren hatten beide keine Tuberkulose.

Basel 1123. Stück. Vater: 55jähriger Dienstmann. † 1882. Linksseitiger Nierenkrebs. Keine Tuberkulose. Mutter: 48jährige Fabrikarbeiterin. † 1887. Tuberkulöse Lungenphthise: käsige Pneumonie des linken O.L. und schiefrige Induration. Kaverne des rechten U.L. Sohn: 42 Jahre. † 1909. Lebercirrhose. Keine Lungentuberkulose.

Jena 555. Arz. Vater: 72jähriger Pfarrer. † 1880. Chronische Lungentuberkulose. Mutter: 65 Jahre. † 1877 an Lungenembolie, ohne Tuberkulose. Sohn: 45 Jahre. † 1900. Selbstmord. Keine Tuberkulose. Desgleichen nicht der Enkel, 11 Monate alt, † 1878 (der sehr wohl von dem 1880 gestorbenen Großvater, am gleichen Ort wohnend, hätte infiziert werden können).

Die nächsten Fälle bringen Beispiele von Tuberkulose bei Kindern von anatomisch sicher tuberkulosefreien Eltern.

Basel 702. Mang. Vater: 60jähriger Gemüsehändler. † 1923. Darmkrebs. Chronisches Emphysem. Mutter: 55 Jahre. † 1916. Herzfehler. Keine Tuberkulose. Sohn: 29jähriger Reisender. † 1918. Influenzapneumonie. Kalkherde der rechten Spitze und von Bronchialdrüsen. Tochter: 14jährig. † 1905. Tuberkulöse Basilarmeningitis. Kavernöse Lungentuberkulose. Kavernen des rechten O.L. und der Mitte des linken O.L. Sonst Knötchentuberkulose. Kreidige Bronchialdrüsen.

Jena 521. Hoff. II. Vater: 71jähriger Klempner. † 1879. Croupöse Pneumonie. Herzfehler. Emphysem. Keine Tuberkulose. Mutter: 58 Jahre. † 1869. Magenkrebs. Tochter: 34 Jahre. † 1878. Chronische Lungen-, Kehlkopf- und Darmtuberkulose. Miliartuberkulose. Tuberkulöse Meningitis.

Basel 592. Klei. Vater: 69jähriger Seidenfärber. † 1908. Apoplexie. Dünndarmkrebs. Kalkherd mit schiefriger Abkapselung der linken Lungenspitze. Mutter: 82 Jahre. † 1909. Ulcus bei LITTLEscher Hernie. Keine Tuberkulose. Sohn: 61 Jahre alter Schuhmacher. † 1921. Atrophische Lebercirrhose. Chronische Lungentuberkulose: mehrere Kavernen, Käseherde und Knötchengruppen des linken O.L., Kreideherd und schiefrige Induration des rechten O.L. Tuberkulöses Geschwür im Ileum. Tuberkulose der bronchialen und cervicalen Lymphknoten.

Der folgende Fall macht eine Ansteckung in der Ehe sehr wahrscheinlich, da beide Eltern des Betroffenen frei von Tuberkulose waren, also als Quelle nicht in Betracht kamen.

605. Hild. Vater: 51jähriger Kaufmann. † 1883. Tod durch Ertrinken. Keine Lungentuberkulose. Mutter: 47 Jahre. † 1879. Verblutung aus Magengeschwür. Keine Tuberkulose. Sohn: 31jähriger Laborant. † 1895. Chronische Lungen-, Kehlkopf- und Darmtuberkulose. Seine Frau: 35 Jahre, starb 6 Jahre früher an chronischer Lungen-, Kehlkopf- und Darmtuberkulose. 1 Stiefmutter: 60 Jahre. † 1896. Hatte eine „Cirrhose" des rechten Lungen-M.L.

Ein gutes Beispiel für gute Widerstandsfähigkeit gegen Tuberkulose bei Erwachsenen aus 3 Generationen einer Familie ist wohl folgender:

Jena 226. Dorn. Großvater: 74jähriger Fleischer. † 1871. Ulcus duodeni. Beiderseitige Lungenspitzenverwachsungen. 1. Sohn: 66jähriger Hofmetzger. † 1888. Embolische Hirnerweichung. Keine Tuberkulose. Vernarbte Lungenspitzen, mit kleinen Bronchiektasen. 2. Sohn: 60jähriger Fleischer. † 1886. Senile Gangrän. Rechtsseitige Spitzennarbe mit abgekapseltem Kreideherd. Enkel (Sohn des Vorigen): 37jähriger Fleischer. † 1892. Schrumpfnieren. Keine Lungentuberkulose. Urenkelin: 6 Monate. † 1889. Darmkatarrh. (Nach dem Sektionsprotokoll handelt es sich um eine Familie mit ungewöhnlich kräftigen Personen.)

In den folgenden Fällen ist nur bei dem einen Elternteil der Sektionsbefund bekannt.

A. Vater und Kinder tuberkulös.

Jena 722. Köhl. Großvater: 66 Jahre. † 1867. Schilddrüsenkrebs. Nichts von Tuberkulose. Sohn: 47jähriger Konditor. † 1885. Chronische Lungentuberkulose, rechtsseitiger Pneumothorax. Darmtuberkulose. Große Kaverne des rechten O.L. Zahlreiche kleinere und Käseherde des gleichen Lappens. Schrumpfung des M.L. Schiefrige Induration und Knötchentuberkulose und Spitzenkaverne des U.L. Chronische Knötchentuberkulose des linken O.L. 2. Sohn: 59jähriger Rentner. † 1898. Perforiertes Magengeschwür. Käsige tuberkulöse Herde beider Lungenspitzen. Sohn des Letzteren (also Enkel von Nr. 1): $1^1/_2$ Jahre. † 1875. Chronische und akute Lungentuberkulose. Verkäsung von Bronchialdrüsen. Tuberkulose der rechten Niere und der Harnblase.

Jena 1047. Sei. Vater: 49jähriger Beamter. † 1906. Chronische offene Lungentuberkulose mit Hämoptoe. Kavernen des linken O.L. Tochter: 3 Tage. † 1882. Nichts Besonderes. Sohn: 4 Jahre. † 1884. Caries des 9. Brustwirbels mit Kyphose. Kirschgroßer Käseherd im linken Lungenhilus. 2. Sohn: 2 Jahre. † 1892. Masern-Pneumonie. Keine Tuberkulose.

Jena 1085. Stein. Vater: 51jähriger Handarbeiter. † 1903. Speiseröhrenkrebs. Käsige und kalkige Tuberkulose der Lungen. Tiefe Vernarbung der O.L.-Spitzen. Tochter: $1^1/_2$ Jahre. † *1891!* Diphtherie. Nichts von Tuberkulose. 2. Tochter: † *1891!* 11 Jahre alt. Tuberkulöse Basilarmeningitis. Chronische Tuberkulose der rechten Lunge und kalkige Tuberkulose der Bronchialdrüsen. Beide Kinder im selben Jahr verstorben!

Jena 112. Schm. Vater: 52jähriger Drechsler. † 1902. Chronische Lungentuberkulose. Rechte Niere früher wegen Tuberkulose exstirpiert. Sohn: 1 Jahr. † 1891. Nichts von Tuberkulose. Tochter: 1 Monat. † 1893. Nichts von Tuberkulose. Sohn: 8 Jahre. † 1902! Masern-Diphtherie. Akute generalisierte Miliartuberkulose. Tuberkulöse Verkäsung von trachealen Lymphknoten. Vater und Sohn im selben Jahr verstorben!

Jena 1323. Woch. Vater: 46jähriger Schlachthausverwalter. † 1890. Tuberkulöse der Lunge, des Kehlkopfes und des Dünndarmes. Kirschgroße Kaverne des linken, apfelgroße, eitergefüllte des rechten O.L. Kleine weitere Kavernen. Rechtsseitige Schwarte. Tochter: 3 Jahre. † 1889. Vermutlich Streptokokkenenteritis. Keine Tuberkulose. Tochter: $1^3/_4$ Jahre. † 1882. Tuberkulöse Basilarmeningitis. Chronische Lungentuberkulose. Verkäsung von Bronchialdrüsen. Mehrere bohnengroße eitergefüllte Kavernen des linken U.L. Haselnußgroße Kaverne des rechten O.L. Nichte des Vaters: 3 Jahre. † 1877. Diphtherie. Verkäsung der cervicalen und bronchialen Lymphknoten. Käseherde des rechten M.L. und U.L. mit vernarbter Schrumpfung des M.L.

Jena 142. Bock. Vater: 48jähriger Handarbeiter. † 1887. Meningitis. Abgekapselter Käseherd der linken Lunge mit Induration. Früher operierte Wanderniere. Es folgen 6 Söhne und 3 Töchter. Tochter: $1/_2$ Jahr. † 1874 (Rachitis). Sohn: $1^1/_2$ Jahr. † 1876 (Darmkatarrh). Tochter: Neugeboren. † 1877. Sohn: 1 Jahr. † 1880 mit Rachitis und Darmkatarrh. Sohn: Neugeboren. † 1880 mit Septumdefekt. Sohn: $2^1/_2$ Jahre. † 1882 mit Nabelsepsis. Sohn: $2^1/_2$ Jahre. † 1887 mit Rachitis und Darmkatarrh. 3. Tochter: $3^1/_2$ Jahre. † 1888. Rachitis. Chronisch verkäsende Tuberkulose der rechtsseitigen Bronchialdrüsen. Bronchopneumonie. 6. Sohn: 19jähriger Kellner, † 1888! Mit chronischer Lungen-, Kehlkopf-, Tracheal- und Darmtuberkulose. Der Vater des Vaters ist an einem Unfall, die Mutter im Wochenbett gestorben.

Der letzte Fall (Bock.) scheint in der Hinsicht lehrreich, als der im Jahre 1887 gestorbene Vater früher 6 Kinder ohne Tuberkulose verloren hat, auch noch in seinem Todesjahr bei einem ebenfalls 1887 gestorbenen Sohn keine Tuberkulose verzeichnet ist, hingegen bei beiden im nächsten Jahr verstorbenen Kindern sehr ungleichen Alters.

B. Vater tuberkulös, Kinder frei.

Jena 1186. Schwa. Vater: 82jähriger Landwirt. † 1877. Chronische Lungentuberkulose. Schiefrige Induration der Spitzen mit Bronchiektasen und anschließenden Kavernen. Schiefrige Induration und gänseeigroße Kaverne des rechten O.L. Rezidivierende Knötchentuberkulose. Tochter: 48jährige ledige Gärtnerarbeiterin. † 1877. Absceß der Mamma. Chronische Endokarditis der Mitralis. Keine Tuberkulose. Starke Skoliose der Brustwirbelsäule. Stauungslungen. Sohn: 48jähriger Landwirt. † 1879. Croupöse Pneumonie. Keine Tuberkulose. Häusliche Gemeinschaft. Vater und Tochter im gleichen Jahr verstorben. Tochter vielleicht durch Mitralfehler geschützt?

Jena 487. Hart. Vater: 61jähriger Invalide. † 1913. Chronische Lungen- und Darmtuberkulose. Miliartuberkulose. Sohn: 11 Jahre. † 1902. Scharlach. Bronchopneumonie. Keine Tuberkulose. Tochter: 8 Jahre. † 1903. Bronchopneumonie. Keine Tuberkulose.

Jena 202. Dal. Vater: 75jähriger Dr. phil. † 1889. Chronische Lungentuberkulose. Linksseitiger Pneumothorax. Kavernen des linken U.L. und O.L. Schiefrige Induration des Letzteren. Käsige Knötchenaussaat beider Lappen. Sohn: 54jähriger Dr. phil. † 1908. Paranoia. Selbstmord. Keine Tuberkulose. Tochter: ledig, 41 Jahre. † 1902. Selbstmord. Keine Tuberkulose.

C. Vater tuberkulosefrei, Kind(er) tuberkulös.

Jena 1222. Timm. Vater: 62jähriger Malermeister. † 1892. Lungencirrhose mit Bronchiektasen. Emphysem. 1. Sohn: † 1870! Scharlach-Diphtherie. Skrophulose. Rachitis. 2. Sohn: 4jährig. † 1870! Basilarmeningitis. Verkäsende Bronchialdrüsentuberkulose. Rachitis. 3. Sohn: 41jähriger Maler. † 1913. Bronchialkrebs. Kalkherd in Bronchiallymphknoten. 2 Brüder im gleichen Jahr mit verschiedenartiger Tuberkulose gestorben.

Basel 1213. Wäch. Vater: 63jähriger Postbeamter. † 1911. Mitralinsuffizienz. Keine Tuberkulose. Tochter: 16 Jahre. † 1891. Typhus. Kalkherd in Bifurkationsdrüse. Schiefrig abgekapselter Primäraffekt der rechten Spitze. Sohn: 38 Jahre. † 1917. Hotelangestellter. Kavernös-nodöse Tuberkulose mit mehreren glatten Kavernen des linken O.L. sowie schiefrige Induration und käsige Lobulärpneumonie. Kavernen des rechten O.L. Käsige Hepatisation, besonders auch des rechten U.L. Beiderseitige tuberkulöse Verkäsung der Nebennieren.

Basel 1293. Wies. I. Vater: Alter? Steinhauer. † 1897. Lungengangrän. Alkoholismus. Keine Tuberkulose. Tochter: 15 Jahre. † 1886. Croupöse Pneumonie. Keine Tuberkulose. Sohn: 14 Jahre. † 1890. Meningitis tuberculosa. Endokarditis. Miliartuberkulose. Verkäste Bronchialdrüse. Sohn: 36 Jahre. Damenschneider. † 1923. Lungengangrän. Zustand nach Encephalitis lethargica. Kalkherd in rechtsseitigem Hiluslymphknoten.

Jena 646. Huf. Vater: 81jähriger Bäckermeister. † 1888. Emphysem. Eitrige Pleuritis. Keine Tuberkulose. 1. Sohn: 72jähriger Bäcker. † 1904. Croupöse Pneumonie. Keine Tuberkulose. 2. Sohn: 45jähriger Beamter. † 1879. Chronische Lungen- und Darmtuberkulose. Amyloidose. Kavernen der rechten Spitze, sonst schiefrige Induration und Knötchentuberkulose. Tochter: 35 Jahre. † 1888. Geisteskrank. Keine Tuberkulose.

Basel 1027. Schüss. Vater: 66 Jahre. † 1903. Lungengangrän aus Divertikel der Speiseröhre. Keine Tuberkulose. 1. Sohn: 43 Jahre. † 1906. Kavernen des rechten O.L. und linken O.L. Schiefrige Induration des rechten O.L. 2. Sohn: 54 Jahre. † 1924. Kalkherde in bronchialen Lymphdrüsen. Gestorben an branchiogenem Krebs. 3. Sohn: 48 Jahre. † 1925. Kavernen im linken O.L., kleine im rechten und schiefrige Induration daselbst.

D. Mutter und Kinder.

Jena 487/1909. Münch. Mutter: 31jährige Fabrikarbeiterin. † 1909. Chronische und subakute, ulceröse, ausgebreitete, peribronchiale Tuberkulose. Ulceröse Darmtuberkulose. Schwangerschaft im 7. Monat. Sohn: 2 Jahre. † 1.5.10. Geschwürige Darmtuberkulose. Vereinzelte Käseherde in beiden Lungen. Verkäsung von thorakalen und mesenterialen Lymphknoten. Miliartuberkulose der Milz. Tochter: 3 Jahre. † 18.4.10. Ulceröse und käsige Tuberkulose des rechten M.L. Hochgradige geschwürige Darmtuberkulose und Verkäsung von Mesenterialdrüsen. Miliartuberkulose der Milz. Nur in Abstand von 1 Jahr auseinanderstehende Todeszeiten!

Jena 340. Göt. Mutter: 30jährige Handarbeitersfrau. † 1891. Chronische Lungen- und Dünndarmtuberkulose. Kavernen des rechten O.L. Sonst schiefrige Induration und Knötchentuberkulose. Verkalkung von Bronchialdrüsen. Tochter: $^1/_2$ Jahr. † 1886. Darmkatarrh. Nichts von Tuberkulose. Tochter: 9 Wochen alt. † 1891! Verkäste Tuberkulose der rechten Lu e und der Bronchialdrüsen. Tuberkel der Milz. Mutter und 2. Tochter vom gleichen Todesjahr!

Basel 428. Has. Mutter: 30 Jahre. † 1884. Phthisis pulmonum. Apfelgroße glatte Kaverne der linken Spitze, hühnereigroße des linken U.L. Rechtsseitige Knötchentuberkulose. Sohn: 32 Jahre. † 1908. Chronische beiderseitige Lungentuberkulose. Kavernen des rechten O.L. und verkäste Knötchengruppen. Knötchenaussaat des U.L. Kaverne des linken O.L. Sonst Knötchen. Darmtuberkulose. Sohn: 21jähriger Schlosser. † 1900. Lungentuberkulose. Kavernen des rechten O.L. Käsige Pneumonie des M.L. Käseherde der linken Lunge. Amyloidose.

Jena 1227. Tromm. Mutter: Bahnbeamtenwitwe. 63 Jahre. † 1888. Carcinom der Gallenblase. Verwachsungen der rechten Lungenspitze und Basis. Sohn: 30jähriger Musiker. † 1885. Chronische Lungen-, Kehlkopf-, Speiseröhren- und Coecaltuberkulose. Fast vollkommene kavernöse Phthise des rechten O.L. und linken O.L. Sohn: 24jähriger Agent. † 1882. Chronische Lungentuberkulose. Tuberkulöse Pleuritis. Apfelgroße Kaverne des linken O.L., kindskopfgroße des rechten O.L. Kleinere Kavernen des übrigen rechten O.L. Sonst indurative und Knötchentuberkulose (keine Darmtuberkulose).

Basel 917. Scha. Mutter: 76 Jahre. † 1907. Influenza. Apoplexie. Spitzentuberkulose. Käseherde mit schiefriger Induration. Sohn: 47 Jahre. † 1914. Mastdarmkrebs. Keine Tuberkulose. 2. Sohn: 25jähriger Holzhändler. † 1896. Phthisis pulmonum. Darmtuberkulose. Urogenitaltuberkulose. Kaverne der linken Lunge. Beiderseitige tuberkulöse Peribronchitis.

Basel 993. Schnei. II. Mutter: Alter? † 1902. Unfall. Schädelbruch. Narbe der linken Lungenspitze. Sohn: 51jähriger Präparator. † 1903. Kavernös-nodöse, pneumonische Lungentuberkulose. Darmtuberkulose. Tochter: Alter? † 1926. Atrophische Lebercirrhose. Keine Tuberkulose.

Basel 923. Schä. Mutter: 57 Jahre. † 1886. Lungentuberkulose: faustgroße Kaverne des linken O.L. Käseherde und Knötchen hier und im U.L. Gleiche Veränderungen der rechten Lunge. Tuberkulöse Dickdarmgeschwüre. Tochter: 74 Jahre. † 1927. Endokarditis. Herzthrombose. Drüsen ohne Kalk. Keine Tuberkulose. 2. Tochter: 60 Jahre. † 1922. Apoplexie. Schiefrige Induration beider Lungenspitzen (der Mann der Letzteren hatte obsolete Tuberkulose der linken Lungenspitze und alte Bronchitis. Drüsentuberkulose).

Jena 524. Hoff. III. Mutter: 31jährige Bauersfrau. † 1869. Chronische Lungentuberkulose. (Klinisch seit 5 Jahren.) Darm-, Uterus- und Tuben-Tuberkulose. Amyloiddegeneration. Tuberkulöse Kavernen verschiedener Lungenlappen. Sohn: 5 Jahre. † 1871! Miliartuberkulose. Tuberkulöse Meningitis. Lungen- und Lymphknotentuberkulose. Sohn: Zimmermann. † 1896. Tod durch Sturz. Keine Lungen- oder Bronchialdrüsentuberkulose.

Basel 619. Kun. Mutter: 51 Jahre. † 1922. Metastasen nach operiertem Nierenkrebs. Schiefrige Induration mit Kalkherd beider Spitzen. Tochter: 25 Jahre. † 1919. Chronischkavernöse, pneumonische und nodöse Lungentuberkulose. Schiefrige Induration und Kavernen des rechten O.L. Darmtuberkulose, Cervical- und Mesenterialdrüsentuberkulose. Sohn: $1^1/_4$ Jahre. † 1905. Diphtherie. Keine Tuberkulose.

E. Mutter tuberkulös, Kinder nicht.

Basel 664. Lin. Großvater: 69jähriger Seidenfärber. † 1925. Apoplexie. Herzaneu·rysma. Primärkomplex der rechten Lunge. Schwiegertochter: 32 Jahre. † 1925. Tuberkulöse Meningitis. Miliartuberkulose. Frische und ältere Tuberkulose aller Lappen. Narbe der rechten Lungenspitze. Ulceröse Darmtuberkulose. Deren Töchter: 1. Enkelin: 2 Jahre. † 1918. Keuchhusten. Eitrige Leptomeningitis. Keine Tuberkulose. 2. Enkelin: 3 Jahre. † 1926. Gliom der Medulla oblongata. Keine Tuberkulose.

F. Mutter frei von Tuberkulose, Kinder zum Teil tuberkulös.

Basel 572. Kell. I. Mutter: 77 Jahre. † 1913. Dementia senilis. Emphysem. Arteriosklerose. Sohn: 51 Jahre. Schreiner. † 1908. Tabes dorsalis. Tuberkulose der rechten O.L. (Dessen Frau: gestorben an Vulvacarcinom, 61 Jahre. † 1920, hat schwirrige Indurationen beider Spitzen.) Enkel: 11 Jahre. † 1905. Wundstarrkrampf. Keine Tuberkulose. 2. Sohn (von Nr. 1): 49jähriger Kaufmann. † 1916. Chronisch-kavernöse und käsig-pneumonische Lungentuberkulose mit Kavernen des linken O.L. Kleine Kavernen des rechten O.L. und U.L.

Basel 508. Hott. Mutter: 57 Jahre. † 1915. Rezidivierender Uteruskrebs. Keine Tuberkulose. Tochter: 20 Jahre. † 1918. Grippe. Keine Lungen- und Drüsentuberkulose. Sohn: 35jähriger Pflasterer. † 1917. Chronisch-kavernöse, pneumonische und nodöse Lungentuberkulose. Kleine Käseherde der Bronchialdrüsen. Darmtuberkulose. Zeitlich nahe Todesjahre!

Basel 1020. Schor. Mutter: 59 Jahre. † 1914. Gallenblasenkrebs. Keine Tuberkulose. Sohn: 24 Jahre. † 1915. Kavernen beider O.L. (Nodös-kavernös-cirrhotische Lungentuberkulose.) Tochter: 29 Jahre. † 1918. Kavernen und Schrumpfung des rechten O.L. Käseherd im U.L. Schrumpfung der linken Lunge.

Basel 1004/1907. Schnei. Mutter: 67 Jahre. † 1887. Gestorben an Magenkrebs. Keine Tuberkulose. Sohn: 48 Jahre. † 1898. Kavernen des rechten O.L. Schiefrige Induration und Käseherde im linken O.L. Sohn: 71 Jahre. † 1926. Schiefrige Induration, Kavernen und Knötchen des rechten O.L. Links 0. Sohn: 44 Jahre. † 1903. Gestorben an Apoplexie. Keine Tuberkulose.

Die folgenden Beispiele vermögen nur jeweils einen Elternteil mit einem Kind zu vergleichen und sind aus einer größeren Auswahl unter dem Gesichtspunkt ausgewählt, daß entweder die zeitlichen Verhältnisse oder die Befunde, besonders hinsichtlich der Ausbreitung und Lokalisation der Tuberkulose die Wiedergabe rechtfertigen.

G. Vater — Sohn.

Basel 1131. Stud. Vater: 46 Jahre. † 1921. Güterschaffner. Tuberkulöse Meningitis. *Macrencephalie.* Chronisch-nodöse und kavernöse sowie fibröse Lungentuberkulose. Kleine Kavernen der linken Spitze. Abnehmende Knötchengruppen nach unten. Glattwandige Kavernen, konfluierende Knötchentuberkulose und fibröse Induration des rechten O.L. Darmtuberkulose. Sohn: 24jähriger Kaufmann. † 1923. Doppelseitige offene Lungentuberkulose. Kehlkopftuberkulose. Multiple bis apfelgroße, teilweise gereinigte Kavernen des rechten O.L. Ältere Käseherde beider O.L. Zerfallende käsig-pneumonische Herde des rechten U.L. Ältere und frischere Bronchialdrüsentuberkulose. Verkalkte Mesenteriallymphknoten. Darmtuberkulose. *Macrencephalie.*

Basel 1160. Schor. Vater: 49jähriger Handarbeiter. † 1890. Speiseröhrenkrebs. Chronische Lungen- und Kehlkopftuberkulose. Verkalkung von bronchialen Lymphknoten. Faustgroße Kaverne des linken O.L. Kirschgroße Kaverne im Lingulus. Sonst Knötchengruppen und schiefrige Induration. Kleine Höhlen des linken U.L. Kleine Kavernen und schiefrige Induration des rechten O.L. Gänseeigroße Kaverne der Spitze eines U.L., mit nach unten abnehmender Knötchentuberkulose. Indurierende und Knötchentuberkulose des rechten M.L. Sohn: 27jähriger Handarbeiter. † 1896. Chronische Lungen-, Kehlkopf- und Darmtuberkulose. Apfelgroße Kaverne des linken O.L. sowie schiefrige Narben und

Knötchenstreuung. Schiefrige Narbe der verwachsenen rechten Spitze. Darunter walnußgroße glatte Kaverne. Weiter schiefrige Narben und Knötchenstreuung.

Jena. Ad. I. Vater: 28jähriger Handarbeiter. † 1885 (dessen Vater mit 47 Jahren an Nervenfieber gestorben). Hustete die letzten Jahre mit Auswurf. Mutter lebt, gesund, 7 Geschwister leben, gesund. Frau und 2 Kinder gesund. Hat selbst seit der Kindheit immer gehustet. Seit Monaten reichlicher heftiger Auswurf, zuletzt blutig-hellrot. *Sektion:* Ulceröse und indurative Lungentuberkulose: Kavernen beider Spitzen, desgleichen im linken U.L. Verkreidete Verkäsungen linksseitiger Bronchialdrüsen. Sohn: 16 Jahre. Optikerlehrling. † 1898. Chronische Lungen-, Kehlkopf- und Bronchialdrüsentuberkulose. Hauptsächlich Kaverne des rechten O.L. Rectumtuberkulose. Linksseitiger Kryptorchismus.

Jena 266. Erf. Vater: 47jähriger Pedell. † 1875. Chronische Lungentuberkulose: schiefrige Induration der rechten Lungenspitze mit kleinen Kavernen in Käseherden. Tuberkulöse Lymphangitis. Tuberkulös-käsige Pneumonie. Kaverne des rechten M.L. Tuberkulöse Bronchopneumonie und schiefrige indurierende Knötchentuberkulose des rechten U.L. Kavernen des linken O.L. und Induration. Linksseitiger Pyopneumothorax. Perikarditis. Tracheal- und Darmtuberkulose. Sohn: 22jähriger Tischler. † 1874. Chronische Lungen-, Kehlkopf-, Darm- und Wurmfortsatztuberkulose. Allgemeine Amyloidose. Hühnereigroße Kaverne des linken O.L. und kleinere Höhlen der Spitze, sonst Knötchentuberkulose und käsige Pneumonie. Rechts nur Knötchentuberkulose.

Jena 1000. Rein. Vater: 67jähriger Rentier. † 1907. Chronische Lungentuberkulose. Chronische Miliartuberkulose von Milz und Nieren. Narbige Schrumpfung der Lungenspitzen. Verkäsungen und bohnengroße Eiterhöhlen auf beiden Seiten. Sohn: 35jähriger Professor der Medizin. † 1902. Appendicitis, perforiert. Trockene käsige Knötchentuberkulose beider Lungenspitzen.

Basel 122. Boll. Vater: 51jähriger Postbeamter. † 1915. Speiseröhrenkrebs. Chronische Tuberkulose des rechten O.L. Schiefrig abgekapselter Käseherd, vereinzelte Herde des rechten U.L. Sohn: 27jähriger Elektriker. † 1918. Chronische Lungentuberkulose. Kavernensystem im linken Oberlappen. Kleine Kaverne der Spitze des U.L. Rechter Oberlappen wie links. Pleuraschwarte. Tuberkulose des Wurmfortsatzes und Kehlkopfes.

Basel 911. Ry. Vater: 61jähriger Schneider. † 1911. Bronchialcarcinom. Chronische Tuberkulose des linken O.L. Sohn: 38jähriger Buchhalter. † 1912. Nodös-pneumonische Lungen- und Kehlkopftuberkulose, ausgedehnte Drüsentuberkulose. Miliartuberkulose von Leber und Nieren. Tuberkulöse Peritonitis.

Basel 27. Alt. Vater: 53jähriger Postbeamter. † *1917*. Chronische Lungentuberkulose. Kavernös-nodöse Tuberkulose. Kaverne der linken Spitze. Sohn: 26jähriger Klavierlehrer. † *1918*. Grippe. Kalkherd des rechten U.L. und der Bronchialdrüsen. Weiterer solcher in linker Lungenspitze.

Basel 577. Kel. II. Vater: 71jähriger Schneider. † 1913. Tuberkulose des rechten Trochanter major. Kyphoskoliose der Halswirbelsäule. Schrumpfnieren. Sohn: 48jähriger Koch. † 1925. Schädelbruch. Chronische Tuberkulose. Schrumpfung der linken Lunge. Kalkherd der rechten O.L.-Spitze. Knötchentuberkulose der linken O.L.-Spitze. Geringe Spondylitis deformans.

Basel 35. Ba. Vater: 63jähriger Fuhrmann. † 1920. Herzfehler. Herzhypertrophie. Rechtsseitige verkalkte Bronchialdrüsen. Schiefrige Induration beider Spitzen. Wa.R. ++. Sohn: 37jähriger Seidenfärber. † 1922. Chronische Lungentuberkulose. Große Kaverne des linken O.L. Nodös-käsige Lungentuberkulose der übrigen Lappen. Kehlkopf- und Darmtuberkulose.

Basel 263. Eri. Vater: 41jähriger Weinreisender. † 1901. Lebercirrhose. Alkoholismus. Käseherde und Knötchentuberkulose beider Spitzen. Tuberkulöse Peritonitis und Pleuritis. Sohn: 20jähriger Kommis. † 1908. Chronische Lungentuberkulose. Pyopneumothorax. Kavernen des linken O.L. Schiefrige Indurationen der rechten Spitze mit kleinen offenen Kavernen und verkäster Knötchentuberkulose von Kehlkopf, Darm, Bronchial- und Mesenterialdrüsen.

Jena 700. Klit. Vater: 68jähriger Schuhmachermeister. † 1901. Coronarsklerose. Verkäste und verkalkte linksseitige Lungenspitzentuberkulose und Bronchialdrüsentuberkulose. Sohn: 42 Jahre. † 1903. Herzfehler. Mitralstenose. Keine Tuberkulose. 1 Schwester des Vaters hatte verwachsene Lungenspitzen mit schiefriger Vernarbung und eingeschlossenen Käseherden sowie chronisch rezidivierende Endokarditis der Mitralis. Schutz durch Mitralstenose.

H. Vater — Tochter.

Basel 273. Fad. Vater: 33jähriger Maler. † 1925. Offene Lungentuberkulose. Lues latens. Ulceröse Phthise des linken O.L. und käsige Pneumonie. Akute käsige Pneumonie des linken U.L. Tuberkulöse Schwarte der Pleura. Lymphangitis. Tuberkulose des rechten O.L. mit Kaverne. Kalkherde in linksseitigen paratrachealen Lymphknoten. Tuberkulöses Stimmbandgeschwür. Nichtulceröse Dünndarmtuberkulose. Tochter: 5 Jahre. † 1925! Tuberkulöse Basilarmeningitis. Allgemeine Miliartuberkulose. Tuberkulöser Primäraffekt des linken U.L. (großer Konglomerattuberkel). Ulceröse Darmtuberkulose.

Basel 624. Läm. Vater: 55jähriger Fuhrhalter. † 1917. Kavernös-nodöse-pneumonische Lungentuberkulose. Zahlreiche Kavernen des linken O.L., mehrere des rechten. Sonst Knötchentuberkulose. Darmtuberkulose. Tochter: 22jährige Glätterin. † 1916. Genitaltuberkulose. Tuberkulöse Peritonitis. Miliartuberkulose. Käsige Bronchialdrüsen.

Jena 133. Blum. Vater: 36jähriger Dienstmann. † 1888. Chronische Lungentuberkulose; verkäsende Prostatatuberkulose. Kavernöse offene Phthise, in Verbindung mit einem größeren Bronchus. 1. Tochter: 3 Monate alt. † 1879. Darmkatarrh. Beginnende Rachitis. 2. Tochter: 3 Monate alt. † 1883. Tuberkulöse Meningitis. Allgemeine akute Miliartuberkulose. Tuberkulose der bronchialen und mediastinalen Lymphknoten. 3. Tochter: 7 Monate alt. † 1885. Chronische Bronchialdrüsentuberkulose.

Jena 955. Lenz. Vater: 22jähriger Sattler. † *1888*. Chronische Lungentuberkulose. Beiderseits bis hühnereigroße und kleinere Kavernen der Lungen. Darmtuberkulose. Tochter: $^1/_2$ Jahr. † *1888!* Chronische Lungen- und Bronchialdrüsentuberkulose. Darmtuberkulose. Erbsengroße Kaverne im O.L.

Jena 829. Lud. Vater: 54jähriger Professor. † *1873*. Chronische Lungen-, Leber- und Lymphknotentuberkulose. Tochter: 18 Jahre alt. † *1875* an Typhus. Keine Tuberkulose.

Basel 938. Pay. Vater: 45jähriger Ausläufer. † *1911*. Emphysem. Chronisch-nodös-kavernöse Tuberkulose mit schiefriger Induration der rechten Spitze. Kaverne mit käsigem Eiter im rechten O.L. und ebenfalls schiefrige Induration. Tochter: 6 Jahre. † 1912! Keine Lungen- und Bronchialdrüsentuberkulose.

I. Mutter — Sohn.

Basel 72. Bert. Mutter: 80 Jahre. † *1913*. Gallenblasenkrebs. Kleine tuberkulöse Kaverne des rechten O.L. Darmtuberkulose. Sohn: 56 Jahre. Papierschneider. † *1913!* Emphysem. Urogenitaltuberkulose, Darmtuberkulose.

Basel. Fra. Mutter: 70 Jahre. † *1923*. Chronisches Emphysem. Kyphose. Verkalkung mehrerer Bronchialdrüsen. Sohn: 47jähriger Mechaniker. † *1923!* Chronischer Alkoholismus. Doppelseitige kavernöse Lungentuberkulose. Kehlkopftuberkulose, Kalkherd in rechtsseitigem Bronchiallymphknoten.

Basel 1049. Sen. I. 74jährige Hausfrau. † 1921. Knochen-, Lungen- und Kehlkopftuberkulose. Amyloidschrumpfniere. Narbe der linken Lungenspitze. Verkalkte Bronchialdrüsen. Sohn: 44 Jahre. † 1921. Allgemeininfektion von Nackenkarbunkel. Schiefrige Induration beider Spitzen. Alte knotige Tuberkulose von Cervical- und Bronchiallymphknoten.

Basel 304. Fre. Mutter: 26jährig. † 1905. Peritonitis nach Abort. Obsolete Tuberkulose der Bronchialdrüsen. Keine Lungentuberkulose. Sohn: 18 Jahre. † 1921. Tuberkulöse Spondylitis der Lendenwirbelsäule. Senkungsabsceß. Amyloidose. Chronisch-nodöse Tuberkulose aller Lappen. Kaverne des rechten O.L. Schiefrige Induration und Kalkherde anderer Lappen. Käsige Milztuberkulose. Linksseitige Kniegelenkstuberkulose

Basel 321. Frü. Mutter: 57jährige Tagelöhnerin. † 1917. Perforierte Appendicitis Schiefrige Induration der linken Lungenspitze mit Kalkherden. Sohn: 19jähriger Kaminfeger. † 1908. Tuberkulöse Peritonitis. Lungentuberkulose: Kavernen des rechten O.L Kirschgroßer Käseherd des linken U.L.

Die ersten 3 Fälle waren zeitlich nahe Sterbefälle an Tuberkulose, die nächsten Fälle sollen Beispiele für ebenfalls fast gleichzeitigen Tod von Mutter und Säugling bringen.

Basel 41. Bar. Mutter: 24 Jahre. † 1913 an Lungentuberkulose: kavernös-pneumonische Form und nodös-schwartige Pleuritis. Größere Kaverne der linken Spitze. Sonst

Knötchengruppen, auch rechts. Ausgedehnte Verkäsung von Bronchialdrüsen. Darmtuberkulose. Sohn: 3 Monate. † 1913! Ausgedehnte Drüsentuberkulose (cervicale, mesenteriale). Tuberkulöse Darmgeschwüre. Hämatogene Knötchentuberkulose der Lungen.

München d. Mutter: 33jährige Köchin (S.-Nr. 564/1910). Subakute käsige Bronchopneumonie. Chronische peribronchiale Tuberkulose. Ältere Kaverne der linken Spitze. Kalkherd in Bifurkationsdrüse. Frische Darmtuberkulose. Starke Kehlkopftuberkulose. Placentarpolyp des Uterus. Sohn: 5 Monate (S.-Nr. 984/1910). Allgemeine Miliartuberkulose. Chronische ulceröse Lungentuberkulose. Walnußgroße Kaverne der rechten Lunge. Käsige Tuberkulose vieler Lymphdrüsengruppen. Subakute tuberkulöse Peritonitis. Tuberkulöse Geschwüre des Ileums.

Basel 1219. Wag. I. Großvater: 42jähriger Schuhmacher. † 1915. Kavernös-nodöse chronische Lungentuberkulose. Coecaltuberkulose. Schwiegertochter: 51jährige Packerin. † 1921. Kavernös-nodös-pneumonische Lungentuberkulose. Enkel: 7 Monate. † 1921. Käsige Tuberkel des Hiluslymphknoten und chronisch-knotige Lungentuberkulose.

Basel 782. Mos. I. Mutter: 21 Jahre. † 1911. Kavernen des rechten O.L. und linken O.L. Sonst nodöse und pneumonische Tuberkulose. Meningitis tuberculosa. Sohn: 8 Monate. † 1911! Tuberkulöse Meningitis. Verkäsende Bronchialdrüsen. Schwester der Mutter: 19 Jahre. † 1911! Kavernen beider O.L. Beiderseits schiefrige Induration.

K. Mutter — Tochter.

Basel 325. Für. Großmutter: 82jährige Pfründnerin. † 1897. Ileus bei Schenkelhernie. Keine Tuberkulose. Mutter: 84jährige Schneiderin. † 1925. Malignes Leiomyom. Schrumpfung und schiefrige Induration großer Teile des linken O.L. mit teilweise jüngeren Tuberkeln. Kreideherd des rechten O.L. Altes tuberkulöses *großes* Geschwür des unteren Ileums. Tochter: 36jährige Schneiderin. † 1911. Chronische kavernös-nodöse Tuberkulose. Kavernen des linken O.L. Sehr große solche des rechten O.L. Tuberkulöse Darm- und Wurmfortsatzgeschwüre.

Basel 684. Lüsch. II. Mutter: 68jährige Hausfrau. † *1923.* Apoplexie. Diabetes. Fettsucht. Chronisches Emphysem. Spitzennarben und Kreideherde beider Lungen und der Bifurkationsdrüse. Dreilappung der linken Lunge. Tochter: 34 Jahre. † *1923!* Chronische Lungentuberkulose: Kavernen beider, schiefrige Induration des rechten O.L. Lymphangitische Tuberkulose der übrigen Lappen. Kalkherd in Bifurkationsdrüse. Allgemeine Hypoplasie, Lungenlappen verwachsen, deshalb unklar, ob linke Lunge wie bei der Mutter dreilappig.

Basel 1173. Tschu. Großmutter: 66 Jahre. † 1909. Cervixcarcinom. Narbe der rechten Lungenspitze. Schwiegertochter: 45 Jahre. † 1915. Nodös-kavernös-pneumonische und cirrhotische Lungentuberkulose: mehrere Kavernen der linken, große Kaverne der rechten Spitze, beiderseits schiefrige Induration, Knötchengruppen und Käseherde. Tuberkulöse Darmgeschwüre. Enkelin (Tochter der Vorigen): ledig. 24 Jahre. † 1923. Lungentuberkulose, alte Kaverne des linken O.L., kleinere der rechten Spitze, nach unten abnehmende, zum Teil vernarbende, chronische, lymphangitische Tuberkulose. Kehlkopf- und Darmtuberkulose. AmyloidSchrumpfniere. Alte Bauchfelltuberkulose. Käsige Salpingitis und junge Uterustuberkulose.

Basel 887. Rob. Mutter: 61jährige Hausfrau. † 1907. Diabetes mellitus. Chronische Lungentuberkulose: kirschgroße Kaverne der linken Spitze, apfelgroße des rechten O.L., sonst Knötchen. Darmtuberkulose. Tochter: 31jährige Magd. † 1911. Lungentuberkulose: Kaverne des linken U.L., zahlreiche des linken O.L., käsige Pneumonie. Dasselbe rechts. Verkäsung von Bronchialdrüsen. Tuberkulöse Dünndarmgeschwüre.

Basel 1251. Web. II. Mutter: 41jährige Hausfrau. † 1914. Puerperalsepsis nach Abort. Rechte Lungenspitze schwielig verhärtet. Tochter: 25 Jahre. † 1921. Nodös-kavernös-pneumonische Lungentuberkulose. Fast völlige Zerstörung der linken, Kavernen des rechten O.L. Schiefrige Induration und Knötchentuberkulose. Darm- und Kehlkopftuberkulose.

Basel 1227. Wai. II. Mutter: 57 Jahre. Haushälterin. † 1917. Gebärmutterkrebs. Verwachsungen der Lungen. Keine Tuberkulose. Tochter: 23jährige Magd. † 1920. Tuberkulöse Basilarmeningitis bei verkäsender Bronchialdrüsentuberkulose und Genitaltuberkulose. Chronisch-knotige Tuberkulose des linken O.L. Tuberkulöse Darmgeschwüre.

Basel. ⸻ Hub. Mutter: 39 Jahre. † 1915. Chronisch-kavernöse, käsige und nodöse Lungentuberkulose: große Kaverne des linken O.L., darunter Käseherd; rechts nur knotige

Tuberkulose mit Streuung. (Tod nach Geburt eines 6. Kindes.) Tochter: 15¹/₂ Jahre, Arbeiterin. † 1924. Tuberkulöse Meningitis, Miliartuberkulose. Größere Konglomerattuberkel beider Lungenspitzen. Großer Kalkherd in rechtsseitiger Hilusdrüse. Tuberkulöse Peritonitis und Salpingitis.

Jena 1045. Seel. Mutter: 21 Jahre. † *1876.* Chronische Lungen-, Kehlkopf- und Darmtuberkulose. Faustgroße buchtige Kaverne der linken O.L.-Spitze. Sonst schiefrige Induration und kleinere kirschgroße Kavernen. Ebensolche in Entstehung im U.L. Verschwartung der rechten Lunge, ebenfalls mit großen Kavernen. Tochter: 8 Monate alt, † *1876!* Chronische Tuberkulose der Lungen, des Darmes und der Mesenterialdrüsen. Haselnußgroße glattwandige Kaverne der linken Spitze. Sonst dichteste Käseherde und Knötchenbildung im rechten O.L. und M.L. Stiefmutter der Letzteren: 32 Jahre alt. † 1882. Stirbt an chronischer Lungen- und Bronchialdrüsentuberkulose mit Kavernen beider Lungen. 1 Sohn der Letzteren: stirbt 1881 mit 10 Monaten an tuberkulöser Meningitis bei chronischer Tuberkulose der mediastinalen und bronchialen Lymphknoten. Miliartuberkulose und Tuberkulose des Peritoneums.

Hier anschließend noch 2 unterschiedliche Fälle von Mutter- und Säuglingstuberkulose.

München m. Mutter: 29jährige Wirtschafterin (S.-Nr. 271/1910). † 18. 3. Selbstmord durch Sublimat. Vergiftung. Schwangerschaft im 2. Monat. Kalkherde in rechtsseitigen Bronchialdrüsen. Verwachsungen der Lungenspitze. Tochter: 8 Monate (S.-Nr. 375/1910) † 16. 4. Ulceröse Tuberkulose des linken O.L. Bronchogene Tuberkulose des rechten U.L.

542. Henk. Mutter: 35 Jahre. † 1886. Dysenterie im Wochenbett. Chronische Lungentuberkulose. Amyloidniere. Tochter: 1 Jahr. † 1885. Scharlach. Bronchopneumonie. Nichts von Tuberkulose.

L. Geschwister.

Während bei aufeinanderfolgenden Generationen das Lebensalter in seinem Einfluß auf das Verhalten der Tuberkulose einen so weitgehenden Einfluß auszuüben vermag, daß etwaige, durch gleiche erbliche Konstitution bedingte Ähnlichkeiten verloren gegangen sein können, erscheint die Prüfung der Frage einer Ähnlichkeit im Verlaufe und Sitz der Krankheit bei Geschwistern zuverlässiger. Deshalb haben auch die Anhänger der TURBANschen Lehre (vgl. S. 302) auf den Vergleich bei Geschwistern anscheinend mehr Wert gelegt als auf den Vergleich zwischen Eltern und Kindern; jener liegt auch deshalb näher, weil die Beobachtung von Angehörigen verschiedener Generationen meist auch nicht zur selben Zeit erfolgt sein dürfte und in den letzten 50 Jahren die klinische Diagnostik der Lungentuberkulose so große Fortschritte gemacht hat, daß man heute erhobene Befunde schwer mit den vor 30 Jahren in einer Praxis oder einem Sanatorium gewonnenen wird sicher vergleichen können. Der Wert guter pathologisch-anatomischer Befunderhebung aus früheren Jahrzehnten ist demgegenüber nicht so vermindert; immerhin lege ich auch selbst wegen der Altersannäherung der Probanden auf den Vergleich der Geschwisterbefunde noch einen größeren Wert als auf die im vorhergehenden wiedergegebenen Befunde bei Eltern und Kindern. Freilich darf man nicht so weit gehen, daß man, wie es gewisse Untersucher in der Zwillingspathologie getan haben, Fälle für „konkordant" anspricht, welche im Grunde nichts weiter sind als die typische kindliche Primärtuberkulose. Solche Übereinstimmung ist ja auch bei nichtverwandten Paaren in beliebiger Zahl festzustellen, dazu bedarf es nicht der genotypischen Identität. Auch den

Tod an tuberkulöser Meningitis bei Geschwistern oder andere gewöhnliche und typische Komplikationen sollte man nicht als Hinweis auf gleichartige Disposition anerkennen. Ferner möchte ich nochmal auf den Einwand hinweisen, den ich mir selbst hinsichtlich der Beweiskraft des pathologisch-anatomischen Befundes schon weiter oben gemacht habe, dahingehend, daß die Schlußbilder der tödlich gewordenen Lungentuberkulose notwendigerweise immer einander angenähert sein werden, wie auch immer ursprünglich der gesunde Mensch veranlagt war.

Im folgenden kann aus den gesammelten Befunden nur eine beschränkte Auswahl getroffen werden; ich habe alle Fälle weggelassen, in denen von zwei oder mehreren Geschwistern das eine an Tuberkulose krank gewesen und gestorben war, das andere (bzw. die anderen) nicht; solche Fälle sind zu bekannt und beweisen nach keiner Richtung etwas. Dagegen verdienen solche Beobachtungen wohl Erwähnung, in denen unter den Geschwistern solche waren, die nur die Primärtuberkulose durchgemacht haben, neben Brüdern oder Schwestern, welche an Tuberkulose gestorben sind. Denn gerade in der endgültigen Überwindung des ersten Infektes könnte man etwas für die Veranlagung Kennzeichnendes sehen. Freilich bleibt dann, wenn Geschwister jung an anderen Krankheiten gestorben sind, der Einwand, daß ihr Schicksal hinsichtlich der Tuberkulose unbestimmt geblieben ist.

Ferner sind in die folgende Auswahl Beispiele aufgenommen, welche in bezug auf Vergleichsmöglichkeiten hinsichtlich Sitz und Art der Tuberkulose etwas Besonderes zeigen und solche, wo die zeitlichen Verhältnisse (Ähnlichkeit des Lebensalters oder nahe Todeszeiten) etwas Besonderes bieten. Auch die Übereinstimmungen in bezug auf die Komplikationen der Lungentuberkulose, vor allem in bezug auf die Lokalisationen der „Abseuchungen" (SCHÜRMANN), wie Trachea, Kehlkopf, Mundhöhle, Darm, Wurmfortsatz und in bezug auf Nebenbefunde, die mit der Tuberkulose an sich nichts zu tun haben, durften nicht unerwähnt bleiben, weil sie immerhin auf gleiche Konstitution und dabei möglicherweise auf gleiche erbliche Anlage deuten konnten.

Basel 52. Be. Schwester: 20 Jahre, ledig. † 1923. Chronische Lungentuberkulose: geglättete walnußgroße Kaverne im hinteren Teil des rechten O.L. mit Verwachsung desselben; ebensolche etwas größere Kaverne in der Spitze des rechten U.L.; trockene tuberkulöse Verkäsung regionärer Bronchialdrüsen. Käsige Pneumonie der äußersten Spitze und verkäsende lymphangitische Tuberkulose des übrigen Lungenlappens. Ältere und frischere Käseherde sowie schiefrig indurierte Tuberkel des M.L. Geglättete Kaverne der linken O.L.-Spitze, lymphangitische, trocken verkäste, abgekapselte und miliare Tuberkulose der übrigen linken Lunge. Frischere und ältere linksseitige Bronchialdrüsentuberkulose. Tuberkulöse Geschwüre von *Luftröhre*, Kehlkopf, Zunge und Darm. Allgemeine *Amyloidose*. Nephrose. Habitus phthisicus. Bruder: 20jähriger Schneider. † 1924. Chronische Lungentuberkulose: Ältere und jüngere Kavernen des linken O.L.; vereinzelte und kleine der rechten Lungenspitze. Frische Blutungen in einer linksseitigen ganz kleinen Kaverne und Blutaspiration. Chronische, interstitielle, lymphangitische und peribronchiale Knötchentuberkulose aller Lungenlappen. Obliterierte, noch nicht ganz ausgeheilte rechtsseitige tuberkulöse Pleuritis. Vereinzelte linksseitige Verwachsungen. Tuberkulöse Geschwüre von Kehlkopf und *Trachea*. Hochgradige, *schon oben beginnende Darmtuberkulose* (auch bei der Schwester erwähnt) mit tuberkulösen Geschwüren des Wurmfortsatzes (nicht bei der Schwester). *Amyloidose.* Habitus phthisicus. Abmagerung. Starke braune Atrophie des Herzens. Leichte Fleckung der Aorta. Kalkherd in rechtsseitigem Hiluslymphknoten. Anämie.

Basel 207. Die. Bruder: 32jähriger Spengler. † 1923. Chronische und akute Lungentuberkulose. Blutende Kaverne der Spitze des rechten U.L. Weitere Kavernen des rechten O.L. Einzelne des linken O.L. Chronische Knötchentuberkulose. Konglomerattuberkulose an der Basis des linken U.L. Schwartige Verwachsungen der rechten Lunge. Geschwür der rechten *Tonsille,* des Dünndarmes und der Stimmbänder. Geringe tuberkulöse Pelveoperitonitis. Mäßige Dilatation des Herzens. Osteosklerose des Schädels. *Sehnenfleck des rechten Herzens.* Bruder: 25jähriger Schuhmacher, ledig. † 1924. Akute ulceröse Phthise beider U.L. und des rechten M.L. mit tuberkulöser Pleuritis. Beginnende Einschmelzung sowie Desquamativpneumonie beider U.L. Eingedickte Käseherde und schiefrige Narben in beiden Lungenspitzen. Kalkherd in rechtsseitigem Bronchiallymphknoten. Starke Abmagerung. *Sehnenfleck des rechten Herzens.* Ulceröse Tuberkulose von *Rachen,* Kehlkopf, geringere von Darm und Appendix. Ein weiterer Bruder von 8 Jahren, gestorben an postdiphtherischer Myokarditis 1908 und eine Nichte (Schwestertochter) der 3 Brüder, gestorben mit 5 Jahren durch Unfall, hatten keine Tuberkulose.

Basel 565. Kehl. Schwester: 68jährige Geschäftsinhaberin. † 1917. Eitrige Cystitis. Verwachsene Lungenspitzen. Bruder: 69jähriger Chemiker. † 1921. Diabetes. Fettherz. Schiefrige Induration beider Spitzen. 6 Kinder des Bruders: a) $3^1/_2$jährige Tochter: † 1897. Sarkom der Niere. Keine Tuberkulose. b) 2. Tochter: 8jährige Schülerin. † 1904. Scharlach-Diphtherie. Bronchialdrüsentuberkulose. c) Tochter: 21 Jahre. † 1920. Lungen-, Kehlkopf-, Darm- und Urogenitaltuberkulose. Beiderseitige kavernöse, nodöse und pneumonische Tuberkulose mit großer Kaverne des rechten O.L. und linken O.L. d) Sohn: 3 Jahre. † 1904. Scharlach-Diphtherie. e) Tochter: 16 Jahre. † 1918. Miliartuberkulose bei verkästen Primärkomplexen beider Lungen. f) Sohn: 6 Jahre. † 1910. Scharlach-Nephritis. Keine Tuberkulose.

Jena 1057. Musikerfamilie Sei. 1. Tochter: 8 Jahre. † 1889. Diphtherie. Keine Tuberkulose. 2. Tochter: $^3/_4$ Jahre. † 1889. Diphtherie. Keine Tuberkulose. Sohn: 7 Jahre. † 1891. Chronische Lungen-, Kehlkopf- und Darmtuberkulose. Kleine Kaverne des linken O.L. bei hochgradiger akuter Phthise des übrigen O.L. Kavernöse Zerstörung und frische Verkäsungen des rechten O.L. Kleiner tuberkulöser Absceß des M.L., desgleichen des U.L. 3. Tochter: 23 Jahre. † 1898. Chronische Lungen- und Dickdarmtuberkulose. Narbenzüge, käsige Knötchen und kirschgroße eiterhaltige Kavernen des linken O.L. Bis walnußgroße Kavernen im rechten O.L. Kleine Eiterhöhle des M.L. 1 Vetter: $7^3/_4$ Jahre. † 1887, ebenfalls Musikerssohn, gestorben an Diphtherie, hat chronische Lungen- und Pleuratuberkulose mit erbsengroßen Käseherden des linken U.L. Tante: 77jährige Rentnerin. † 1891. Herzschwielen. Wassersucht.

Jena 752. Krug. 1. Bruder: 18jähriger Schuhmacher. 167 cm. Akute ulceröse Lungentuberkulose, mit frischen Kavernen beider O.L. Ältere Kavernen der Spitze des rechten U.L. Kalkherde in bronchialen und frische Lymphdrüsentuberkulose. Kehlkopf- und starke Coecaltuberkulose. 2. Bruder: 25jähriger Monteur. 168 cm. Konglomerattuberkel des rechten O.L., Kavernen des linken. Ausgedehnte käsige Lobulär- und croupöse Pneumonie des linken O.L. Kalkherde in Bronchialdrüsen. Linksseitige ältere tuberkulöse Pleuraschwarte. Die beiden Brüder, beide von mir in Jena seziert, wohnten mit 4 anderen Angehörigen, u. a. dem Neffen, in einer Kammer. Ihre Mutter ist schwindsüchtig. 1. Neffe: 2 Jahre. † 1919, zeigte folgenden Befund: Ältere Konglomerattuberkulose der rechten Lungenspitze. Verkäste Bronchial- und Trachealdrüsentuberkulose. Linksseitige Kniegelenks- und rechtsseitige Sehnenscheidentuberkulose.

Jena 1262. Wei. Schwester: 4 Jahre. † *1918.* Influenzapneumonie. Spärliche Knötchentuberkulose der Lungen. Starke frische, zum Teil verkäsende Bronchialdrüsentuberkulose. Schwere Rachitis. Bruder: $1^1/_4$ Jahre. † *1918.* 4 Tage vor der Schwester gestorben. Influenzapneumonie. Ausgedehnte, besonders peribronchiale Tuberkulose des linken U.L. Bereits chronisch-tuberkulöse, linksseitige Pleuritis. Einzelne Tuberkel der übrigen Lunge. Schwere Rachitis. Verwahrlosung. Mutter leidet an Tuberkulose.

Basel 1311. Wo. II. Schwester: 72jährige Schneiderin. † 1926. Magenkrebs. Keine Tuberkulose. 1. Bruder: 32jähriger Telephonarbeiter. † 1901. Lungen-, Kehlkopf- und

Urogenitaltuberkulose. Mesenterialdrüsentuberkulose. 2. Bruder: 63jähriger Gärtner.
† 1925. Paranoia. Chronische Lungentuberkulose. Schrumpfung der rechten O.L.-Spitze,
mit kavernös-einschmelzenden Konglomerattuberkeln.

Basel 1107. Sto. 1. Bruder: 57jähriger Ferger. † 1894. Hämatom der Dura. Schiefrige
Induration beider Spitzen. 2. Bruder: 62jähriger Malergeselle. † 1905. Herzschwielen.
Obsolete Tuberkulose. Schiefrige Narben. Tuberkulose der bronchialen, cervicalen und
mesenterialen Lymphknoten. Tuberkulose des Wurmfortsatzes. Frau des Letzteren:
68jährig. † 1920. Knötchentuberkulose der Lungen. Caries der rechten Rippe. Kavernöse
Nierentuberkulose. 3. Bruder: 64jähriger Knecht. † 1912. RECKLINGHAUSENsche Neuro-
fibromatose. Chronische Lungentuberkulose. Kaverne des linken O.L. Sonst Knötchenaussaat.

Basel 933. Schä. III. Bruder: 14 Jahre. † 1884. Mitralfehler nach Endokarditis.
Keine Tuberkulose, nur Kalkherd in Bifurkationsdrüse. Schwester: 22jährige Geschäfts-
reisende. † 1903. Chronische Lungentuberkulose. Hämoptoe: Kavernen des rechten O.L.
Sonstige knotige Tuberkulose mit schwacher Verkäsung. Kehlkopf- und Darmtuberkulose.
2. Bruder: 27jähriger Monteur. † 1911. Lungen-, Kehlkopf- und Darmtuberkulose. Kavernen
des linken O.L. Gallertpneumonie. Kaverne des rechten O.L. Sonst Knötchengruppen.
Tuberkulose der Hilusdrüsen.

Basel 840. Pfa. 1. Schwester: 59 Jahre. † 1920. Uteruscarcinom. Keine Tuberkulose.
2. Schwester: 57jährige Haushälterin. † 1921. Miliartuberkulose. Narbe und Induration
der Lungenspitzen. Chronische Tuberkulose der bronchialen, cervicalen und retroperi-
tonealen Lymphknoten. Bruder: 44jähriger Landwirt. † 1909. Lebercirrhose. Strepto-
kokkensepsis. Chronische Lungentuberkulose. Tuberkulöse Geschwüre des Darmes.

Basel 541. Jl. 1. Bruder: 39jähriger Zimmermann. † 1916. Nodös-kavernöse Lungentuberkulose: Kleine Kavernen des linken O.L. Verkäsende Knötchenstreuung und Peribronchitis der übrigen linken Lunge. Kavernen des rechten M.L. Schiefrige Induration
des O.L. mit Kalkherden. Käsige Knötchengruppe des rechten U.L. Kehlkopftuberkulose.
2. Bruder: 38jähriger Blattmacher. † 1921. Beiderseitige, kavernöse, pneumonische und
nodöse Lungentuberkulose. Urogenitaltuberkulose. Kehlkopf- und Darmtuberkulose. Eiterhaltige Kaverne des linken, kleine des rechten O.L. Sonst käsige Knötchentuberkulose.

Basel 39. Bal. Bruder: 24jähriger Lehrer. † 1907. Chronische Lungentuberkulose:
walnußgroße offene Kaverne des linken O.L., schiefrige Induration und käsige Pneumonien,
tuberkulöse Knötchenstreuung der anderen Lappen, kleine Kavernen des rechten O.L.
und M.L. Kehlkopf- und Dickdarmtuberkulose. Schwester: 24 Jahre. † 1909. Chronische
Lungentuberkulose: Kavernen in beiden O.L., nodöse Tuberkulose des U.L. und des rechten
M.L.

Basel 525. Jäg. 1. Bruder: 25jähriger Schriftsetzer. † 1917. Nodös-kavernöse Lungentuberkulose. Kavernen, zahlreiche Käseherde und knotige Tuberkulose des rechten O.L.
Kleine Kaverne des rechten U.L. Knötchengruppen der linken Lunge. Kehlkopf- und
Darmtuberkulose. Verkäsung von Bronchialdrüsen. Tuberkulose der Hilus- und mesenterialen Lymphknoten. 2. Bruder: 34jähriger Schlosser. † 1924. Frische Endokarditis
bei Lungentuberkulose. Alte schrumpfende Phthise beider O.L. und der U.L.-Spitzen.
Zahlreiche Kavernen des rechten O.L. und der Spitzen des linken O.L. und U.L. Dickdarmtuberkulose. Frische und kalkige Bronchialdrüsentuberkulose. Solitärtuberkel der rechten
vorderen Zentralwindung.

Basel 1001. Schnei. V. 1. Schwester: 87jährige Glätterin. † 1926. Tuberkulöse Peritonitis. Bronchiektasen. Keine Lungentuberkulose! Frische und kalkige Bronchialdrüsentuberkulose. 2. Schwester: 80 Jahre. † 1926. Senile Demenz. Herzinfarkt. Keine Tuberkulose. Kalkherde in Hiluslymphknoten. Neffe: 3 Jahre. † 1878. Diphtherie. Keine
Tuberkulose.

Basel 3. Ack. Bruder: 55jähriger Polizist. † 1919. Chronische Lungentuberkulose:
kavernös-nodös-pneumonische Tuberkulose mit schiefriger Induration der Spitze, kavernöse Zerstörung des rechten O.L. Kehlkopf- und Darmtuberkulose. Schwester: 72jährige
Haushälterin. † 1928. Hirnerweichung. Schiefrige Narbenkappen der Lungenspitzen.
Keine Tuberkulose. Nur Bronchitis deformans.

Jena 1361. Zie. 1. Bruder: 51jähriger Schuhmacher. † 1877. Pyloruskrebs. Bronchialstein. Keine Lungentuberkulose. Schwester: verheiratet. 79 Jahre. † 1908. Chronische
Lungen-, akute Pleura-, Netz- und Bauchfelltuberkulose. 2. Bruder: 65jähriger Schriftsetzer. † 1880. Croupöse Pneumonie. Chronische Bleivergiftung. Emphysem. Keine

Tuberkulose. Mann der Schwester: 60jähriger Maurer. † 1887. Croupöse Pneumonie, hatte ebenfalls keine Tuberkulose, desgleichen nicht die Frau des 2. Bruders: 66 Jahre, † 1883. Gestorben an Lungenemphysem und Bronchopneumonie.

Jena 261. El. 1. Schwester: 49 Jahre. † 1874. Chronische Lungen-, Darm- und Ellenbogengelenkstuberkulose. Kavernen beider O.L. Bruder: 77jähriger Hospitalit. † 1894. Chronische und akute Lungentuberkulose (und syphilitische Lungencirrhose). Schiefrige Induration und schleichende miliare Lungentuberkulose. 2. Schwester: 71jährige Bäckermeisterswitwe. † 1892. Influenza. Keine Tuberkulose. (Auch ihr Mann hatte keine Tuberkulose.)

Basel 672. Lisch. Bruder: 26 Jahre. Schlosser. † 1921. Kavernen im rechten und linken O.L. Käsige Pneumonie. Bruder: 26 Jahre. Schuhmacher. † 1924. Kavernen im rechten und linken O.L., besonders rechts. Tub. Lymphangitis und Knoten im rechten M.L. und U.L. Schwester: 20 Jahre. Winderin. † 1928. Phthise des rechten O.L. und M.L. Kavernöse Phthise der ganzen linken Lunge.

Basel 384. Gut. Bruder: 74 Jahre. Acinös-nodöse beiderseitige Spitzentuberkulose. Narben und Knötchen der rechten Lunge. Narben des linken O.L. Bruder: 59 Jahre. Rechts nur Knötchen, linksseitig Kavernen des O.L. und schiefrige Induration.

Basel 1055. Sig. 1. Bruder: 64jähriger Hausierer. † 1921. Mastdarmkrebs. Keine Lungentuberkulose. Kalkherde in Bronchialdrüsen. 2. Bruder: 58jähriger Kommis. † 1918. Influenza. Kongenitale Bronchiektasen des linken O.L. Geringe schiefrige Induration des rechten O.L. Verkalkte Bronchialdrüsen. Schwester: 25 Jahre. † 1886. Lungentuberkulose (keine Kavernen). Tuberkulöse Salpingitis und Peritonitis tuberculosa. Käsige Infiltration des linken und rechten U.L. 3. Bruder: 57jähriger Gärtner. † 1919. Zylindrische Bronchiektasen. Schiefrige Induration beider Spitzen. Kalkherde in beiden U.L. Verkalkung der oberen Cervicaldrüsen. Chronisches Emphysem.

Jena 1157. Schö. Bruder: 59jähriger Topfbinder. † 1874. Delirium tremens. Lungenemphysem. Syphilis. Keine Tuberkulose. Bruder: 68jähriger Töpfermeister. † 1889. Rupturierter Herzinfarkt. Keine Tuberkulose. Schwester: Verheiratet. 88jährige Hospitalinsassin. † 1905. Verkäste Tuberkulose in linksseitiger Bronchialdrüse. Bauchfelltuberkulose, von tuberkulösem Mastdarmgeschwür. Alterstuberkulose!

Ich verweise noch auf den S. 162 bereits angeführten Fall zweier einander sehr ähnlicher kleinwüchsiger Schwestern von 66 und 75 Jahren (Basel 1316), von denen nur die eine eine alte offene Lungentuberkulose hatte.

M. Stiefgeschwister.

Es dürften hier noch einige wenige Beispiele von Tuberkulose bei Stiefgeschwistern hinzugefügt werden, weil sie zu zeigen vermögen, daß bei den näheren Verwandtschaftsgraden, wie sie im vorhergehenden aufgeführt werden, die Befunde sich durchaus nicht unähnlicher gestalten.

Basel 1014. Schnei. 1. Stiefbruder: 42jähriger Küfer. † 1918. Pneumonisch-knotige Lungentuberkulose: Kaverne des linken und rechten O.L. Käsig-pneumonische Herde des rechten U.L. Kehlkopftuberkulose. Darmtuberkulose. 2. Stiefbruder: 24 Jahre. † 1911. Beamter. Kavernös-käsig-pneumonische Lungentuberkulose. Multiple Kavernen des linken O.L. Käsige Pneumonien des linken U.L. und rechten O.L. Verkäsung von Bronchialdrüsen und Darmtuberkulose.

Basel 1051. Sen. II. 1. Stiefbruder: 20jähriger Schriftsetzer. † 1893. Lungen-, Kehlkopf- und Darmtuberkulose. Amyloidose. Bronchiektasen des linken O.L. und U.L. Ulceröse Phthise des ganzen linken O.L. Kleinere Höhlen des rechten M.L. Darmtuberkulose. 2. Stiefbruder: Spengler. † 1919. Nodös-kavernöse Lungentuberkulose. Kavernöse Phthise des rechten O.L. Konglomerattuberkulose und Knötchentuberkulose der linken Lunge. Darmtuberkulose. Miliartuberkulose.

Jena 584. Herz. 86jähriger Wirt (Vater): † 1888. Prostatahypertrophie. Keine Tuberkulose. 2. Frau: 57 Jahre. † 1884. Cholecystitis. Gallenblasenfistel. 1. Bruder (aus 1. Ehe): 72jähriger Schlossermeister. † 1895. Magenkrebs. Keine Tuberkulose, nur Chalicosis mit Koniose. Stiefschwester: 27 Jahre. † 1881. Typhus. Keine Tuberkulose.

Stiefbruder: 22jähriger Mechaniker. † 1879. Chronische Lungen- und Darmtuberkulose mit großen Lungenkavernen und schiefrigen Indurationen. Alle *Kinder* des *Sohnes aus 1. Ehe* sind geisteskrank, im Irrenhaus gestorben, z. B. 47jähriger Schlossermeister. † 1902 an Dementia paralytica; keine Lungentuberkulose, und dessen Bruder, 38jähriger Mechaniker, † 1901, ebenfalls an Dementia paralytica. Keine Tuberkulose.

Man wird aus den angeführten Beispielen nicht den Eindruck gewinnen können, daß über das typische Geschehen bei der Tuberkulose hinaus irgendeine auffällige Ähnlichkeit in der anatomischen Gestaltung des Krankheitsbildes festzustellen sei. Insbesondere fehlt jede Bestätigung der TURBANschen Lehre, daß die Lokalisation rechts oder links, der Sitz der Kavernen usw. bei den Geschwistern eine Übereinstimmung aufweise. Wenn, wie die Lehre von der Zwillingstuberkulose behauptet, die Ähnlichkeit der tuberkulösen Lungenkrankheit bei EZ auf der gleichen erblichen Disposition beruht, so müßte, falls der letzteren ein irgendwie erhebliches Gewicht zukommt, auch gelegentlich bei anderen verwandtschaftlichen Beziehungen von Blutsverwandten, also zwischen Eltern und Kindern und zwischen Geschwistern eine Übereinstimmung zutage treten, wie denn auch ZZ nicht so selten nach denselben Beobachtern Konkordanz, freilich nicht in dem Maße wie EZ aufweisen sollen. Man wende nicht ein, daß die pathologisch-anatomische Betrachtung zur Feststellung von Konkordanz nicht geeignet sei, da es vielmehr auf Verlaufsart usw. ankomme; ein solcher Einwand ist schon deshalb nicht stichhaltig, weil auch die in Betracht kommenden Beobachtungen an lebenden Phthisikern sich im wesentlichen auf Röntgenbilder, also auf angewandte pathologische Anatomie stützen. Das größte Bedenken, das man gegen diese ganzen Vergleiche von tuberkulösen Lungen aussprechen muß, ist das, daß bei den Beobachtern die Gefahr nicht vermieden wurde, typisches Geschehen mit Ähnlichkeit zu verwechseln. Ähnlichkeit ist aber von vornherein um so eher zu erwarten, je mehr sich 2 Menschen im Alter und in bezug auf die Zeit der Ansteckung gleichen; in letzterer Beziehung sind zweifellos die EZ allen anderen Geschwistern voraus.

Was nun meine Vergleiche der Tuberkulose bei Eltern und Kindern und bei Geschwistern betrifft, so möchte ich fast behaupten, daß kein großer Unterschied herauskäme, wenn ich beliebige Protokolle von Phthisikern zusammengestellt hätte.

Bei einem so gesetzmäßigen Geschehen, wie es der primären Tuberkulose im kindlichen Alter eigen ist, wird man von vornherein am besten darauf verzichten, von Konkordanz oder gar von abgestuften Graden einer solchen, wie es UEHLINGER und KÜNSCH getan haben, zu sprechen. Den subjektiven Deutungen ist damit ein allzugroßer Raum gewährt, der sich bei statistischer Auswertung bedenklich auszuwirken vermag, wenn man dann noch „schwache Konkordanz" bei der Zählung als Konkordanz rechnet. In diesem Sinne würde ich einen Fall, wie den folgenden bei einem von mir fast gleichzeitig sezierten Geschwisterpaar nicht als „ähnlich", sondern nur als typisch ansehen.

Jena 679. Kah. Bruder: 2jähriger Zimmermannssohn. † *1913.* Verkäsende Bronchial- und Trachealdrüsentuberkulose. Miliartuberkulose. Tuberkulöse Basilarmeningitis. Schwester: 10 Monate. † *1913!* Verkäsende Tuberkulose der Tracheal- und Bronchiallymphknoten. Konglomerattuberkel im linken O.L. Miliartuberkulose. Tuberkulöse Basilarmeningitis.

Ebensowenig dürfte man folgerichtig einen Fall wie den folgenden als „diskordant" bezeichnen; denn die Lokalisation der primären Tuberkulose ist, wie die Analyse der Lübecker Säuglingsfälle durch P. SCHÜRMANN erwiesen hat, von unabsehbaren Bedingungen abhängig.

München V. 1. Bruder: 10 Jahre alter Lackierersohn. † 1908. Hypertrophische Lebercirrhose; verkreidende Mesenterialdrüsentuberkulose (klinisch als tuberkulöse Polyserositis diagnostiziert). 2. Bruder: 19 Jahre. † 1904. Miliartuberkulose. Tuberkulose der thorakalen Lymphknoten. Nichts an den Mesenterialdrüsen. Rachitis.

Meine pathologisch-anatomischen Befunde bestätigen auch die klinisch auf Grund von Tuberkulinreaktionen bekannte Erfahrung über den Unterschied in der erfolgten Infektion bei Geschwistern. Pathologisch-anatomisch ist meines Wissens die Frage bisher noch nicht geprüft worden. Meine ersten Beobachtungen gehen auf meine Münchner Zeit zurück über fast gleichzeitig sezierte Geschwisterpaare.

München IX. Schwester: 3 Jahre. † *1910.* Keine Tuberkulose. Auch kein Primärkomplex. Bruder: 5 Jahre. † *1910!* Diphtherie nach Masern. Vernarbter Primärinfekt. Verkalkte regionäre Hilusdrüse.

München IV. 1. Bruder: 2¹/₂jähriger Bäckerssohn. † 1908. Sicher keine Tuberkulose. Bruder: 1³/₄ Jahre. † 1907. Chronische verkäsende Lymphdrüsentuberkulose. Tuberkulöse Bronchopneumonie und Miliartuberkulose.

München VII. Schwester: 5¹/₂jährige Schneiderstochter. † *1908.* Chronische Drüsentuberkulose. Miliartuberkulose. Tuberkulöse Basilarmeningitis. Bruder: 3 Monate. † *1908!* Chronische Bronchopneumonie. Keine Tuberkulose.

Wie stark die Morphologie der Tuberkulose vom Alter abhängt, zeigen folgende beiden Fälle, besonders der erste (Silv.). Es sollte kaum nötig erscheinen, solch klare Dinge zu belegen, wenn sich nicht bei der letzten Entwicklung der Phthisiologie die Vernachlässigung dieses Momentes gezeigt hätte. Es sei daran erinnert, daß schon einmal, nämlich bei der Diskussion um die RANKESche Stadienlehre, die Heraushebung des Altersmomentes klärend gewirkt hat (W. BLUMENBERG, 1926).

Basel 1059. Silv. 1. Schwester: 9 Jahre. † 1913. Kavernös-nodöse Lungentuberkulose: Kaverne des linken O.L. Kavernen der rechten Spitze und Induration. Kehlkopf- und Darmtuberkulose. Geringe Verkäsung der Bronchialdrüsen. Bruder: 3 Jahre. † 1915. Pneumonie. Keinerlei Tuberkulose. 2. Schwester: 3¹/₂ Jahre. † 1917. Meningitis tuberculosa. Chronische Tuberkulose der bronchialen und cervicalen Lymphknoten.

Basel 853. Plat. Bruder: 20jähriger Maler. † 1910. Lungen- und Kehlkopftuberkulose. Tuberkulöse Otitis. Kleine Kavernen und Käseherde im linken O.L. und U.L. Bronchiektasen hier und im rechten U.L. mit offenen Kavernen. Darmtuberkulose und Kehlkopfgeschwür. Schwester: 8 Jahre. † 1909. Tuberkulöse Meningitis. Miliartuberkulose. Verkäste Bronchial- und Cervicaldrüsen.

Wir kommen also zu dem Schluß, daß typische Fälle von Lungentuberkulose oder ihren Verwicklungen überhaupt nicht geeignet sind, um Vergleiche anzustellen, welche auf die Klärung blutsverwandtschaftlich ähnlicher Befunde abzielen.

Anders steht allerdings die Sache, wenn es sich um atypische oder seltene Verlaufsarten der Tuberkulose handelt.

So hat z. B. SILTZBACH, ein Schüler ERDHEIMs, eine totale Schwindsucht der linken Lunge bei jugendlichen Weibern als eine besondere Form der Phthise beschrieben. Ich kann die Richtigkeit der Beobachtung auf Grund wiederholter Fälle bestätigen und besitze solche auch unter meinen Familienbefunden. Man könnte nun erwarten, daß ein solcher Befund bei Schwestern sich wiederhole. Dem ist nicht so, wie die folgenden 3 Fälle zeigen (vgl. weiter Fall Mutter und Tochter Basel 1251 S. 324).

Basel 672. Lisch. 1. Bruder: 26jähriger Schlosser. † 1921. Lungen- und Kehlkopftuberkulose. Nodös-pneumonische und kavernöse Lungentuberkulose: Kavernen des linken und des rechten O.L. Frische pneumonische verkäsende Herde. Kehlkopf- und Darmtuberkulose. 2. Bruder: 26jähriger Schuhmacher. † 1924. Chronische und akute Lungenphthise. Faustgroße, fast glatte Kaverne des rechten, mittelgroße glatte Kaverne des linken O.L. Verkäsende peribronchiale und lymphangitische Tuberkulose der übrigen Lappen. Coecaltuberkulose. Frische und kalkige Bronchialdrüsentuberkulose. Schwester: 20jährige Winderin. † 1928. Chronische und akute Lungentuberkulose. Phthise der ganzen linken Lunge, des rechten O. und M.L. Kehlkopf- und Coecaltuberkulose. Frische und kreidige linksseitige Bronchialdrüsentuberkulose.

Basel 37. Band. 1. Schwester: 34 Jahre. † 1919. Kavernöse Lungentuberkulose. Fast völlige Zerstörung der linken Lunge. Käsige Lobulärpneumonie und Knötchenstreuung der rechten Lunge. Tuberkulöse Geschwüre von Bronchien, Luftröhre, Kehlkopf und Dünndarm. 2. Schwester: 16 Jahre. † 1914. Kavernöse indurierende und nodöse Lungentuberkulose: mehrere Kavernen des linken O.L., zahlreiche des rechten O.L., zum Teil verkäste Knötchentuberkulose. Tuberkulose von Bronchien, Luftröhre, Kehlkopf und Darm.

Basel 961. Scher. I. 1. Schwester: 23jährige Magd. † 1915. Lungen-, Kehlkopf- und Darmtuberkulose. Kavernöse Zerstörung der ganzen linken Lunge mit schiefriger Induration. Knötchentuberkulose der rechten Lunge. Tuberkulose der Sinus piriformis. 2. Schwester: 23jährige Saaltochter. † 1917. Nodös-kavernös-pneumonische Lungentuberkulose: große Kaverne des linken O.L., kleinere weitere und schiefrige Induration. Kaverne des rechten O.L. Alte Käseherde daselbst. Verkäsung der Cervicaldrüsen. Kehlkopf- und Darmtuberkulose.

Ich verfüge weiter über eine Reihe von Beobachtungen, wo in Familien mit gehäufter Tuberkulose diejenigen Mitglieder frei davon waren, die einen Mitralfehler hatten. Außer bereits früher wiedergegebenen Fällen, wie Gut.-Basel, S. 312 und 329, Klit.-Jena, S. 322, u. a., sei noch folgender Fall angeführt:

Jena 668. Joh. II. Großvater: 68jähriger Hospitalit. † 1887. Arteriosklerose. Rechtsseitige tuberkulöse Lungennarbe. Großmutter: 63 Jahre. † 1882. Hirnerweichung. Emphysem. Schiefrige Induration beider Lungenspitzen. 1. Sohn: 59jähriger Töpfer. † 1907. Fibröse Pneumonie. Verkäste Tuberkulose beider Lungenspitzen. Chronisches Emphysem. 2. Sohn: 32jähriger Maler. † 1883. Ileotyphus. Herzfehler (Mitralstenose usw.). Keine Tuberkulose. Enkel (Sohn des Vorigen): 12 Wochen. Lues congenita.

Bisher haben wir nur die Frage der Ähnlichkeit der *Lungen*tuberkulose bei Blutsverwandten berücksichtigt. Man wird sich beim Studium des einschlägigen Schrifttums und der im vorhergehenden wiedergegebenen Sektionsbefunde dem Eindrucke nicht entziehen können, daß gerade ein Vergleich der Lungentuberkulose auf besondere Schwierigkeiten stößt, wenn man z. B., wie DIEHL und v. VERSCHUER ablehnt, die Gleichheit der erkrankten Seite schon im Sinne von TURBAN u. a. als einen Beweis der Ähnlichkeit anzusehen. Denn auch in einem wahllos zusammengesetzten Beobachtungsgut, d. h. bei beliebiger Mischung von Sektionsprotokollen nicht miteinander verwandter Personen würden bei einer Austeilung, wie beim Kartenspiel, ähnliche Befunde in dieselbe Hand gelangen.

Bei dieser für die Lungentuberkulose aller Stadien unsicheren Sachlage wäre es nun von hohem Wert, wenn für die Lunge in den tuberkulösen Familien eine auch sonst sich auswirkende Organdisposition wahrscheinlich gemacht werden könnte im Sinne der auch schon öfter vertretenen Anschauung, daß die erbliche Disposition zur Lungentuberkulose auf einer genotypischen Organschwäche beruhe. Nun lassen sich allerdings ohne Schwierigkeit Beispiele finden, in denen neben Lungentuberkulose in Familien Bronchiektasien, chronische Pneumonie, Bronchialkrebs, Emphysem vorkommen, aber überzeugend sind diese Fälle aus verschiedenen Gründen nicht.

Wesentlich stärker als die Ähnlichkeit in der Tuberkulose der Lungen würden *Übereinstimmungen in anderen Lokalisationen der Tuberkulose* für eine erbliche Disposition sprechen. Ich habe dazu schon weiter oben einschränkend bemerkt, daß eine Übereinstimmung in den häufig zu erwartenden Nebenbefunden bei der Abseuchungstuberkulose oder in bezug auf hämatogene Metastasen sehr vorsichtig zu bewerten ist. ICKERT und BENZE haben als eine familiäre Eigentümlichkeit in tuberkulösen Familien die Neigung zu hämatogener Streuung gelten lassen wollen. Sofern nicht hier wiederum altersbedingte Verwicklungen der Primärtuberkulose schlechthin vorgelegen haben, ist es sehr schwierig, ohne persönliche Kenntnis der Fälle dazu ein Urteil zu äußern; nach meinen Befundsammlungen habe ich diesen Eindruck nicht gehabt; jedenfalls waren die meisten Fälle von Miliartuberkulose oder von metastatischer Organtuberkulose in den Familien, wo sie vorkamen vereinzelt.

Soll man etwa einen Fall wie den folgenden als besonders ähnlich ansehen, weil die tödliche tuberkulöse Basilarmeningitis mit grober Miliartuberkulose der Meningen bzw. mit Konglomerattuberkulose der Letzteren verbunden war. Ich selbst hätte früher dies Verhalten für so ungewöhnlich erachtet, daß ich eine besonders ähnliche Sachlage nicht bezweifelt hätte, weiß aber heute, daß es ziemlich häufig vorkommt.

1321. Wilk. Schwester: 3jährige Schuhmacherstochter. † 1919. Tuberkulöse Basilarmeningitis. Konglomerattuberkel der Meningen von Groß- und Kleinhirn. Allgemeine Miliartuberkulose. Verkäste Bronchialdrüsentuberkulose. Tuberkulöse Darmgeschwüre. Schwester: $2^{1}/_{2}$jährig. † 1917. Tuberkulöse Basilarmeningitis mit dichten Tuberkelgruppen auf der Konvexität. Konglomerattuberkel des rechten O.L. Tuberkulose der Hilusdrüsen. Ausgedehnte frische verkäsende Mesenterialdrüsentuberkulose.

Hinsichtlich der *Darmtuberkulose* hat E. MÜLLER (1937) die Ansicht vertreten, daß ihre Häufigkeit und ihre Schwere von erblichen konstitutionellen Faktoren bestimmt ist. Ganz abgesehen von der subjektiven Deutung, wer „belastet" ist und wer nicht, bedarf es sicher zur statistischen Feststellung einer solchen Gesetzmäßigkeit sehr großer Grundzahlen. Immerhin möchte ich einen selbst beobachteten Fall anführen, der in MÜLLERs Sinn sprechen und auf gleicher konstitutioneller Anlage beruhen könnte, nämlich die ungewöhnlich starke Beteiligung des höheren Jejunums an der geschwürigen Darmtuberkulose.

Basel 1121. Stru. Vater: 56jähriger Posamenter. † 1922. Kavernöse und fibröse Lungentuberkulose. Subapikale große Kaverne des rechten O.L. Schiefrige Induration der Lungenspitze. Jüngere kleine Kavernen des rechten O.L. Subapikale Phthise des linken O.L. Lymphangitische und peribronchiale Tuberkulose der übrigen Lappen. Tuberkulöse Otitis media. *Hoch hinaufreichende tuberkulöse Darmgeschwüre.* Kehlkopf- und Trachealtuberkulose. Frische und kalkige Bronchialdrüsentuberkulose. Sohn: 29jähriger Maler. † 1928. Lungentuberkulose. Kavernen beider O.L. Lymphangitische Tuberkulose der übrigen Lappen. Käsige Pneumonien des rechten M.L. und O.L. Ältere tuberkulöse Pleuritis. Kehlkopf- und Luftröhrentuberkulose. *Hochhinaufreichende reichliche tuberkulöse Darmgeschwüre.*

Bemerkung: Von 9 Geschwistern sind noch 5 an Lungentuberkulose mit Kehlkopftuberkulose gestorben. 1 Bruder 1919, 3 Schwestern und 1 weiterer Bruder schon vorher in Davos.

Freilich soll die hoch im Darm hinaufreichende Darmtuberkulose nach EUGEN ALBRECHT einen ganz anderen Grund haben, nämlich auf chronischem Alkoholismus beruhen! Wiederholt ist mir die gleiche Beteiligung des Wurmfortsatzes an der Darmtuberkulose bei meinen Familienprotokollen aufgefallen. Ich gebe ein Beispiel, ohne aus diesen Beobachtungen etwa Schlußfolgerungen auf eine familiäre Disposition ziehen zu wollen; die Beteiligung des Wurmfortsatzes bei den ulcerösen Dickdarmkrankheiten ist ganz unübersichtlich.

Basel 414. Hans. Vater: 53jähriger Maler. † 1912. Chronisch kavernöse, nodöse und pneumonische Lungentuberkulose. Fast totale ulceröse Zerstörung des linken O.L. Kleine Kavernen und verkäsende Bronchopneumonie des U.L. Kavernen des rechten O.L. mit käsigen Pneumonien, letztere auch im Mittel- und Unterlappen. Darmtuberkulose. Bronchialdrüsentuberkulose. *Wurmfortsatztuberkulose.* Tochter: 22 Jahre. † 1914. Chronische nodöse und cirrhotische Lungentuberkulose. Schiefrige Induration der linken Spitze mit Käseherden. Kleine glattwandige Kavernen daselbst. Darmtuberkulose. Verkäsung von cervicalen Lymphknoten. *Wurmfortsatztuberkulose.*

KRETSCHMER sah bei 2 Zwillingsschwestern eine Nierentuberkulose (zit. nach LENZ). DIEHL und v. VERSCHUER (1933) haben in ihrer Monographie über die Zwillingstuberkulose ein eineiiges Zwillingspaar, Brüder von 17 Jahren, beschrieben, die beide „allerdings in einem Abstand von 4 Jahren" an einer Calcaneustuberkulose erkrankten; UEHLINGER und KÜNSCH haben dasselbe Paar weiter beobachtet und sprechen von einem konkordanten weiteren Verlauf der Krankheit. Sie haben ein weiteres EZ-Paar mit Erythema nodosum beobachtet und berufen sich auf LÖFFLER, der bei 6 von 9 Familienmitgliedern, die aus ein und derselben Quelle angesteckt waren, Erythema nodosum beobachtete; es verrate sich darin eine ausgesprochen gleichartige konstitutionell bestimmte Reaktionsweise. Im ganzen genommen herrscht darin Übereinstimmung der Meinungen, daß gleiche Lokalisationen der extrapulmonalen Tuberkulose selten sind. A. VOGT hat zweimal bei EZ eine Keratitis scrofulosa gesehen. BERGHAUS sah familiäre Häufung von Lupus. Bei mehreren Fällen von ADDISONscher Krankheit mit tuberkulöser Verkäsung der Nebennieren habe ich an weiteren Sektionsbefunden aus derselben Familie nichts Gleichartiges finden können, hingegen sah ich bei Mutter und Sohn einmal die Nebennieren in verschiedener Weise befallen, was auf allgemeine Organschwäche deuten könnte.

Basel 842. Pfinn. Mutter mit 74 Jahren 1923 an allgemeiner Melanosarkomatose gestorben. Die von mir ausgeführte Sektion ergab von Tumormassen bis auf geringe linksseitige Parenchymreste durchwachsene Nebennieren; der 6 Jahre früher gestorbene 29jährige Sohn litt an ADDISONscher Krankheit mit chronischer verkäsender beiderseitiger Nebennierentuberkulose. Er hatte daneben eine kavernös-nodöse Lungentuberkulose, die Mutter nur eine schiefrige Verödung der Spitze des rechten Oberlappens.

Eine Andeutung gleicher Metastasierung der Tuberkulose in Nebennieren sah ich bei einem von mir in Basel sezierten Brüderpaar.

Basel 1922. Berg. Bruder: 36 Jahre. † 1922. Kavernöse und nodöse Lungentuberkulose, mit käsiger Lobärpneumonie: walnußgroße Kaverne der linken Spitze in Narbengebiet; konfluierende Knötchentuberkulose des linken U.L.; große Kaverne des rechten O.L., sonst wie links, Knötchen aber rechts dichter; im U.L. auch ein solitärer großer Knoten. Tuberkel einer *Nebenniere.* Ulceröse Kehlkopf- und Darmtuberkulose. Miliartuberkulose von Leber, Milz und Nieren. Bruder: 46 Jahre. † 1926. Chronische Lungentuberkulose: gereinigte tuberkulöse Kaverne des rechten M.L.; käsige Bronchopneumonie des rechten O. und M.L.; tuberkulöse Lymphangitis des rechten U.L., tuberkulöser Absceß der Basis daselbst. Lymphangitische Tuberkulose der linken Lunge. Ulceröse Tuberkulose von Luftröhre, Kehlkopf, Rachen und Darm. Starke verkäsende Drüsentuberkulose. Grobknotige disseminierte Tuberkulose von Leber, Milz, Nieren und *Nebennieren.* Posttraumatische tuberkulöse Eiterung im linken Knie.

Von J. NEUMANN (1916) ist folgender Fall beschrieben: Ein 23jähriger imbeziller Arbeiter mit Mikrocephalie ist das 10. Kind, und zwar Zwillingskind, von 23 Geschwistern, Kindern des gleichen Elternpaares. Seine Zwillingsschwester ist geistig und körperlich völlig gesund. Er selbst starb, nachdem schon vor 10 Jahren seine dunkle Haut aufgefallen war, an ADDISONscher Krankheit und vor ihm gleichfalls 2 seiner Brüder im Alter von 14 (!) und 23 Jahren. Der Letztere hatte 10 Jahre lang eine Bronzefärbung der Haut; bei der Sektion keine Tuberkulose, im besonderen nicht in den Nebennieren, sondern nur „reine Atrophie" derselben. In ähnlicher Weise kommt es vor, daß die Niere Sitz verschiedenartiger Krankheiten in einer Familie ist. Beispiel: Mutter stirbt an Schrumpfniere, Sohn an Nierentuberkulose (Wied.-Basel).

Eine Wiederholung von Nieren- oder Genitaltuberkulose habe ich in meinen autoptischen Familienaufzeichnungen nie finden können. Auch tuberkulöse Peritonitis traf immer nur als Einzelfall in der Familie ein.

Hingegen sind mir 2 Fälle von wiederholter Knochentuberkulose vorgekommen.

Basel 938. Schär. IV. Schwester: 18 Jahre. † 1886. *Multiple Knochentuberkulose.* Keine Lungentuberkulose. Amyloidose. Bruder: 24 Jahre. † 1893. Rechter O.L. und U.L. mit Kavernen und käsiger Peribronchitis. Linksseitige Knötchentuberkulose. Schwester: 33 Jahre. † 1904. Perforiertes Ulcus ventriculi. Geheilte Lungentuberkulose. Bruder: 8 Jahre. † 1891. *Wirbelcaries.* Keine Lungentuberkulose. Amyloidose.

Basel 1278. Werm. Der Vater, ein 43jähriger Pfründner, ist im Jahre 1883 an *multipler Knochen- und Lungentuberkulose* gestorben. Er hatte eine PIROGOFFsche Operation wegen Fußgelenkstuberkulose durchgemacht, später eine Kniegelenkstuberkulose bekommen, hatte eine schiefrige Schrumpfung des linken Oberlappens mit vereinzelten grauen Knötchen, eine Verwachsung beider Lungenspitzen, der rechte Oberlappen ebenfalls schiefrig induriert;

leichte Verkäsung von ileocoecalen Lymphdrüsen und eine angebliche chronische Dysenterie mit Narben und Geschwüren des Dickdarmes. Die Aortenklappen waren verwachsen. Sein *ältester Sohn* starb im gleichen Jahr, 20jährig, an allgemeiner Amyloidose bei Tuberkulose. Er hatte *Wirbeltuberkulose,* eine Kyphose an der Grenze von Hals- und Brustwirbelsäule, eine schiefrige Induration des linken Oberlappens mit grauen Knötchen, ausgedehnte schiefrige Induration des rechten Oberlappens mit Knötchen und einem verkalkten Käseherd. Eine *54jährige Tochter* starb 40 Jahre später an Fettherz und chronischer Endokarditis bei allgemeiner Fettsucht. Ihr rechter Arm war früher wegen Tuberkulose des Ellbogens amputiert worden. Sie hatte außerdem eine Knie- und Fußgelenkstuberkulose durchgemacht, wovon die Narben am rechten Bein noch erkennbar waren. Infolge des Herzfehlers hatte sie Stauungslungen; fast abgeheilte Lungentuberkulose mit narbig abgekapseltem Kreideherd des rechten Oberlappens und kleiner geschrumpfter linksseitiger Kaverne. In bronchialem Lymphknoten fand sich ein Kalkherd, frische und alte Tuberkulose in rechtsseitigen Achsellymphknoten. Ein *2. Sohn,* Bruder der Vorigen, starb 6 Jahre vor der Schwester mit 40 Jahren an chronischer Lungentuberkulose, ohne Beteiligung des Skelets. Er hatte eine alte Bronchialdrüsentuberkulose, eine konfluierende Knötchentuberkulose und eine glatte Kaverne der linken Lungenspitze, eine fibröse Tuberkulose der rechten Spitze, Miliartuberkel in Nieren und Milz.

So sehr Fälle, wie der zuletzt angeführte, von dreimaliger Knochentuberkulose in einer Verwandtengruppe von 4 Personen an eine außerhalb des Zufalls gelegene Gesetzmäßigkeit denken lassen, so selten sind sie doch im Vergleich zu den isolierten Vorkommnissen besonderer Lokalisationen. Auch unter den ZZ-Paaren von DIEHL und v. VERSCHUER fanden sich nur solche diskordanter Art, wenn ein Paarling Lupus, tuberkulöse Coxitis, Nebenhodentuberkulose, Nierentuberkulose, Spondylitis tuberculosa hatte; eine Ausnahme macht der Fall P 54 (1936), in dem Schwester und Bruder (14 Jahre alt), sowohl Lupus (mit verschiedener Lokalisation an Gesäß und im Gesicht) als auch geheilte Fußwurzelknochentuberkulose (Metacarpus und Talus) hatten. An eine den Tuberkelbacillen gleicher Herkunft zukommende besondere Organotropie wird man ja nicht wohl denken können; hiefür liegen bei Tuberkulose sicherlich noch weniger Anhaltspunkte als bei der Syphilis vor (vgl. die Erörterung S. 294).

Es gibt zwar zu denken, wenn man gelegentlich Fälle sieht, wo beim einzelnen Menschen ein Organsystem wie die Nebennieren (s. oben) oder die Knochen bevorzugt oder allein befallen sind. So sah ich bei einem 45jährigen Manne (S.-Nr. 133/1927 Basel) gleichzeitig und fast nur die Schädelbasis, die Wirbelsäule und die Rippen von Tuberkulose befallen. Auch möge an die Beobachtung von PLANNER-HILDINGHOF (1921) erinnert sein, wonach bei einer Tuberkuloseepidemie in einem sibirischen Gefangenenlager deutsche, österreichische und ungarische Soldaten an rasch verlaufender, die Lymphknoten bevorzugender Tuberkulose, öfter mit Darm-, aber ohne Lungentuberkulose litten; die Tuberkulosen der mongolischen Bevölkerung der Gegend waren ebenfalls solche der Lymphknoten (und der serösen Häute), während sie bei den zugewanderten Juden unter dem gewöhnlichen Bilde der Lungenschwindsucht verliefen.

Nachdem wir so keine überzeugenden Anhaltspunkte für eine erbliche spezifische Disposition bei Tuberkulose auf Grund unserer pathologisch-anatomischen Vergleichungen bei Blutsverwandten haben gewinnen können, deren Durchschlagskraft für die Art, den Verlauf und den Sitz der tuberkulösen Krankheit entscheidend im Kreise der gewöhnlichen Verwandtschaftsgrade in Betracht käme, müssen wir zum Schluß noch die Frage berühren, ob nicht unter dem Einfluß disponierender anderer, aber an sich erblicher Krankheiten die Häufung der Tuberkulose im Familienkreis einmal bedingt sein könnte. Ich denke vor allem an die Beziehung von Diabetes mellitus und Tuberkulose; so wie durch die Erkrankung an Diabetes die an sich vorhandene Resistenz gegen Tuberkulose beim einzelnen durchbrochen wird, so könnte sehr wohl bei der bekannten Latenz der Veranlagung zum Diabetes diese unerkannt den Ausschlag im Schicksal des tuberkulose-infizierten Verwandten geben. So kenne ich aus Berlin das Sektionsergebnis von Vater und 4 Kindern mit folgendem Befund:

Berlin. Familie Ker. Der Vater stirbt 1930 mit 50 Jahren an Tuberkulose und Diabetes; seine Frau ist gesund; seine Eltern sind „jung gestorben". Eine Tochter ist 1914 mit 4 Jahren an tuberkulöser Meningitis, eine weitere Tochter mit 18 Jahren 1924 an exsudativer Tuberkulose (käsige Pneumonie mit zahlreichen Kavernen), Kehlkopf- und Darmtuberkulose gestorben; ein 28jähriger Sohn 1937 an offener doppelseitiger kavernöser Lungentuberkulose mit Kehlkopftuberkulose (keine Sektion!), eine dritte Tochter, 26jährig, 1938 an kavernöser Tuberkulose des linken O.L. und tuberkulösem Empyem bei kleineren rechtsseitigen Kavernen (keine Kehlkopftuberkulose). Drei weitere Geschwister waren im Jahre 1937 noch gesund.

Aus Basel kenne ich noch 2 Fälle, in denen die Kinder von Diabetikern an Tuberkulose starben und wo sich die Frage aufdrängte, ob nicht auch bei den Kindern die diabetische Diathese unerkannt an dem tödlichen Verlauf der Lungentuberkulose schuldig oder mitschuldig sein konnte (Basel Lüsch 684 und Basel Rob. 887, S. 324). Freilich ist es mir auch begegnet, daß Kinder eines an Lungentuberkulose gestorbenen Diabetikers nur Narben von geheilter Tuberkulose aufwiesen (Basel 164).

Einen großen Teil meiner Notizen über familiäre Fälle von Tuberkulose habe ich hier weglassen müssen. Ich könnte auch eine Reihe von Fällen aufzählen, in denen alle oder fast alle Familienmitglieder frei von Tuberkulose waren. In der Sippenforschung über Tuberkulose und von den Untersuchern der Zwillingstuberkulose ist öfter darauf hingewiesen worden, daß den erblich Disponierten eine Gruppe erblich Resistenter gegenüberstehen dürfte. Aber der Beweis hiefür ist noch viel schwerer zu erbringen als der Beweis der irgendwie gearteten Veranlagung. Denn er schlösse ja die Forderung ein, nachzuweisen, daß Infektionen stattgefunden haben, aber nicht angegangen sind, oder wenigstens, daß außer dem Primärkomplex, als dem Ergebnis der generellen menschlichen Empfänglichkeit, nichts geschehen ist. Dazu bedürfte es einer noch viel genaueren pathologisch-anatomischen Buchführung.

Schluß.

Das Kräfteverhältnis der inneren und der äußeren Bedingungen der Krankheit ist das A und das O der menschlichen Erbpathologie. Aus diesem Grunde ist diesem Buche im Vorwort ein doppeltes Motto vorangesetzt worden: ein Spruch GOETHEs, der die menschliche Lebensreise als notwendige Folge ihres ersten Anfanges kennzeichnet und mit dem Wort beginnt: „Dein Los ist gefallen." So sagt auch HÖLDERLIN in einem viel angeführten Vers: „Wie Du anfingst, wirst Du bleiben, soviel auch wirket die Not und die Zucht." Dem habe ich ein Wort SHAKESPEAREs gegenübergestellt, das die Reifung der menschlichen Anlagen unter die Herrschaft der Umwelt stellt, aber mit einer Einschränkung: „Die Übung kann *fast* das Gepräge der Natur verändern." Während in den Worten GOETHEs und HÖLDERLINs das unabwendbare Schicksal des Nachfahren seinen Ausdruck findet, bei GOETHE allerdings einer optimistischen Aufforderung zur Entwicklung von Gaben gleichkommt, läßt der Vers aus HAMLET zwei Möglichkeiten offen: die Wendung der Anlagen zum Guten und zum Schlechten, die Verderbnis von gesundem Erbe zu Entartung und von minderwertigem Erbe zur Leistung. Die Macht der Erziehung, wie die Erlebnisse des Körpers, beide im allgemeinsten Sinne genommen, formen die Menschen bis ins hohe Alter. Aber aus Holz lassen sich nur hölzerne Gegenstände, aus Eisen eiserne machen.

Das vorliegende Buch erhebt nicht den Anspruch, entscheiden zu wollen, welche von den den Menschen formenden Kräften nun in summa die stärkeren sind. Es wird sich das ja auch niemals allgemein entscheiden lassen. Wer aber die vorstehenden Ausführungen eingehend auf sich hat wirken lassen, wird sich dem Eindruck wohl nicht haben entziehen können, der sich dem Verfasser im Laufe dieser vieljährigen Arbeit aufgedrängt hat, daß für die Mehrzahl der häufigen, also praktisch wichtigen Krankheiten der Beweis für den Grad der Erblichkeit noch erbracht werden muß. Wenn wir schon für die inneren und äußeren Formen bei eineiigen Zwillingen eine gewisse Unabhängigkeit von der Macht der Vererbung erfahren haben, die wir „Entwicklungsfreiheit" genannt haben und die sogar bei diesen erbgleichen Geschwistern in erheblichen Diskordanzen sich verraten kann, so werden andere Mischungen der Erbmassen noch größere Verschiedenheiten in der Ausbildung an sich gleicher Anlagen erwarten lassen. Denn die Einzelanlagen laufen ja nicht unbeeinflußt nebeneinander an ihr Ende, sondern wie die Entwicklungsphysiologie immer deutlicher gezeigt hat, unter vielfachen gegenseitigen Beeinflussungen. Die Beispiele sird beim Menschen verhältnismäßig selten, daß ein krankhaftes erbliches Merkmal in völlig gleicher Form sich wiederholt.

Die typischsten menschlichen Erbkrankheiten sind auf Fehlentwicklungen zurückzuführen, erscheinen als die Folge gestaltlicher und chemischer Mißbildungen. Sie sind glücklicherweise seltene Erscheinungen, jedenfalls selten im Vergleich zu den Krankheiten, welche die meisten Opfer fordern, wie die Infektionskrankheiten, die Herz- und Gefäßerkrankungen, die Lungenkrankheiten und von denen das im wesentlichen gilt, was oben von der Unsicherheit ihrer erblichen Bestimmtheit gesagt wurde. Mit diesen Beispielen sind übrigens erbbiologisch sehr uneinheitliche Formen der menschlichen Krankheiten genannt. Denn die unterschiedlichen Erkrankungen auch der einzelnen Organe erweisen sich erfahrungsgemäß in dem Grade als stärker erblich bedingt, je sicherer sie auf Fehlentwicklungen zurückzuführen sind. Niemand wird heute leugnen können, daß z. B. Bronchiektasien auf erblicher Grundlage entstehen können, aber sicherlich gibt es rein oder überwiegend nicht erbliche Formen. Die Beziehungen von „Mißbildung" zu Krankheit sind ein Problem, welches mit dem Fortschritt der menschlichen Erbpathologie immer umfassender und dringlicher geworden ist. Die Hauptschwierigkeiten bestehen dabei in drei Richtungen: erstens darin, daß viele Abweichungen von der Norm nicht erfaßbar sind, sei es, daß es sich um gestaltlich bedingte Dispositionen oder um stoffliche Varianten handelt; zweitens daß manche Veranlagung sehr langsam reift und oft der Auslösung durch die Umwelt bedarf: bei einem Hämophilen, der sich nie verletzt, würde das Erbübel der Feststellung entgehen. Oder wenn es eine allgemeine erbliche Krebsdisposition beim Menschen geben sollte, so bedarf es eben noch der zweiten ortsbestimmenden Ursache, mag sie selbst wieder in einer erblichen Lokaldisposition oder in einem bekannten cancerogenen Reiz, der der Mithilfe eines Erbfaktors nicht bedarf, bestehen. Die dritte Hauptschwierigkeit besteht in der Abstufung der generellen Dispositionen. Dies gilt vielleicht nicht nur für die ausgesprochen pathologischen, sondern auch für die physiologischen Dispositionen, wie die Alters-, Geschlechts- und Rassedisposition. Um ein praktisch besonders wichtiges Beispiel einer pathologischen Disposition zu nennen, so ist es die Frage familiärer Unterschiede in der Widerstandsfähigkeit gegenüber den Wirkungen des Tuberkelbacillus. Die Verbreitung der Tuberkulose als Volksseuche könnte an sich ebensogut die Folge genereller menschlicher Empfänglichkeit als eines sehr verbreiteten, freilich erblich abgestuften Resistenzmangels sein. Gegenüber der heute durch die Zwillingspathologie der Tuberkulose wieder in den Vordergrund gerückten Betonung einer erblichen Disposition hat uns die pathologisch-anatomische Untersuchung von Tuberkulosefällen bei anderen Verwandtschaftsgraden nichts dafür Überzeugendes geliefert. Die Frage ist nach wie vor nicht geklärt;

22*

wir sehen zum mindesten den Beweis für die Durchschlagskraft eines
erblichen Faktors nicht für erbracht an. Was für die genotypisch identischen Zwillinge — und da nicht ohne Einschränkung — gelten mag,
besitzt praktisch kein Gewicht gegenüber den aus der Umwelt kommenden
Bedingungen für das Schicksal der vom Tuberkelbacillus befallenen
Menschen.

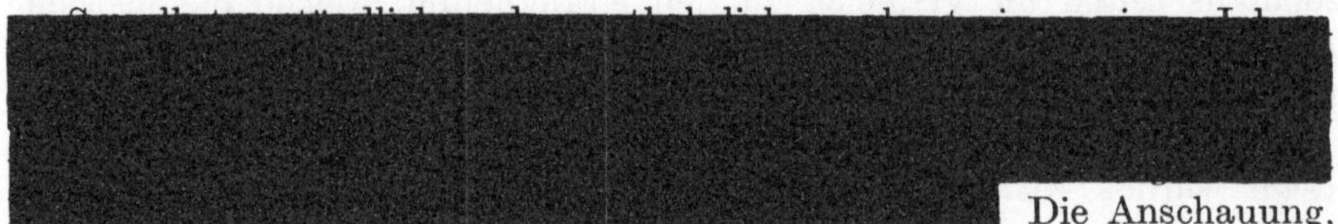

Die Anschauung,
Krankheit sei Schicksal, weil alles Geschehen an Körper und Geist unter
der Herrschaft der Vererbung stehe, ist in dieser Verallgemeinerung un-
richtig und gefährlich. Obwohl, wie gesagt, eine allgemeine Abschätzung
der inneren und äußeren Gefahren für die menschliche Gesundheit gegen-
einander nicht gemacht werden kann, wage ich doch, als ein persönliches
Hauptergebnis vorliegender Arbeit das auszusprechen, daß im Vergleich
zu der Zahl der übermächtigen, die Gesundheit unabänderlich bedrohen-
den Veranlagungen die Zahl der Opfer durch lebensverkürzende äußere
Gefahren weitaus überwiegt. Die sozialbedingten Krankheiten, die Seuchen
und die Selbstzerstörung der Menschen durch Genuß und instinktlose
Lebensweise sind als völkerfressende Dämonen stärker als die Dämonen
der Erbkrankheiten.

Dies ist der entschiedene Eindruck, den die Sterblichkeit als Ganzes
genommen macht, wenn man sein Augenmerk nicht von vornherein auf
die Suche nach der Wiederholung erblicher Krankheiten allein einstellt,
sondern versucht, die Morbidität und Mortalität in unausgewählten Sippen
sich zu veranschaulichen. Indem ich in meinen familienpathologischen
Untersuchungen von keiner anderen Absicht ausgegangen bin, als wahllos
möglichst viele Familien zu finden, für deren Angehörige die pathologisch-
anatomische Sicherung des Befundes über Krankheit, Tod und Anomalien
erreichbar war, hat sich der Eindruck der Verschiedenheit der tödlichen
Krankheiten bei Blutsverwandten so stark aufgedrängt, daß ich nicht an-
stehe, die Zivilisation, die Umwelt des Menschen und die dem Menschen
eigentümliche Organisation schlechthin für die im ganzen mächtigeren
pathogenen Faktoren anzusehen.

Unter den lebensbedrohenden erblichen Belastungen gibt es alle Stufen
von den früh wirkenden Letalfaktoren bis zu den vielleicht sich erst in
gewissen Alterskrankheiten äußernden pathologischen Veranlagungen.
Aber neben den der Gesundheit abträglichen Abweichungen von der Norm
gibt es eine große Zahl von harmlosen Varianten, für welche auch die
vorstehenden Untersuchungen eine Reihe neuer Beispiele beigebracht
haben. Je schwerer die erbliche Belastung ist, desto früher werden im

allgemeinen die Träger solcher Gene ausgemerzt werden; für das was an pathologischen Mutanten neugebildet wird, verschwinden andere durch natürliche Ausmerze, wenn wir auch das Walten der so tätigen Naturgesetze noch nicht durchaus verstehen können. An Entartung durch Vermehrung erblicher Krankheiten ist noch kein Volk untergegangen, wohl aber an Minderwertigkeit aus anderen Gründen. Wenn man an einem unausgewählten Beobachtungsgut Familie für Familie mit ihren körperlichen Fehlern und tödlichen Krankheiten an seinem Auge vorüberziehen läßt, so hängen über ihnen nicht so viel Damoklesschwerter, als die eindrucksvollen Fortschritte der menschlichen Erbpathologie glauben machen könnten, wenn man die Lehrbücher und Handbücher dieses Faches studiert.

Allerdings muß ich mir dabei einen zweifachen Einwand machen. Der erste Einwand leitet sich aus der obigen Feststellung ab, daß die klarsten Beispiele aus der Erbpathologie des Menschen sich auf erbliche Anomalien zurückführen lassen; außer an Einzelerscheinungen wie Hasenscharte, angeborene Hüftgelenksverrenkung ist hier vor allem an solche spezifisch-menschliche Vorkommnisse zu denken, wo eine gemeinsame erbliche dysontogenetische Anlage die verschiedensten Auswirkungen im Körper der belasteten Einzelperson wie im Kreis der Blutsverwandten zeitigt (polyphäne und syndromatische Vererbung). Es läßt sich leicht vorstellen, ja es gibt genügend Veranlassung anzunehmen, daß außer den großen und klassischen Beispielen derartiger polysymptomatischer Vererbungen auf der Basis bekannter Fehlentwicklung, wie etwa den phänotypisch verschiedenen Äußerungen des Status dysraphicus weit mehr Krankheiten des späteren Lebens in unerkennbaren vererbten Anomalien ihre Quelle haben könnten. Die vorstehenden Untersuchungen haben jedenfalls gezeigt, daß es über die Zahl der bekannten hinaus noch zahlreiche und immer wieder abgestufte erbliche Varietäten des inneren Körperbaues gibt. Wieviel mehr wird es in Wirklichkeit, besonders auf dem Gebiet der gestaltlich nicht erfaßbaren chemischen Abweichungen geben! Auch hier haben wir ja die Stufenleiter von den gesundheitlich belanglosen, wie den familiären Störungen des Eiweißabbaues (Alkaptonurie, Cystinurie) bis zu den lebensbedrohenden wie der Hämophilie.

Der zweite Einwand, den ich mir hinsichtlich der Beurteilung der Art der Sterblichkeit in Familien mache, ist folgender. Meine Behauptung, daß die Todesursachen und Nebenbefundkrankheiten im Familienkreise immer wieder durch ihre Verschiedenheit den Eindruck überwiegend nichterblicher Ursachen hervorrufen, könnte beim Leser dieses Buches deshalb auf Widerspruch stoßen, weil ich ja selbst viele Beispiele zweifelloser familiärer Häufung gegeben habe. Man bedenke aber, daß ich unter einem weit größeren Untersuchungsgut nur solche Familien ausgewählt habe, wo sich solche Wiederholungen von Befunden fanden und daß diese sich auf eine verhältnismäßig geringe Zahl von pathologischen Erscheinungen beschränkten, verglichen mit der überaus großen Zahl von tatsächlich vorkommenden krankhaften Vorkommnissen. Auch dies muß leider hervorgehoben werden, daß diese Wiederholungen oft Befunde betrafen, die auch sonst bei Sektionen so oft beobachtet werden, daß ihre Häufung im Familienkreise nur dann als erblich angesehen werden dürfte, wenn dies sich durch streng-wissenschaftliche Statistik erweisen ließe; dazu gehören z. B. Anomalien der Lungenlappung, der Eingeweidelage, Altersveränderungen, die nicht konstant sind u. dgl.

Zugegeben also, daß angesichts der *ganzen* verarbeiteten, auch der im vorhergehenden nicht wiedergegebenen familienpathologischen Erhebungen der Eindruck zu Recht besteht, daß Wiederholungen derselben Krankheiten, zumal der gleichen Todesursachen im Vergleich zu der Häufigkeit verschiedener Todesursachen bei Blutsverwandten seltener sind, und daß damit die Bedeutung erblicher Disposition zu bestimmten Krankheiten zurücktritt, muß ich mir doch den zweiten Einwand machen, daß Krankheiten nur Äußerungen oder oft sogar sehr indirekte Folgen solcher erblicher Dispositionen sind.

Unsere Systematik der Krankheiten ist heute noch überwiegend eine lokalisatorische, von der Anschauungsweise der speziellen pathologischen Anatomie ausgehende Ordnung der Krankheiten, soweit ihr nicht bei den nicht lokalisierbaren Krankheiten, wie für gewisse Infektionskrankheiten, ätiologische Gruppen angehängt werden (z. B. „exanthematische Krankheiten"). Ich habe schon wiederholt darauf hingewiesen, daß das Denken in Organkrankheiten den Blick für übergeordnete Krankheitsvorstellungen trübt. Sowohl die neuzeitliche pathologische Anatomie, wie die früher erwähnten Beispiele (Arteriolosklerose, Systemerkrankungen) zeigen, als insbesondere die menschliche Erbpathologie sucht die innere Verwandtschaft der Krankheiten aus Organaffinitäten über die Organgrenzen hinaus, aus organischen Abhängigkeiten von primären Störungsherden, aus zeitlichen Übereinstimmungen kritischer Empfindlichkeitsperioden der Körperorte, letztere besonders für das Verständnis entwicklungsphysiologischer Korrelationen zu begreifen. Es ist die eigentliche Aufgabe der Konstitutionspathologie, solche Zusammenhänge zu erfassen und den Nachweis der gesetzmäßigen Syntropie von krankhaften Erscheinungen sowohl bei der Einzelperson als auch in der Familie zu führen. Noch vor 30 Jahren hätte die Tatsache, daß ein Großvater an der damals sog. „idiopathischen Herzhypertrophie", der Vater an Schrumpfniere und der Enkel an Apoplexie starb, nicht zu der Feststellung der gleichen tödlichen Grundkrankheit und somit zu der Vorstellung gleicher Veranlagung Veranlassung gegeben. Und wer hätte an Erblichkeit gedacht, wenn die Mutter an Asthma bronchiale und die Tochter an Ekzem litt?

Es könnte mithin im weiteren Verlauf der Forschung leicht so gehen, daß mit zunehmender Erkenntnis der Grundübel die in ihrer Folge erscheinenden individuellen Krankheiten noch in einem viel größeren Ausmaße untereinander verwandt wären. Betrachten wir aber gewisse Krankheiten, wie etwa den Krebs als die letzte Folge einer Ursachenkette, so verstehen wir, daß die letzten Glieder einer solchen Kette, z. B. Organschwäche, präanceröse Krankheit und schließlich Krebs nicht immer erlebt und als solche nicht für erblich bezeichnet werden können. Vielleicht erklärt sich aus dem verschieden raschen Durchleben solcher Stadien der Widerspruch, wie er sich in unseren eigenen Erfahrungen ergeben hat, daß auf der einen Seite merkwürdige Beispiele von familiärer Krebshäufung gebracht werden konnten, während andererseits eine systematische Suche nach Wiederholung von Krebs in einer Familie nur in den seltensten Fällen und nicht häufiger als etwa bei unseren Untersuchungen an Ehegatten von Erfolg begleitet war.

Eines darf bei allen solchen Untersuchungen nie vergessen werden: daß die vielen Krankheiten, bei denen die Erblichkeit nur eine unterstützende Rolle spielt, kein besonderes Gepräge besitzen, sondern oft zu denjenigen gehören, bei denen exogene Faktoren allein dieselben Auswirkungen haben können. Denn der menschliche Organismus verfügt in seinen Geweben im ausgebildeten Zustande nur über eine beschränkte Zahl von Reaktionsmöglichkeiten. Im unausgereiften Zustande muß mit mannigfaltigeren pathologischen Auswirkungen gerechnet werden. Dies legt die Frage nahe, ob nicht die Diskordanzen bei eineiigen Zwillingen darauf beruhen, daß bei den geringen, aber nicht seltenen vorhandenen Verschiedenheiten im Entwicklungstempo der Zwillinge derjenige von beiden, der sich schon oder noch in dem kritischen Zeitpunkt der Störungsfähigkeit eines embryonalen Körperortes befindet, allein betroffen wird. Bei ungestörter Entwicklung sind kleine Unterschiede in der Entwicklungsreife belanglos und so kommt die immer wieder erstaunliche Gleichheit der Formen und Leistungen der „identischen" Zwillinge zustande. Sie ist uns zu einer so selbstverständlichen Vorstellung geworden, daß es fast überflüssig hätte erscheinen können, den Beweis — wie es hier geschehen ist — dafür anzutreten, daß den vielen von der Physiologie und der Klinik der Zwillinge beigebrachten Ähnlichkeitsbeweisen auch innere anatomische Übereinstimmungen entsprechen. Wir können aber noch einen Schritt weitergehen: Geschwister untereinander, wie Eltern und Kinder können bekanntlich einander sehr ähnlich und sehr unähnlich sein. Es scheint mir, daß es nicht selten solche Häufungen auch von inneren Ähnlichkeiten bei bestehender großer äußerer Ähnlichkeit von Blutsverwandten gibt, so daß daraus ärztliche Fingerzeige entnommen werden können.

Es ist schon mehrfach von klinischer Seite darauf hingewiesen worden, wie notwendig die pathologisch-anatomische Unterbauung der menschlichen Erbpathologie wäre; diese Stimmen sind uns wertvoll, weil sie nicht von einer Seite kommen, die der Voreingenommenheit für mein

Fach bezichtigt werden können. Ein erster Versuch, auf breiterer Grundlage durch systematische Ausnutzung der Archive pathologischer Institute
Unterlagen zu schaffen, wird hier von mir vorgelegt. Ich hoffe, daß aus
ihnen noch andere weitere Erfahrungen gewonnen werden und daß ich
selbst noch die angefangenen Untersuchungen werde ergänzen und bereichern können.

Vielleicht werden andere auch andere Schlüsse als ich selbst ziehen.
Mein persönlicher Gewinn ist die Erkenntnis, daß wir uns nicht vor der
Vererbung als einer finsteren Gewalt zu fürchten brauchen, weil wir die
Drohungen erblicher Belastung immer besser kennenlernen und die
Gefahren der inneren Krankheitsursachen mit dem Fortschritt der Forschung mehr und mehr bannen werden. Wir dürfen uns der Hoffnung
hingeben, daß der Mensch auch ihnen gegenüber mehr und mehr Herr
seines Schicksals werden wird.

Schrifttum.

a) Zwillinge.

ABEL, W.: Z. Ethnol. **64**, 379 (1932). — ARAKI, B.: Nagasaki Igakkwai Zassi **12**, H. 8 (1934).

BECHER, H.: Über die Entstehung und Ähnlichkeit eineiiger Zwillinge. Med. Ges. Gießen, Sitzg 25. Juni 1935. Ref. Münch. med. Wschr. **1935** II, 1628, 1629. — Verh. anat. Ges. 1935. — BJORUM, A. u. KEMP: Acta path. scand. (København.) **1929**, 218. — BRAUNS, L.: Studien an Zwillingen des Säuglings- und Kleinkindesalters. Inaug.-Diss. Berlin 1933. — BUSCHKE, FRANZ: Röntgenologische Skelettstudien an menschlichen Zwillingen und Mehrlingen. Leipzig: Georg Thieme 1934.

CURTIUS, FR.: Arch. Gynäk. **140**, 362 (1930).

DIEHL, K. u. O. v. VERSCHUER: Beitr. Klin. Tbk. **75**, H. 1/2 (1930). — Zwillingstuberkulose. Jena: Gustav Fischer 1933. — DIETRICH, A. u. H. SIEGMUND: Die Nebennieren und das chromaffine System. HENKE-LUBARSCH' Handbuch der speziellen u. pathologischen Anatomie und Histologie, Bd. 8. 1926.

ECKSTEIN, E.: Dtsch. med. Wschr. **1935** I, 627. — ESSEN-MÖLLER, E.: Acta obstetr. scand. (Stockh.) **9** (1930). — EUGSTER, J.: Arch. Klaus-Stiftg **11**, H. 3/4 (1936).

FISCHEL: Lehrbuch der Entwicklung des Menschen, 1929. S. 151.

GOTO, KAKAHEI: Z. Konstit.lehre **16**, 357 (1931). — GROSSER, O.: Frühentwicklung, Eihautbildung und Plazentation der Menschen und der Säugetiere. München: J. F. Bergmann 1927.

HAMMAR, A.: Klin. Wschr. **1929** II. — HAMMAR, J. A.: Die Menschenthymus in Gesundheit und Krankheit. Leipzig: Akademische Verlagsgesellschaft 1926. — HEINS, H.: Caudale (sirenoide) Rumpf-, Skelett-, Herz- und Lungenvenenmißbildungen bei Thorakopagen. Inaug.-Diss. Göttingen 1938.

KADANOFF, D.: Clin. bulgara **7** (1935). — KRONACHER, C.: Z. Abstammgslehre **62**, 126 (1932).

LAUBMANN, W.: Verh. anat. Ges., 38. Verslg **1929**. — LAUBMANN, W. u. H. POLL: Verh. anat. Ges., 37. Verslg **1928**. — Anat. Anz. **66** (1928).

MEYER-HEYDENHAGEN, GISELA: Z. Morph. u. Anthrop. **33** (1934).

OPPENHEIM, F. u. R. VOIGT: Krkh.forsch. **3**, 306 (1926). — ORGLER: Med. Klin. **1935** I, 17. — OSTERTAG, MANFRED u. DIETER SPAICH: Z. menschl. Vererbgslehre **19**, H. 5 (1935).

QUELPRUD, TH.: Eugenik **2**, 8 (1932). — Z. Abstammgslehre **62**, 160 (1932).

RÖSSLE, R.: Arch. Frauenkde u. Konstit.forsch. **18**, 106 (1932). — Die innere (oder anatomische) Ähnlichkeit blutverwandter Personen. Verh. dtsch. path. Ges., 29. Tagg Breslau **1937**. — ROHLFS, DORA: Arch. Gynäk. **133**, 840 (1928). — RUMPEL, A.: Frankf. Z. Path. **25** (1921).

SENN, LEO: Über Steißterratome bei Neugeborenen mit besonderer Berücksichtigung der Zwillingspathologie. Inaug.-Diss. Zürich 1936. — SIEBERT, E. O.: Z. Anat. **108** (1937). Zit. nach BECHER.

VERSCHUER, O. v.: Arch. Rassenbiol. **17** (1925). — Züchtungskde **5**, 470 (1930). — Verh. Ges. phys. Anthrop. **6**, 1—65 (1932). — Arch. Gynäk. **156** (1933). — VERSCHUER, O. v. u. K. DIEHL: Erbuntersuchungen an tuberkulösen Zwillingen. Berl. med. Ges., 4. Juni 1930. Ref. Klin. Wschr. **1930** II, 1521. — VERSCHUER, O. v. u. V. ZIPPERLEN: Z. klin. Med. **112**, 69—92 (1929).

WAALER, G. H. M.: Norsk Mag. Laegevidensk., Okt. **1934**, 1113. — WAGENSEIL, F.: Z. Konstit.lehre **15** (1930).

b) Ehegatten.

BIEMANN, F.: Beitr. Klin. Tbk. **63**, H. 1 (1926). — BREITSCHU: Münch. med. Wschr. **1933** I, 807.

HEIDENHAIN, L.: Münch. med. Wschr. **1932** II, Nr 31.

ICKERT: Beitr. Klin. Tbk. **63**, 492f. (1926). — ICKERT, F. u. H. BENZE: Stammbäume mit Tuberkulösen. Tbk.bibl. **55** (1933).

JAHNEL, F.: Dtsch. Z. Nervenheilk. **139**, H. 3/4 (1936).

KELLNER, FRANK: Prakt. Tbk.bl. **1929**, 107, 108. — KRETSCHMER, E.: Dtsch. med. Wschr. **1926** I, Nr 1.

LEDERMANN: Syphilis und Ehe in Noorden-Kaminer, 2. Aufl. 1916. — LÖWENTHAL: Dtsch. med. Wschr. **1926** I, 51.

MINNIG, ARNOLD (Denver): J. amer. med. Assoc. **89**, 1774 (1927).

NOORDEN-KAMINER: Krankheiten und Ehe, 2. Aufl. Leipzig: Georg Thieme 1916.

PFEIFFER: La Famille syphilitique et la Famille cancéreuse, 1926.

ROUSSEL: La tuberculose conjugale (Contagion et mariage). Paris: Maloine et fils 1922.

SOPP, J. W.: Z. Tbk. **76**, 385—396 (1936).

TECON, H.: Die Tuberkulose der Ehegatten. Paris méd. **1925**, 29. Ref. Münch. med. Wschr. **1925** II, 1178.

VAJDA, L.: Beitr. Klin. Tbk. **87**, 713 (1936).

WEINBERG, W.: Beitr. Klin. Tbk. **5**, 365 (1906). — Z. soz. Med. **5** (1910). — WILMANNS: Klin. Wschr. **1925** I, Nr 23/24.

c) Blutsverwandte.

ADLER, ERICH: Arch. Verdgskrkh. **37** (1926). — ASCHNER, B.: Z. Konstit.lehre **9**, H. 1 (1923). — ASK-UPMARK, E.: Acta path. scand. (Københ.) **6** (1929).

BACKMANN, WOLD.: Z. klin. Med. **93**, 358 (1922). — BALÓ u. KORPÁNY: Warzen, Papillome und Krebs. Budapest-Leipzig 1936. — BAUDOIN, M.: Rev. de Chir. **25**, 555 (1902). — BAUER, J.: Wien. klin. Wschr. **1919** I, 11. — Konstitutionelle Dispositionen zur inneren Krankheit, 3. Aufl. Berlin: Julius Springer 1923. — Beitr. Klin. Tbk. **59**, H. 3 (1924). — BAUER, JUL. u. BERTA ASCHNER: Klin. Wschr. **1922** II, Nr 25. — BAUER, K. H.: Arch. klin. Chir. **189**, 123 (1937). — BECHER: Verh. anat. Ges. Jena **1935**. — BECHER, H.: Münch. med. Wschr. **1935** II, 1628. — BECKER, ERNST GEORG: Z. mensch. Vererbgslehre **22**, H. 1 (1938). — BERGHAUS, W.: Z. Hyg. **117**, 757 (1936). — Arb. Staatsinst. exper. Ther. Frankf. **1938**, H. 36, 1—67, 68—88. — BERGMANN, G. v.: Funktionelle Pathologie, S. 84, 85. Berlin: Julius Springer 1932. — BERNARD, L.: Presse méd. **1928**, 369—373. — BILZ, G.: Z. Krebsforsch. **19** (1923). — BIRKENFELD, W.: Dtsch. med. Wschr. **1929** I, 1043. — BLOTEVOGEL: Verh. anat. Ges. Jena **1935**, 267. — BOLK: Fol. neurobiol. **4** (1910). — BOLLINGER, O.: Über Vererbung von Krankheiten. Stuttgart: Cotta 1882. — BOUTERWEK, H.: Arch. Rassenbiol. **28**, 248 (1934). — BURCKHARDT: Frankf. Z. Path. **3**, 593 (1909). — BUTTERSACK, P.: Münch. med. Wschr. **1927** II, Nr 38.

CAMERER, W.: Z. menschl. Vererbgslehre **19**, H. 4 (1935). — CANNON and A. RENSON: J. amer. med. Assoc. **39**, Nr 9 (1927). — CASSEL: Med. Klin. **1925** II, 1916, 1957, 1958. — CLAUSSEN, F. (Frankf.): Z. klin. Med. **1937**, Nr 46. — COBURN, ALVIN F.: The factor of infection in the rheumatic state. Baltimore 1931. — COLLEY, T.: Arch. klin. Chir. **103**, 177 (1914). — CURSCHMANN, H.: Klin. Wschr. **1936** I, 185. — CURTIUS u. KORKHAUS: Z. Konstit.-lehre **15**, 229 (1930). — CURTIUS, F. u. K. E. PASS: Z. menschl. Vererbgslehre **19**, 175 (1936). — CURTIUS, F. u. E. SCHOLZ: Med. Welt **1935** I. — CURTIUS, SCHLOTTER u. SCHOLZ: Arbeit und Gesundheit, H. 33. Leipzig: Georg Thieme 1938. — CUSHING, HARVEY: Acta path. scand. (Københ.) **7**, H. 101 (1930).

DECASTELLO, A.: Wien. klin. Wschr. **1923** I, 258. — DENK, W.: Z. Krebsforsch. **49**, 237 (1939). — DIEHL: Erg. Tbk.forsch. **3** (1931). — DIEHL u. v. VERSCHUER: Zwillingstuberkulose. Jena: Gustav Fischer 1933. — Dtsch. Ärztebl., 27. Mai **1939**, H. 22, Beil. „Der Erbarzt". — DIEHL, K. u. BREITBACH: Erbarzt3, Nr 10 (1936). — DIEHL, K. u. O. v. VERSCHUER: Der Erbeinfluß bei der Tuberkulose. (Zwill. Tub. II.) Jena: Gustav Fischer 1936. — DÖRR, R.: Z. Hyg. **119** (1937). — DONNER, S. E.: Z. Konstit.lehre **12** (1926).

Eckstein, E.: Z. Tbk. 77, 20 (1937). — Ehrmann: Med. Klin. 1922 I, 45. — Elze, C.: Zentrales Nervensystem. Berlin: Julius Springer 1932. — Epstein, B.: Med. Klin. 1925 II. — Epstein, Berthold (Prag): Med. Klin. 1925 II, 1381—1385, 1421—1424. — Eugster, J.: Arch. Klaus-Stiftg 13, H. 3 (1938).

Faber, Alexander: Untersuchungen über die Erblichkeit der Skoliose. Berlin: Julius Springer 1936. — Fahr u. Reiche: Frankf. Z. Path. 22, 231 (1919/20). — Fischer, Eugen: Münch. med. Wschr. 1923 II, 70. — Anthrop. Anz. 1, H. 4 (1924). — Z. Abstammgslehre 54, H. 1/2 (1930). — Die körperlichen Erbanlagen. In Baur, Fischer u. Lenz: Menschliche Erblehre, 4. Aufl. München: J. F. Bergmann 1936. — Fischl, R.: Med. Klin. 1926 I. — Flandin, Ch.: Bull. Soc. méd. Hôp. Paris 42, No 7 (1926). Ref. Kongreßzbl. inn. Med. 43, 710 (1926). — Fore, A. N.: Amer. J. Path. 5 (1929). — Frets, G. P.: Genetica ('s Gravenhage) 3, 193—400 (1921). — The cephalic index and its Heredity. Haag 1925. — Fritze, W.: Z. Konstit.forsch. 1919 u. Inaug.-Diss. Jena 1919. — Frühmann u. Sternberg: Arch. klin. Chir. 160, 633 (1930).

Gänslen, M.: Z. Abstammgslehre 54 (1930). — Geissler: Beitr. Klin. Tbk. 91, H. 1 (1938). — Erbarzt 1939, Nr 2. — Geissler, Erika: Die Bedeutung der konstitutionellen Disposition für die Erlangung einer schweren Staublungenerkrankung und die Auswirkung dieses Faktors auch in sozialer Beziehung. Jena: Gustav Fischer 1937. — Geissler, O.: Beitr. Klin. Tbk. 91, 1—121 (1938). — Glatzel, H.: Z. klin. Med. 116, 632 (1931). — Grebe, Hans: Männliche Drillinge mit konkordantem Meckelschen Divertikel. IV. Erbarzt, 101 (1937). — Grote: Grundlagen der ärztlichen Betrachtung. Berlin: Julius Springer 1921. — Gruber, G. B.: Zbl. Herzkrkh. 16, 97 (1924). — Med. Klin. 1935 I, 833. — Günther, Hans: Virchows Arch. 278 (1930).

Haag, F. E.: Münch. med. Wschr. 1935 II, Nr 35. — Hanne, R.: Klin. Wschr. 1935 II, 1434. Hansemann, D. v.: Deszendenz und Pathologie. Berlin 1909. — Harbitz: Beitr. path. Anat. 62 (1916). — Hartmann, W.: Beitr. Klin. Tbk. 74, 109—127 (1930). — Hedinger: Z. Path. 26, Nr 15 (1915). — Hegler, C.: Der akute Gelenkrheumatismus. Handbuch der inneren Medizin, herausgeg. von G. v. Bergmann und R. Staehelin, Bd. I/2. Berlin: Julius Springer 1925. — Herapath, C. E. K. and C. B. Perry: Brit. med. J. Nr. 3614, 685 (1930). — Herz, O.: Mschr. Kinderheilk. 30 (1925). — Hess, Leo: Klin. Wschr. 1936 I, 898. — Hildén, K.: Hereditas (Lund) 6 (1925). — Hitzig, E.: Ziemssens Handbuch der speziellen Pathologie und Therapie, Bd. 11. 1876. — Hoffmann, Arth. H.: Zbl. Chir. 1926, Nr 26. — Huddy: Lancet 1925 II, 276. — Husler, J.: Z. Kinderheilk. 37, H. 4 (1925); 43 (1927).

Ickert, F. u. H. Benze: Stammbäume mit Tuberkulösen. Tbk.bibl. 55 (1933).

Jentzsch, Fr. R.: Erbarzt 1937, 141. — Jungmann, P. u. R. Hall: Klin. Wschr. 1926 I, 702.

Kalk: Klin. Wschr. 1934 II, 1293. — Karplus, J. P.: Über Familienähnlichkeit an den Gehirnfurchen des Menschen. Arb. neur. Inst. Wien. 12 (1905). — Zur Kenntnis der Variabilität und Vererbung am Zentralnervensystem des Menschen und einiger Säugetiere. Leipzig-Wien: Franz Deuticke 1907. — Variabilität und Vererbung am Zentralnervensystem des Menschen und einiger Säugetiere, 2. Aufl., S. 234. Leipzig-Wien 1921. — Karthagener, M.: Beitr. Klin. Tbk. 84, 73 (1933). — Erg. inn. Med. 49, 439 (1935). — Beitr. Klin. Tbk. 87, 610 (1936). — McKenney, D. C.: J. amer. med. Assoc. 107, Nr 20 (1936). — Kirschner, K. H.: Über den Status varicosus und die Bedeutung der Konstitution für die Entstehung der Varizen usw. Jena: Gustav Fischer 1939. — Klein, Elis.: Z. menschl. Vererbgslehre 20, 583 (1937). — Körner: Verh. dtsch. path. Ges., 29. Tagg Breslau 1936. — Kranz, M.: Z. Abstammgslehre 62 (1932). — Kuthy: Z. Tbk. 20 (1913).

Langbein, A.: Erbarzt 1935, 82. — Lange, Br.: Z. Tbk. 72, 241 (1935). — Langer: Münch. med. Wschr. 1926 I, 43. — Leicher, Hans: Ohrenheilkunde der Gegenwart (Körner), Bd. XII. 1928. — Lelong, M.: Presse méd. 1926, 650. — Lenz, Fritz: Münch. med. Wschr. 1917 I, 9. — Die krankhaften Erbanlagen des Menschen, in E. Baur, E. Fischer, F. Lenz: Menschliche Erblehre, 4. Aufl. München 1936. — Liebergott, G.: Beitr. path. Anat. 101, 606 (1938). — Lilienthal, Eug.: Berl. klin. Wschr. 1920 I, 51. — Lossow, O. v.: Dtsch. Z. Chir. 212, 71 (1928). — Lucksch, F. u. R. Stohr: Med. Klin. 1936 II, 1631. — Lüth, K. Fr.: Erbarzt 1938, 88.

McFarland, Meade: Amer. J. med. Sci. 184, 66 (July 1932). — Marquardt, W.: Erbarzt 1936, 69. — Martin, R.: Lehrbuch der Anthropologie, 2. Aufl. Jena 1928. — Materna, G. F.: Virchows Arch. 296 (1936). — Mayer, A. E.: Z. Tbk. 29, H. 5 (1918). —

MEGGENDORFER, F.: Dtsch. Z. Nervenheilk. **139**, 157 (1936). — MEYER, H. H.: Virchows Arch. **300** (1937). — MILDENBERGER, K.: Über abnorme Einmündung der Pulmonalvenen in das Herz und über das familiäre Auftreten angeborener Herzfehler. Inaug.-Diss. Frankfurt 1937. — MINGAZZINI, G.: Bull. Accad. med. Roma **13** (1887). — MOLITOR, R. E.: Amer. J. Canc. **25**, 44 (1935). — MOON, V.: Klin. Wschr. **1934** II, 1522. — MORTENSTEIN: J. amer. med. Assoc. **85**, Nr 22 (1925). — MÜLLER, E.: Beitr. Klin. Tbk. **90**, 391 (1937). — MÜLLER, ERICH: Zur Klinik der angeborenen Syphilis. Ref. Verh. dtsch. path. Ges., 23. Tagg Wiesbaden 1928. — MUNTER, H.: Beitr. Klin. Tbk. **76**, 257 (1931). — MUSKELIN, OSKAR: Acta med. scand. (København.) **56** (1922). Ref. Kongreßzbl. inn. Med. **23**, 457 (1922).

NAEGELI, A.: Allgemeine Konstitutionslehre, 2. Aufl., S. 149. Berlin: Julius Springer 1934. — NAUMANN: Über die Häufigkeit der Bildungsanomalien der Nieren. Inaug.-Diss. Kiel 1897. — NEUMANN: Ärztl. Verein Hamburg. Münch. med. Wschr. **1916** I, 13. — Dtsch. med. Wschr. **1916** I, 1053. — NEUMANN, J.: Münch. med. Wschr. **1916** I, 488. — NIEBERLE, K.: Tuberkulose und Fleischhygiene. Jena: Gustav Fischer 1938. — NOBL, G.: Der variköse Symptomenkomplex, 2. Aufl., S. 58f. Berlin-Wien: Urban & Schwarzenberg 1918.

OCHSENIUS: Mschr. Kinderheilk. **19** (Okt. 1920). — OREL, HERBERT: Z. Konstit.lehre **15**, 751 (1931). — OSTERTAG, MANFRED u. DIETER SPAICH: Erbarzt **3**, 71 (1936).

PATZIG: Klin. Wschr. **1937** I, 763. — PATZIG, B.: J. Psychol. u. Neur. **39**, H. 4/6 (1929). — PAULSEN, JENS: Arch. Rassenbiol. **13** (1920). — PEARL, R.: Z. Rassenkde **3**, H. 3 (1936). — PELLER, SIG. u. MARIA BETTELHEIM: Z. Konstit.lehre 18 (1933). — PERLSTEIN, M. A. and E. R. LE COUNT: Arch. Path. a. Labor. Med. **3**, Nr 2 (1927). — PLANNER, HILDINGHOF: Beitr. Klin. Tbk. **47**, 212 (1921). — PRIBRAM: Der akute Gelenkrheumatismus. In NOTHNAGELS Spezielle Pathologie und Therapie, Bd. 5/I. Wien 1899.

RABL, RUD. u. FRIEDR. SCHULZ: Virchows Arch. **305** (1939). — REICHE, F.: Med. Klinik **1924** I, 812. — Z. Abstammgslehre **38**, 258 (1925). — Med. Klin. **1926** I, 22. — Münch. med. Wschr. **1935** II, 1903. — REMANE, A.: Z. Morph. u. Anthrop. **23**, 153 (1933). — RENCKER, KARL: Über familiäres Vorkommen von Lymphogranulomatose. Inaug.-Diss. Frankfurt 1914 (bis 1918). — RIETKOHL: Berl. klin. Wschr. **1874**. — RIFFEL, ALEX.: Erblichkeit der Schwindsucht, 2. Aufl. 1890. — ROEDER: Med. Klin. **1937** I, Nr 20. — RÖSSLE, R.: Z. angew. Anat. **5**, 127 (1919). — Wachstum und Altern. München: J. F. Bergmann 1923. — Med. Klin. **1930** II, Nr 27. — Verh. dtsch. path. Ges., 29. Tagg Breslau **1936** (Aussprache zum Vortrag KÖRNER). — Die innere (oder anatomische) Ähnlichkeit blutsverwandter Personen. Verh. dtsch. path. Ges., 29. Tagg Breslau **1936**. — Sitzgsber. preuß. Akad. Wiss., Physik.-math. Kl. 14 (1937). — Schweiz. med. Wschr. **1938** I, Nr 1. — ROSENHAGEN, H.: Verh. dtsch. path. Ges., 23 Tagg Wiesbaden 1928. — RÜDINGER, N.: Verh. anat. Ges., 8. Verslg Straßburg **1894**, 177.

SANDOZ: Beitr. path. Anat. **41**, 3 (1907). — SARBO, A. v.: Syphilitische Erkrankungen des Zentralnervensystems. Handbuch der Neurologie, Teil 1, Bd. 12. Berlin: Julius Springer 1935. — SATKE, O.: Z. Konstit.lehre **15**, 544 (1930). — SCHÄFER, W.: Endokrinol. 8, 268—275 (1930). — SCHERESCHEWSKY, E.: Zbl. inn. Med. **1926**, Nr 26. — SCHINDLER: Die Konstitution als Faktor in der Pathologie und Therapie der Syphilis. Berlin: S. Karger 1925. — SCHINZ: Dtsch. Z. Chir. **247**, 728 (1936). — SCHINZ, H. R. u. FRANZ BUSCHKE: Krebs und Vererbung. Leipzig: Georg Thieme 1935. — SCHOCH, ADRIAN: Dermat. Wschr. **1925** I, 711—714. — SCHOCH u. A. SCHWEIZER: Schweiz. med. Wschr. **1937** I, 651. — SCHREINER, ALETTE: Genetica. Nederl. Tijdschr. Erfelijk-heids-en Afstammgsleer., Vijfde Deel. **1923**, 444, 445, 447, 453. — SCHREMPF, KURT: Beitr. Klin. Tbk. **84**, 508—558 (1934). — SCHULTHESS: Handbuch der orthopädischen Chirurgie, herausgeg. von JOACHIMSTAL, Bd. 1, Abt. 2. Jena 1905/07. — SCHWYTER, MAX: Frankf. Z. Path. **36** (1928). — SIEGMUND, H.: Zbl. Path. **70**, Nr 9 (1938). — SIEMENS, H. W.: Virchows Arch. **253** (1924). — Med. Klin. **1937** I, 24. — SILTZBACH: Virchows Arch. **292** (1934). — SORGO, J.: Wien. med. Wschr. **1923** II, Nr 46. — SPIEGEL, ERNST: Dtsch. Arch. klin. Med. **126** (1918). — SPITZER, L.: Münch. med. Wschr. **1932** I, 3. — SPITZKA, E. A.: Amer. Anthrop. 6 (April—June 1904). — STEINER, F.: Z. menschl. Vererbgslehre **20** (1936). — STRAUSS, H.: Münch. med. Wschr. **1921** I, 9.

TSUJI, KW.: Acta Scholae med. Kioto **20** (1938). — TURBAN: Z. Tbk. 1, H. 1/2 (1902). — TURBAN, K.: Münch. med. Wschr. **1927** II, Nr 33.

UEHLINGER, E.: Tuberkulose und Vererbung. Schweiz. Rdsch. Praxis **1935**, Nr 47. — Schweiz. med. Wschr. **1938** II, 1065. — UEHLINGER, E. u. M. KÜNSCH: Beitr. Klin. Tbk. **92**, 275—370 (1938). — UGELLI, L.: Policlinico, sez. prat. **44**, 558 (1937). — ULRICI, H.: Med. Klin. **1934** I, 324. — UMBER: Verh. Kongr. inn. Med. **1932**, 298.

VERSCHUER, O. v. (Disk. zu RÖDER.): Verh. dtsch. Tbk.ges., Harzburg, 5. Tagg 1932. — Erbuntersuchung an tuberkulösen Zwillingen. Verh. dtsch. Tbk.ges. Harzburg, 5. Tagg 1932. — Z. Abstammgslehre 61, H. 2 (1932). — Z. Morph. u. Anthrop. 34, 398 (1934). — Erbpathologie, S. 127. 1934. — VIRCHOW, RUD.: Untersuchungen über die Entwicklung des Schädelgrundes. Berlin 1857. — Rasse und Erblichkeit. Aus der Festschrift für A. BASTIAN S. 32, 33. 1896. — VOGT, A.: Klin. Mbl. Augenheilk. 97 (1936); 100 (1938).

WAALER, GEORG H. M.: Über die Erblichkeit des Krebses. Norsk Vidensk. Akad. Oslo, I. Med. Naturwiss. Kl. 1931, Nr 2. — WALDEYER, W.: Sitzgsber. preuß. Akad. Wiss., Physik.-math. Kl. 7 II (1907). — WEINBERG, W.: Beitr. Klin. Tbk. 7, H. 3 (1907). — WEITZ, W.: Z. Konstit.lehre 11, 776 (1925). — Über den Einfluß der Erbmasse auf die Entstehung der Herz- und Gefäßkrankheiten. Nauheimer Fortbildungskurs: Hypertension. Leipzig: Georg Thieme 1926. — Mschr. Krebsbekämpfg 10, 385 (1933). — Über die Erblichkeit der Erkrankungen des Herzens, der Gefäße, der Nieren und der blutbildenden Organe. Jena: Gustav Fischer 1935. — Die Vererbung innerer Krankheiten. Stuttgart: Ferdinand Enke 1936. — WERTHEMANN, A.: Arch. f. Dermat. 157, 214 (1928). — Schweiz. med. Wschr. 1935 I, 218. — WIECHMANN, ERNST u. HERM. PAAL: Dtsch. Arch. klin. Med. 154, H. 5/6 (1927). — WILLIAMS, GEORGE DEE.: Im Sammelwerk E. V. COWDRY: Arteriosclerosis. New York: Macmillian Co. 1933. — WINKLER u. HOFFMANN: Dtsch. med. Wschr. 1938 I, 253. — WITTELER, E. A.: Münch. med. Wschr. 1935 II, Nr 50. — WITZINGER u. KECK: Münch. Ges. Kinderheilk. 7, 19. Ref. Münch. med. Wschr. 1911 II, 1533. — WOHLAUER: Atlas und Grundriß der Rachitis. LEHMANNs Med. Atlant., Bd. X. 1911.

ZARA, E.: Osp. psichiatr. Trieste 4, 636 (1936). — ZELLEHR, E.: Wien. Arch. inn. Med. 19, 475 (1930). — ZIPPERLEN, VIKTOR R.: Z. Konstit.lehre 16, 91 (1932).

Sachverzeichnis.